Archives of Oto-Rhino-Laryngology
Archiv für Ohren-, Nasen- und Kehlkopfheilkunde
Supplement 1984/I

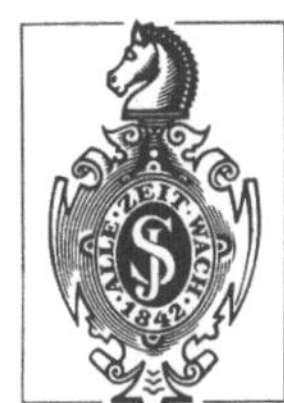

Verhandlungsbericht 1984

der Deutschen Gesellschaft
für Hals- Nasen- Ohren-Heilkunde,
Kopf- und Hals-Chirurgie

Teil I: Referate

Schriftleitung W. Becker
Herausgeber H. Feldmann

Mit 74 Abbildungen und 5 Tabellen

Springer-Verlag
Berlin Heidelberg GmbH 1984

Prof. Dr. med. Walter Becker, Universitäts-HNO-Klinik,
Sigmund-Freud-Straße 25, 5300 Bonn 1

Prof. Dr. med. Harald Feldmann, Universitäts-HNO-Klinik,
Kardinal-von-Galen-Ring 10, 4400 Münster

ISBN 978-3-540-13173-1

CIP-Kurztitelaufnahme der Deutschen Bibliothek:

Deutsche Gesellschaft für Hals-Nasen-Ohren-Heilkunde, Kopf- und Hals-Chirurgie:
Verhandlungsbericht ... der Deutschen Gesellschaft für Hals-Nasen-Ohren-Heilkunde,
Kopf- und Hals-Chirurgie.

(Archives of oto-rhino-laryngology: Suppl.; 1984,1)
ISBN 978-3-540-13173-1   ISBN 978-3-642-88067-4 (eBook)
DOI 10.1007/978-3-642-88067-4
NE: Archives of oto-rhino-laryngology/Supplement

2122/3130-543210

Inhaltsverzeichnis

**Archives of
Oto-Rhino-Laryngology**
© Springer-Verlag 1984

Pathologie der Innenohrschwerhörigkeiten

Chl. Beck

Universitäts-Hals-Nasen-Ohrenklinik Freiburg/i. Br., Killianstraße, 7800 Freiburg/i. Br., FRG

Pathology of Sensorineural Deafness

Summary. The most common causes auf sensorineural deafness lie in the cochlea. Other causes are less numerous, such that our presentation will be limited to cochleal disturbances. In a *general introduction* we shall attempt to analyse the structural reactions, metabolism and circulation of the cochlea and the behaviour of the inner ear lymph to a noxa. The monotony of the reactions will be described as well as the reversibility of some of the changes which are observed. All these reactions play a part in the normal functioning of the inner ear. The *special part* of the presentation will discuss the different forms of sensorineural deafness with which we are confronted daily, taking particular account of morphological and metabolic characteristics. We shall attempt to summarise wellknown material, and discuss newer information in greater detail. We shall pont out possible causes of sensorineural deafness which have seldomly been discussed.

Key words. Sensorineural deafness, cochlea, structural reactions, metabolism, pathology, causes

Zusammenfassung. Die häufigsten Ursachen einer Innenohrschwerhörigkeit finden sich in der Kochlea. Die übrigen treten im Vergleich dazu zahlenmäßig weit in den Hintergrund, so daß die Darstellung auf die ersteren beschränkt wurde. In einem *allgemeinen Teil* wird versucht, die grundsätzlichen Reaktionsmuster von Struktur, Metabolismus und Durchblutung der Schnecke sowie das Verhalten der Innenohrlymphen nach Einwirkung einer Noxe aufzuzeigen. Herausgestellt werden die Monotonie der Reaktionen, die Reversibilität eines Teiles der zu beobachtenden Veränderungen sowie die Bedeutung des reibungslosen Zusammenspiels aller genannten Faktoren für eine normale Innenohrleistung. *Der spezielle Teil* stellt, unter Berücksichtigung eventueller morphologischer und metabolischer Besonderheiten vor allem *die* Formen der Innenohrschwerhörigkeiten vor, mit denen wir täglich konfrontiert werden. Dabei wird Altbekanntes gerafft abgehandelt und Neues, soweit vorhanden, herausgestellt. Hingewiesen wird auch auf mögliche Ursachen einer Innenohrschwerhörigkeit, die bislang kaum diskutiert wurden.

Schlüsselwörter. Innenohrschwerhörigkeit – Kochlea – Reaktionsmuster der Strukturen – Metabolismus – Pathologie – Ursachen

Inhaltsverzeichnis

Einleitung

Unter einer Innenohrschwerhörigkeit wird in der Regel eine Schallempfindungsschwerhörigkeit verstanden, die durch strukturelle Veränderungen in der Hörbahn von der Kochlea bis zu den Zentren in der Hörrinde entstehen kann. Die
häufigsten Ursachen einer solchen Schwerhörigkeit finden sich in der Kochlea
(Abb. 1), so daß ich mich auf die Darstellung dieser beschränken möchte. Ein
Schwerpunkt des Referates wird die Morphologie sein, d. h. die strukturellen Veränderungen der Schnecke. Die normalen Strukturen des akustischen Labyrinthes,
sowohl im licht- als auch im elektronenmikroskopischen Bild, sind in zahlreichen
Standardwerken unseres Faches niedergelegt. Sie stellen die Basis für unsere Be-

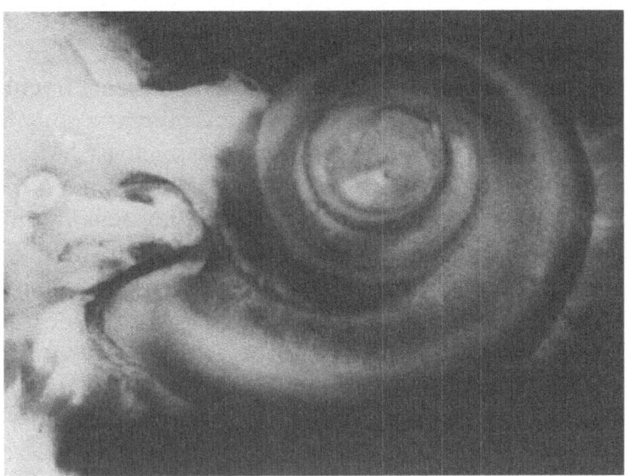

Abb. 1. Menschliche Schnecke
mit Stapes. Knöcherne Kapsel
abpräpariert

trachtungen dar. Darauf aufbauend ist die Frage zu stellen nach dem morphologischen Substrat in der Schnecke, das eine Innenohrschwerhörigkeit zur Folge hat. Dabei erschien es mir wichtig, vor allem auch Fakten herauszustellen, die zeigen, daß gerade subtile Strukturveränderungen, oft nur mit elektronenmikroskopischen Untersuchungen zu erfassen, zu einer Innenohrschwerhörigkeit führen können. Weiter hielt ich es für notwendig, grundsätzliche und allgemeingültige Verhaltensweisen der Strukturen des akustischen Labyrinthes aufzuzeigen. Eine besondere Bedeutung kommt dabei der Frage nach den Reaktionsmustern der Strukturen auf einen Reiz zu. Unter Zugrundelegen der Erkenntnisse der allgemeinen Pathologie ist nicht zu erwarten, daß sich die Strukturen der Hörbahn anders verhalten, als die des übrigen Organismus. Dies bedeutet, daß keineswegs jeder einwirkenden Noxe ein spezifisches Reaktionsmuster zuzuordnen ist. Die einzelne Struktur reagiert in der Regel auf eine Noxe mit den ihr gegebenen Möglichkeiten, wobei diese Reaktionen, von Ausnahmen abgesehen, unabhängig von der Art der Noxe ablaufen. Sicher gibt es dabei bevorzugte Angriffspunkte, so daß z. B. einmal mehr die Sinneszellen des Cortischen Organs oder die Stria vascularis oder die Ganglienzellen des Ganglion spirale betroffen sind. Dies läßt aber keine große Variationsbreite der einzelnen Reaktionen erwarten und ihre Ablaufzeit mag – abhängig von Art und Heftigkeit des Reizes – verschieden sein, das Grundprinzip bleibt stets dasselbe. Eindrucksvoll ist dabei die Einförmigkeit des morphologischen Bildes. Diese gleichförmigen morphologischen Reaktionen lassen sich zwanglos aus den Erkenntnissen der allgemeinen Pathologie erklären. Weder der Gesamtorganismus noch das einzelne Organ oder die einzelne Zelle haben die Möglichkeit, sich auf jeden eintreffenden Reiz gesondert zu verhalten. Sie antworten vielmehr monoton mit einer begrenzten Zahl von Reaktionen, die man als „Elementarantworten" bezeichnen kann [64, 261, 323]. Andere Erkenntnisse hierzu für das Hörorgan bestehen nicht [118].

Ein weiterer Schwerpunkt ergibt sich aus der Tatsache, daß die Entstehung einer Innenohrschwerhörigkeit als komplexes Geschehen angesehen werden muß. wobei nach der heutigen Vorstellung zwischen den einzelnen Strukturen des Ductus cochlearis enge funktionelle Beziehungen bestehen. Sie finden ihren Ausdruck im metabolischen Zusammenspiel, wobei den Stoffwechselreaktionen der Strukturen des Innenohres und dem Verhalten der Innenohrlymphen eine ebenso wichtige Rolle zukommt, wie der Sauerstoffversorgung der Sinneszellen, die eng an die Durchblutung des Innenohres gekoppelt ist. Alle diese Überlegungen bewogen mich, eine Unterteilung des Referates vorzunehmen. In einem allgemeinen Teil möchte ich versuchen, die prinzipiellen Schädigungsmuster der Strukturen der Kochlea darzustellen sowie auf die Grundprinzipien der metabolischen Reaktionen und deren Störungen einzugehen. Der spezielle Teil stellt dann die wichtigsten Krankheitsbilder und ihre eventuellen morphologischen Besonderheiten vor. Dabei konnte es nicht Sinn dieses zweiten Abschnittes sein, die morphologischen Veränderungen bei den einzelnen Formen der Innenohrschwerhörigkeit detailliert aufzuzeigen und Altbekanntes zu wiederholen. Hier ist auf die ausgezeichneten Abhandlungen der Pathologie der Innenohrschwerhörigkeit von Altmann [4], Schätzle u. Haubrich [330] sowie von Schuknecht [349] zu verweisen, die die strukturellen Veränderungen der einzelnen Krankheitsbilder ausführlich darstellen und durch mehrere Handbucharartikel in jüngster Zeit ergänzt werden [157–159, 164, 376, 381]. Mir kam es vielmehr darauf an, unter Herausstellen neuerer Erkenntnisse ohne Eingehen auf unwichtige Details das Wesentliche zu erfassen und darzustellen.

Allgemeiner Teil

Reaktionen der Strukturen der Kochlea auf die Einwirkung einer Noxe

1 Allgemeine Grundsätze

Einige wichtige Verhaltensmuster der Strukturen der Kochlea, die sich aus zahlreichen Beobachtungen und Befunden herauskristallisiert haben, seien vorangestellt:

1. Eine zerstörte Sinneszelle, gleich ob im akustischen oder vestibulären Abschnitt des Labyrinthes, ist nicht mehr zu ersetzen. Diese Tatsache, die bereits 1913 Hoessli [154] aufgezeigt hat, wurde seitdem immer wieder bestätigt (z. B. [310]). Wir müssen uns aber im klaren darüber sein, daß auch beim Normalen einzelne Sinneszellen fehlen können, und daß ein Verlust von nur wenigen Haarzellen im Bereich des Corti-Organs durch eine funktionelle Regeneration ausgeglichen werden kann.

2. Nach allen experimentellen Erfahrungen sind, von wenigen Ausnahmen abgesehen, die äußeren Haarzellen des Cortischen Organs gegenüber Noxen wesentlich empfindlicher als die inneren. Dies rührt meines Erachtens daher, daß die spezifische Aktivität der äußeren Haarzellen größer ist, als die der inneren [209]. Die Form der Zellschädigung ist im Prinzip die gleiche.

3. Bei fast allen Noxen beginnt die Schädigung der Strukturen in der Basalwindung der Kochlea und breitet sich dann bei stärkerer Intoxikation zur Spitze hin aus.

4. Wir müssen annehmen, daß geschädigte Sinneszellen sich über längere Zeit in einer Übergangsphase zwischen Regeneration und Zelltod halten. Dieser Zustand muß über Jahre dauern können, ohne daß wir einen Begrenzungszeitraum kennen. Sicher dürfte auch sein, daß nach Absetzen einer Noxe sich ein Teil der geschädigten Zellen normalisiert, bei einem anderen aber eine weitere Degeneration – evtl. bis zum Zelltod eintritt [36, 93, 193].

5. Die Versorgung der Sinneszellen ist an der Basalwindung der Kochlea schlechter als in den übrigen Abschnitten [198]. Sie sind deshalb möglicherweise vulnerabler.

6. Die Stria vascularis kann durch Noxen beeinträchtigt werden. Diese Beeinträchtigungen dokumentieren sich entweder durch einen Schwund von Metaboliten oder durch das Auftreten struktureller Veränderungen wie Plasmavakuolen, Pyknosen und Ödembildung. Als Folge solcher Schädigungen ist eine Funktionsminderung zu erwarten. Herauszustellen ist, daß die Stria vascularis offensichtlich gegen Anoxie eine besondere Empfindlichkeit zeigt.

7. Die Zellen des Ganglion spirale sind widerstandsfähiger als die Zellen des Cortischen Organs gegenüber Noxen. Sie werden aber häufig mit betroffen. Mit zunehmendem Alter schwindet die Zahl der Ganglienzellen. Die Hörschwelle kann normal sein, wenn 50% der Ganglienzellen fehlen [284].

2 Morphologische Veränderungen der Strukturen der Kochlea durch Einwirkung einer Noxe

Nach diesen einleitenden Bemerkungen sollen die wichtigsten pathologischen Reaktionen an den verschiedenen Strukturen der Kochlea nach Einwirkung einer Noxe zusammengefaßt dargestellt werden. Die aufzuzeigenden Veränderungen, die sicher auch durch die angewendeten Präparations- bzw. Untersuchungstechniken beeinflußt werden, ergeben sich aus den in der Literatur niedergelegten Befunden, ergänzt durch eigene Untersuchungen und Erfahrungen. Dabei ist zu betonen, daß die einzelnen Strukturen der häutigen Schnecke mit unterschiedlicher Intensität der Untersuchung unterzogen wurden, so daß über einige Organabschnitte nur wenige Daten vorliegen. Das große Außenmerk galt von jeher den Sinneszellen und hier besonders den äußeren Haarzellen.

Die Veränderungen sind zum Teil reversibel, zum Teil irreversibel, wobei ein Großteil unserer Kenntnisse aus Tierexperimenten resultiert. Die Bestimmung der exakten Abfolge der Schädigungsmuster ist dabei heute genauso wenig möglich wie eine scharfe Trennung zwischen reversiblen und irreversiblen Prozessen. Dies erklärt sich meines Erachtens vor allem aus der Tatsache, daß pathologische Reaktionen häufig fließende Übergänge zeigen. Daneben fehlen auch Langzeituntersuchungen nach Absetzen einer Noxe in genügender Zahl. So stellt das Folgende einen Versuch dar, die Resultate der lichtmikroskopischen und die der transmissions- und rasterelektronenmikroskopischen Untersuchungen zu ordnen und die mit den verschiedenen Methoden erhobenen Befunde zu koordinieren.

2.1 Corti-Organ

Lichtmikroskopische Untersuchungen. Die *äußeren Haarzellen*, die wesentlich eingehender untersucht wurden als die inneren, zeigen als frühe Reaktion auf die Einwirkung einer Noxe eine Unordnung der normalerweise klar geordneten Kernreihen [36, 259]. Betroffen ist die erste Reihe der äußeren Haarzellen (Abb. 2), wobei schon an dieser Stelle darauf hinzuweisen ist, daß den im Lichtmikroskop sichtbaren Schädigungen Störungen, die nicht mit dieser Methode erfaßbar sind, vorausgehen. Es folgen Veränderungen an Zellkern und Zellplasma, die zunächst vorwiegend in der Basalwindung auftreten. Der Zellkern zeigt entweder eine Verkleinerung oder eine Vergrößerung, die das sieben- bis achtfache des Ausgangsvolumens einnehmen kann [36] (Abb. 3). Insgesamt dürfte dabei jedoch nach morphometrischen Untersuchungen das Zellkernvolumen zunächst abnehmen [165]. Das Zellplasma zeigt vor allem im Mittelteil entweder eine Verbreiterung oder eine deutliche Verschmälerung mit Vakuolisierung (Abb. 4) [36, 95]. Als nächste Schritte folgen Pyknosen mit Schrumpfung der gesamten Zelle (Abb. 5) und Vakuolisierung, wobei auch Plasmaprotrusionen möglich sind [373, 419, 420], ein Verlust der Sinneshaare und letztlich ein Zerfall von Kern und Plasma mit vollständigem Zelluntergang.

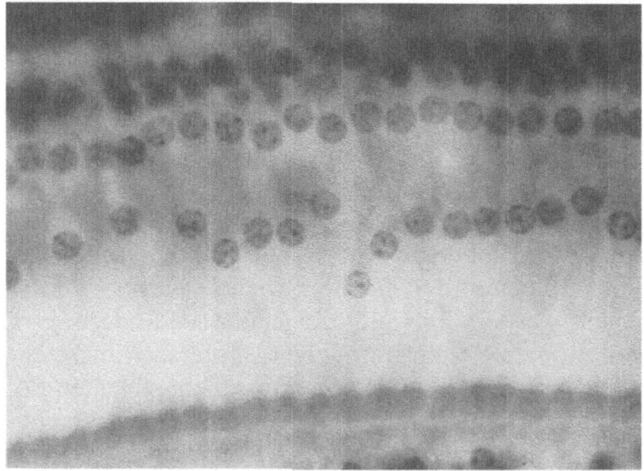

Abb. 2. Ordnung der Zellkerne in der ersten Reihe der äußeren Haarzellen gestört

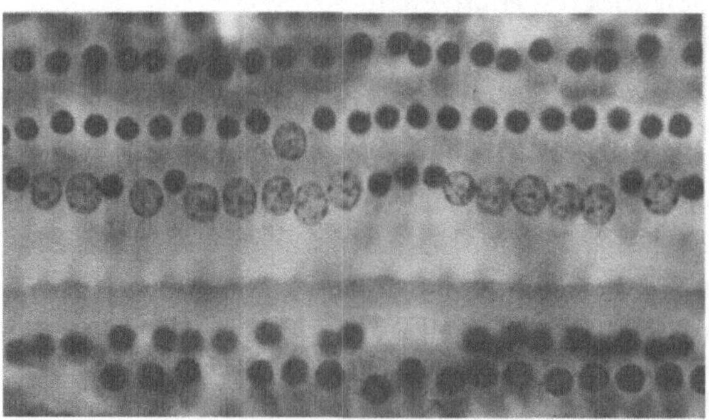

Abb. 3. Schwellkerne der äußeren Haarzellen. Zunahme des Kernvolumens auf das 7- bis 8fache

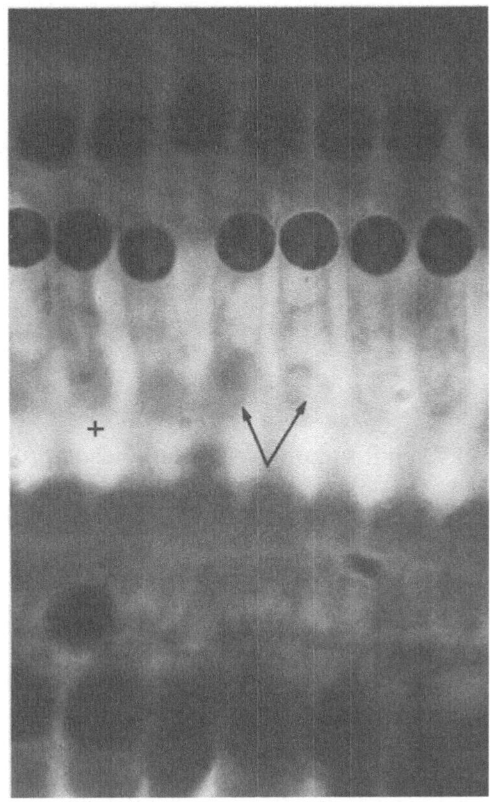

Abb. 4. Plasmavakuolen (↗) und Schrumpfung des Plasmas (+) der ersten Reihe der äußeren Haarzellen

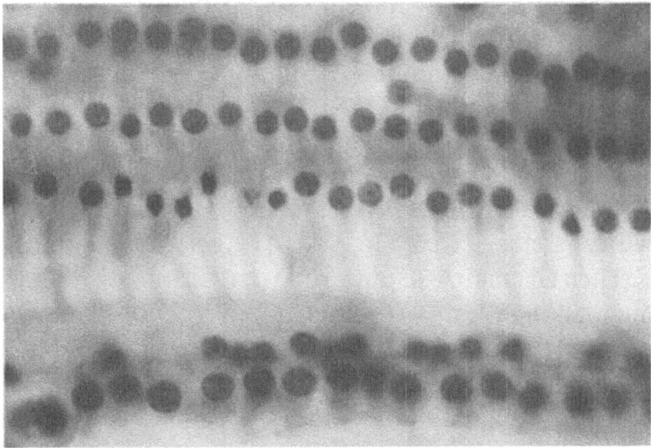

Abb. 5. Kernpyknosen mit Plasmaschrumpfung im Bereich der äußeren Haarzellen

Die *inneren Haarzellen* zeigen prinzipiell das gleiche Verhalten, doch weniger ausgeprägt und wesentlich später auftretend [36, 101, 145, 156, 205, 376, 413]. Sie scheinen widerstandsfähiger gegen die Einwirkung von Noxen als die äußeren. Zunächst wird vereinzelt der Kern betroffen und wir sehen neben seltenen Kernvergrößerungen vor allem eine Volumenabnahme. Dann folgen Plasmaschrump-

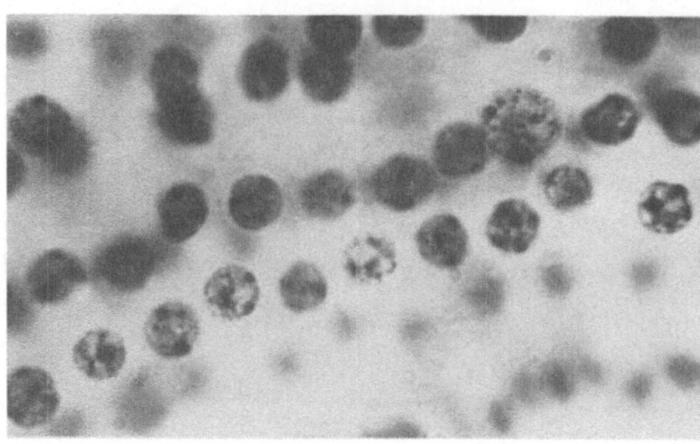

Abb. 6. Deiterszellen:
Aufsplitterung des Chromatins
und Kernschwellung

fungen mit Vakuolisierungen, Plasmaprotrusionen und der Zelluntergang. Interessant ist, daß die inneren Haarzellen die Stützzellen überdauern und bei schwerer Schädigung des Corti-Organs als letzte schwinden können.

Die *Membrana tectoria* bedeckt das Corti-Organ einschließlich der Hensen-Zellen. Zwischen ihr und dem Corti-Organ bestehen feste Verbindungen in der Gegend der Hensen-Zellen durch Trabekel sowie nahe den inneren Haarzellen. Von den Haaren der äußeren Haarzellen sind nur die großen mit ihren Terminalsegmenten in die Membran eingebettet, während die Haare der inneren Haarzellen nicht an die Tectorialmembran fixiert sind [33]. Über Veränderungen der Membrana tectoria nach Einwirkung von Noxen liegen kaum Beobachtungen vor und sie muß gegenüber solchen Einflüssen sehr widerstandsfähig sein. So konnten z. B. Bredberg et al. [60] keine Veränderungen der Membran nach Schalleinwirkung beobachten. Auch mir ist bei zahlreichen Mikropräparationen der Kochlea nach Einwirkung verschiedenster Noxen eine Veränderung der Membrana tectoria nicht aufgefallen. Allerdings kann eine Schrumpfung und Retraktion der Membran mit Aufrollung bei manchen Formen der Innenohrschwerhörigkeit auftreten [118]. Die Membrana tectoria wird häufig noch nach völligem Schwund des Corti-Organs freischwebend – wenn auch geschrumpft – über der Basilarmembran beobachtet.

Auch die *Stützzellen* reagieren – zögernder als die Sinneszellen – auf die Einwirkung einer Noxe [36, 95, 247, 299, 376]. Zunächst kommt es an vereinzelten Kernen zu einer Aufsplitterung des Chromatins und zu dessen krümeliger Zusammenballung (Abb. 6). Später treten Pyknosen, eine Volumenzunahme der Kerne oder Kariolysen auf. Im Plasma sehen wir dann Vakuolen. Diese Veränderungen treten nach unseren Beobachtungen [36] erst dann auf, wenn an den Sinneszellen, besonders an den äußeren Haarzellen, bereits deutliche Schädigungszeichen nachzuweisen sind. Die Stützzellen schließen zunächst zumindest zum Teil die durch eine Zerstörung der Sinneszellen entstandenen Defekte [102, 373], um dann bei weiterer Einwirkung der Noxe ebenfalls zugrunde zu gehen.

Die Substanz der *Basilarmembran* scheint durch Noxen kaum beeinträchtigt zu werden. So lassen sich z. B. erst bei extremer akustischer Belastung mit nachfolgender mechanischer Zerstörung des Corti-Organs primäre Risse beobachten [298, 376]. Allerdings sind auch an der Basilarmembran bei einigen Innenohrschwerhörigkeiten strukturelle Veränderungen nachzuweisen, die im speziellen Teil aufgezeigt werden.

Elektronenmikroskopische Befunde. Die schon lange mit dem Lichtmikroskop festgestellten strukturellen Veränderungen am Corti-Organ nach Einwirkung einer Noxe konnten vor allem in den letzten 20 Jahren durch elektronenoptische Untersuchungen, sowohl im Transmissions- als auch im Rasterelektronenmikroskop eine Bereicherung und Ergänzung erfahren. Mit diesen Methoden sind ohne Zweifel diskretere Reaktionen zu erfassen, die sich aber zum Teil gut mit den Beobachtungen im Lichtmikroskop korrelieren lassen.

An den *Sinneszellen* – auch hier sind wieder die äußeren Haarzellen am intensivsten untersucht [77, 92, 95, 96, 101, 164, 205, 222, 373, 376, 396, 412] – zeigen sich als erste Zeichen der Schädigung eine Degeneration und eine Bläschenbildung bis zur Vakuolisierung des endoplasmatischen Retikulums im supranukleären Raum. Daneben wird in diesem Zellabschnitt eine Zunahme des Golgi-Apparates sowie eine starke Anhäufung lysosomaler Granula sichtbar (Abb. 7 u. 8). Auch eine Distorsion der Zellen ist zu beobachten, die mit der im Lichtmikroskop zu be-

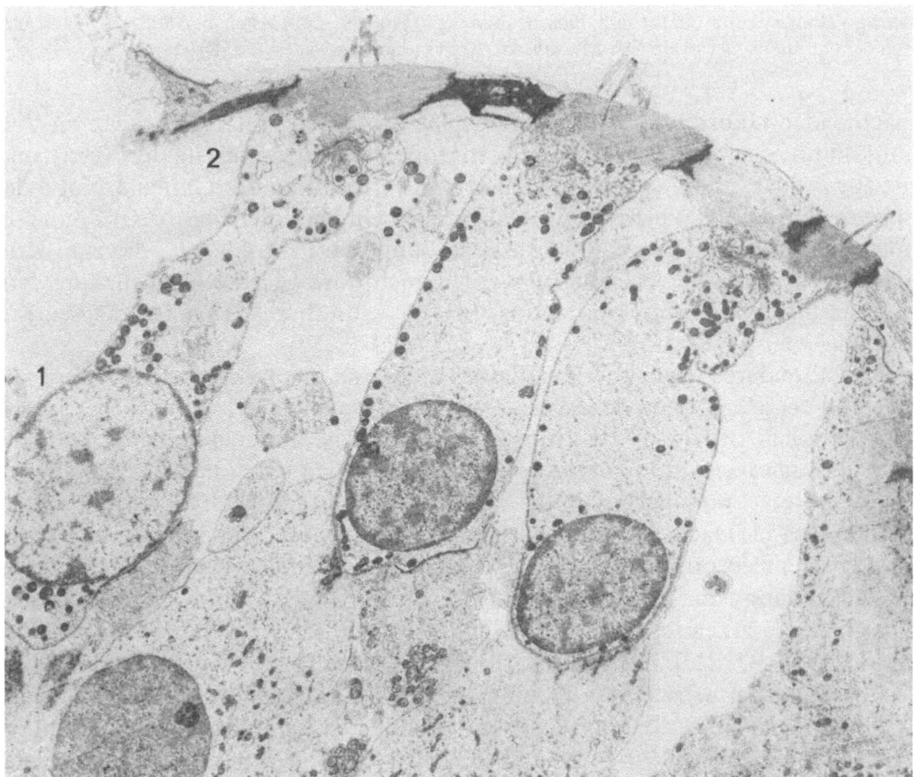

Abb. 7. Geschädigte äußere Haarzellen: Kernschwellung (*1*) mit Anlagerung des Heterochromatins an die Kernwand. Im apikalen Teil der Zelle Fragmentierung und Vesikulierung des retikulären Systems (*2*). Geringe Vermehrung der Lysosomen in allen Zellen. (EM-Labor der Universität, HNO-Klinik Freiburg)

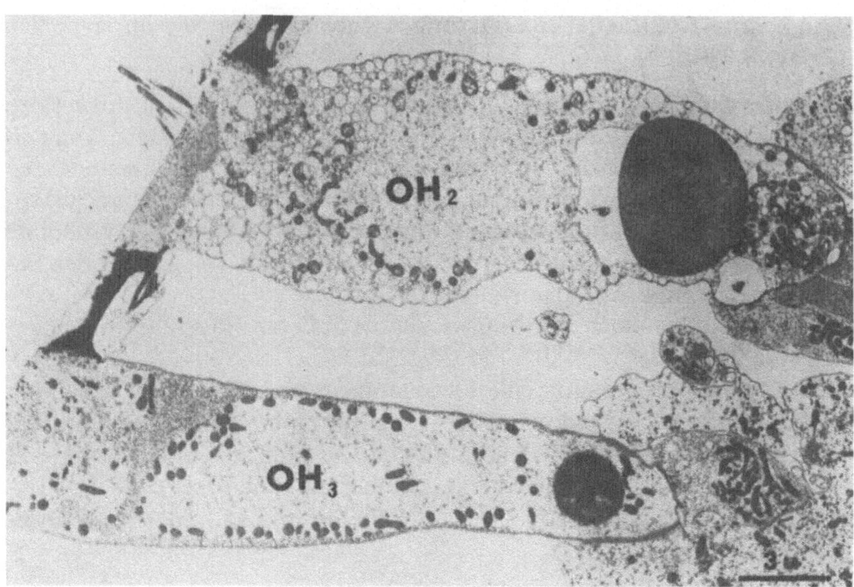

Abb. 8. Vakuolisierung (OH$_2$) und Bläschenbildung (OH$_3$) im Zellplasma der äußeren Haarzellen nach Schalltrauma. [Aus Lim DJ, Melnick W: Arch Otolaryng 94:294 (1971)]

obachtenden Unordnung der Kernreihen identisch sein dürfte. Im weiteren Verlauf kommt es zu Änderungen der Kerngröße, zur Verklumpung der Kernstruktur, zur Schrumpfung des Plasmas und zur Verformung der Cuticularplatte der Sinneszellen. Dieser Verformung schließt sich eine ballonartige Ausstülpung an mit nachfolgender Zellruptur und Ausstoßung von Protoplasma, die zum Kollaps und zur Lysis führt. Daneben werden auch stark geschwellte Zellen mit Vakuolisierung des Plasmas beobachtet. Letztlich resultiert die Auflösung der Sinneszelle.

Ein besonderes Augenmerk verdienen die *Veränderungen der Sinneshaare.* Ihr Schwund bei Schädigung der Sinneszellen ist schon lange bekannt, doch konnten die Vorstadien erst durch elektronenmikroskopische Untersuchungen vor allem mit dem Rasterverfahren aufgezeigt werden. So sehen wir zunächst eine Schwellung der Stereozilien [92] evtl. mit einer Blasenbildung an der Haaroberfläche [222]. Weiter läßt sich eine Unordnung der Haare beobachten, der dann die Bildung basaler Protoplasmabrücken zwischen den einzelnen Haaren, eine Fusion und die Bildung von Riesenhaaren folgt (Abb. 9). Der Schwund geht schrittweise vor sich und letztlich resultiert der völlige Verlust unter Wegfall der W-Form [60, 95, 145, 195, 197, 223]. Die Veränderungen der Sinneshaare werden häufig als erstes Zeichen einer Schädigung gedeutet [60, 95, 145]. Andererseits aber soll diesen Veränderungen eine Schädigung der Mitochondrien vorangehen [92, 396]. Möglicherweise wird diese Vorstellung über die Reihenfolge mit von der angewendeten Untersuchungstechnik beeinflußt.

Wie dem auch sei, Veränderungen der Sinneshaare sind nach Einwirkung verschiedener Noxen, z. B. Lärm, ototoxische Antibiotika, zu beobachten und stellen sicher eine unspezifische Reaktion dar. Unklar bleibt dabei die Frage nach der

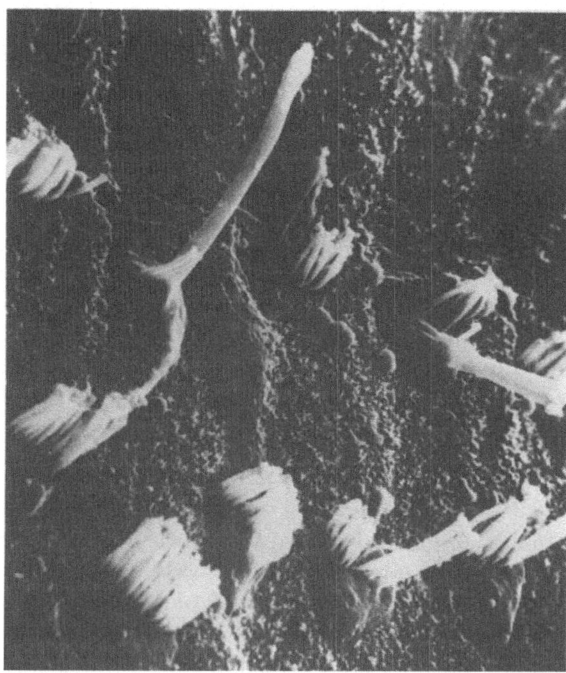

Abb. 9. Sinneshaare der äußeren Haarzellen nach akustischer Belastung: Verklumpung der Haare und Riesenhaar. [Aus Bredeberg G, Ades HW, Engström H: Acta Otolaryng (Stockh) Suppl 301:3 (1972)]

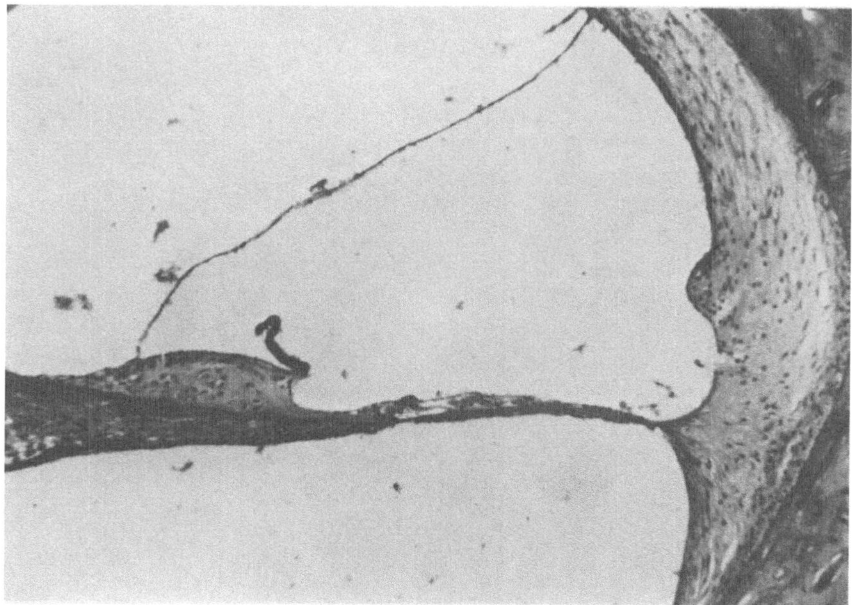

Abb. 10. Zerstörtes Cortisches Organ nach extremer Schallbelastung (Kaninchen). Nur noch ein Zellhaufen auf der Basilarmembran sichtbar

Auswirkung auf die Funktion sowie die nach der Reversibilität bzw. Irreversibilität, wenn auch nach neueren Beobachtungen [367] eine alleinige Veränderung der Sinneshaare die Funktion beeinträchtigen soll und die Veränderungen der Sinneshaare als potentiell reversibel angesehen werden [331].

Auch die *Stützzellen* lassen im elektronenmikroskopischen Bild Veränderungen nach Einwirkung einer Noxe erkennen. Die Detailbeobachtungen sind allerdings nicht sehr zahlreich [60, 95, 222] und zeigen zunächst eine Zunahme der Mikrovilli, der eine Zellvakuolisierung folgt. Kariolyse und Schrumpfung des Plasmas führen zum Zellkollaps. Die Stützzellen überdauern oft lange Zeit die Zerstörung der Sinneszellen, vor allem die der äußeren Haarzellen.

Am Ende des geschilderten Ablaufs steht nach massiver Schädigung das bekannte Bild des fehlenden Corti-Organs. Auf der Basilarmembran findet sich entweder ein Zellhaufen oder ein schmales Zellband, die Membrana tectoria ist geschrumpft, die Reissnersche Membran begrenzt den Ductus cochlearis (Abb. 10).

2.2 Stria vascularis

Untersuchungen der Stria vascularis im Licht- und Elektronenmikroskop zeigen nach Einwirkung einer Noxe Änderungen der Kerngröße sowohl an der oberflächlichen Epithellage als auch in der reticulären (intermediären) Schicht, denen Pyknosen folgen. Weiter ist eine Vakuolisierung des Zellplasmas zu beobachten mit Aufplatzen der oberflächlichen Epithellagen. Ferner kann ein intra- und ex-

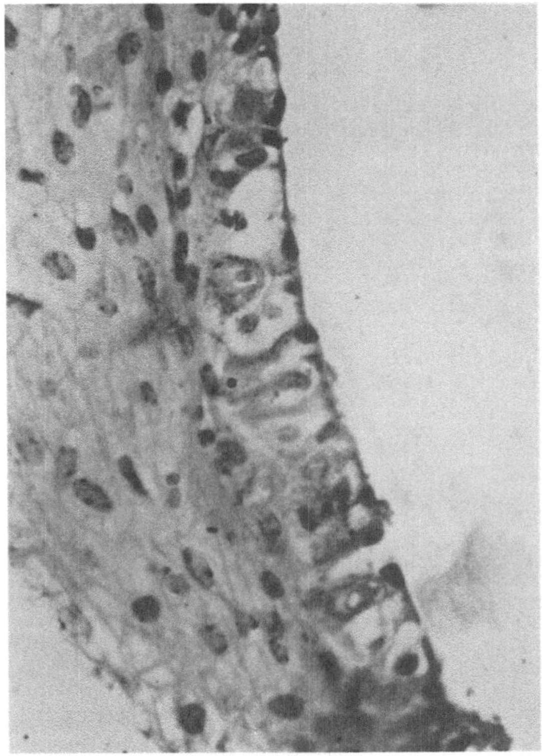

Abb. 11. Ödem der mittleren Zone der Stria vascularis nach O_2-Mangel

trazelluläres Ödem (Abb. 11) mit Zerstörung der Zellen in der intermediären Schicht auftreten und letztlich resultiert die Atrophie der Stria vascularis [28, 36, 247, 297, 320, 412].

Sicher ist auch die *Reissnersche Membran* in manchen Fällen mit einbezogen und neben einer Überdehnung werden Rupturen, Vakuolen im Zellplasma sowie ein Absinken der Membran auf das Corti-Organ beobachtet. Diese Veränderungen zeigen sich jedoch vor allem bei der Menièreschen Erkrankung sowie bei entzündlichen Veränderungen.

2.3 Neurale Elemente

Auch die Nervenendigungen an den Sinneszellen zeigen nach Einwirkung einer Noxe strukturelle Schäden, die schon bald nach Zugrundegehen der Zellen zu beobachten sind. Aufbauend auf den bekannten Normalbefunden läßt sich das Degenerationsmuster besonders im Elektronenmikroskop darstellen und beginnt mit einer Myelindegeneration und dem Kollaps der Nervenendigungen [95, 96, 222].

Ebenso sind auch am Ganglion spirale sofort nach Einwirkung einer Noxe vereinzelt, von Reiz zu Reiz an Häufigkeit wechselnd, Zellschäden zu erkennen [34–36, 132, 191, 286, 397]. Wir sehen (Abb. 12) atypische Mitochondrien, eine

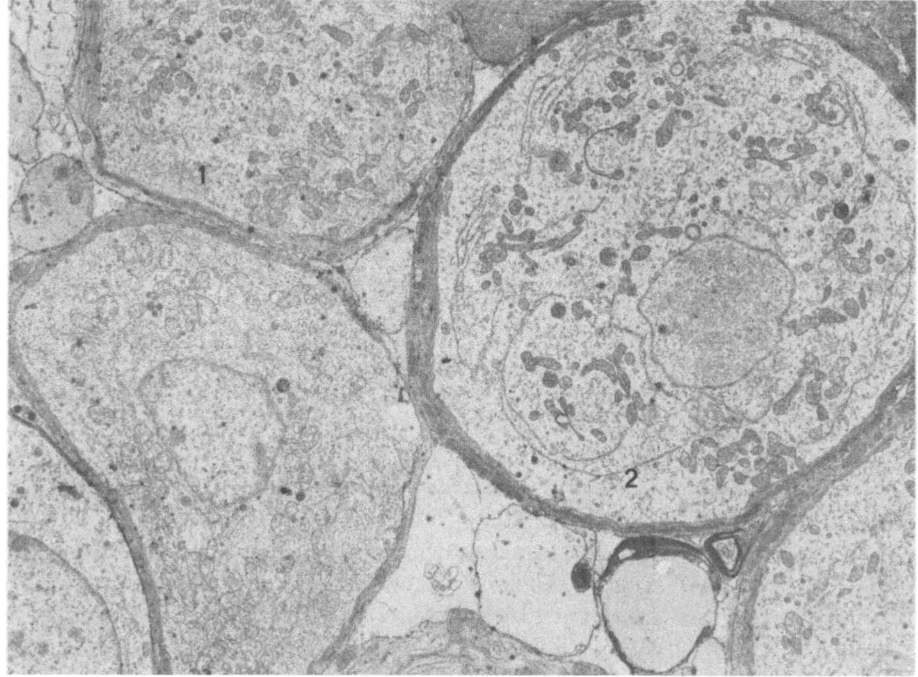

Abb. 12. Geschädigte Ganglienzellen im Ganglion spirale. Die Zellen zeigen Fragmentierung, Vesikulierung des rauhen endoplasmatischen Retikulums und atypische Mitochondrien (*1*) sowie Homogenisierung von Hetero- und Euchromatin im Zellkern, Vesikulierung des RER, Ablösung der Ribosomen vom endoplasmatischen Retikulum sowie atypische Mitochondrien mit Keulen- und Ringbildung (*2*). (EM-Labor der Universität, HNO-Klinik Freiburg)

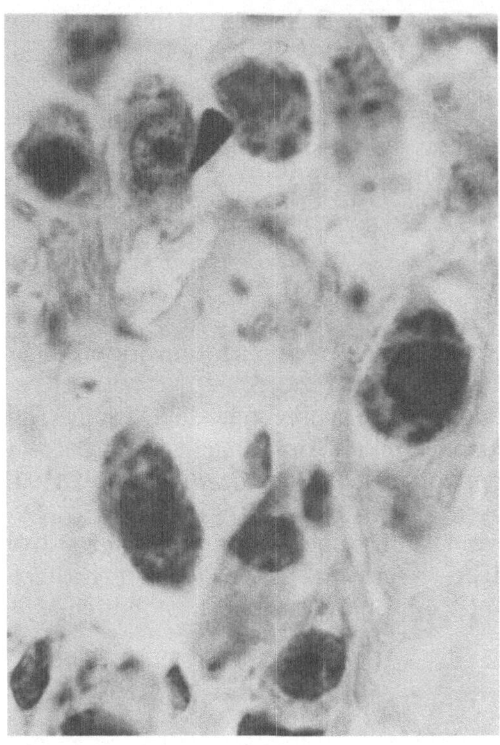

Abb. 13. Pyknotische Ganglienzellen
im Ganglion spirale cochleae (O_2-Mangel)

Vesikulierung des endoplasmatischen Retikulums, die Homogenisierung von Hetero- und Euchoramtin im Zellkern, Einschlußkörperchen in Kern und Plasma sowie auch eine Schwellung der Zellkerne oder Pyknosen (Abb. 13).

Außer Frage steht, daß für den Ganglienzelluntergang die *sekundäre retrograde Degeneration* von besonderer Bedeutung ist [58, 59, 174, 191, 372, 374–376, 436]. Die Neurone beginnen als Folge der Schädigung bzw. Zerstörung des Corti-Organs mit einer Latenz von einigen Tagen zu degenerieren, wobei sich der Prozeß über mehrere Wochen hinziehen kann. Dabei ist davon auszugehen, daß die retrograde Degeneration beim Menschen langsamer fortschreitet als beim Tier [48], wobei der Grad der Degeneration wesentlich vom Grad der Erhaltung der inneren Haarzellen abhängt. Interessant ist, daß auch bei totaler Zerstörung des Corti-Organs stets ein kleiner Anteil der Neurone erhalten bleibt [375, 376]. Die Axone (zentrale Fasern) zeigen dagegen nur einen geringen Faserverlust [441] (Abb. 14). Auch nach Durchtrennen der Axone ist eine sekundäre Degeneration der Ganglienzellen zu beobachten. Auswirkungen auf das Cortische Organ lassen sich dabei allerdings nicht nachweisen [275, 352, 424]. Eine *primäre Degeneration* der Ganglienzellen im Ganglion spirale wird z. B. als normale Folge des Alterns angenommen, wobei genetische Faktoren eine Rolle spielen sollen. Das Cortische Organ kann dabei nur wenig betroffen sein.

Am Ende der Darstellung der strukturellen Veränderungen soll eine Zusammenstellung (Tabelle 1) die wichtigsten Reaktionen der einzelnen Abschnitte der

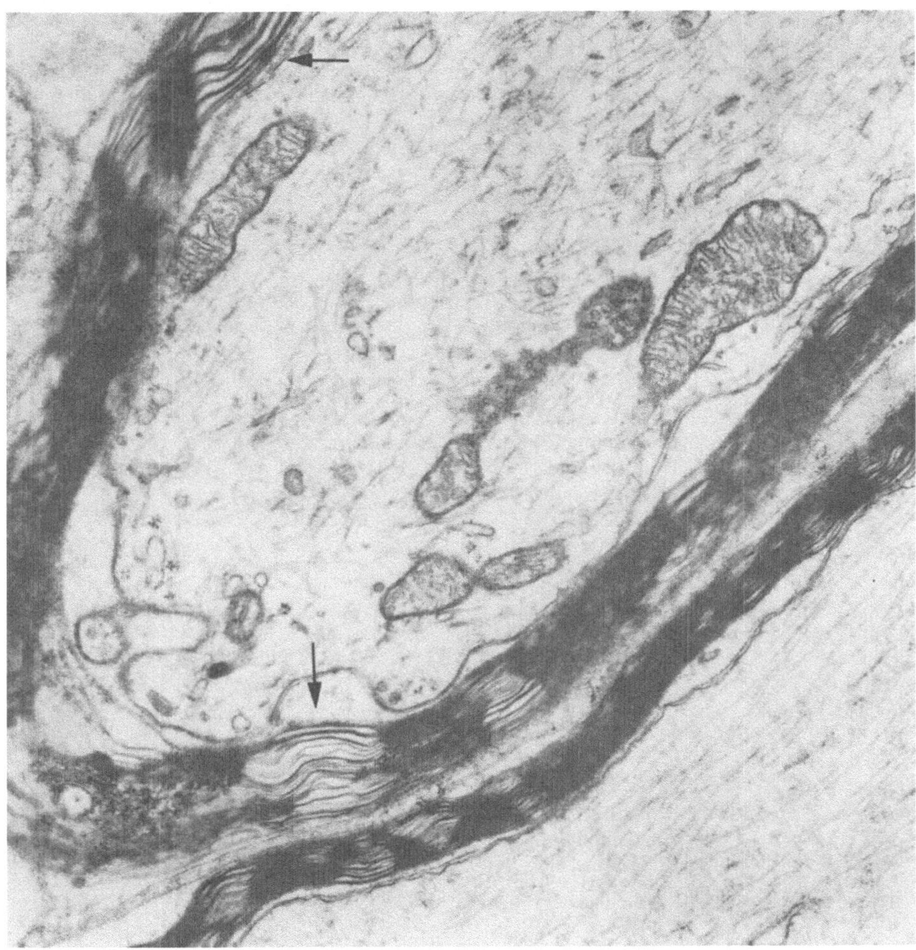

Abb. 14. Segmentierte Aufsplitterung der Myelinscheide (↓) eines Axons als Degenerationszeichen. (EM-Labor der Universität, HNO-Klinik Freiburg)

Schnecke nach Einwirkung einer Noxe übersichtlich aufzeigen. Die angeführten Schädigungen sind dabei, soweit eine solche Bestimmung überhaupt möglich ist, nach der Reihenfolge ihres Auftretens angeordnet.

3 Metabolismus

Die geschilderten strukturellen Veränderungen, die in der Regel, wenn auch mit unterschiedlicher Betonung der einzelnen Organabschnitte gemeinsam ablaufen, können nicht isoliert betrachtet werden. Sie sind eingebettet in das Wechselspiel von Struktur und Funktion, wobei dem Metabolismus eine entscheidende Rolle zukommt. Dieser Tatsache hat Vosteen [409] bereits auf unserer Jahrestagung in Freiburg 1961 ein Referat gewidmet, dessen Problem- und Fragestellungen heute

Tabelle 1. Zusammenstellung der morphologischen Veränderungen an den Strukturen der Kochlea nach Einwirkung einer Noxe

Sinneszellen	Unordnung der Kernreihen, Distorsion der Zellen
	Mitochondriendegeneration
	Vakuolisierung des endoplasmatischen Retikulums
	Veränderungen der Sinneshaare (Schwellung, Blasenbildung an der Oberfläche, Riesenhaare)
	Schwellung oder Verkleinerung des Zellkerns, Verklumpung der Kernstruktur
	Vakuolisierung des Zellplasmas
	Pyknosen mit Zellschrumpfung
	Verlust der Sinneshaare
	Protoplasmaprotrusionen
	Zerfall von Zellkern und Zellplasma
Stützzellen	Zunahme der Mikrovilli
	Chromatinaufsplitterung im Zellkern
	Pyknosen und Kariolysen
	Plasmavakuolisierung
	Zelluntergang
Membrana tectoria	Schrumpfung
	Aufrollung
	Atrophie
Stria vascularis	Variationen der Kerngröße in allen Zellagen
	Pyknosen
	Vakuolisierung des Zellplasmas
	Intra- und extrazelluläres Ödem
	Aufplatzen der oberflächlichen Epithellage
	Atrophie
Reissnersche Membran	Kollaps
	Überdehnung
	Adhäsionen
Nervenendigungen	Myelindegenerationen
	Kollaps
Ganglienzellen	Vergrößerung der Mitochondrien
	Schwellung oder Pyknosen des Zellkerns
	Degeneration
	Zelltod

unverändert aktuell sind. Die normalen Reaktionen sind – soweit bekannt – in zusammenfassenden Darstellungen niedergelegt [179, 328, 331]. Sie stellen die Grundlage zum Erkennen metabolischer Veränderungen nach Einwirkung einer Noxe dar, wobei viele Vorgänge noch ungeklärt sind. Dies hängt sicher auch davon ab, welche Stoffwechselfaktoren untersucht wurden bzw. mit den gegebenen Untersuchungsmethoden erfaßbar waren. Dabei ist anzunehmen, daß bei Einwirkung einer Noxe metabolische Veränderungen in der ganzen Kochlea einschließlich des Ganglion spirale ablaufen, wobei sicher schon die Störung eines Parameters eine Funktionsbeeinträchtigung zur Folge haben kann.

Von den Stoffwechselfaktoren bzw. deren Veränderungen wurde vor allem das Verhalten des Eiweiß- und Ribonukleinsäurestoffwechsels untersucht, worauf die Fülle der vorliegenden Literatur hinweist [27, 29, 30, 132, 141, 203, 209, 254, 256, 286, 300, 397]. Weiter wurden, um nur einige Beispiele zu nennen, die saure Phosphatase [332], die Sulfhydrile, Disulfide, Succinatdehydrogenase [246, 266, 408, 409, 423], die α-Glycerophosphatdehydrogenase, die Lactatdehydrogenase und die Glutatdehydrogenase [409] sowie die Na-K-ATpase [252] der Untersuchung unterzogen.

Alle diese Substanzen zeigen deutliche Reaktionen nach Einwirkung eines Reizes, wobei diese stets vor dem Auftreten struktureller Veränderungen sichtbar werden. So sehen wir z. B. beim akustischen Trauma eine Abnahme der Aktivität von LDH, MDH und SDH in Sinneszellen und Nervenendigungen [180, 328, 407, 409] sowie eine Verminderung der Cytochromoxydase-Aktivität im Cortischen Organ und in der Stria vascularis [70]. Gleichzeitig kommt es zur Abnahme des Glycogengehaltes der äußeren Haarzellen [166, 379]. Möglich ist auch eine Abnahme der ACHE-Aktivität im Corti-Organ und vor allem im Ganglion spirale [69, 106]. Auch eine Beeinflussung des Eiweiß- und RNS-Stoffwechsels wird sowohl an den Sinneszellen des Corti-Organs als auch an den Ganglienzellen im Ganglion spirale beobachtet. Zunächst ist eine Zunahme der RNS-Synthese zu beobachten [211], der dann bei längerer Belastung eine Aktivitätsminderung folgt. Zu ergänzen ist, daß Magnesiummangel einen wichtigen ätiologischen Faktor bei der Entstehung eines Lärmschadens darstellen soll [133, 169].

Auch bei der Einwirkung basischer Streptomyces-Antibiotika sind metabolische Beeinträchtigungen festzustellen. Neben einer gestörten Proteinsynthese [371] und einer Minderung der Aktivität der Atmungsfermente [182] wird auch eine Beeinflussung der ATP-hydrolisierenden Reaktionen der Stria beobachtet [398].

Interessant sind neuere Untersuchungen, die auf die Bedeutung von Vitamin A und Zink für den Metabolismus der Kochlea und auf eine Funktionsbeeinträchtigung bei deren Mangel hinweisen. Die Wichtigkeit von Vitamin A für die normale Funktion der Kochlea wurde schon lange diskutiert [311]. Neuere Untersuchungen im Tierexperiment [229, 230] lassen eine Schädigung der Sinnes- und Ganglienzellen der Kochlea bei Vitamin A-Mangel erkennen. Bei Patienten mit chronischer alkoholischer Hepatopathie [232, 341] sowie bei Urämie [231] zeigt sich eine deutliche Hörverschlechterung im Vergleich zu den Altersnormkurven. Wichtig scheint dabei ein enger Zusammenhang zwischen Vitamin A- und Zinkstoffwechsel zu sein [361]. Im Gegensatz hierzu soll allerdings nach anderen Beobachtungen [47, 356] Vitamin A im Innenohr keine entscheidende Bedeutung zukommen. Die hier aufgezeigten Fakten können nur einen Ausschnitt möglicher Stoffwechselreaktionen bzw. -schädigungen darstellen. Sie sind sicher zum Teil reversibel, zum Teil irreversibel, weisen aber auf die entscheidende Bedeutung des Metabolismus für ein normales Hörvermögen bzw. für die Entstehung einer Innenohrschwerhörigkeit hin.

4 Innenohrdurchblutung

Untrennbar verknüpft mit dem Metabolismus der Strukturen der Kochlea ist deren Blutversorgung, die in letzter Zeit besonders eingehend untersucht wurde [17, 134–136, 140, 143, 217, 218, 305, 306].

Koburg u. Maass [204] haben die bisher bekannten Fakten in einem exzellenten Übersichtsreferat zusammengestellt, wobei auch auf die Bedeutung von Gefäßreaktionen nach Einwirkung einer Noxe und auf die Möglichkeit einer Beeinflußbarkeit der Innenohrdurchblutung eingegangen wird. Die arterielle Versorgung des gesamten Innenohres erfolgt durch den basalen Hirnkreislauf von einem einzigen arteriellen Abgang aus der A. basilaris. Diese Vorstellung einer Endarterie dürfte auch dann Gültigkeit behalten, wenn Gefäße außerhalb des inneren Gehörganges an der Versorgung teilnehmen.

Die Anordnung der Kochleagefäße ist klar gegliedert und es besteht eine scharfe Trennung von arteriellen Zu- und venösen Abflüssen, wobei die ersteren über die Scala vestibuli, die letzteren über die Scala tympani verlaufen. Dabei weisen alle Arterien der Kochlea einen bogen- oder schlingenförmigen Verlauf auf, der in eine Konvolutbildung im Bereich des Anfangs der radiären Arterien übergeht [17, 305, 306, 368]. Mit diesen Schlingengefäßen beginnen die terminalen Strombahnabschnitte der Kochlea. Die Blutstromregulierung in der Schnecke erfolgt nach zwei verschiedenen Prinzipien. In der terminalen Strombahn ist aufgrund des Fehlens glatter Muskulatur an den Gefäßen nur eine humorale Regulation denkbar, so z. B. durch Quellzellen im Endothel der kapillären Gefäße [140, 143, 333]. Eine Regulation durch Vasomotion ist da gegeben, wo die Gefäße glatte Muskulatur zeigen, also an allen Arterien, auch an den Schlingengefäßen. Hier wäre eine neurogene Beeinflussung denkbar. Grundsätzlich dürfen wir heute annehmen, daß die Innenohrdurchblutung in enger Beziehung zur Hirndurchblutung steht [10]. Ungeachtet dessen, müssen wir aber eine Autoregulation z. B. im Ligamentum spirale [144, 218, 339] diskutieren. Über deren genaueren Ablauf ist noch nichts bekannt, doch weisen neuere Untersuchungen [237, 238] darauf hin, daß die Innenohrdurchblutung weniger von der Hirndurchblutung als vielmehr von den peripheren Regulationen abhängen könnte. In diesem Zusammenhang sei auch auf den Plexus cochlearis im Modiulus hingewiesen, dessen struktureller Aufbau an eine Beeinflussung der Kochleagefäße denken läßt [23, 171].

Der venöse Abfluß erfolgt auf zwei Wegen: Einmal von der Kochlea und einem Teil des vestibulären Labyrinthes über die Venen des Aquäductus cochleae zum Sinus petrosus superior und zum anderen vom Vorhof und den Bogengängen über die Venen des Aquäductus vestibuli in den Sinus transversus. Diese Zweiteilung der Abflußwege könnte erklären, warum bei kapillärer oder venöser Abflußbehinderung die Beeinträchtigung der Funktion nur auf das kochleäre bzw. vestibuläre Endorgan beschränkt sein kann.

Wenn wir eine neurogene Regulation des Blutstroms im Innenohr für möglich halten, so muß dazu auch das Substrat nachzuweisen sein. 1965 gelang Spoendlin u. Lichtensteiger [377] sowie Terayama et al. [392] unabhängig voneinander der eindeutige Nachweis adrenergischer Fasern im Innenohr. Nach unseren heutigen Erkenntnissen [31, 46, 265, 309, 378, 401] können wir zwei Systeme autonomer Fasern im Innenohr unterscheiden (Abb. 15). Um die A. basilaris, die A. cerebelli inferior anterior und die A. labyrinthi sowie deren großen Ästen findet sich ein ausgedehntes Netzwerk adrenergischer Fasern, das im Modiulus schwindet. Weiter peripher werden keine adrenergischen Fasern um die Blutgefäße gefunden. Als Ursprungsort dieser Nervenfasern wird der die A. carotis interna umgebende Nervenplexus diskutiert. Eine zweite von den Blutgefäßen und dem ersten Faser-

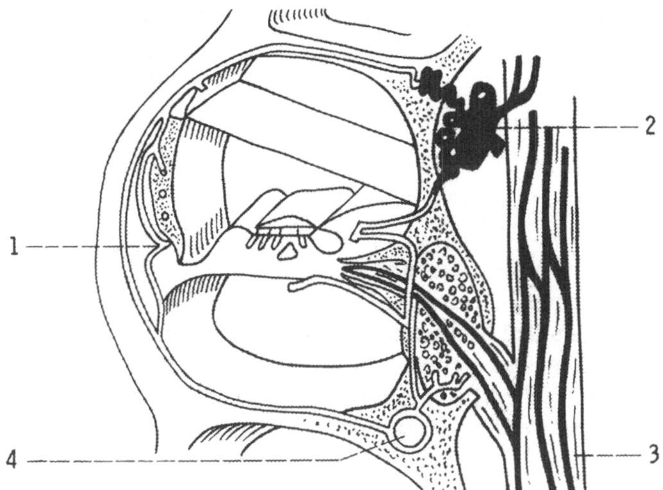

Abb. 15. Autonome Innervation der Kochlea (adrenergische Fasern tiefschwarz. *1* Vas promines; *2* A. cochlea; *3* N. cochlearis; *4* V. spiralis posterior. (Aus: Beck CHl: Berendes, Link, Zöllner: HNO-Heilk Bd 5, 2 Thieme Stuttgart 2. Aufl 1979)

geflecht unabhängige autonome Innervation erreicht die Peripherie mit dem N. cochlearis und bildet ein Nervengeflecht in der peripheren Zone der Lamina spiralis ossea vor der Habenula perforata. Die postganglionären Fasern dieses Systems haben ihren Ursprung im Ganglion cervicale craniale. Die Funktion dieser adrenergischen Fasern ist letztlich noch nicht bekannt. Man könnte einen Einfluß auf die Blutstromregulierung des Innenohres ebenso wie einen solchen auf das Flüssigkeitsgleichgewicht des Innenohres diskutieren. Ferner wäre auch an eine Beeinflussung der Aktivität der Hörnerven zu denken, denn in der Lamina spiralis ossea liegt der Plexus genau da, wo möglicherweise die Aktionspotentiale des N. cochlearis ihren Ursprung haben.

Eine Störung der Blutversorgung – sei es im Bereich der größeren Gefäße oder der Mikrozirkulation – kann zur Funktionsbeeinträchtigung führen. Das klassische Beispiel hierfür ist der Hörsturz, bei dem vor allem eine vaskuläre Genese diskutiert wird. Neben einer Einwirkung auf die Gefäßweite über das adrenergische System dürften auch die Fließeigenschaften des Blutes eine wichtige Rolle spielen [114, 277]. Weiter muß auch an eine Veränderung der Thrombozytenadhäsivität und -aggregation gedacht werden [234, 235, 302]. Auch beim akustischen Trauma dürfte der Durchblutungsstörung eine wichtige Rolle für das Ausmaß der Schädigung zukommen. Neben einer Beeinträchtigung der kochleären Mikrozirkulation [192, 405] wurden auch Veränderungen der perilymphatischen Gefäße beschrieben [142, 228]. Den letzteren Beobachtungen kommt m. E. eine besondere Bedeutung zu, da ja nach neueren Erkenntnissen [17, 216, 410] die O_2-Versorgung der Sinneszellen des Corti-Organs nicht wie früher angenommen von der Stria vascularis sondern über die Perilymphe erfolgt. Weiter dürfte eine Störung der Blutzirkulation sowohl beim sogenannten fluktuierenden Hörverlust als auch beim M. Menière eine Rolle spielen. Die angeführten Beispiele demonstrie-

ren die Wichtigkeit der ungestörten Blutversorgung der Kochlea für ein normales
Hörvermögen und machen die Folgen einer Beeinträchtigung der Durchblutung
deutlich. Sie erklären auch, warum die Durchblutung der Schnecke relativ ausführlich dargestellt wurde.

5 Labyrinthliquor

In engem Zusammenhang mit der Blutversorgung steht die metabolische Stabili-
tät der Innenohrflüssigkeiten (s. bei Arnold u. Vosteen [15]). Die *Perilymphe* findet sich an den Stellen, an denen während der Ontogenese eine Rückbildung des
mesenchymalen Gewebes um den Endolymphschlauch erfolgte. Die mit Perilymphe ausgefüllten Räume des Innenohres müssen als erweiterte Extrazellulärräume
angesehen werden, die in unmittelbarer Beziehung zu den Interzellularspalten des
umgebenden Gewebes stehen. Dabei ist für unsere Fragestellung hervorzuheben,
daß auch die Sinneszellen des Corti-Organs über den sogenannten Corti-Lymph-
raum von Perilymphe umspült werden [161, 162]. Dies bedeutet, daß mit großer
Wahrscheinlichkeit Sauerstoff und Glucose über die Perilymphe an die Sinneszellen gelangen [369, 409]. Als Enstehungsort der *Endolymphe* wird die Stria vascularis angesehen. Daneben sollen auch das Epithel des Sulcus externus [15] (ebenso
wie die dunklen Zellen der Christae ampullares) eine sekretorische Funktion be-
sitzen [89, 151, 196, 197, 370].

Bei der Entstehung bestimmter Innenohrschwerhörigkeiten kommt der Elek-
trolytbewegung zwischen den Innenohrlymphen eine Bedeutung zu. Der Endolymphraum ist, im Gegensatz zu den Perilymphräumen, ein allseits abgeschlosse-
ner, mit Flüssigkeit gefüllter Raum. Diese Flüssigkeit entstammt wahrscheinlich
vorwiegend der Perilymphe. Die Flüssigkeitsbewegung dürfte dabei durch die bekannte unterschiedliche Elektrolytkonzentration beider Lymphen mittels Na–K-
Pumpen gesteuert werden. Eine Störung dieser Systeme und damit der osmotischen Druckverhältnisse wie z. B. beim Morbus Menière kann zur Flüssigkeitsan-
sammlung (Hydrops) und zur Funktionsbeeinträchtigung beitragen [15, 342,
410].

Neben der unabdingbaren Notwendigkeit der Elektrolytstabilität muß noch
einmal die Bedeutung der Perilymphe für die Sauerstoff- und Glucoseversorgung
der Sinneszellen im Corti-Organ hervorgehoben werden. Sie hängen vom Sauerstoffpartialdruck der Perilymphe ab, der wiederum mit dem mittleren Sauerstoffpartialdruck der Kapillaren und der Kapillarflußrate gekoppelt ist, also enge Verbindungen zur Blutversorgung zeigt. Die Ausbalancierung metabolischer Sub-
strate (Elektrolyte; Aminosäuren u. a.) spielt für die Funktion der Kochlea eine
ebenso wichtige Rolle wie die Sauerstoffspannung in den Innenohrlymphen. Einige Beispiele mögen dies verdeutlichen. So ändern sich der Natrium- und Kaliumgehalt der Endolymphe nach Schädigung der Stria vascularis z. B. durch
Ethacrynsäure [56, 358, 365] bei gleichzeitiger oder nachfolgender struktureller
Schädigung und Funktionsminderung. Bei der Menièreschen Erkrankung kann
der Hörverlust durch eine Kalium-Intoxikation des Cortischen Organs sowie
durch Störungen des Stoffwechsels und der Blutversorgung erklärt werden [349].
Nach akustischer Belastung zeigt sich ein Absinken der O_2-Spannung der Peri-

lymphe [207, 258] mit nachfolgender metabolischer Kompensation der äußeren Haarzellen. Auch dem Perilymphdruck kommt sicher eine Bedeutung bei der Versorgung der Sinneszellen zu. Er kann medikamentös beeinflußt werden [260], wodurch z. B. eine Erhöhung der perilymphatischen Umsatzrate möglich ist. Ein gesteigerter Perilymphdruck dürfte z. B. bei der Ruptur der Membran des runden Fensters eine wichtige Rolle spielen und auch bei der Menièreschen Erkrankung von Bedeutung sein [257].

6 Schlußbetrachtungen

Die aufgezeigten Grundprinzipien ermöglichen die Erklärung einiger Phänomene, die bei der Innenohrschwerhörigkeit auftreten bzw. auftreten können:

Die häufig zu beobachtende *Hochtonschwerhörigkeit* ergibt sich aus der Tatsache, daß sich strukturelle und metabolische Veränderungen in vielen Fällen vorwiegend an der Schneckenbasis abspielen.

Die *Diplakusis* ist denkbar, wenn im Frequenzansprechgebiet alle äußeren Haarzellen fehlen oder nur pathologisch veränderte Restzellen vorhanden sind. Bei Reiz über der Schwelle wird dann die Erregung auf die Zellen der Nachbarschaft übergreifen, und zwar vor allem auf die, die basalwärts vom Defekt gelegen sind [79]. So wäre es denkbar, daß Töne mit einer Lautstärke unter 50 dB nur die äußeren Haarzellen zur Basis hin erregen und dadurch der Ton höher empfunden wird. Es besteht Diplakusis. Wird die Lautstärke über 50 dB erhöht, so kommt es zu einer Miterregung der inneren Haarzellen, vor allem im Frequenzareal. Der Punkt der maximalen Erregung kehrt zurück, und der Ton wird am normalen Ohr empfunden. Die Diplakusis verschwindet langsam, da sich die Verschiebung der Tonhöhe bei Zunahme der Lautstärke des Testtones vermindert.

Das Rekruitment kann als Manifestation einer Haarzellenschädigung gedeutet werden, einer inkompletten sensorischen Läsion mit normalem oder fast normalem Ganglion spirale (Abb. 16). Fehlen in einem Areal nur die äußeren Haarzel-

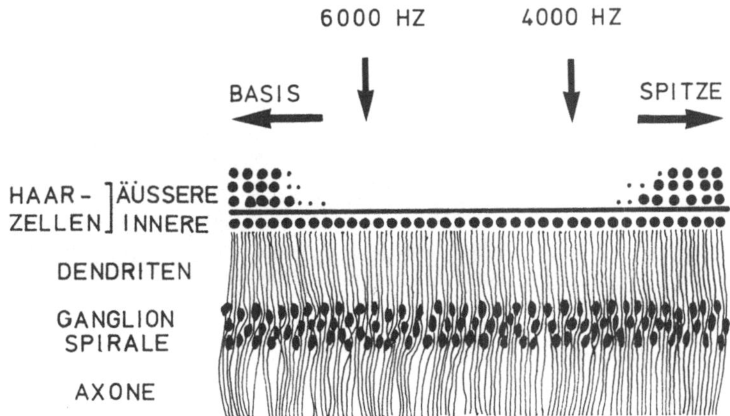

Abb. 16. Erklärungsmöglichkeit des Recruitments. Die äußeren Haarzellen eines Abschnittes der Basilarmembran fehlen. Innere Haarzellen sowie Ganglienzellen in diesem Areal erhalten

len, so wird bei einer geringen Intensität des Schalles keine akustische Antwort
registriert. Bei Intensitäten über 50 dB werden dann die inneren Haarzellen des
Abschnittes erregt und damit genügend Nervenfasern, damit eine normale Laut-
heitssensation auf dem kranken Ohr erreicht wird [346].

Übergänge mögen die Schwierigkeiten einer solchen Deutung aufzeigen. So
wäre es denkbar, daß ein durch Verlust aller äußeren Haarzellen auf eine enge
Frequenzgruppe beschränkter Hörverlust zu einer starken Verzerrung der Tonhöhe führt [79]. Bei Reiz werden wahrscheinlich normale Elemente an der Grenze
der Läsion aktiviert. Die Diplakusis verschwindet bei Zunahme der Lautstärke.
Ein Rekruitment, das ebenfalls bestehen müßte, tritt gegenüber der Verzerrung
weniger in Erscheinung. Fehlen Sinnes- und Ganglienzellen, so ist kein Rekruitment zu erwarten; ebenso auch nicht bei unvollständiger Läsion der Sinneszellen
und partiellem Verlust der Ganglienzellen. Je nach morphologischem Bild kann
an einem Ohr bei manchen Frequenzen Rekruitment bestehen, bei anderen nicht.
Betont werden muß, daß das eben Gesagte nur *eine* Erklärungsmöglichkeit für
das Rekruitment darstellt. Als mögliche Ursache ist auch eine temporäre Entkoppelung zwischen Sinneszellen und Membrana tectoria zu diskutieren, wobei allerdings bislang noch keine gesicherten Fakten hierzu vorliegen.

Die Diskrimination scheint von der Zahl der Ganglienzellen abzuhängen. Bei
einem Schwund der Zellen bis zu 50% ist die Diskrimination normal oder zumindest noch gut. Nimmt die Zahl der Zellen weiter ab, dann tritt eine Verschlechterung ein [284].

Von entscheidender Bedeutung ist die Möglichkeit der *Reversibilität struktureller Veränderungen,* da sie ja eine der Grundlagen für den Einsatz der Innenohrtherapie darstellt. Sicher dürfte sein, worauf ich eingangs schon hingewiesen habe, daß sich ein Teil der geschädigten Zellen, besonders wird das deutlich an den

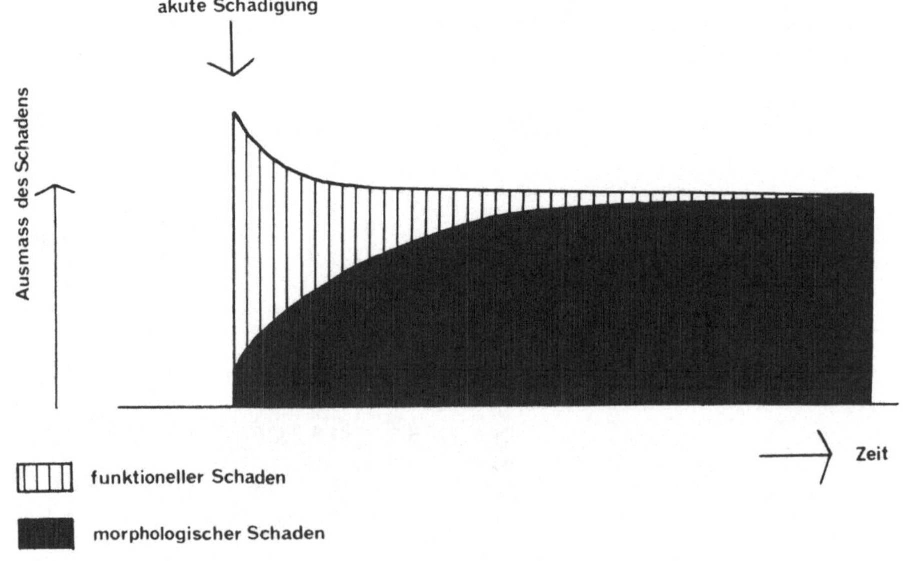

Abb. 17. Typischer Verlauf des funktionellen und des morphologischen Schadens nach einem akustischen Trauma oder nach einem Hörsturz. [Aus: Kellerhals B: Laryngol Rhinol 56:357 (1977)]

Sinneszellen, wieder erholt. Man könnte annehmen, daß der Funktionsstoffwechsel geschädigt, der Erhaltungsstoffwechsel aber noch intakt ist [382]. Dies ist sicher eine Hypothese, die aber auch Kellerhals [193] für möglich hält. Nach seinen Untersuchungen besteht eine auffällige Diskrepanz zwischen dem zeitlichen Ablauf des funktionellen Hörverlustes und den morphologisch faßbaren Schäden nach einem akustischen Trauma (Abb. 17). Der zunächst bestandene Hörverlust bessert sich spontan bis zum endgültig bleibenden Hörverlust. Die morphologischen Schäden dagegen nehmen langsam zu und decken sich erst nach Wochen oder Monaten mit den funktionellen Schäden. Kellerhals beschreibt drei Schicksale der von der Schädigung betroffenen Innenohrelemente:

1. Einige werden unmittelbar nach der Schädigung zugrunde gehen.
2. Andere fallen vorübergehend funktionell aus, erholen sich jedoch im Laufe der folgenden Zeit spontan.
3. Der dritte Anteil fällt zunächst funktionell aus, geht aber dann im Laufe der folgenden Zeit in den Zelltod über.

So können wir erwarten, daß sich zumindest ein Teil der geschädigten Strukturen des akustischen Labyrinthes nach Einwirkung einer Noxe wieder erholt, eine Tatsache, die den Einsatz einer „Innenohrtherapie" rechtfertigt.

Die bisherigen Ausführungen sollten die Notwendigkeit eines ungestörten Zusammenspiels zahlreicher Faktoren aufzeigen, die für die normale Funktion der Kochlea unabdingbar ist. Vor allem aber sollte das Verhalten von Metabolismus und Struktur nach Einwirkung einer Noxe dargestellt werden. Zu betonen bleibt dabei die Monotonie der Reaktionsmuster auf die verschiedenen Reize, die sich aus den beschränkten Reaktionsmöglichkeiten einer Struktur oder einer Zelle erklärt. Bewußt nicht eingegangen wurde auf eine mögliche Störung der Mikromechanik, da wir hier erst am Anfang unserer Überlegungen stehen und uns bislang fundierte Fakten fehlen.

Spezieller Teil

Die wichtigsten Formen der Innenohrschwerhörigkeit

Im speziellen Teil sollen die für uns heute relevanten Formen der Innenohrschwerhörigkeit besprochen werden, wobei die im ersten Teil aufgezeigten Grundprinzipien der morphologischen Reaktionen ihre Gültigkeit behalten. Sie werden durch die strukturellen Besonderheiten, die bei einzelnen Formen der Innenohrschwerhörigkeit zusätzlich zu beobachten sind, ergänzt. Allerdings ist eine rein pathologisch-anatomische Trennung nach kausal-genetischen Gesichtspunkten nicht möglich, da, wie bereits im allgemeinen Teil ausgeführt, für die einzelnen Krankheitsbilder nur selten ein spezielles pathologisch-anatomisches Substrat besteht. In einer Übersicht (Tabelle 2) sind, ohne Anspruch auf Vollständigkeit, die in der Schnecke lokalisierten Ursachen einer Innenohrschwerhörigkeit

Tabelle 2. Formen der Innenohrschwerhörigkeit

I. *Congenitale Innenohrschwerhörigkeiten*
   A. *Genetisch bedingt*
      1. *Alleinige Höreinschränkung*
         Aplasien: Michel
                 Mondini
                 Scheibe
                 Siebemann-Bing

      2. *Höreinschränkung mit anderen Störungen*
         Albinismus
         Hyperpigmentation
         Onychodystrophie
         Jervell-Syndrom
         Pendred-Syndrom
         Usher-Syndrom
         Waardenberg-Syndrom

      3. *Chromosomen-Anomalien*
         Trisomie 13–15
         Trisomie 18

   B. *Nichtgenetische Ursachen*
      1. *Alleinige Höreinschränkung*
         Ototoxische Pharmaka (Streptomyceseantibiotika u. a.)

      2. *Höreinschränkung mit anderen Störungen*
         Virusinfektion (Röteln der Mutter)
         Bakterielle Infektionen
         Ototoxische Schäden (Thalidomid)
         Metabolische Störungen (Kretinismus)
         Fetale Erythroblastose
         Frühgeburt
         Geburtstrauma, Anoxie
         Toxoplasmose

II. *Später auftretende Innenohrschwerhörigkeiten*
   A. *Genetisch bedingt*
      1. *Alleinige Höreinschränkung*
         Familiär-progressive Schwerhörigkeit
         Otosklerose
         Altersschwerhörigkeit

      2. *Höreinschränkung mit anderen Störungen*
         Alport-Syndrom
         Alström-Syndrom
         Hurler-Syndrom
         Klippel-Feil-Syndrom
         Refsum-Syndrom
         Richards-Rundel-Syndrom
         Morbus Crouzon
         Morbus Paget
         Morbus v. Recklinghausen

   B. *Nichtgenetische Ursachen*
      Entzündungen
         Bakterien (Otitis media, Labyrinthitis)
         Viren (Influenza, Masern, Mumps)
         Lues (connatal oder erworben)
      Ototoxische Substanzen
      Traumen
      Stoffwechselstörungen
      Vasculäre Störungen

---

zusammengestellt. Nach der Häufigkeit des Auftretens kommt einem Großteil der aufgelisteten Formen kaum eine Relevanz zu. Deshalb habe ich mich weitgehend auf die Darstellung der Ursachen für eine Innenohrschwerhörigkeit beschränkt, mit denen wir täglich konfrontiert werden. Eventuelle neue Erkenntnisse wurden besonders herausgestellt.

1 Altersschwerhörigkeit

Die Schwerhörigkeit im Alter, die sich durch ein langsam fortschreitendes Nachlassen des Hörvermögens und der Sprachauffassung dokumentiert, wurde 1891 von Zwaardemaker [446] zum ersten Mal zahlenmäßig belegt. Seitdem ist eine Fülle von Literatur zu diesem Thema erschienen, wobei sowohl die strukturellen Veränderungen als auch deren Folgen für die Funktion eingehend untersucht wurden. Die Resultate finden sich in einer Literaturdokumentation von Hülse u. Boll [155] zusammengefaßt und kritisch gewürdigt.

Das morphologische Substrat der Altersschwerhörigkeit besteht im Cortischen Organ in einer Degeneration der Sinneszellen, vor allem an der Basalwindung. Betroffen sind vorwiegend die äußeren Haarzellen [9, 43, 57, 85, 108, 138, 199, 347, 348], wobei in der apikalen Zone sehr große lysosomale Einschlüsse imponieren. Sie dürften in Zusammenhang mit einer Anhäufung von Lipofoscin stehen [168], das als Abnutzungspigment gedeutet werden kann [233]. Folge ist eine Atrophie der Stützelemente und eine sekundäre Degeneration der Hörnervenfasern mit Neuronenverlust [175, 280, 348]. Daneben sehen wir eine zunehmende Rigidität der Membrana basilaris [88, 348]. Entscheidend hierfür könnten Kalkeinlagerungen, eine Gesamtverdickung [75, 249, 326], eine Abnahme der Substanzkonzentration [210] sowie eine Ablagerung von Neutralfetten in der Pars pectinata im Bereich der Basalwindung der Kochlea sein [278].

An der Stria vascularis sehen wir eine Auflockerung des Epithels und dessen Verschmälerung. Die Dichte der Fibrozyten nimmt ab. Daneben ist eine vermehrte Zystenbildung zu erkennen [108, 176, 348, 438]. Auch die Gefäße der Kochlea zeigen Veränderungen im Alter. Besonders an der Stria vascularis ist die Zahl der Gefäße reduziert [173, 176]. Die Kapillarwände zeigen eine deutliche Verdickung und Hyalinisierung bis zur Obliteration [138, 178, 326]. Daneben läßt sich in den Arterien des inneren Gehörganges alter Menschen eine Verdickung der Tunica adventitia mit Verlust von Fibroblasten und Hyalinisierung der Wand aufzeigen [107], degenerative Veränderungen, die sich ungünstig auf die Durchblutung des Innenohres auswirken können. Der regelmäßigste Befund in der alternden Kochlea ist der Schwund der Ganglienzellen im Ganglion spirale cochleae. Diese numerische Atrophie der Nervenzellen und ihrer Fasern beginnt am basalen Ende der Schnecke und schreitet spitzenwärts fort [108–111, 138, 178, 326]. Die Zellen zeigen eine Schrumpfung und Vakuolisierung, Plasma und Kern sind schlecht färbbar. Der Nucleolus fehlt. Daneben besteht eine Abnahme der Ribonucleinsäuren. Auch Lipofoscineinlagerungen werden beobachtet (Abb. 18). Im Verlauf der Hörbahn, deren Abschnitte im Vergleich zur Kochlea nur spärlich untersucht sind, wurden Vakuolisierungen, Pyknosen sowie ein Schwund der Ganglienzellen im Nucleus cochlearis dorsalis und ventralis aufgezeigt [136–138, 199]. Er beträgt

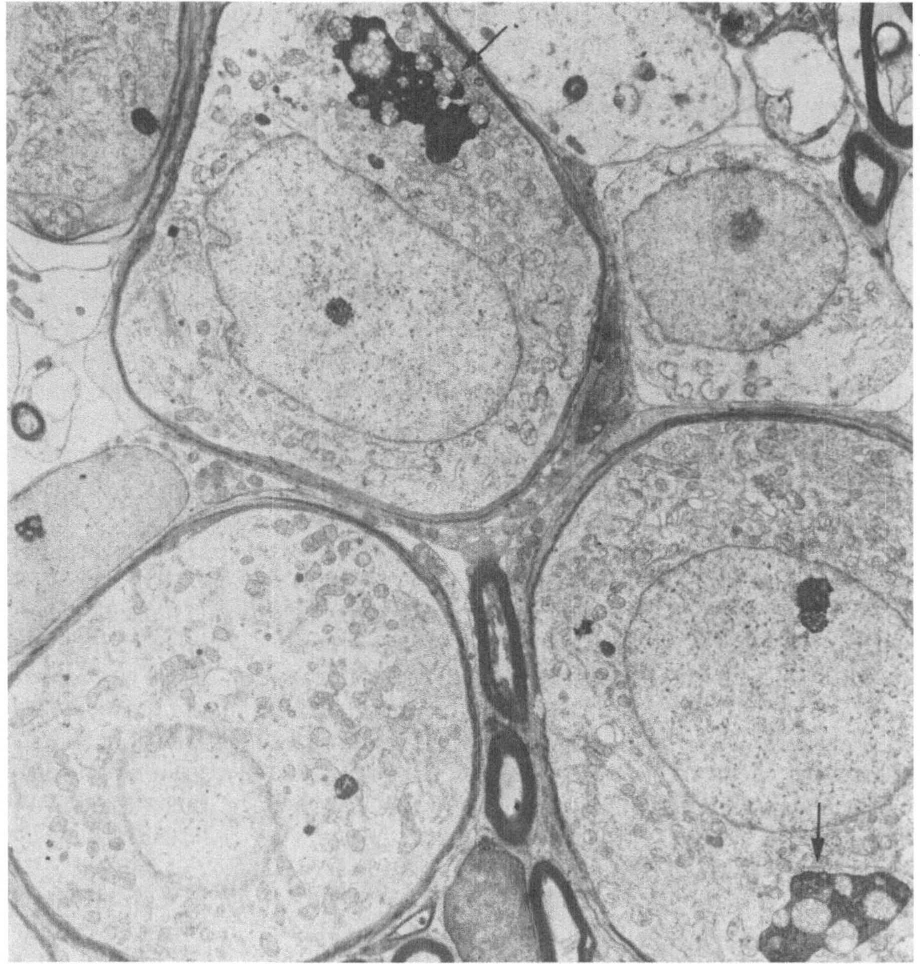

Abb. 18. Ganglienzellen im Alter mit Lipofuscineinlagerungen (↓). (EM-Labor der Universität, HNO-Klinik Freiburg)

nach Arnesen [12] 50% gegenüber jüngeren Menschen. Ähnliche Veränderungen fanden sich in der Olive, im Vierhügelgebiet und Corpus geniculatum mediale. Im Temporallappen zeigen sich Verdünnungen der Myelinscheiden und Axonenfragmentationen. Hinzuweisen ist noch auf Veränderungen des inneren Gehörganges im höheren Alter. Hier soll eine progressive Knochenablagerung in der Region des Tractus spiralis zur Degeneration von Nervenfasern und zur Kompression der Gefäße führen [212–215, 360].

Die für die Schwerhörigkeit im Alter entscheidenden strukturellen Alterungsvorgänge zeigen sich so an allen Abschnitten der Hörbahn von der Haarzelle im Cortischen Organ bis zu den sekundären Wahrnehmungszentren der dominanten Hirnrindenseite. Diese Feststellung hat schon früh zum Versuch geführt, die Altersschwerhörigkeit entsprechend dem Abschnitt, der bevorzugt morphologische

Veränderungen zeigt, zu klassifizieren [105, 327]. Schuknecht [348, 349] unterscheidet vier Typen, denen ein bestimmtes Verhalten der audiologischen Reaktionen zugeordnet werden kann:

1. Die sensorische Presbyakusis, bei der die Atrophie des Cortischen Organs und der Hörnerven – besonders in der Basalwindung der Kochlea – im Vordergrund stehen. Es kommt zu einem abrupten Hochtonverlust.
2. Die neurale Presbyakusis mit Verlust der Nervenzellen im Verlauf der Hörbahn, vor allem im Ganglion spirale. Hier steht eine Störung des Diskriminationsvermögens im Vordergrund.
3. Die metabolische Presbyakusis (Strial-Presbycusis) mit Atrophie der Stria vascularis. Das Audiogramm zeigt eine flach verlaufende Hörschwellenkurve über alle Frequenzen.
4. Die mechanische Presbyakusis (Cochlea conductiv Presbycusis), verursacht durch eine Versteifung der Basilarmembran und eine Schrumpfung der Stria vascularis bzw. des Ligamentum spirale. Hier zeigen die Hörschwellenkurven im Audiogramm einen von den tiefen nach den hohen Frequenzen hin kontinuierlich abnehmenden Verlauf.

Eine solche Unterteilung mag vom morphologischen Bild her gerechtfertigt erscheinen, wenn auch die aufgezeigten Veränderungen keineswegs typisch für das Alter sind. Zu bedenken bleibt, daß sich in vielen Fällen das morphologische Substrat in der gesamten Hörbahn von der Haarzelle bis zur Hirnrinde, wenn auch unterschiedlich ausgeprägt, findet. Hinzu kommt die bekannte allgemeine Hirnleistungsschwäche beim alten Menschen. Die Erfahrung zeigt, daß wir im Alter funktionell eine Schallempfindungsschwerhörigkeit vor allem im Bereich der hohen Frequenzen feststellen, die beide Ohren gleichermaßen betrifft und langsam fortschreiten kann.

Zu ergänzen ist, daß Frauen im Alter ein besseres Gehör bewahren [71, 72, 324, 336]. Die Ursache hierfür ist nach Hinchcliff [150] in der unterschiedlich starken Lärmbelastung zwischen Mann und Frau zu suchen, während Dieroff [82, 83] die geringere Vulnerabilität des Ohres gegenüber Lärmeinwirkung bei der Frau hierfür verantwortlich macht.

Tabelle 3. Ursachen der Schwerhörigkeit im Alter

Physiologische Alterung	Endogene Faktoren	Exogene Faktoren

Degeneration:
  Sinnes- und Ganglienzellen,
  Nervenfasern
	Arteriosklerose
	
	Hypertonie
		Lärm
		
		Ernährung

Sklerose und Atrophie der Blutgefäße	Herzkranzgefäßerkrankungen	Gifte (Tabak, Alkohol, Medikamente u. a.)
	Hoher Cholesterinspiegel	
	Genetische Faktoren (familiäre Disposition)	

Altersschwerhörigkeit

Die Entstehung der beschriebenen morphologischen Veränderungen ist sicher nicht allein durch eine physiologische Alterung der Strukturen zu erklären. Zusätzlich dürften sowohl endogene Faktoren als auch Zivilisationseinflüsse eine wichtige Rolle spielen [11, 43, 158, 307] (Tabelle 3). Möglicherweise stellt dabei die reine Altersinvolution den geringsten Anteil dar.

2 Toxische Innenohrschwerhörigkeiten

2.1 Exogene Toxine

Von einer ganzen Reihe von Substanzen ist zum Teil schon lange bekannt, daß sie zu einer Innenohrschwerhörigkeit führen bzw. führen sollen. Dies gilt besonders für Medikamente. Früher waren es vor allem das Chinin [434], Salycilate [99] und Arsen-Präparate. Sie verursachten die bekannten Schädigungen am Corti-Organ, an der Stria vascularis – hier mit deutlicher Erweiterung der Kapillaren – und am Ganglion spirale [99, 148, 318, 421]. Die Störungen treten in der Regel erst nach Gabe in hoher Dosierung und langer Dauer auf. Heute kommt diesen Präparaten kaum mehr eine Relevanz zu, da sie in ototoxischer Dosierung nicht mehr eingesetzt werden [380].

Im Vordergrund stehen heute die Innenohrschwerhörigkeiten, die durch Antibiotika, besonders die basischen Streptomycesantibiotika, verursacht werden. Schon bald nach Entdeckung des Streptomycins berichteten im Jahr 1946 Brown u. Hinshaw [61] über dessen schädigende Wirkung auf das Innenohr. Seitdem ist eine Fülle von Literatur zu diesem Thema erschienen, die es unmöglich macht, die Arbeiten einzeln aufzuführen. Hier muß auch auf die zusammenfassenden Darstellungen von Huizing [156], Federspil [102] und v. Ilberg [164] verwiesen werden. Alle diese Antibiotika führen zu den schon im Allgemeinen Teil aufgezeigten Schädigungen im Corti-Organ, an der Stria vascularis und auch vereinzelt im Ganglion spirale. Daneben können auch Zellen im Nucleus cochlearis betroffen sein [35, 383]. Die Schädigungen im Cortischen Organ beginnen an der ersten Reihe der äußeren Haarzellen in der Basalwindung, breiten sich dann über alle Reihen der äußeren Haarzellen in dieser Windung aus und steigen später zur Schneckenspitze hin fort [95, 390]. Die inneren Haarzellen werden wesentlich später erfaßt. Parallel geht eine Reaktion der Stria vascularis mit Schwund von Metaboliten [266], wie überhaupt biochemische Veränderungen als früh eintretender und primärer Effekt der Antibiotikawirkung anzusehen sind [389]. Die abgestuft und langsam fortschreitenden Veränderungen weisen auf die Notwendigkeit hin, bei Therapie mit diesen Antibiotika laufend das Hörvermögen zu kontrollieren. Ein rechtzeitiges Absetzen läßt eine Regeneration vor allem dann erwarten, wenn noch reversible Schäden bestehen. Zumindest aber wird ein Fortschreiten der Schädigung und damit eine Zunahme der Schwerhörigkeit verhindert.

Weiter von Bedeutung sind *Diuretika,* vor allem die Ethacrynsäure. Ihre ototoxischen Eigenschaften, die zum ersten Mal von Maher u. Schreiner [239] beschrieben wurden, fanden seitdem in zahlreichen Publikationen ihre Bestätigung. Vor allem betroffen ist die mittlere Zellage der Stria vascularis [74, 297] (Abb. 19). Einem intra- und extrazellulären Ödem folgt eine Zerstörung der Intermediärzel-

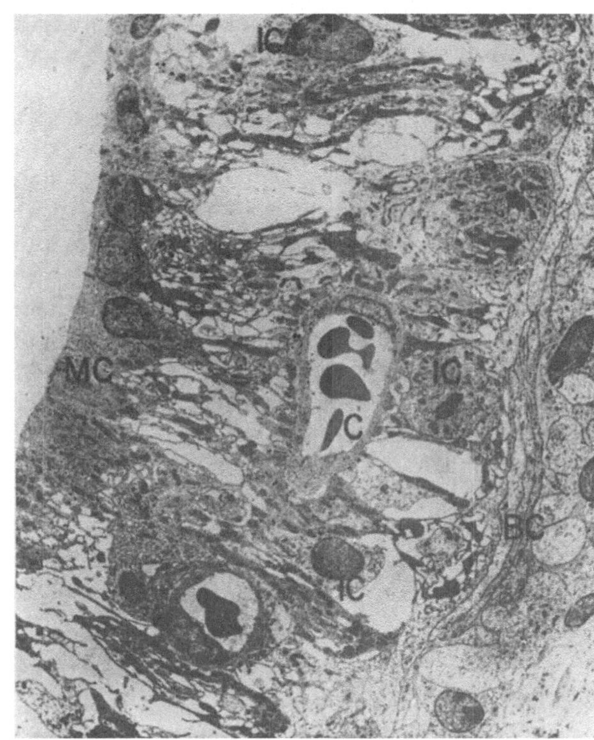

Abb. 19. Stria vascularis nach Einwirkung von Ethacrynsäure. Stria dicker als normal mit großen Hohlräumen. Einige Intermediärzellen (*IC*) zeigen das Bild der Atrophie. *MC* Marginalzellen, *BC* Basalzellen, *C* Kapillaren. [Aus: Quick CA, Duvall AJ: Laryngoscope 80:954 (1970)]

len und letztlich die Atrophie. Daneben werden auch Schäden an den äußeren Haarzellen der Basalwindungen der Schnecke beobachtet. Eine Beeinträchtigung der übrigen äußeren Haarzellen erfolgt ebenso wenig, wie die der inneren [206, 246]. Der primäre Angriffspunkt der Ethacrynsäure dürfte so die Stria vascularis sein, wobei die Frühveränderungen sicher reversibel sind. Da die Ethacrynsäure auf die Na-K-aktivierte ATP-Ase hemmend wirkt, wird auch ihr funktioneller Einfluß auf die Kochlea und gerade auf die Stria vascularis verständlich [54–56, 112, 113, 253, 428]. Neben der Schädigung des Zellstoffwechsels erfolgt durch Beeinträchtigung der Transport-ATP-Ase auch eine Verminderung der sekretorischen Leistung der Stria [357, 358, 428]. Auch dem Furosemid wird eine ototoxische Wirkung mit Hörminderung zugesprochen [426]. Zu betonen ist aber, daß eine Ototoxizität der Diuretika in aller Regel nur dann eintritt, wenn eine sehr hohe Dosierung zur Anwendung kommt und daneben aufgrund einer Niereninsuffizienz eine Ausscheidungsstörung vorliegt.

Aus der Vielfalt der übrigen Medikamente, die zur Innenohrschwerhörigkeit führen können (Lokalanästhetika, Oleum Chenopodii, Thioharnstoffderivate, Tranquilizer) werden aufgrund ihrer aktuellen Bedeutung die *Zytostatika* herausgestellt. Es ist keine Frage, daß sie oder zumindest ein Teil von ihnen eine Innenohrschwerhörigkeit verursachen kann, so z. B. Bleomyzin oder Cisplatin [139, 274, 391]. Das Schädigungsmuster entspricht dabei dem wie bei Einwirkung der Aminoglycosidantibiotika [76, 272].

Auch *Genußmittel* wie Alkohol, Nikotin und Rauschgifte können eine Innenohrschwerhörigkeit hervorrufen. Sie dürfte nach allen Untersuchungen vorwiegend durch eine Beeinflussung der zentralen Regionen verursacht sein [21, 32].

Weiter ist eine Reihe *gewerblicher Gifte* bekannt, deren Einwirkung eine Innenohrschwerhörigkeit zur Folge haben bzw. haben soll. Sie finden sich bei Lehnhardt [219] und v. Ilberg [164] zusammengestellt, so daß sich eine Wiederholung dieser Aufzählung hier erübrigt. Aus der Vielzahl sind wegen ihrer Bedeutung hervorzuheben C_1-Kohlenstoffverbindungen, Kohlenmonoxid, Schwefelkohlenstoff, Schwefeldioxid, Tetrachlorkohlenstoff sowie Blei, Quecksilber und Anilin. Viele dieser Substanzen haben sicher ihren primären Angriffspunkt zentral. Daneben wird auch über eine Beeinträchtigung des peripheren Hörorgans berichtet, die sich zunächst in Form eines Schwundes von Metaboliten z. B. der SH-abhängigen Enzyme wie SDH, der unspezifischen Esterasen und der proteingebundenen Sulfhydrile äußert [415, 416, 421, 422, 445]. Ihr folgen diskrete strukturelle Veränderungen, so daß das prinzipielle Schädigungsmuster dem im Allgemeinen Teil geschilderten entspricht. Abschließend ist zu betonen, daß durch die Einwirkung mehrerer Noxen die Schäden verstärkt werden können [80, 87, 296]. Daneben sind für alle exogenen Noxen, deren Einwirkung eine Innenohrschwerhörigkeit zur Folge haben kann, die individuelle Empfindlichkeit für das Ausmaß der Schädigung ebenso von Bedeutung wie die Dosis und Dauer der Einwirkung.

2.2 Endogene Noxen

Auch endogene Intoxikationen können zu einer Innenohrschwerhörigkeit führen, wobei allerdings ihre Bedeutung unterschiedlich gewichtet wird. Bekannt ist schon lange, daß bei Infektionskrankheiten wie Diphtherie, Scharlach oder Typhus eine Hörverschlechterung auftreten kann [37, 433], die vorwiegend auf eine Schädigung des VIII. Hirnnerves zurückzuführen ist. Ihre Bedeutung für die Entstehung einer Innenohrschwerhörigkeit ist heute kaum mehr relevant. Im Vordergrund stehen vielmehr der Diabetes sowie Schilddrüsen- und Nierenfunktionsstörungen. Beim *Diabetes* werden eine Verdickung der Kapillarwände in der Stria vascularis und am Modiulus sowie eine Degeneration der Ganglienzellen im Ganglion spirale beschrieben [73, 177, 208, 241]. Das Corti-Organ erscheint normal. Klinisch ist eine Innenohrschwerhörigkeit festzustellen [18, 189, 241, 308]. Strauss et al. [384–386] konnte in groß angelegten Untersuchungsreihen bei Mäusen und Ratten zwar ebenfalls vor allem Veränderungen der Striakapillaren aufzeigen, doch war das Hörvermögen der diabetischen Tiere nicht eingeschränkt. Auch die Auswertung des Gehörs ihrer Patienten zeigte, daß der mittlere Hörverlust beim Diabetiker sich nicht deutlich von der Altersnorm des Gesunden unterscheidet, so daß nach ihrer Meinung der Diabetes nur eine gering wirkende Noxe auf das Ohr darstellt.

Zu erwähnen sind an dieser Stelle neue Überlegungen und Befunde [244], nach denen eine Hyperinsulinämie – ohne manifesten Diabetes – zur metabolischen Störung im Innenohr führen kann und evtl. für einen fluktuierenden Hörverlust verantwortlich ist. Ein Glukosetoleranztest kann zur Aufklärung beitragen.

Während eine Überfunktion der *Schilddrüse* keine Hörstörung zur Folge hat, kann bei ihrer Unterfunktion eine Innenohrschwerhörigkeit auftreten [126, 129,

172, 220, 303]. Das morphologische Substrat besteht in Stoffwechselstörungen der äußeren Haarzellen, denen bei langer Dauer der Hypothyreose strukturelle Schädigungen folgen. Während bei alten Menschen ein Myxödem zu keinem Hörschaden führt, der über das altersphysiologische Maß hinausgeht [292], bedingt ein angeborener Hypothyreoidismus eine Reifungsverspätung der kochlearen Strukturen mit nachfolgendem Hörschaden [404].

Bei Patienten mit *chronischer Nierenfunktionsstörung* werden Innenohrschwerhörigkeiten in etwa 50% der Fälle beobachtet [22, 45, 440]. Morphologische Veränderungen mit nachfolgenden metabolischen Störungen zeigen sich vor allem an der Stria vascularis und werden als Folge der Urämie angesehen [1, 13, 181, 240]. Basophile Ablagerungen in der Stria werden als Ausdruck einer immunologischen Störung gedeutet [444]. Daneben sind im Mittelohr, im inneren Gehörgang und in den Schneckenskalen Blutungen zu beobachten [125].

3 Mittelohrbedingte Innenohrschwerhörigkeiten

Eng verknüpft mit den toxischen Innenohrschwerhörigkeiten sind Hörstörungen, die von Veränderungen im Mittelohr ausgehen. Als klassisches Beispiel hierfür gilt die *Labyrinthitis,* die am häufigsten tympanogen entsteht. Die dabei auftretenden morphologischen Reaktionen im Innenohr sollen kurz dargestellt werden. Da keine neueren Ergebnisse vorliegen und eine Labyrinthitis heute nur noch selten zu beobachten ist, müssen wir uns auf die klassischen Darstellungen von Zange [443], Marx [245] und Wulstein [439] berufen. Als Überleitungsweg kommen entweder die Labyrinthfenster oder Defekte der knöchernen Labyrinthkapsel, z. B. beim Cholesteatom, in Frage. Eine Diffusion von Toxinen oder auch Keimen führt zur Entzündung. Dabei lassen sich zwei Standardformen aufzeigen. Die *seröse Labyrinthitis* ist durch ein fibrinreiches zellarmes Exsudat in den Labyrinthräumen ausgezeichnet. Die Strukturen selbst zeigen diskrete Veränderungen wie Auflockerung und Aufquellung. Bei der *eitrigen Labyrinthitis* dagegen ist das Exsudat, das meist das gesamte Labyrinth ausfüllt, leukozytenreich. Es kommt zum Zellzerfall im Cortischen Organ und im Ganglion spirale.

Folgen einer Labyrinthitis sind in der Regel Schwindel und Schwerhörigkeit. Die letztere kann partiell reversibel sein. In vielen Fällen resultiert jedoch eine Taubheit. Paparella et al. [290] stellten in neuerer Zeit noch einmal die altbekannte Tatsache heraus, daß auch eine Ertaubung bei fehlenden Schwindelerscheinungen möglich ist. Das Phänomen könnte sich dadurch erklären, daß in diesen Fällen eine „Trennung" zwischen vestibulärem und akustischem Labyrinth besteht. Wenn auch beim Menschen im Gegensatz zum Säugetier eine Membrana limitans nicht mehr vorhanden ist, so finden sich doch individuell verschieden stark ausgeprägt Bänder und Trabekel, die den Vorhof zur Kochlea hin abtrennen können [7, 25, 319].

Von größerer Bedeutung sind heute die *passageren oder langsam zunehmenden Innenohrschwerhörigkeiten,* dokumentiert durch ein Absinken der Knochenleitungsschwellenkurve, besonders im Bereich der hohen Frequenzen. Entscheidend hierfür dürfte das Verhalten der Membran des runden Fensters sein. Sie ist nach Arnold u. v. Ilberg [14] als ein mit Perilymphe gefüllter Schwamm anzusehen, der keine vergleichbaren Eigenschaften mit einer im physikalischen Sinne elastischen Membran besitzt und so einen Locus minoris resistentiae darstellt. Die Membran kann als Durchtrittspforte vom Mittel- zum Innenohr angesehen werden, wobei allerdings nach Höft [153] erst die Schädigung der Epithelzellen zum Verlust der abdichtenden Wirkung und damit zur Permeabilität führt. So ist – neuere Untersuchungen bestätigen dies [124, 131, 288–290] – *sowohl bei der akuten eitrigen Mittelohrentzündung* als auch bei der *chronischen Otitis media* eine Diffusion von Toxinen ins Innenohr möglich. An der Membran des runden Fensters zeigen sich dann eine Dilatation der Lymph- und Blutgefäße sowie eine Verdickung der kollagenen Fasern. Folgen der Diffusion sind Störungen der Biochemie der Lymphe und des Metabolismus der Sinneszellen [329, 338], denen strukturelle Schädigungen folgen können. Walberg et al. [411] sind dagegen der Ansicht, daß die chronische Otitis media keine Zerstörung der Sinneszellen oder der kochleären Neurone verursacht und die dabei auftretende Innenohrschwerhörigkeit auf eine Änderung der Mechanik der Schallübertragung zurückzuführen ist.

Auch für die Veränderungen der Knochenleitung beim *Seromucotympanum* wird eine metabolische Störung im Innenohr als Folge des Nachlassens der abdichtenden Wirkung der Membran diskutiert. Es ist bekannt, daß bei etwa 40% aller Kinder mit einem Seromucotympanum eine Verschlechterung der Schwellenkurve für Knochenleitung zwischen 15 und 40 dB besteht, die sich fast stets sofort nach Beheben des Seromucotympanums normalisiert [262, 263]. Dieser Ablauf deutet darauf hin, daß die Knochenleitungsveränderungen wohl eher mechanisch bedingt sind und auf eine Bewegungseinschränkung der runden Fenstermembran durch die Flüssigkeit in der Pauke beruhen [152]. Daß ein Verschluß des runden Fensters zu einer Verschlechterung der Knochenleitung und zum Absinken der Kochleapotentiale führt, wurde schon vor längerem nachgewiesen [120, 400, 425]. Dies schließt nicht aus, daß auch beim Seromucotympanum in seltenen Fällen eine Schädigung des Metabolismus im Innenohr über die Membran des runden Fensters eintreten kann. Wir müssen dann allerdings entsprechend den Untersuchungen von Höft [153] erwarten, daß das Epithel der Paukenseite der Fenstermembran geschädigt ist und seine abdichtenden Eigenschaften verloren hat.

4 Otosklerose und Innenohrschwerhörigkeit

Die Frage, ob die Otosklerose auch eine Innenohrschwerhörigkeit verursachen kann, wird schon lange diskutiert. Besonders gilt dies für die sogenannte Kapselotosklerose, ein herdförmiger otosklerotischer Umbau der Labyrinthkapsel ohne Stapesfixation. Eine Schalleitungsschwerhörigkeit besteht dabei nicht. Von Nylen [288] wissen wir, daß sich die Otoskleroseherde zwar vorwiegend an den Labyrinthfenstern finden, aber auch an Kochlea und Bogengängen gelegen sein können (Abb. 20). Dabei ist es möglich, daß Herde in der knöchernen Schneckenkapsel auftreten, ohne daß solche an den Labyrinthfenstern nachzuweisen sind. Versuchen wir die Ergebnisse aus den zahlreichen Veröffentlichungen zu diesem Problem zu ordnen, so kristallisieren sich drei Möglichkeiten der Beeinflussung des Innenohres durch die Otosklerose mit nachfolgender Innenohrschwerhörigkeit heraus:

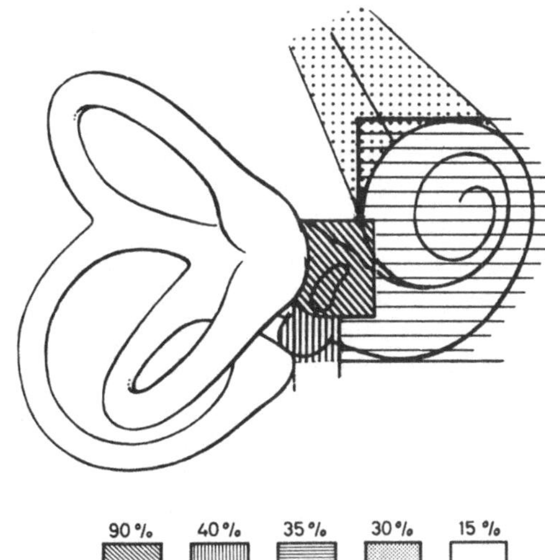

Abb. 20. Häufigkeit der Otoskleroseherde in den einzelnen Abschnitten der menschlichen Labyrinthkapsel. [Aus: Nylen B: Upsala Läk Fören Förk N F 54:1 (1949)]

1. Die Kapselherde dehnen sich nach Durchbrechen des Endostes in die Skalen der Kochlea hinein aus, bilden lamellenartigen neuen Knochen, besonders in der Scala tympani der Basalwindung mit der Folge einer mechanischen Beeinträchtigung der Strukturen [6, 188, 190, 202, 224, 243, 248, 271].

2. Die Otoskleroseherde, die sich in der Kochlea ausdehnen, führen, wiederum vor allem an der Basalwindung, zu abnormen Gefäßveränderungen (Shunts) zwischen dem vaskulären System der knöchernen Labyrinthkapsel und den Blutgefäßen des häutigen Labyrinthes. Es kommt zu einer Störung der Kochleadurchblutung, wobei eine chronische venöse Stauung im Vordergrund steht [312–315, 317].

3. Von den Otoskleroseherden werden – dies hat bereits 1899 Siebemann [364] postuliert – Stoffwechselprodukte abgegeben, die durch Giftwirkung das Innenohr schädigen. Neuere Untersuchungen [66, 67] zeigen, daß aus berstenden Lysosomen in den Otoskleroseherden proteolytische Enzyme in die Innenohrlymphen gelangen und zur Schädigung der Strukturen führen können.

Die Folge – gleich welche Vorstellung Gültigkeit haben mag – ist vor allem eine Atrophie der Stria vascularis, dann auch des Corti-Organs und der Zellen im Ganglion spirale [6, 224, 271, 291, 312, 317, 322, 350, 351]. Ergänzend sind die Untersuchungen von Serčer [359] zu erwähnen, nach denen bei Otosklerose – wenn auch selten – Knochenwucherungen im inneren Gehörgang nachzuweisen sind. Sie können zur Beeinträchtigung von Hörnerv und Gefäßen und so zur Innenohrschwerhörigkeit führen. Sicher dürfte beim größten Anteil der Otosklerosepatienten mit einer Innenohrschwerhörigkeit diese nicht durch die Otosklerose bedingt sein [350, 351]. Doch ist festzuhalten, daß eine Innenohrschwerhörigkeit bei Otosklerose häufiger als bei Gesunden der gleichen Altersgruppe zu beobachten ist [6]. So müssen wir bei Abwägen aller bekannten Befunde heute annehmen, daß die Otosklerose eine Innenohrschwerhörigkeit verursachen kann und dies sicher auch bei der „Kapselotosklerose". Als Ursachen dürften – wie so oft – alle genannten Faktoren gemeinsam von Bedeutung sein.

5 Traumatische Innenohrschwerhörigkeit

5.1 Frakturen

Schon lange ist bekannt, daß bei Schläfenbeinfrakturen, die stets als Schädelbasisbrüche anzusehen sind, das Labyrinth geschädigt wird. Dabei ist zwischen den Felsbeinlängs- und den Felsenbeinquerfrakturen zu unterscheiden. Der Längsbruch spart in der Regel das Labyrinth aus, doch sind Blutungen in der Kochlea besonders in die Scala tympani der Basalwindung zu beobachten, die zu einer Innenohrschwerhörigkeit führen können. Beim Felsenbeinquerbruch dagegen sind Labyrinth und innerer Gehörgang beteiligt. Es kommt zur Zerreißung von Schneckenweichteilen und zu ausgedehnten Blutungen ins Labyrinth. Folgen sind eine hochgradige Innenohrschwerhörigkeit oder eine Taubheit. Bei manchen dieser Brüche ist auch eine Fraktur des Steigbügels (Abb. 21) oder eine Zerreißung der Membran des runden Fensters zu beobachten. Die bei den Schläfenbeinfrakturen auftretenden Veränderungen wurden von Ulrich [403], Voss [406] und später von Boeninghaus [49, 50] eingehend dargestellt. Neuere Erkenntnisse liegen darüber ebenso wenig vor, wie für die Caissonkrankheit, die Schußverletzungen des Ohres und die elektrischen und Bestrahlungsschäden, die auch das Innenohr schädigen, so daß auf die genannten zusammenfassenden Darstellungen verwiesen werden kann.

Ähnliches gilt für das *stumpfe Schädeltrauma* ohne Fraktur und Beteiligung des Labyrinthes, häufig als Commotio oder Contusio labyrinthi bezeichnet. Nach einem solchen Trauma finden sich Zellverluste der äußeren Haarzellen in der unteren Schneckenwindung bis zum Schwund des Cortischen Organs sowie eine Zellschädigung im Ganglion spirale [316, 353]. Audiometrisch besteht meist eine C_5-Senke, die auf die gleiche Weise entstehen soll, wie beim Lärmtrauma.

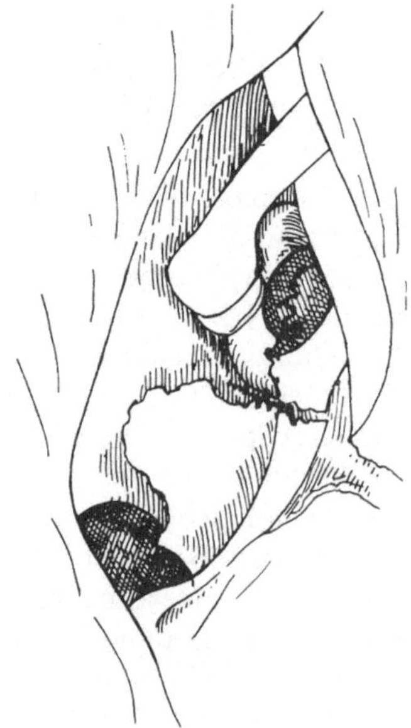

Abb. 21. Frakturlinien in der Gegend der Labyrinthfenster nach laterobasaler Fraktur. [Aus: Beck CHl: Arch Ohr Nas u Kehlk Heilk 184:70 (1964)]

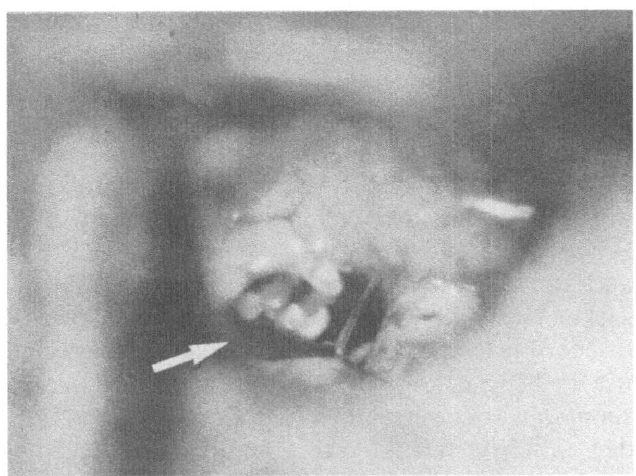

Abb. 22. Ruptur der Membran des runden Fensters nach heftigem Schneuzen

5.2 Fensterrupturen

Gewichtiger sind für uns heute Innenohrschwerhörigkeiten, die durch geringfügige Traumen ausgelöst werden. Sie haben neue Erkenntnisse gebracht mit der Notwendigkeit, unsere Vorstellungen zu überdenken. So waren für uns bislang Rupturen an der Steigbügelfußplatte und vor allem an der Membran des runden Fensters nur bei schweren Verletzungen denkbar. Offensichtlich reichen aber momentane stoßartige Druckschwankungen im Mittel- oder Innenohr aus, um solche Verletzungen hervorzurufen (Abb. 22). Seit Simmons [366] im Tierexperiment diese Möglichkeit aufzeigte, ist eine Fülle von Literatur zu diesem Problem erschienen [24, 38, 51, 68, 103, 116, 117, 123, 127, 146, 295, 345]. Vorwiegend handelt es sich um klinische Berichte, die die Tatsache der Ruptur der runden Fenstermembran sowie eine Ruptur der Stapesfußplatte oder einer Läsion des Ringbandes z. B. bei Tauchern oder nach heftigem Schneuzen aufzeigen und den therapeutischen Weg weisen. Für die Entstehung wird die von Goodhill [122] aufgestellte These übernommen, die von einem explosiven und implosiven Mechanismus spricht. Dem ersteren soll eine abrupte Druckzunahme im Perilymphraum als Folge gesteigerten Liquordruckes, dem zweiten eine unvermittelte Druckerhöhung im Mittelohr zugrunde liegen.

Für das Zustandekommen einer Ruptur der runden Fenstermembran werden allerdings anatomische Anomalien vorausgesetzt [2, 128]:

1. ein weiter Aquäductus cochleae
2. eine dünne Fenstermembran, möglicherweise congenital
3. eine Störung der Gefäßversorgung der Membran
4. anatomische Varianten, wie ein flaches Promontorium oder eine geringe Neigung der Fenstermembran, denn die Membran des runden Fensters zeigt eine erstaunliche Belastungsfähigkeit [201, 281].

Folge der Fensterverletzung ist neben Schwindelerscheinungen eine Hochtonschwerhörigkeit oder eine Innenohrschwerhörigkeit über alle Frequenzen. Diese kann passager oder bleibend sein. Auch Ertaubungen werden beobachtet.

Die Beantwortung der Frage nach der Ursache der Innenohrreaktionen und dem Grund ihres unterschiedlichen Verhaltens haben die meisten Autoren bislang elegant umgangen. Dabei spielen m. E. mehrere Parameter eine Rolle. Entscheidend dürfte der Verlust an Perilymphe sein. Wie im Allgemeinen Teil ausgeführt, kommt ihr eine wichtige Aufgabe bei der metabolischen Versorgung der Sinneszellen zu. Läuft sie ab, so hat dies zwangsläufig eine Mangelversorgung zur Folge mit den daraus resultierenden Funktionsstörungen. Die zu beobachtenden Schwankungen des Hörvermögens lassen sich aus der Tatsache erklären, daß auch Innenohrmembranen zerrissen werden [338] und so eine Störung des metabolischen Gleichgewichtes der Lymphen ähnlich wie beim M. Menière entsteht. Der rasche Wiederverschluß dieser Defekte erklärt eine Hörbesserung dann ebenso wie die Möglichkeit, daß sich ein großer Teil der Fisteln in der Fenstermembran spontan wieder verschließt [19]. So dürfte die Unterversorgung der Sinneszellen den entscheidenden Faktor für die Funktionsminderung darstellen. Zunächst werden die metabolischen und strukturellen Veränderungen noch reversibel sein, so daß sich das Gehör bei Verschluß der Öffnung im Fenster – gleich ob spontan oder operativ – wieder erholen kann. Bei länger dauerndem Abfluß der Perilymphe ist ein Dauerschaden zu erwarten. Zusätzlich mögen eine bindegewebige Obliteration der runden Fensternische sowie eine Osteoneogenese in der Scala tympani der Basalwindung der Kochlea eine Rolle spielen [387].

5.3 Akustisches Trauma

Seit 1890 bei der Untersuchung des Felsenbeines eines schwerhörigen Kesselschmiedes Habermann [130] zum ersten Mal Defekte im Corti-Organ in den unteren Schneckenwindungen aufzeigte und seitdem 1907 Wittmaack [432] mit Erfolg das Tierexperiment zur Klärung der Frage einer Lärmschädigung der Kochlea heranzog, ist eine fast unübersehbare Zahl von Arbeiten zu diesem Problem erschienen. Meist handelt es sich dabei um Tierexperimente. So ist die Auswirkung des Lärms von all den Noxen, die die Funktion der Kochlea beeinträchtigen können, am eingehendsten erforscht, und viele unserer Kenntnisse über die Pathophysiologie der Schnecke resultieren aus diesen Untersuchungen. Nach ihnen, die lichtmikroskopischen Befunde wurden später durch elektronenmikroskopische Untersuchungen ergänzt, ist das morphologische Substrat des schalltraumatischen Innenohrschadens eine Degeneration des Corti-Organs mit nachfolgender Degeneration von Nervenfasern und Ganglienzellen im Ganglion spirale cochleae. Die Fülle der Einzelarbeiten läßt ihr Zitieren nicht zu. Ich muß auf die schon klassischen Darstellungen von Rüedi u. Furrer [316] sowie auf die Übersichtsarbeiten von van Dishook [86], Dieroff [83], Brusis [62] und Spoendlin [376] verweisen. Ich möchte im folgenden Wiederholungen von Bekanntem weitgehend vermeiden, zumal in den letzten Jahren nur wenige neue Erkenntnisse von entscheidender Bedeutung gewonnen werden konnten, aber versuchen, das Wesentliche herauszustellen.

Lärm ab einer Lautstärke von 85–90 dB kann eine Schädigung der Strukturen der Kochlea verursachen, wobei der Grad dieser Schädigung von der Dauer der Einwirkung und dem Grad der Lautstärke abhängt. Wir sehen dann an den Strukturen alle die Erscheinungen, die im Allgemeinen Teil als Reaktionen auf eine Noxe dargestellt wurden. Ein davon sich unterscheidendes Reaktionsmuster ist nicht bekannt und auch nicht zu erwarten. Die Schäden, die als metabolisch bezeichnet werden können, beginnen an der Basalwindung und schreiten spitzenwärts fort [316]. Dieser Ablauf ist sicher stets beim chronischen Lärmtrauma zu beobachten, das ja heute als Ursache für die Lärmschwerhörigkeit große soziale Bedeutung erlangt hat und für den größten Teil der lärmbedingten Innenohrschwerhörigkeiten verantwortlich ist. Dabei ist zu betonen, daß sich bei langer beruflicher Lärmexposition die betroffenen Areale in der Kochlea zur Schneckenspitze hin ausdehnen können, so daß dann im Spätstadium eine Innenohrschwerhörigkeit über alle Frequenzen besteht, wie dies auch Ruedi u. Furrer gezeigt haben. Eine Lärmtaubheit wurde allerdings bislang nicht beobachtet, was meines Erachtens auf die bekannte Resistenz der inneren Haarzellen gegen die Einwirkung von Noxen zurückzuführen ist.

Neben der metabolischen Störung kennen wir die mechanische Schädigung in der Kochlea durch Schall [44, 373, 376], wobei die hierzu notwendigen Lautstärken sicher über 115 dB liegen müssen. In diesen Fällen, die wesentlich seltener zu beobachten sind als die metabolischen Störungen, sehen wir dann – abhängig von Lautstärke und Einwirkungsdauer – zunächst eine umschriebene Schädigung des Corti-Organs am Übergang von der ersten zur zweiten Schneckenwindung, die nur zum Teil reversibel ist. Sie entspricht audiometrisch der sogenannten C_5-Senke, z. B. beim Knalltrauma. Bei sehr hohen Lautstärken kommt es vom Zentrum der Schadenszone nach beiden Richtungen graduell abnehmend zu einem vollständigen Verlust des Corti-Organs, zu Rupturen der Zellmembran, zur Distorsionen und Schwellungen der Sinneszellen und auch zum Teil der Stützzellen. In den Randgebieten des Schädigungsareals finden sich dann fließende Übergänge zur Norm. Im Zentrum der Schadenszone werden auch primäre Risse in der Basilarmembran [298, 376] sowie Rupturen in der Stria vascularis beobachtet [402].

Zu ergänzen ist, daß offensichtlich auch die Blutversorgung der Kochlea unter Schallbelastung beeinträchtigt wird, denn Lärm über 90 dB soll die Durchblutung der Kochlea wesentlich vermindern [337, 340]. Neben einer Vasokonstriktion der Spiralgefäße unter dem Cortischen Organ mit Anschwellen der Kapillarendothelien sowie einer Verengerung der Gefäße des Ligamentum spirale [142] besteht eine deutliche Störung der Mikrozirkulation der Striakapillaren [192]. Zusätzlich ist auch eine verminderte O_2-Zufuhr durch Erythrozytenballung (Sludging-Phänomen) [115] sowie durch Veränderungen des Thrombozytenadhäsivitäts- und aggregationsvermögens [234, 236] zu diskutieren.

Schon lange wird die *C_5-Senke*, d. h. ein bevorzugter Befall der Frequenzen zwischen 4 000–6 000 Hz, als typisch für einen Lärmschaden angesehen. Sie ist sowohl beim akuten als auch im frühen Stadium des chronischen Traumas zu sehen. Das entsprechende Areal auf der Basilarmembran der menschlichen Schnecke findet sich am Übergang von der ersten zur zweiten Windung. Über das Zustandekommen bestehen unterschiedliche Vorstellungen. So werden als mögliche Ursache unter anderem diskutiert: eine Minderdurchblutung der Kochlea im entsprechenden Areal [75, 198], eine anatomische Einengung des Schneckenkanals im oberen Anteil der Basalwindung [149], die Eigenresonanz der Kochlea [65] sowie die Hydrodynamik der Kochlea mit einer Energiekonzentration an der entsprechenden Stelle [219], wobei letztlich keine eine voll befriedigende Erklärung darstellt.

Noch ein Wort zur Reversibilität und zur Progredienz der durch ein akustisches Trauma verursachten Innenohrschwerhörigkeiten nach Ende der Schallbelastung. Beide werden stets mit Zurückhaltung diskutiert. Aufgrund des morphologischen Ablaufs muß aber beides, solange nur metabolische Störungen vorliegen, zumindest partiell möglich sein, und zwar dann, wenn noch Sinneszellen in der sogenannten Übergangsphase vorhanden sind (s. Allgemeiner Teil). Entweder erholen sich die Zellen wieder, oder es kommt zum Zelltod. Das erstere würde eine Hörbesserung, das letztere eine weitere Hörverschlechterung bedeuten.

6 Vaskuläre Innenohrschwerhörigkeit

Reaktionen und Veränderungen der Gefäße des Innenohres sind sicher bei vielen Innenohrschwerhörigkeiten mit in den Entstehungsmechanismus einbezogen, so z. B. beim akustischen Trauma [192], beim stumpfen Schädeltrauma [163] oder auch bei der Schwerhörigkeit im Alter. Eine Bestimmung der Wertigkeit der zur Hörstörung beitragenden Parameter ist häufig kaum möglich. Unsere Vorstellungen sind keineswegs in allen Fällen klar, doch dürfte bei der Entstehung des *Hörsturzes* die Gefäßreaktion im Vordergrund stehen. Drei Möglichkeiten einer vaskulären Genese sind denkbar [277, 381]:

1. Eine Blutung ins Innenohr. Sie kann sich z. B. bei hämorrhagischen Diathesen und Leukämie [8, 321] bei Polyzytämie [344] oder bei perniziöser Anämie [20] ereignen. Auch eine hochdosierte Liquäminbehandlung, wie z. B. bei Dialyse, kann zu einer Blutung ins Innenohr führen [335]. Makroskopisch sehen wir dabei, eine eigene Beobachtung vor etwa 25 Jahren bestätigt dies, blutig verfärbte Innenohrlymphen. Die Blutung kann beide Lymphräume erfassen, wird aber im Endolymphraum seltener beobachtet [167].

2. Ein thrombotischer oder embolischer Gefäßverschluß. Die gesicherten Beobachtungen sind spärlich, doch ist ein solcher Vorgang als Auslöser für eine Hörverschlechterung oder Ertaubung denkbar. Vor allem wird die Fettembolie diskutiert [90, 170]. Aber auch Mikroembolien, z. B. nach cardiopulmonaler Bypass-Operation, sind denkbar [437]. Ebenso muß auch an den Verschluß von Gefäßen, die der A. labyrinthi vorgeschaltet sind, gedacht werden. So führt z. B. ein Verschluß der A. vertebralis und basilaris zu einer Degeneration vor allem des Cortischen Organs und der Stria vascularis [200, 255].

3. Mikrozirkulationsstörungen (Vasospasmus, Sludging). Dabei ist davon auszugehen, daß sich infolge einer Fehlsteuerung des vegetativen Nervensystems an Spasmen der präkapillären Arteriolen Kapillardilatationen mit lokaler Anoxie anschließen. Diese Anoxie zieht eine endotheliale Schädigung nach sich mit Sludgebildung [193, 285, 363]. Folge der Mikrozirkulationsstörung ist eine Beeinträchtigung der O_2-Konzentration in der Perilymphe [269].

Für die Entstehung einer Innenohrschwerhörigkeit auf der Basis von Mikrozirkulationsstörungen werden eine ganze Reihe von Ursachen wie starke psychische und physische Belastung, Unterkühlung, Einwirkung großer Hitze und andere verantwortlich gemacht. Auch eine *zervikale bzw. zerviko-vertebrale Genese* ist denkbar [39, 40, 81, 97, 293, 301]. Zwei Theorien werden diskutiert. *Die vas-*

kuläre Genese geht davon aus, daß starke Randwulstbildungen bei osteochondrotischen und spondylotischen Halswirbelsäulenveränderungen, vor allem die Deformierung der Unkovertebralverbindungen (laterale Randwülste) das Lumen der A. vertebralis einengen. Dabei bleibt die Frage offen, ob diese Veränderungen primär für die Störung verantwortlich sind oder ob sie bei bestehenden Gefäßprozessen der A. vertebralis nur das auslösende Moment darstellen [293, 301]. *Nach der neuralen Genese* sollen die die zervikalen Wurzeln begleitenden sympathischen Nervenelemente irritiert werden. Diese Reizung überträgt sich auf die sympathischen Halsganglien bzw. den Grenzstrang. Von diesen bestehen über die periarteriellen sympathischen Gefäßgeflechte an A. carotis und A. vertebralis Verbindungen zum Innenohr (s. Allgemeiner Teil). Bei der Entstehung einer Hörstörung zervikaler Genese – dies hat sicher auch für Schwindelerscheinungen Gültigkeit – müssen, wie die Erfahrung zeigt, zusätzliche Komponenten wie mechanische, thermische und auch allergische Faktoren wirksam werden [39, 40, 81].

Entscheidend ist die Frage nach den metabolischen und strukturellen Veränderungen, die den oben genannten vaskulären Störungen folgen. Eine bleibende oder zumindest länger dauernde Unterbrechung der Blutversorgung der Kochlea, gleich an welcher Stelle, dürfte zu einer schweren Schädigung der Strukturen und damit zum bleibenden Hörverlust bis zur Taubheit führen. Dies hat meines Erachtens sowohl für die Blutung ins Labyrinth als auch für die thrombotischen und embolischen Gefäßverschlüsse seine Gültigkeit, wobei glücklicherweise diese Vorgänge nur zu einem geringen Teil Ursache eines Hörsturzes darstellen. Die meisten Hörminderungen vaskulärer Genese sind sicher durch Störungen der Mikrozirkulation hervorgerufen. Und hier, zumal wir damit rechnen können, daß es sich zumindest zum Teil um kurzfristige Störungen handelt, sind die reversiblen Veränderungen an Metabolismus und Struktur, wie im ersten Teil dargestellt, von Bedeutung. Das möglichst rasche Einsetzen unserer Therapie – Spontanremissionen seien nicht in Frage gestellt – kann eine Hörbesserung bis zur Norm erzielen. Dabei möchte ich dem wahrscheinlich vorhandenen Autoregulationsmechanismus der Kochleadurchblutung eine besondere Bedeutung zumessen.

Neben der Entstehung eines Hörsturzes aufgrund von Störungen der Innenohrdurchblutung wird auch eine *virale Genese* diskutiert [325, 355]. Hierfür spricht die Erfahrung, daß bei etwa 20–30% der Patienten mit Hörsturz ein Infekt der oberen Luftwege vorausgeht. Morphologische Befunde – Atrophie des Corti-Organs und der Stria vascularis – sind denen einer Labyrinthitis bekannter Virusätiologie ähnlich [354, 355]. Ein Virusnachweis gelang bislang allerdings nur in der Minderzahl der Fälle. Auch der Schweregrad der Hörminderung gibt keinen Hinweis auf eine virale Genese.

Wenn ich eingangs dieses Kapitels auf die Bedeutung der Durchblutung bzw. deren Störungen für die Entstehung einer Innenohrschwerhörigkeit hinwies und unsere keineswegs gesicherten Vorstellungen darüber betonte, so hat dies besonders für den sogenannten *fluktuierenden Hörverlust* [362] seine Gültigkeit. Er wird häufig als Bindeglied oder Vorstufe des M. Menière angesehen. Doch gibt es viele Patienten, die trotz fluktuierendem Hörverlust nie über Schwindelerscheinungen klagen. Ähnliches ist vice versa vom vestibulären Labyrinth bekannt [334]. Die Einordnung dieser Erscheinungen ist sicher noch nicht möglich, doch wäre auch an passagere Mikrozirkulationsstörungen zu denken.

7 Frühkindliche Innenohrschwerhörigkeit

7.1 Hereditäre Formen

Das Bild der frühkindlichen Innenohrschwerhörigkeit wird einmal geprägt durch genetische Faktoren, und die hereditäre Schwerhörigkeit ist sicher die häufigste Ursache für einen frühkindlichen Hörschaden [157, 159, 194, 227, 287]. Dabei kann die Schwerhörigkeit allein oder in Verbindung mit anderen Störungen auftreten. Zwei Grundformen lassen sich unterscheiden, deren Morphologie von Schätzle u. Haubrich [330], Altenau [3] sowie von Huizing [157] noch einmal herausgestellt wurde:

1. Entwicklungsfehler, wobei die Kochlea nicht normal ausgebildet wird. Strukturell finden sich Dysplasien und Aplasien der Schnecke, die in vier Typen eingeteilt werden können:

Michel: Totale Aplasie des Labyrinthes mit schweren cerebralen Störungen.

Siebemann-Bing: Aplasie des gesamten membranösen Labyrinthes, während sich das knöcherne Labyrinth normal entwickelt hat.

Mondini: Dysplasie der knöchernen und membranösen Kochlea mit Verringerung der Anzahl der Windungen.

Scheibe: Kochlear-sacculare Dysplasie. Das knöcherne Labyrinth ist normal, der Ductus cochlearis, das Corti-Organ, Stria und Sacculus sind mehr oder weniger unterentwickelt. Besonders betroffen ist die Basalwindung. *Diese Art der Dysplasie ist bei weitem die häufigste.*

Alle diese Formen zeigen eine mehr oder weniger ausgeprägte Aplasie oder Schädigung der Strukturen des Ductus cochlearis und auch des Ganglion spirale [343, 399, 418, 429]. Folge ist eine hochgradige Innenohrschwerhörigkeit oder Taubheit.

2. Degenerative Störungen, bei denen die Kochlea normal entwickelt ist und die Kinder bei der Geburt normal hören. Früher oder später setzt dann eine zunehmende Hörverschlechterung ein. Bei diesen Formen wird an Enzymdefekte gedacht. Allerdings liegt bislang ein pathologisch-anatomisches Substrat nicht vor.

7.2 Erworbene Formen

Den anderen Ursachenkomplex stellen erworbene Schäden dar, bei denen sich in vielen Fällen weder Ursache noch morphologische Reaktionen von den beim Erwachsenen zu beobachtenden unterscheiden. Einige seien jedoch aufgrund ihrer Wichtigkeit bzw. ihrer Besonderheiten herausgestellt.

Röteln der Mutter während der Schwangerschaft können beim Kind eine Entwicklungsstörung der Kochlea verursachen, wenn sie in den ersten drei Schwangerschaftsmonaten auftreten. Besonders gilt dies für die 8. und 9. Schwangerschaftswoche. Allerdings sind Hörstörungen auch bei Röteln nach der genannten Schwangerschaftsperiode beobachtet worden [53]. Wir sehen fast stets kochleosacculäre Veränderungen vom Scheibe-Typ mit Degeneration des Corti-Organs und Atrophie der Stria vascularis. Nur selten sind auch der Utriculus, die Bogengänge und das Ganglion spirale betroffen [5, 52, 119, 147, 187, 414]. Ähnliche morphologische Veränderungen sind auch bei Einwirkung anderer Viren

(Mumps, Influenza, Masern, Varizellen) zu beobachten. Auch bei der *Zytomegalie* kann eine Schwerhörigkeit oder Taubheit auftreten. Bei einer Atrophie des Cortischen Organs und der Stria vascularis finden sich in der Schnecke, im Sacculus und Utriculus und in den Bogengängen typische epitheliale Riesenzellen mit Kern- und Zytoplasmaeinschlüssen [78, 268].

Hörstörungen bei *connataler Lues* sind durch kochleäre Schäden bedingt, die aus einer intrauterin beginnenden Ostitis des knöchernen Labyrinthes mit nachfolgender Labyrinthitis resultieren [185]. Sie können sich verschieden stark ausbreiten, so daß von einer Degeneration der Sinneszellen im Corti-Organ bis zum völligen Verlust der häutigen Strukturen der Kochlea alle Zwischenstadien denkbar sind.

Auch die *Toxoplasmose* soll, wenn auch selten, zu einer frühkindlichen Innenohrschwerhörigkeit führen [84, 100, 104, 186]. Das morphologische Substrat besteht in einer leichten Blutung ins Labyrinth sowie in einer Verkalkung der Stria vascularis [186]. Hörstörungen bei *Frühgeburten,* die bei etwa 2% dieser Kinder auftreten, sollen durch kochleäre Hämorrhagien entstehen [63]. Mechanische Verletzungen bei der Geburt, Hypoxie und höhere hämorrhagische Tendenz bei Frühgeburten werden hierfür verantwortlich gemacht.

8 Innenohrschwerhörigkeiten viraler Genese

Auch bei Masern und Mumps kann ebenso wie bei viralen Infekten des oberen Respirationstraktes eine Innenohrschwerhörigkeit auftreten. Während bei Masern fast stets beide Ohren betroffen sind, sehen wir beim Mumps und bei den Infekten im oberen Respirationstrakt meist eine einseitige Hörstörung bzw. Ertaubung. Morphologische Befunde liegen nur in beschränkter Zahl vor [26, 221, 225, 226, 354]. Sie alle zeigen im Prinzip das gleiche Bild und lassen eine an Stärke und Ausdehnung variierende Schädigung des Cortischen Organs evtl. mit Kollaps der Reissnerschen Membran, eine Atrophie der Stria vascularis sowie einen Verlust an Ganglienzellen im Ganglion spirale cochleae erkennen. Besonders betroffen sind die basalen Schneckenabschnitte. Im Gegensatz hierzu findet sich beim *Herpes zoster oticus* eine Ganglionitis des Ganglion spirale mit lymphozytärer Infiltration und Zellnekrosen sowie vor allem eine Neuritis distal und proximal vom Ganglion [98, 160].

9 Innenohrschwerhörigkeit durch Tuberkulose und Lues

Während Tuberkulose und Lues noch vor 40 Jahren eine häufige Ursache einer Innenohrschwerhörigkeit darstellten, ist ihre Bedeutung hierfür heute stark in den Hintergrund getreten. Neuere morphologische Erkenntnisse liegen nicht vor, so daß ich gerafft unter Stützung auf schon lange bekannte Befunde das Wichtigste zusammenfassend darstellen kann. Die *Labyrinthtuberkulose* entwickelt sich vorwiegend tympanogen bei bestehender Mittelohrtuberkulose. Seltener ist ein Befall auf meningogenem Weg zu beobachten [283, 394, 395, 435, 442]. Wir sehen entweder eine induzierte seröse oder serös-fibrinöse Labyrinthitis oder einen direkten Einbruch ins Labyrinth. Bei der induzierten Labyrinthitis handelt es sich um eine perifocale Entzündung von angrenzenden Mittelohrherden aus. Spezifische Veränderungen im Labyrinth sind dabei nicht nachweisbar. Im Gegensatz hierzu zeigt sich beim Labyrintheinbruch, dieser ist sowohl über die Fenster als auch über die knöcherne Labyrinthkapsel möglich, eine schwere Nekrose des knöchernen und häutigen Labyrinthes. Folge ist eine Innenohrschwerhörigkeit bis zur Taubheit, wobei die Veränderungen und die daraus resultierende Funktionsminderung langsam fortschreiten.

Die *connatale Lues* ist durch Veränderungen der knöchernen Labyrinthkapsel mit Einbrüchen in das häutige Labyrinth und nachfolgender Degeneration von Sinneszellen und nervalen Strukturen gekennzeichnet. Wir sehen eine Ostitis mit Zerstörung des knöchernen Labyrinthes und nachfolgender Degeneration des häufigen Labyrinthes [121, 250, 270]. Auch bei der sekundären Form der *erworbenen Syphilis* werden Innenohrschwerhörigkeiten beobachtet. Sie sind Folge einer Ostitis oder auch von Gummen im Felsenbein [330, 349, 395].

10 Innenohrschwerhörigkeit und Immunologie

Schon zu Beginn dieses Jahrhunderts wurde vermutet, daß einige Formen der Innenohrschwerhörigkeit durch Veränderungen im Organismus, die sich heute vielleicht als Autoantikörperreaktionen bezeichnen lassen, hervorgerufen werden [242, 430, 431]. Duke [91] berichtete dann 1923 zum erstenmal über einen Zusammenhang zwischen M. Menière und Allergie. Seit dieser Zeit sind immer wieder Berichte über Allergie und Innenohrschwerhörigkeit erschienen, die sich letztlich auf die Menièrsche Erkrankung beschränken. Die bekannten Beobachtungen finden sich bei Beickert [41] zusammengefaßt. Er konnte sie durch Tierexperimente ergänzen [42], die zeigen, daß an den Innenohrstrukturen, vor allem am Ganglion spirale, nach Antigenantikörperreaktionen morphologische Veränderungen im Sinne autoallergischer Vorgänge faßbar werden. Als wichtige Allergene werden Nahrungsmittel (Milch, Hefe), Antibiotika sowie Inhalationsallergene genannt. Spätere Berichte [273, 294, 427] vermitteln hierüber keine neuen Erkenntnisse. Das gleiche gilt für den Hörsturz, bei dessen Entstehung auch an ein allergisches Geschehen gedacht wird [276].

In neuerer Zeit hat die Frage nach einem Zusammenhang zwischen Innenohrschwerhörigkeit und immunologischen Störungen wieder an Interesse gewonnen. Dies gilt einmal für die Beziehung zwischen Innenohr und Niere [16, 297, 417], wobei sich eine gemeinsame Antigenität zwischen beiden aufzeigen läßt. Zum anderen werden für die Entstehung von Innenohrschwerhörigkeiten unklarer Genese immunologische Fehlreaktionen im Sinne von Autoimmunreaktionen angenommen [94, 183, 184, 251]. Dabei handelt es sich entweder um bilaterale, langsam fortschreitende Hörverschlechterungen vor allem im Hochtonbereich oder um fluktuierende Hörverluste, deren Erscheinungsbild nicht in die bekannten Formen der Innenohrschwerhörigkeit einzuordnen ist. Ein Teil dürfte sicher genetisch bedingt sein [183, 184]. Für den anderen aber ist, wenn auch bislang – sehen wir von pathologisch erhöhten Eiweißwerten im Liquor cerebrospinalis ab – ein Substrat fehlt, an einen Autoimmunprozeß zu denken. Die Vorstellungen hierüber sind keineswegs gefestigt, und zur Klärung der Problematik werden langwierige Untersuchungen, ergänzt durch klinische Beobachtungen, erforderlich sein.

Literatur

 1. Adler D, Fiehn W, Ritz E (1980) Inhibition of Na, K-stimulated ATPase in the cochlea of the guinea pig. Acta Otolaryngol (Stockh) 90:55
 2. Allam F (1976) Ruptur der Membran des runden Fensters. Laryng Rhinol Otol (Stuttg) 55:544
 3. Altenau M (1975) Hitospathology of sensorineural hearing loss in children. Otolaryngol Clin North Am 8:49
 4. Altmann F (1955) Entzündliche und degenerative Erkrankungen des peripheren Cochlear- und Vestibularneurons. Fortschr Hals-Nas-Ohrenheilk 2:80
 5. Altmann F (1967) Histological studies on inherited and on postrubella deafness. Arch Klin Exp Ohr-Nas-Kehlk-Heilk 188:571
 6. Altmann F, Kronfeld H, Shea J (1966) Inner ear changes in otosclerosis. Histopathological studies. Ann Otolaryngol Chir Cervicofac 75:5
 7. Alexander G (1922) Zur Kenntnis der Anatomie der Varietäten, der physiologischen und klinischen Bedeutung des perilymphatischen Gewebes. Z Hals-Nas-Ohrenheilk 3:167
 8. Alexander G (1926) Die nichteitrigen Erkrankungen des inneren Ohres. In: Handb HNO Heilk, Bd VII, Springer, Berlin; Bergmann, München
 9. Anderson R, Meyerhoff W (1982) Otologic manifestations of aging. Otolaryngol Clin North Am 15:353
10. Angelborg C (1977) Inner ear blood circulation. A study with tracer particles. Acta Otolaryngol (Stockh) 83:92
11. Arentschild O v (1972) Das alternde Ohr. Funktionelle Aspekte. HNO 20:108
12. Arnesen A (1982) Presbyacusis – loss of neurons in the human cochlear nuclei. Z Laryngol Otol 96:503
13. Arnold W (1980) Überlegungen zur Pathogenese des cochleorenalen Syndroms. Acta Otolaryngol (Stockh) 89:330
14. Arnold W, Ilberg v C (1972) Neue Aspekte zur Morphologie und Funktion des runden Fensters. Z Laryngol Rhinol 51:390
15. Arnold W, Vosteen KH (1979) Zur Physiologie von Perilymphe und Endolymphe. In: Berendes, Link, Zöllner: HNO Heilkunde, Bd 5, 4. Thieme, Stuttgart
16. Arnold W, Weidauer H, Seelig H (1976) Experimenteller Beweis einer gemeinsamen Antigenizität zwischen Innenohr und Niere. Arch Otorhinolaryngol 212:99
17. Axelsson A (1968) The vascular anatomy of the cochlea in the guinea pig and in man. Acta Otolaryngol [Suppl] (Stockh) 243:1
18. Axelsson A, Fagerberg SE (1968) Auditory function in diabetes. Acta Otolaryngol (Stockh) 66:49
19. Axelsson A, Hallén O, Miller J, McPherson D (1977) Experimentally induced round window membrane lesions. Acta Otolaryngol (Stockh) 84:1
20. Bablik L (1953) Plötzliche einseitige Ertaubung bei perniziöser Anämie. Monatsschr Ohrenheilk 87:154
21. Bablik, L (1969) Alkohol und Hörvermögen. Untersuchungen über den Einfluß von Alkohol auf das normale Gehör. Fortschr Med 87: 549
22. Ballentyne J (1965) perceptive deafness in renal disease. VIIIth Int Congr ORL Tokyo
23. Balogh K, Koburg E (1965) Der Plexus cochlearis. Arch Ohr-Nas-Kehlk-Heilk 185:638
24. Baron F, Legent F (1970) Les fistules péri-lymphatic post-traumatiques. Ann Otolaryngol Chir Cervicofac 87:137
25. Bast TH, Anson BJ (1949) The temporal bone and the ear. Thomas, Springfield
26. Beal D, Hemeway W, Lindsay J (1967) Inner ear pathology of sudden deafness. Arch Otolaryngol 85:591

27. Beck Chl (1956) Reaktionen der Kerne der äußeren Haarzellen beim Meerschweinchen auf adäquate Reize. Arch Ohr-Nas-Kehlk-Heilk 170:81
28. Beck Chl (1959) Läsionen der Meerschweinchenkochlea durch Kälteeinwirkung. Arch Ohr-Nas-Kehlk-Heilk 174:169
29. Beck Chl (1965) Protein and Ribonucleic Acid Metabolism in the cochlea. Arch Otolaryngol 81:548
30. Beck Chl (1967) Der Eiweiß- und Ribonucleinsäurestoffwechsel im funktionellen Geschehen der Kochlea. Otologia Fukuoka 13:1
31. Beck Chl (1977) Die anatomischen Gegebenheiten für die therapeutische Beeinflußbarkeit am Innenohr. Laryngol Rhinol Otol (Stuttg) 56:350–356
32. Beck Chl (1979) Schwindel durch Alkoholintoxikation und ototoxische Substanzen. Therapiewoche 29:1414
33. Beck Chl (1979) Anatomie und Histologie des Ohres. In: Berendes, Link, Zöllner: HNO Heilk, Bd 5,2, 2. Aufl. Thieme, Stuttgart
34. Beck Chl, Beickert P (1958) Morphologische Veränderungen der Schnecke des Meerschweinchens bei Sauerstoffmangel und Lärmbelastung. Arch Ohr-Nas-Kehlk-Heilk 172:238
35. Beck Chl, Krahl P (1962) Experimentelle und feingewebliche Untersuchungen über die Ototoxizität von Kanamycin. Arch Ohr-Nas-Kehlk-Heilk 179:594
36. Beck Chl, Michler H (1960) Feinstrukturelle und histochemische Veränderungen an den Strukturen der Kochlea beim Meerschweinchen nach dosierter Reintonbeschallung. Arch Ohr-Nas-Kehlk-Heilk 174:496
37. Beck K (1913) Experimentelle Untersuchungen über den Einfluß von Bakterientoxinen und Giften auf das Gehörorgan. Z Ohrenheilk 68:128
38. Behbehani A, Kastenbauer E (1978) Zur Ruptur und Läsion der Labyrinthfenster. Z Laryngol Rhinol 57:983
39. Beickert P (1955) Reversible an Taubheit grenzende Innenohrschwerhörigkeiten. Beitrag zur zervikalen bzw. vegetoneuralen Genese. Arch Ohr-Nas-Kehlk-Heilk 167:636
40. Beickert P (1956) Plötzlich auftretende einseitige Ertaubung und ihre Behandlung (psychoemotionelle und zervikale Genese) z Laryngol 35:384
41. Beickert P (1960) Allergie im Hals-Nasen-Ohrenbereich. Arch Ohr-Nas-Kehlk-Heilk 176:82
42. Beickert P (1961) Zur Frage der Empfindungsschwerhörigkeit und Autoallergie. Z. Laryngol 40:837
43. Belal A (1975) Presbyacusis: physiological or pathological. Z Laryngol 89:1011
44. Berg M (1980) Pathologie des Lärmschadens. In: Becker W u a: Aktuelle Oto Rhinolaryngologie, Heft 7, S 10. Thieme, Stuttgart
45. Bergström L, Jenkins P, Sando J, English M (1973) Hearing loss in rena renal disease – clinical and pathological studies. Ann Otol Rhinol Laryngol 82:555
46. Bernard A, Spoendlin H (1973) Unmyelinated fibers in the cochlea. J Fr Otorhinolaryngol 22:39
47. Bichler E, Wieser M (1982) The influence of a chronic vitamin A deficiency on the rat cochlea. Arch Otorhinolaryngol 234:175
48. Bichler E, Spoendlin H, Rauchegger H (1983) Degeneration of cochlear Neurons after Amikacinintoxication in the rat. Arch Otorhinolaryngol 237:201
49. Boenninghaus HG (1960) Die Behandlung der Schädelbasisbrüche. Frontobasale und Laterobasale Frakturen der Nase, der Nebenhöhlen und des Ohres. Thieme, Stuttgart
50. Boenninghaus HG (1979) Ohrverletzungen. In: Berendes, Link, Zöllner: HNO Heilk, Bd 5,20, 2. Aufl. Thieme, Stuttgart
51. Boenninghaus HG, Gülzow J (1981) Operationsindikation bei Fensterruptur und Hörsturz. Laryngol Rhinol Otol (Stuttg) 60:49
52. Bordley J, Brookhouser P, Worthington E (1972) Viral infections and hearing: a critical review of the literature 1969–1970. Laryngoscope 82:557
53. Bordley J, Brookhouser P, Hardy J, Hardy W (1968) Prenatal rubella. Acta Otolaryngol (Stockh) 66:1
54. Bosher SK (1980) The nature of the ototoxic actions of ethacrynic acid upon the mammalian endolymph system. I. Functional aspects. Acta Otolaryngol (Stockh) 89:407
55. Bosher SK (1980) The nature of the ototoxic actions of ethacrynis acid upon the mammalian endolymph system. II. Structural-functional correlates in the stria vascularis. Acta Otolaryngol (Stockh) 90:40

56. Bosher SK, Smith C, Warren RL (1973) The effects of ethacrynic acid upon the cochlear endolymph and stria vascularis. Acta Otolaryngol (Stockh) 75:184
57. Bredberg G (1967) The human cochlea during development and aging. J Laryngol Otol 81:739
58. Bredberg G (1968) Cellular pattern and nerve supply of the human organ of Corti. Acta Otolaryngol [Suppl] (Stockh) 236:1
59. Bredberg G (1973) Experimental pathology of noise-induced hearing loss. Fortschr Hals-Nas-Ohr-Heilk 20:102
60. Bredberg G, Ades HW, Engström H (1972) Scanning electron microscopy of the normal and pathologically altered organ of Corti. Acta Otolaryngol [Suppl] (Stockh) 301:3–48
61. Brown H, Hinshaw H (1946) Toxic reaction of the Streptomycin on the eight nerve apparatus. Proc Mayo Clin 21:347
62. Brusius T (1978) Die Lärmschwerhörigkeit und ihre Begutachtung. Demeter, Gräfelfing
63. Buch NH, Jörgensen M (1966) Maternal diabetes and the ear of newborn, histopathology. J Laryngol Otol 80:1105
64. Büchner F (1959) Allg Pathologie, 3. Aufl. Urban & Schwarzenberg, München Berlin
65. Caiazzo A, Tonndorf J (1977) Ear canal resonance and temporary threshold shift. J Acoust Soc Am 61:78
66. Causse J, Chevance L (1978) Sensorineural hearing loss due to cochlear otospongiosis: etiology. Otolaryngol Clin North Am 11:125
67. Chevance L, Causse G, Jorgensen M, Bretlau P (1972) L'oto – spongiose maladie lysosomale, Cellulaire et enzymatique. Ann Oto laringol Chir Cervicofac 89:5
68. Chüden H (1979) Ruptur der runden Fenstermembran. HNO 27:277
69. Conti A (1961) The effect of acoustic stimulation on the distribution of acetylcholinesterase in the cochlea of guinea pig. Arch Ital Otol 72:32
70. Conti A, Borgo M (1964) Behaviour of cytochrome oxidase activity in the cochlea of the guinea pig following acoustic stimulation. Acta Otolaryngol (Stockh) 58:321
71. Corso J (1959) Age and sex differences in pure tonethresholds. J Acoust Soc Am 31:498
72. Corso J (1963) Age and sex-differences in pure tone thresholds. Survey of hearing levels from 18 to 65 years. Arch Otolaryngol 77:385
73. Costa O (1967) Inner ear pathology in experimental diabetes. Laryngoscope 77:68
74. Crifo S (1973) Ototoxicity of sodium ethacrynate in the guinea pig. Arch Otorhinolaryngol 206:27
75. Crove SJ, Guild SR, Polvogt LM (1934) Observations on pathlogy of high tone deafness. John Hopkins Med J 54:315
76. Cummings Ch (1968) Experimental observations on the ototoxicity of nitrogen mustard. Laryngoscope 78:530
77. Darrouzet J, Guilhaume A (1974) Ototoxicité de la kanamycine au jour le jour. Etude expérimentale en microscopie électronique. Rev Laryngol Otol Rhinol (Bord) 95:601–621
78. Davis G (1969) Cytomegalocirus in the inner ear: Case report and electron microscopic study. Ann Otol Rhinol Laryngol 78:1179
79. Davis H, Hawkins J, Galambos R, Smith F (1950) Temporary deafness following exposure to loud tones and noise. Acta Otolaryngol [Suppl] (Stockh) 88
80. Davis R, Brummett R, Bendrick R, Himes D (1982) The ototoxic interaction of Viomycin, Capreomycin and Polymyxin B with etharynic acid. Acta Otolaryngol (Stockh) 93:211
81. Decher H (1969) Halswirbelsäule und Vestibularorgan. Arch Ohr-Nas-Kehlk-Heilk 194:188
82. Dieroff HG (1961) Zur geschlechtsunterschiedlichen Lärmfestigkeit. Arch Ohr-Nas-Kehlk-Heilk 177:282
83. Dieroff HG (1978) Lärmschwerhörigkeit, 2. Aufl. Barth, Leipzig
84. Dietzel K (1957) Toxoplasmose und Ohr. Arch Ohr-Nas-Kehlk-Heilk 171:397
85. Dishoeck H van (1966) Presbyakusis. In: Berendes, Link, Zöllner: HNO Heilk, Bd 3,3, S 1744. Thieme, Stuttgart
86. Dishoeck H van (1966) Akustisches Trauma. In: Berendes, Link, Zöllner: HNO, Heilk Bd 3,3, S 1764. Thieme, Stuttgart
87. Dodson H, Bannister L, Douek E (1982) The effects of combined Gentamycin and white noise on the spiral organ of young guines pigs. Acta Otolaryngol (Stockh) 94:193
88. Döderlein W (1938) Über Presbyakusis. Arch Ohrenheilk 144:295

89. Dohlman GF (1965) The mechanism of secretion and adsorption of endolymph in the vestibular apparatur. Acta Otolaryngol (Stockh) 59:276
90. Dubs R (1956) Zur Frage der traumatisch bedingten Embolie der A. auditiva interna. Pract Otorhinolaryngol (Basel) 18:244
91. Duke WW (1923) Meneère Syndrom caused by allergy. J Am Med Ass 81:2179
92. Duvall A, Wersäll J (1964) Site of action of Streptomycin upon inner ear sensory cells. Acta Otolaryngol (Stockh) 57:581–598
93. Eldredge D, Cowell W, Davis H (1957) Recovery from acoustic trauma in guinea pig. Laryngoscope 67:66
94. Elies W, Wolff G, Seuffer R (1981) Liquoreiweißbefunde bei Hörsturz und chronisch progredienter Innenohrschwerhörigkeit. Arch Otorhinolaryngol 231:679
95. Engström H, Ades H, Andersson A (1966) Strucutral pattern of the organ Corti. Almqvist u Wiksell, Stockholm
96. Engström H, Ades H, Bredberg G (1970) Normal structure of the organ of Corti and the effect of noise induced cochlear damage. In: Wolstenholme W, Knight J: Sensorineural hearing loss. Churchill, London
97. Escher F (1948) Cochlear- und Vestibularisstörungen infolge Veränderungen der Halswirbelsäule. Pract Otolaryngol 10:247
98. Etholm B, Schuknecht HF (1983) Pathological findings and surgical implications in Herpes zoster otics. Adv Otorhinolaryngol 31:184
99. Falbe-Hansen J (1941) Clinical and experimental histological studies on effects of salicylate and guinine on the ear. Acta Otolaryngol [Suppl] (Stockh) 44
100. Falser N (1981) Experimental infection of the guinea pig inner ear with toxoplasma Gondii. Arch Otorhinolaryngol 233:219
101. Farkashidy J, Winfield M, Briant T (1963) The effect of Kanamycin on the internal ear: an electrophysiological and electron microscopic study. Laryngoscope 73:713
102. Federspil P (1979) Antibiotikaschäden des Ohres. Barth, Leipzig
103. Fee G (1968) Traumatic perilymphatic fistulas. Arch Otolaryngol 88:477
104. Feinmesser M, Landau J (1961) Deafness in toxoplasmosis. J Laryngol Otol 75:171
105. Fienandt H, Saxen A (1937) Pathologie und Klinik der Altersschwerhörigkeit. Acta Otolaryngol [Suppl] (Stockh) 23:1
106. Firbas W, Weleschik B, Wicke W (1974) Über die Auswirkung von Schallbelastung auf die Acetylchoninesterase-Aktivität der Kochlea. Monatsschr Ohrenheilk 108:1
107. Fisch U, Dobozi M, Greig D (1972) Degenerative changes of the arterial vessels of the internal auditory meatus during the process of aging. Acta Otolaryngol (Stockh) 73:259
108. Fleischer K (1956) Histologische und audiometrische Studie über den altersbedingten Struktur- und Funktionswandel des Innenohres. Arch Ohr-Nas-Kehlk-Heilk 170:142
109. Fleischer K (1965) Altern und Gehör. Münch Med Wschr 107:1238
110. Fleischer K (1967) Das alternde Ohr. Aesthet Med (Berl) 16:95
111. Fleischer K (1972) Das alternde Ohr: Morphologische Aspekte. HNO 20:103
112. Forge A (1979) Cell membrane alterations in the Stria vascularis of the guinea pig after Ethacrynic acid treatment studied by freeze fracture. Arch Otorhinolaryngol 224:149
113. Forge A (1981) Ultrastructure in the Stria vascularis of the guinea pig following intraperitonal injection of etharnic acid. Acta Otolaryngol (Stockh) 92:439
114. Fowler EP (1950) Sudden deafness. An Otol Rhinol Laryngol 59:980
115. Fowler EP (1956) Intravascular agglutination of the blood, a factor in certain diseases and disorders of the ear. Ann Otol Rhinol Laryngol 65:535
116. Fraser J, Harborow P (1975) Labyrinthine window rupture. J Laryngol 89:1
117. Freeman P, Tonkin J, Edmonds C (1974) Rupture of the round window membrane in inner ear barotrauma. Arch Otolaryngol 99:437
118. Friedmann I (1970) The pathology of deafness. In Wolstendolme W, Knight J. Sensorineural hearing loss. Churchill, London
119. Friedmann I, Wright MT (1966) Histopathological changes in the fetal and infantile inner ear caused maternal rubella. Brit Med J II:20
120. Gisselsson L, Richter N (1955) Ein Beitrag zur Frage des Hörvermögens bei Verschluß des runden Fensters. Arch Ohr-Nas-Kehlk-Heilk 166:410
121. Goodhill V (1939) Syphilis of the ear: a histopathological study. Ann Otorhinolaryngol 48:676

122. Goodhill V (1971) Sudden deafness and round window rupture. Laryngoscope 81:1462
123. Goodhill V, Harris I, Brockman S (1973) Sudden deafness and labyrinthine window ruptures. Ann Otorhinolaryngol 82:1
124. Goycoolea M, Paparella M, Juhn S, Carpenter AM (1980) Oval and round window changes in otitis media. Potential pathways between middle and inner ear. Laryngoscope 90:1387
125. Grahe K (1924) Hör- und Gleichgewichtsstörungen bei Nephritis. Z Hals-Nas-Ohr-Heilk 8:375
126. Greenwald I (1959) The relation of endemic goiter to deaf mutism. Arch Otolaryngol 70:541 '
127. Grossenbacher R (1976) Pathologie des runden Fensters bei akuter Ertaubung. HNO 24:227
128. Gülzow J (1980) Die Ruptur der runden Fenstermembran. Arch Otorhinolaryngol 227:365
129. Gusic B (1957) Über die cochleovestibulären Störungen bei endemischer Struma. Pract Otorhinolaryngol 19:531
130. Habermann J (1890) Über die Schwerhörigkeit der Kesselschmiede. Arch Ohrenheilk 30:1
131. Hache U, Gerhardt HJ, Scheibe F, Haupt H, Ritter J, Rabenow M (1976) Otitis media und Kochlea. Morphologische und biochemische Untersuchungen am Meerschweinchen. Arch Otorhinolaryngol 214:49
132. Hammer G (1956) A quantitative cytochemical study of shock wave effects on spiral ganglion cells. Acta Otolaryngol [Suppl] (Stockh) 127
133. Handrock M, Fischer R, Ising H, Dombrowski M (1981) Die Bedeutung des Magnesiumstoffwechsels für die Entstehung der Lärmschwerhörigkeit. Arch Otorhinolaryngol 231:707
134. Hansen C (1969) Die Gefäße im inneren Gehörgang und ihre Verbindung zum Mittelohrgefäßnetz. Arch Ohr-Nas-Kehlk-Heilk 194:229
135. Hansen C (1971) Vascular anatomy of the human temporal bone. Arch Ohr-Nas-Kehlk-Heilk 200:83
136. Hansen C (1973) The aetiology of perceptive deafness. Acta Otolaryngol [Suppl] (Stockh) 309
137. Hansen C, Reske-Nielsen E (1963) Pathological studies in perceptive deafness. Four patients with presbyacusis. Acta Otolaryngol [Suppl] (Stockh) 188:327
138. Hansen C, Reske-Nielsen E (1965) Pathological studies in presbyacusis. Arch Otolaryngol 82:115
139. Hartwig S, Petterson U, Stahle J (1983) cis-Diamminedchloroplatinum: a cytostatic with an ototoxic effect. ORL 45:257
140. Hawkins J (1968) Vascular pattern of the membranous labyrinth. In: Graybiel: 3rd Symp. on the role of the vestibular organs in space explorations. NASA, Washington DC
141. Hawkins J (1970) Biochemical aspects of ototoxicity. In: Paparella M: Biochemical mechanisms in hearing and deafness, p 323. C. C. Thomas, Springfield
142. Hawkins J (1971) The role of vasoconstriction in noise-induced hearing loss. Ann Otol Rhinol Laryngol 80:903
143. Hawkins J (1973) Comparative otopathology: Aging, noise and ototoxic drugs. Fortschr Hals-Nas-Ohr-Heilk 20:125
144. Hawkins J (1976) Microcirculation in the labyrinth. Arch Otorhinolaryngol 212:241
145. Hawkins J, Engström H (1964) Effect of Kanamycin on cochlear cytoarchitecture. Acta Otolaryngol [Suppl] (Stockh) 188:100
146. Heermann J, Dammad H, Spernau H (1976) Perilymphschwall aus Perforation des runden Fensters nach leichtem Schädeltrauma bei vermutlich weitem Aquaeductus cochleae. Laryngol Rhinol Otol (Stuttg) 55:549
147. Hemenway W, Sando I, McChesney D (1969) Temporal bone pathology following maternal rubella. Arch Klin Exp Ohr-Nas-Kehlk-Heilk 193:287
148. Hennebert D, Fernandez C (1959) Ototoxicity of quinine in experimental animals. Arch Otolaryngol 70:321
149. Hilding A (1953) Studies on otic labyrinth: anatomic explanation for hearing dip at 4096 Hz characteristic of acoustic trauma and presbycusis. Ann Otol Rhinol Laryngol 62:950
150. Hichcliffe R (1959) The threshold of hearing as a function of age. Acoustica 9:303
151. Hiraide D (1971) The histochemistry of dark cells in the vestibular labyrinth. Acta Otolaryngol (Stockh) 71:40
152. Hlobil H (1979) Hörermüdung nach experimenteller Schallbelastung bei Patienten mit Paukenerguß. Arch Otorhinolaryngol 225:211
153. Höft J (1968) Elektronenmikroskopische Untersuchungen über die Durchlässigkeit des runden Fensters beim Meerschweinchen. Arch Klin Exp Ohr-Nas-Kehlk-Heilk 191:539

154. Hoessli H (1913) Die durch Schall experimentell erzeugten Veränderungen des Gehörorgans. Int Zbl Ohrenheilk 11:303
155. Hülse M, Boll B (1979) Literatur-Dokumentation zur Presbyakusis. Bundesanstalt für Arbeitsschutz und Unfallforschung. Forschungsbericht Nr 222, Wirtschaftsverlag NW, Bremerhaven
156. Huizing E (1966) Toxische Schäden des Hörorgans. In: Berendes, Link, Zöllner: HNO Heilk, Bd 3/3, S 1800. Thieme, Stuttgart
157. Huizing E (1980) Hereditäre Innenohrschwerhörigkeit. In: Berendes, Link, Zöllner: HNO Heilk Bd 6, S 40. Thieme, Stuttgart
158. Huizing E (1980) Presbyakusis. In: Berendes, Link, Zöllner: HNO Heilk Bd 6, S 41, 2. Aufl. Thieme, Stuttgart
159. Huizing E (1980) Frühkindliche Schwerhörigkeit. In: Berendes, Link, Zöllner: HNO Heilk, Bd 6, S 44, 2. Aufl. Thieme, Stuttgart
160. Huizing E (1980) Herpes zoster oticus. In:Berendes, Link, Zöllner: HNO Heilk, Bd 6, S 45, 2. Aufl. Thieme, Stuttgart
161. Ilberg C v (1968) Elektronenmikroskopische Überprüfung der Zugangswege zum Cortischen Organ. Arch Klin Exp Ohr-Nas-Kehlk-Heilk 191:540
162. Ilberg C v (1968) Elektronenmikroskopische Untersuchungen über Diffusion und Resorption von Thoriumdioxyd an der Meerschweinchenschnecke. Arch Klin Exp Ohr-Nas-Kehlk-Heilk 190:415
163. Ilberg C v (1977) Die Innenohrschwerhörigkeit nach stumpfem Schädeltrauma. Laryngol Rhinol Otol (Stuttg) 56:323
164. Ilberg C v (1980) Toxische Schäden des Hörorgans. In: Berendes, Link, Zöllner: HNO Heilk, Bd 6, S 43, 2. Aufl. Thieme, Stuttgart
165. Inden HP (1973) Morphometrische Untersuchungen an der häutigen Kochlea des Meerschweinchens nach Gabe von Streptomycin. Ing Diss Münster
166. Ishii D, Takahashi T, Balogh K (1969) Glycogen in the inner ear after acoustic stimulation. Acta Otolaryngol (Stockh) 67: 573
167. Ishii T, Toriyama M, Takiguchi T (1983) Pathological findings in the cochlear duct due to endolymphatic hemorrhage. Adv Otorhinolaryngol 31:148
168. Ishii T, Murakami Y, Kimura R, Balogh K (1967) Electron microscopic and histochemical identification of lipofuscin in the human inner ear. Acta Otolaryngol (Stockh) 64:17
169. Ising H, Handrock M, Günther I, Fischer R, Dombrowski M (1982) Increased noise trauma in guinea pig through Magnesium deficiency. Arch Otorhinolaryngol 236:139
170. Jaffé B (1970) Sudden deafness, a local manifestation of systemic disorders: fat emboli, hypercoagulation on infections. Laryngoscope 80:788
171. Jahnke K (1980) The fine structure of the cochlear plexus. Arch Otorhinolaryngol 228:155
172. Johnsen S (1958) Familial deafness and goitre in persons with a low serum level of protein-bound iodide. Acta Otolaryngol [Suppl] (Stockh) 140:168
173. Johnsson LG (1971) Degenerative Veränderungen im alternden Innenohr, mit besonderer Berücksichtigung der vaskulären Veränderungen, im Flächenpräparat der menschlichen Kochlea dargestellt. Arch Ohr Ohr-Nas-Kehlk-Heilk 200:318
174. Johnsson LG (1974) Sequence of degeneration of Corti's Organ and its first-order neurons. Ann Otol Rhinol Laryngol 83:294
175. Johnsson L, Wawkins J (1972) Sensory and neural degenerations with aging, as seen in microrodissections of the human inner ear. Ann Otol Rhinol Laryngol 81:179
176. Johnsson L, Wawkins J (1972) Strial atrophy in clinical and experimental deafness. Laryngoscope 82:1105
177. Jorgensen M (1960) Sudden loss of inner ear function in the course of long-standing diabetes mellitus. Acta Otolaryngol (Stockh) 51:579
178. Jorgensen M (1961) Changes of aging in the inner ear. Arch Otolaryngol 74:56
179. Juhn SK (1983) Biochemistry of the inner and meddle ear. In: English G: Otolaryngology. Harler and Row, Philadelphia
180. Juhn SK, Ward WD (1979) Alteration of oxidatice enzymes (LDH and MDH) in perilymph after noise exposure. Arch Otorhinolaryngol 222:103
181. Jung W (1972) Zur Kochleafunktion unter dem Einfluß von Salidiuretika und möglichen Urämietoxinen. Vortrag IX. Workshop Inner Ear Biology, London
182. Kakizaki I (1968) Experimental studies on the toxic effects of Kanamycin on the inner ear. J Otolaryngol Jap 71:68

183. Kanzaki J, Ouchi T (1981) Bilateral progressive sensorineural hearing loss of unknown etiology. ORL 43:195
184. Kanzaki J, Ouchi T (1981) Steroid-responsive bilateral sensorineural hearing loss and immune complexes. Arch Otorhinolaryngol 230:5
185. Karmody C, Schuknecht H (1966) Deafness in congenital syphilis. Arch Otolaryngol 83:18
186. Kelemen G (1958) Toxoplasmosis and congenital deafness. Arch Otolaryngol 68:547
187. Kelemen G (1966) Rubella and deafness. Arch Otolaryngol 83:520
188. Kelemen G, Alonso A (1980) Penetration of the cochlear endost by the fibrous component of the otosclerotic focus. Acta Otolaryngol (Stockh) 89:453
189. Kelemen G, Kluyskens P (1967) L'atteinte de l'oreille interne chez les diabétiques. Rev Laryngol (Bord) 88:351
190. Kelemen G, Linthicum F (1969) Labyrinthine otosclerosis. Acta Otolaryngol [Suppl] (Stockh) 253
191. Kellerhals B (1967) Die Morphologie des Ganglion spirale cochleae. Acta Otolaryngol [Suppl] (Stockh) 226
192. Kellerhals B (1972) Acoustic trauma and cochlear microcirculation. Adv otorhinolaryngol 18:91
193. Kellerhals B (1977) Behandlung der akuten Innenohrschwerhörigkeit (Hörsturz und akustisches Trauma). Laryngol Rhinol Otol (Stuttg) 56:357
194. Kessler L, Tymnik G, Braun H (1977) Hereditäre Hörstörungen. Barth, Leipzig
195. Kimura R (1966) Hairs of the cochlear sensory cells and their attachment to the tectorial membrane. Acta Otolaryngol (Stockh) 58:390
196. Kimura R, Landquist PG, Wersäll J (1964) Secretory epithelial linings in the ampullae of the guinea pig labyrinth. Acta Otolaryngol (Stockh) 57:517
197. Kimura R, Schuknecht H, Sando I (1964) Fine morphology of the sensory cells in the organ of Corti in man. Acta Otolaryngol (Stockh) 58:390
198. Kirkae J, Nomura Y, Hiraide F (1969) The capillary in the human cochlea. Acta Otolaryngol (Stockh) 67:1
199. Kirikae J, Sato T, Shitara T (1964) A study of hearing in advanced age. Laryngoscope 74:205
200. Kitamura K, Berreby M (1983) Temporal bone histopathology associated with occlusion of vertebrobasilar erteries. Ann Otorhinolaryngol 92:33
201. Kleinfeld D, Dahl D (1979) Zur Druckbelastung der runden Fenstermembran der Kochlea im Tierversuch. HNO-Praxis 4:193
202. Kley W, Seiler CH (1977) Innenohrschwerhörigkeit und Kapselotosklerose. Laryngol Rhinol Otol (Stuttg) 56:312
203. Koburg E (1961) Autoradiographische Untersuchungen zum Nucleinsäurestoffwechsel der Gewebe der Kochlea. Arch Ohr-Nas-Kehlk-Heilk 178:150
204. Koburg E, Maass B (1979) Durchblutung des Innenohres. In: Berendes, Link, Zöllner: HNO Heilk, Bd 5,5. Thieme, Stuttgart
205. Kohonen A (1965) Effect of some ototoxic drugs upon the pattern and innervation of cochlear sensory cells in the guinea pig. Acta Otolarnygol [Suppl] (Stockh) 208
206. Kohonen A, Jauhiainen T, Tarkkanan J (1970) Experimental deafness caused by etharcrynic acid. Acta Otolaryngol (Stockh) 70:187
207. Koide Y, Yoshida M, Konno M, Nakano Y, Yoshikawa Y, Nagabe M, Morimoto M (1960) Some aspects of the biochemistry of acoustic trauma. Ann Otol Rhinol Laryngol 69:661
208. Kovar M (1973) The inner ear in diabetes mellitus. ORL 35:42
209. Kraus, H, Doenning G (1969) Cytophotometrische RNS- und Eiweißbestimmungen am häutigen Innenohr des Meerschweinchens als Grundlage zur Beurteilung des Eiweißstoffwechsels und der Streptomycinototoxizität. Arch Klin Exp Ohr-Nas-Kehlk-Heilk 194:551
210. Kraus H, Fietzek J, Frommeyer F, Rüter U (1973) Interferometrische Dichtemessungen zur Frage der Alterung der Basilar- und Tektorialmembran des Meerschweinchens. Arch Klin Exp Ohr-Nas-Kehlk-Heilk 204:115
211. Kraus H, Richrath W, Dullweber L, GGerbig D, Preishof R, Tullmann J (1975) Noise an RNA synthesis fo the cochlea. Autoradiographic studies. Acta Otolaryngol (Stockh) 80:230
212. Krmpotić-Nemanić J (1968) Presbyacusis and retrocochlear structures. Int Audiol (Leiden) 7:446
213. Krmpotić-Nemanić J (1969) Presbyacusis, presbystasis and presbyosmia as consequence of the analogous biological process. Acta Otolaryngol (Stockh) 67:217
214. Krmpotić-Nemanić J (1971) A new concept of the pathogenesis of presbyacusis. Arch Otolaryngol 93:161

215. Krmpotić-Nemanić J (1972) Über die Morphologie des inneren Gehörgangs bei der Altersschwerhörigkeit. HNO 20:246
216. Lawrence M (1966) Effects of interference terminal blood supply on organ of Corti. Laryngoscope 76:1318
217. Lawrence M (1970) Circulation in the capillaries of the basilar membrane. Laryngoscope 80:1364
218. Lawrence M (1971) The function of the spiral capillaries. Laryngoscope 81:1314
219. Lehnhardt E (1965) Die Berufsschäden des Ohres. Arch Ohr-Nas-Kehlk-Heilk 185:11–242
220. Lehnhardt E (1967) Familiär-progrediente Schwerhörigkeit und subklinische Jodstoffwechselstörung. Z Laryngol Rhinol 46:260
221. Lewy A, Hagens E (1937) Report of the Chicago committee on otitic meningitis. Laryngoscope 67:761
222. Lim D, Melnick W (1971) Acoustic Damage of the Cochlea. Arch Otolaryngol 94:294
223. Lindemann H, Bredberg G (1972) Scanning Electron Microscopy of the Organ of Corti after intensive auditory Stimulation: Effects on Streocilia and Cuticular Surface of Hair Cells. Arch Klin Exp Ohr-Nas-Kehlk-Heilk 203:1–5
224. Lindsay J, Beal D (1966) Sensorineural deafness in otosclerosis. Ann Otolaryngol 75:436
225. Lindsay J, Hemenway W (1954) Inner ear pathology due to measles. Ann Otol Rhinol Laryngol 63:754
226. Lindsay J, Davey P, Ward P (1960) Inner ear pathology in deafness due to mumps. Ann Otol Rhinol Laryngol 69:918
227. Linthicum F (1975) Evaluation of the child with sensorineural hearing impairment. Otolaryngol Clin North Am 8:69
228. Lipscomb DM, Roettger RL (1973) Capillary constriction in cochlear and vestibular tissues during intensive noise stimulation. Laryngoscope 83:259
229. Löhle E (1980) Der Einfluß einer sechswöchigen Vitamin-A-Mangel-Diät auf die Sinneszellen des Innenohres – eine licht- und elektronenmikroskopische Studie. Z Ernährungswiss 19:202
230. Löhle E (1982) The influence of Chronic vitamin A Defeiciency on Human and Animal Ears. Arch Otorhinolaryngol 234:167
231. Löhle E, Häussinger D, Schmidt D et al (1983) Die Störung des Vitamin-A- und Zinkstoffwechsels bei Urämikern als Ursache für eine Minderfunktion des Gehör-, Geschmacks- und Gesichtssinnes. Arch Otorhinolaryngol [Suppl]
232. Löhle E, Schölmerich J, Vuilleumier J, Köttgen E (1982) Vitamin-A-Konzentration im Plasma und das Hörvermögen bei Patientendiät mit chronischer alkoholischer Leberschädigung. HNO 30:375
233. Lubarsch O (1902) Über fetthaltige Pigmente. Zbl Allg path Anat 13:881
234. Maass B (1975) Zur Bedeutung der Thrombocytenadhäsivität und -aggregation (TA) und der Serum-Freie-Fettsäuren (FFA) being des Funktionsstörungen des Innenohres. Arch Ohr-Nas-Kehlk-Heilk 209:263
235. Maass B (1977) Tierexperimentelle Untersuchungen des sympathischen Einflusses auf die Innenohrfunktion. Habil Schr, Düsseldorf
236. Maass B, Keller K (1974) Das Verhalten der Thrombocytenadhäsivität und der freien Fettsäuren unter Lärm. Arch Ohr-Nas-Kehlk-Heilk 208:203
237. Maass B, Baumgärtl H, Lübbers DW (1976) Lokale pO_2- und pH_2-Messungen mit Nadelelektroden zum Studium der Sauerstoffversorgung und Mikrozirkulation des Innenohres. Arch Otorhinolaryngol 214:109
238. Maass B, Baumgärtl H, Lübbers D (1978) Lokale pO_2- und pH_2-Messungen mit Mikrokoaxialnadelelektroden an der Basalwindung der Katzencochlea nach akuter cervikaler Sympathektomie. Arch Ohr-Nas-Kehlk-Heilk 221:269
239. Maher J, Schreiner G (1965) Studies on ethacrynic acid in patients with refractory edema. Ann Intern Med 62:156
240. Makimoto K, Komaki Y, Takeda T (1967) Transport of glucose to the inner ear. J Otorhinolaryngol Soc Jap 70 Suppl 2:156
241. Makishima K, Tanaka K (1971) Pathological changes of the inner ear and central auditory Pathway in diabetes. Ann Otol 80:218
242. Manasse P (1907) Über chronische, progressive, labyrinthäre Taubheit. Z Ohrenheilk 1
243. Manasse P (1909) Über die sogenannte Otosklerose. Verhandl Dtsch Otol Ges 18:234
244. Mangabeira P, Fukuda Y (im Druck) Glucose, insulin and inner pathology. Acta Otolaryngol (Stockh)

245. Marx H (1947) Kurzes Handbuch der Ohrenheilkunde. Fischer, Jena
246. Matz GJ, Beal D, Krames L (1969) Ototoxicity of ethacrynic acid demonstrated in a human temporal bone. Arch Otolaryngol 90:152
247. Matz G, Wallace T, Ward P (1965) The Ototoxicity of Kanamycin: A comparative Histopathological Study. Laryngoscope 75:1690
248. Mayer O (1917) Untersuchungen über die Otosklerose. Hölder, Wien
249. Mayer O (1920) Das anatomische Substrat der Altersschwerhörigkeit. Arch Ohrenheilk 105:1
250. Mayer O, Fraser J (1936) Pathological changes in ear in late congenital syphilis. J Laryngol 51:683
251. McCabe BF (1979) Autoimmun sensorineural hearing loss. Ann Otol 88:585
252. Mees K (1982) Ultrastructural Localization of Na-K-ATpase in the spiral prominence epithelium of the guinea pig. Arch Otorhinolaryngol 237:35
253. Mees K, Arnold W (1982) Morphologische Untersuchungen zur Toxizität der Ethacrynsäure an der Prominentia spiralis. Arch Otorhinolaryngol 236:217
254. Meyer zum Gottesberge A (1961) Autoradiographische Untersuchungen über den Eiweißstoffwechsel in der Schnecke und dem N. cochlearis. Acta Otolaryngol [Suppl] (Stockh) 163:46
255. Meyer zum Gottesberge A, Stupp H (1972) Akute beiderseitige Ertaubung bei Insuffizienz der A. basilaris. Arch Klin exper Ohr Nas u Kehlk Heilk 202:578
256. Meyer zum Gottesberge A, Rauch S, Koburg E (1965) Unterschiede im Metabolismus der einzelnen Schneckenwindungen. Acta Otolaryngol (Stockh) 59:116
257. Miriszlai E (1983) Hearing impairment and the labyrinthine perlymphatic system. Akademiai Kiado, Budapest
258. Misrahy GA, Arnold JE, Mundie JE, Shinabarger EW, Garwood VP (1958) Genesis of endolymphatic hypoxia following acoustic trauma. J Acoust Soc Am 30:1082
259. Mizukoshi O, Konishi T, Nakamura F (1957) Physico-chemical process in the Haircells of the Organ of Corti. Ann Otol Rhinol Laryngol 66:106
260. Mounier-Kuhn, P, Haguenauer JP, Morgnon A, Bernard PA (1975) Les possibilités offertes par la mesure de pression des liquides labyrinthiques. Rev Otoneurophthalol 47:389
261. Müller E (1955) Der Zelltod: In: Hb allg Pathologie. Springer, Berlin, Göttingen, Heidelberg
262. Münker G (1977) Knochenleitungsveränderungen beim Sero-Mucotympanum. Laryngol Rhinol Otol (Stuttg) 56:591
263. Münker G (1981) Inner ear hearing loss in acute and chronic otitis media. Adv Otorhinolarnygol 27:138
264. Müsebeck K (1964) Histochemische Untersuchungen zur Ototoxicität des Streptomycins. Ann Univ Sarav vol XI Fsc 3 Univ d Saarlandes Saarbrücken
265. Müsebeck K, Mootz W (1966) Die vegetative Innervation der Meerschweinchenschnecke. Arch Klin Exp Ohr-Nas-Kehlk-Heilk 186:279
266. Müsebeck K, Schätzle W (1962) Experimentelle Studien zur Ototoxicität des Dihydrostreptomycins. Arch Ohr-Nas-Kehlk-Heilk 181:41
267. Müsebeck K, Schätzle W (1964) Das Verhalten der sauren Mucopolysaccharide der Meerschweinchenschnecke nach Vergiftung mit Dihydrostreptomycin und mit einem Tetracyclin-Derivat Arch-Ohr-Nas-Kehlk-Heilk 181:530
268. Myers E, Stool S (1968) Cytomegalic inclusion disease of the inner ear. Laryngoscope 78:1904
269. Nagahara K, Fisch U, Yagi N (1983) Perilymph Oxygenation in sudden und progressive sensorineural hearing loss. Acta Otolaryngol (Stockh) 96:57–68
270. Nager F (1955) Die Lueshereditara tarda des Innenohres: eine Folge chronischer Osteomyelitis des Felsenbeins. Pract Otorhinolarnygol 17:1
271. Nager G (1966) Sensorineural deafness and otosclerosis. Ann Otolaryngol 75:482
272. Nakai Y, Nakai S (1971) Ototoxic effect of nitromin and some cogential deaf animal cochlea; an electron microscopical study. Arch Ohr-Nas-Kehlk-Heilk 198:325
273. Nakai Y, Morimoto A, Chang K, Yamanaka M, Nishisato K (1980) Inner ear damage induced by bacterial Endotoxin. Arch Otorhinolaryngol 229:209
274. Nakai Y, Konishi K, Chang K, Ohashi K, Morisaki N, Minowa Y, Morimoto A (1982) Ototoxocity of the anticancer drug cisplation. Acta Otolaryngol (Stockh) 93:227
275. Neff W (1947) The effects of partial section of the auditory nerve. J Comp Physiol Psychiol 40:203
276. Lehnhardt E (1958) Plötzliche Hörstörungen, auf beiden Seiten gleichzeitig oder nacheinander aufgetreten. Z Laryngol 37:1
277. Neveling R (1967) Die akute Ertaubung. Universitätsverlag, Köln
278. Nomura Y (1970) Lipidosis of the Basilar Membrane. Acta Otolaryngol (Stockh) 69:352

279. Nomura Y, Kawabata I (1979) Loss of Sterocilia in the human Organ of Corti. Arch Otorhino-
     laryngol 222:181
280. Nomura Y, Kirikae J (1968) Presbyacusis. A histological – histochemical study of the human
     cochlea. Acta Otolaryngol (Stockh) 66:17
281. Nomura Y, Okuno T, Kawabata I (1983) The Round window membrane. Adv Otorhinolaryngol
     31:50
282. Nylén B (1949) Histopathological investigations on the localization, number, activity and extent
     of otosclerotic foci. Ups Läk Fören Förk N F 54:1
283. Oppikofer E (1944) Beiträge zur Ohrtuberkulose. Z Hals-Nas-Ohr-Heilk 50:299
284. Otte Garcia J (1968) Estudio del ganglio espiral y su relacion con la discrimination. Rev Otori-
     nolaringol 28:89
285. Otto P, Kellerhals B (1976) Zur Behandlung des akuten Hörsturzes. HNO 24:113
286. Pakkenberg H, Thomsen E (1964) Cytoplasma Basophilia in spiral Ganglion cells of the Guinea-
     Pig following strong acoustic Stimulation. Acta Otolaryngol (Stockh) 58:299
287. Paparella M (1980) Sensorineural Hearing loss in Children-Genetic. In: Paparella, Shumrik: Oto-
     laryngology, Vol II, p 1718. Saunders Comp, Philadelphia London Toronto
288. Paparella M (1981) Insidious labyrinthine changes in Otitis media. Acta Otolaryngol (Stockh)
     92:513
289. Paparella M, Brady D (1970) Sensori-neural hearing loss in chronic otitis media and mastoiditis.
     Trans Am Acad Ophthalmol Otolaryngol 74:108
290. Paparella M, Oda M, Hiraide F, Brady D (1972) Pathology of sensorineural hearing loss in otitis
     media. Ann Otol 81:632
291. Parahy C, Linthicum F (1983) Otosclerosis: Relationsship of spiral ligament hyalinization to sen-
     sorineural hearing loss. Laryngoscope 93:717–720
292. Parving A, Parving H, Lyngsøe J (1983) Hearing Sensivity in patients with Myxoedema and after
     treatment with L-Thyroxine. Acta Otolaryngol (Stockh) 95:315–321
293. Pfaltz CR (1963) Das Syndrom der Arteria vertebralis. Pract Otorhinolaryng 25:59
294. Powers WH, House WF (1969) The dizzy patient – allergic aspect. Laryngoscope 79:1330
295. Pullen F (1972) Round window membrane rupture: A cause of sudden deafness. Trans Am Acad
     Ophthalmol Otolaryngol 76:1444
296. Quante M (1976) Die verstärkte Gefährdung des Hörvermögens im Lärm durch ototoxische Me-
     dikamente. Thieme Copthek, Thieme, Stuttgart
297. Quick C, Duvall A (1970) Early Changes in the Cochlear Duct from Ethacrynic Acid: An Elec-
     tronmicroscopic Evaluation. Laryngoscope 80:954
298. Rauchegger H, Spoendlin H (1981) Damage of the Basilar membrane by acoustic stimulation.
     Arch Otorhinolaryngol 232:117
299. Reddy JB, Igarashi M (1962) Changes produced by Kanamycin. Arch Otolaryngol 76:146–150
300. Richrath W, Kraus H (1972) Autoradiographische Untersuchungen der Wirkung von Streptomy-
     cin auf die Proteinsynthese beim Meerschweinchen. Arch Klin Exp Ohr-Nas-Kehlk-Heilk 202:410
301. Richter HR, Pfaltz CR, Niedecker HJ (1963) Das Syndrom der Arteria vertebralis. Zentralbl Ge-
     samte Neurol Psychiat 171:252
302. Ristow W, Breddin HK (1973) Blutgerinnungssystem und Thrombocytenfunktion bei der akuten
     Innenohrschwerhörigkeit und der Menièreschen Krankheit. Arch Klin Exp Ohr-Nas-Kehlk-
     Heilk 205:186
303. Ritter F, Lawrence M (1960) Reversible hearing loss in human hypothyroidism and correlated
     changes in the chick inner ear. Laryngoscope 70:393
304. Ritter J, Anniko M, Gerhardt HJ (1981) Some new aspects on damage in the organ of Corti after
     pure tone exposure. Arch Otorhinolaryngol 232:187
305. Ritter K (1974) Angioarchitektonik und Vasomotion der Gefäßstrombahn der Cochlea. Habil.-
     Schrift, Fachbereich 09. Operative Medizin Johannes-Gutenberg-Universität Mainz
306. Ritter K (1978) Die Gefäße des Innenohres. Arch Otorhinolaryngol (NY) 219:115
307. Rosen S, Plester D, El-Mofty A, Rosen HV (1964) Relation of hearing loss to cardiovascular dis-
     ease. Trans Am Acad Ophthalmol Otolaryngol 434
308. Rosen Z, Davis E (1971) Microangiopathy in diabetes with hearing disorders. Eye Nose Thr
     Mthls 50:479
309. Ross M (1971) Fluorescence and electron microscopic observations of the general visceral efferent
     innervation of the inner ear. Acta Otolaryngol (Stockh) Suppl 286

310. Ruben R (1969) The Synthesis of DNA and RNA in the developing inner ear. Laryngoscope 79:1546

311. Rüedi L (1954) Actions of Vitamin A on the human and animal ear. Acta Otolaryngol (Stockh) 44:502

312. Rüedi L (1961) Histopathologische Veränderungen im Innenohr bei Otosklerose. Fortschr Hals-Nas-Ohr-Heilk 8:77

313. Rüedi L (1964) Histopathologic modifications of inner ear in ostosclerosis. Acta otolaryngol (Stockh) 57:236

314. Rüedi L (1966) Cochlear otosclerosis. Ann Otolaryngol 75:525

315. Rüedi L (1969) Otosclerotic lesions and cochlear degeneration. Arch Otolaryngol 89:180

316. Rüedi L, Furrer W (1946) Das akustische Trauma. Pract Otorhinolaryngol (Basel) 8:177

317. Rüedi L, Spoendlin H (1966) Pathogenesis of sensorineural in otosclerosis. Ann Otolaryngol 75:523

318. Rüedi L, Furrer W, Graf K, Lüthy F, Nager G, Tschirren B (1951) Weitere Befunde über die toxischen Wirkungen von Streptomycin und Chinin am Gehörorgan des Meerschweinchens. Bull Schweiz Akad Med Wiss 7:276

319. Ruttin S (1922) Zur normalen und pathologischen Anatomie des Utriculus und der Cysterna perilymphatica. Acta Otolaryngol (Stockh) 3:289

320. Saito H, Daly J (1971) Quantitative Analysis of Acid Mucopolysaccharides in the Normal and Kanamycin Intoxicates Cochlea. Acta Otolaryngol (Stockh) 71:22

321. Sando I, Egami T (1977) Inner ear hemorrhage and endolymphatic hydrops in a leucemic patient with sudden hearing loss. Ann Otol Rhinol Laryngol 86:518

322. Sando I. Hemenway W, Hildyard V, English G (1968) Cochlear otosclerosis: a human temporal bone report. Ann Otolaryngol 77:23

323. Sandritter W, Beneke G (1974) Allgemeine Pathologie. Schattauer, Stuttgart

324. Sataloff J, Menduke H (1957) Presbyakusis. Trans Am Acad Ophthalmol Otolaryngol 61:141

325. Saunders WH (1972) Sudden deafness and its several treatments. Laryngoscope 82:1207

326. Saxén A (1937) Pathologie und Klinik der Altersschwerhörigkeit. Acta Otolaryngol [Suppl] (Stockh) 23

327. Saxén A (1952) Inner Ear in Presbyacusis. Acta Otolaryngol (Stockh) 41:213

328. Schätzle W (1971) Histochemie des Innenohres. Urban & Schwarzenberg, München Berlin Wien

329. Schätzle W, Haubrich J (1971) Zur Histologie und Histochemie der Meerschweinchencochlea nach Stapedektomie. Arch Klin Exp Ohr-Nas-Kehlk-Heilk 199:447

330. Schätzle W, Haubrich J (1975) Pathologie des Ohres. In: Doerr W, Seifert G, Uehlinger E (Hrsg) Spezielle pathologische Anatomie, Bd 9. Springer, Berlin Heidelberg New York

331. Schätzle W, Schnieder EA (1979) Stoffwechsel der Cochlea. In: Berendes, Link, Zöllner (Hrsg) HNO-Heilkunde, Bd 5,6 2. Aufl. Thieme, Stuttgart

332. Schätzle W, Westernhagen B v (1971) Enzymhistochemisches Verhalten des Cortiorgans unter der experimentellen Einwirkung von Natriumfluorid. Arch Klin Exp Ohr-Nas-Kehlk-Heilk 200:292

333. Schicker S (1958) Zur Histologie des Ligamentum spirale. Arch Ohr-Nas-Kehlk-Heilk 173:370

334. Schmidt CL (im Druck) Fluktuierender Vestibularisausfall. HNO

335. Schmidt CL, Stange G (1977) Akuter Hörsturz nach Hämodialyse Arch Ohr-Nas-Kehlk-Heilk 216:645

336. Schmidt P (1967) Presbyacusis. Int Audiol Suppl 6:1

337. Schnieder E (1970) Die Entstehung des Schalltraumas. Ein Beitrag über die Physiologie der Perilymphe. Habil Schr Würzburg

338. Schnieder E (1972) Innenohrabfall nach Stapedektomie. Arch Klin Exp Ohr-Nas-Kehlk-Heilk 201:17

339. Schnieder E (1973) Innenohr- und Hirndurchblutung. Über die Wirkung gefäßerweiternder Mittel auf die cochleäre Durchblutung. Z Laryngol Rhinol 52:186

340. Schnieder E (1974) A contribution to the physiology of the perilymph. Part III. on the origin of noise-induced hearing loss. Ann Otol Rhinol Laryngol 83:406

341. Schölmerich J, Löhle E, Köttgen E, Gerok W (1983) Zinc and Vitamin A Deficiency in Liver Cirrhosis. Hepato-Gastroenterol 30

342. Schön F, Jung W (1983) Comparment analysis of the potassium fluxes in the cochlea. Arch Otorhinolaryngol 237:125

343. Schreiner L (1968) Klinische und histologische Untersuchungen zum Alport-Syndrom. Arch Klin Exp Ohr-Nas-Kehlk-Heilk 191:618
344. Schreyer W (1925) Veränderungen an den oberen Luftwegen und am Ohr bei Polycythämie. Z Hals-Nas-Ohrenheilk 11:209
345. Schüssler U, Handrock M, Matthias R (1981) Die Ruptur der runden Fenstermembran – eine Ursache des akuten Hörsturzes. Arch Otorhinolaryngol 231:728
346. Schuknecht H (1953) Lesions of the Organ of Corti. Trans Am Acad Ophthalmol Otol 57:366
347. Schuknecht HF (1955) Presbycusis. Laryngoscope 65:420
348. Schuknecht HF (1964) Further Observations on the Pathology of Presbycusis. Arch Otolaryngol 80:369
349. Schuknecht HF (1976) Pathology of the Ear, 2nd edn. Harvard Univ Press Cambridge, Mass, London
350. Schuknecht HF (1979) Cochlear Otosclerosis. Arch Otorhinolaryngol 222:79
351. Schuknecht HF, Gross CH (1966) Otosclerosis and the inner ear. Ann Otolaryngol 75:423
352. Schuknecht HF, Woellner R (1953) Hearing losses following partial section of the cochlear nerve. Laryngoscope 63: 441
353. Schuknecht HF, Neff WD, Perlman H (1951) An experimental study of auditory damage following blows to the head. Ann Otol Rhinol Laryngol 60:273
354. Schuknecht HF, Kimura R, Naufal P (1973) The pathology of sudden deafness. Acta Otolaryng (Stockh) 76:75
355. Schuknecht HF, Benitez J, Beekhuis J, Ogarashi M, Singleton G, Rüedi L (1962) The pathology of sudden deafness. Laryngoscope 72:1142
356. Seinsch W, Matthias R, Handrock M (1982) Haben Hyper- oder Hypovitaminosen (A und D) einen Einfluß auf die Funktion des Innenohres? Arch Otorhinolaryngol 235:291
357. Sellick PM, Johnstone BM (1974) Differential effects of ouabain and ethacrynic acid on the labyrinthine potentials. Plügers Arch 352:339
358. Sellick P, Johnstone B (1975) Production and role of inner ear fluid. Progr Neurobiol 5:337
359. Sercer A (1961) Anatomie microscopique de l'otosclérose. Fortschr Hals-Nas-Ohr-Heilk 8:24
360. Sercer A, Krmpotic J (1958) Über die Ursache der progressiven Altersschwerhörigkeit (Presbyacusis). Acta Otolaryng (Stockh) Suppl 143
361. Shambaugh G jr (1982) Remarks by Guest of Honor. Trans Am Otol Soc 70:16
362. Shea JJ (1976) Diagnosis and treatment of fluctuant hearing loss. Laryngoscope 86:1619
363. Sheehy LL (1960) Vasodilate therapy in sensori-Neural hearing loss. Laryngoscope 70:885
364. Siebemann F (1899) Multiple Spongiosierung der Labyrinthkapsel als Sektionsbefund bei einem Fall von progressiver Schwerhörigkeit. Z Ohrenheilk 34:356
365. Silverstein H, Yules RB (1971) The effect of diuretics on Cochlear potentials and inner ear fluids. Laryngoscope 83:873
366. Simmons FB (1968) Theory of membrane breaks in sudden hearing loss. Arch Otolaryngol 88:67
367. Slepecky N, Hamernik R, Henderson D, Coling D (1982) Correlation of audiometric data with changes in cochlear hair cell streocilia resulting from impulse noise trauma. Acta Otolaryngol (Stockh) 93:329
368. Smith C (1951) Capillary areas of the cochlea in the guinea pig. Laryngoscope 61:1073
369. Smith C (1954) Capillary areas of the membranous labyrinth. Ann Otol Rhinol Laryngol 63:435
370. Sparwald E, Lange G, Leupe M (1971) Veränderungen an den dunklen Zellen der Christa ampullaris nach Streptomycinintoxikation beim Meerschweinchen. Arch Klin Exp Ohr-Nas-Kehlk-Heilk 199:587
371. Spoendlin H (1966) Zur Ototoxicität des Streptomycins. Pract Otorhinolaryng 28:305
372. Spoendlin H (1971 a) Degeneration Behaviour of the Cochlear Nerve. Arch Klin Exp Ohr-Nas-Kehlk-Heilk 200:275
373. Spoendlin H (1971 b) Primary structural changes in the Organ of Corti after Acoustic Overstimulation. Acta Otolaryngol (Stockh) 71:166–176
374. Spoendlin H (1975) Retrograde degeneration of the cochlear nerve. Acta Otolaryngol (Stockh) 79:266
375. Spoendlin H (1979) Anatomisch-pathologische Aspecte der Elektrostimulation des ertaubten Innenohres. Arch Otorhinolaryngol 223:1–75
376. Spoendlin H (1980) Akustisches Trauma. In: Berendes, Link, Zöllner (Hrsg) Hals-Nasen-Ohrenkrankheiten, Bd 6, 2 Aufl, S 42. Thieme, Stuttgart

377. Spoendlin H, Lichtensteiger W (1965) Die adrenergische Innervation des Labyrinthes. Pract Otorhinolaryngol 27:371
378. Spoendlin H, Lichtensteiger W (1966) The adrenergic innervation of the labyrinth. Acta otolaryngol (Stockh) 61:432
379. Stack CR, Webster DB (1971) Glycogen content in the outer hair cells of Kangaroo rat (D. spectabilis) cochlea prior to and following auditory stimulation. Acta Otolaryngol (Stockh) 71:483
380. Stange G (1977) Innenohrschwerhörigkeit durch Toxine. Laryngol Rhinol Otol (Stuttg) 56:317
381. Stange G, Neveling R (1980) Hörsturz. In: Berendes, Link, Zöllner (Hrsg) HNO-Heilkunde, Bd 6, S 45. Thieme, Stuttgart
382. Stange G, Holz E, Terayama Y, Beck Chl (1966) Korrelation morphologischer, biochemischer und elektro-physiologischer Untersuchungsergebnisse des akustischen Systems. Arch Klin Exp Ohr-Nas-Kehlk-Heilk 186:229
383. Stebbins W, Miller J et al (1969) Ototoxic hearing loss and cochlear pathology in the monkey. Ann Otol Rhinol Laryngol 78:1007
384. Strauss P, Herrig M, Rick W, Faßbender-Balg S (1982) Der Einfluß des Diabetes mellitus auf das Hörorgan. A. Experimenteller Streptotocin-Diabetes bei der Ratte. Laryngol Rhinol Otol 61:319
385. Strauss P, Shmittner S, Rick W, Faßbender-Balg S (1982) Der Einfluß des Diabetes mellitus auf das Hörorgan. B. Spontaner Diabetes bei der Maus. Laryngol Rhinol Otol 61:325
386. Strauss P, Schneider K, Terrinolo V, Sachsee B (1982) Der Einfluß des Diabetes mellitus auf das Hörorgan. C. Juveniler Diabetes und Diabetes mellitus vom Erwachsenentyp beim Menschen. Laryngol Rhinol Otol (Stuttg) 61:331
387. Strohm M (1982) Verletzungen der Membran des runden Fensters. Laryngol Rhinol Otol (Stuttg) 61:297
388. Stroud M, Calcaterra T (1970) Spontaneous perilymph festulas. Laryngoscope 80:479
389. Tachibana M, Anniko M, Schacht J (1983) Effects of perilymphatically perfused Gentamycin on microphonic potential, lipid labeling and morphology of cochlear tissues. Acta otolaryngol (Stockh) 96:31–38
390. Tange RA, Huizing EA (1980) Hearing loss and inner ear changes in a patient suffering from severe gentamycin ototoxicity Arch Otorhinolaryngol 228:113
391. Tange R, Conijin E, van Zeijl L (1982) The cortitoxic effect of Cis-Platin in the guinea pig. Arch Otorhinolaryngol 237:17
392. Terayama Y, Holz E, Beck Chl (1965) Fluoreszensmikroskopischer Nachweis adrenergischer Fasern in der Meerschweinchenschnecke. Mschr Ohrenheilk 99:513
393. Terayama Y, Yamamoto K, Sakamoto T (1968) Electron microscopic observation on the postganglionic sympathetic fibers in the guinea pig cochlea. Ann Otol Rhinol Laryngol 77:1152
394. Theissing G (1959) Die Labyrinth- und Felsenbeintuberkulose und ihre therapeutische Beeinflußbarkeit. Arch Ohr-Nas-Kehlk-Heilk 175:530
395. Theissing G, Kittel G (1980) Spezifische Krankheiten des Ohres. In: Berendes, Link, Zöllner (Hrsg) HNO-Heilkunde Bd 6,, 2. Aufl. Thieme, Stuttgart
396. Theopold HM (1977) Schädigung von Cochlea und Hörkernen nach Aminoglykosidantibiotika. Laryngol Rhinol Otol (Stuttg) 56:40–49
397. Thomsen E, Pakkenberg H (1962) Cytoplasmic Basophilia in the spiral ganglion of the guinea pig immediately following acoustic stress. Acta Otolaryngol (Stockh) 55:260
398. Tinuma T, Mizukoshi O, Daly JF (1957) Possible effects of various ototoxic drugs upon the ATP-hydrolysing system in the stria vascularis and spiral ligament of the guinea pig. Laryngoscope 77:159
399. Tomada K, Shea JJ, Shenefelt RE, Wilroy RS (1983) Temporal bone findings in Trisomy 13 with Cyclopia. Arch Otolaryngol 109:553
400. Tonndorf J, Tabor J (1962) Closure of the ochlear windows. Its effect upon air- and bone conduction. Ann Otol Rhinol Laryngol 71:5
401. Uddman R, Ninoyu O, Sundler F (1982) Adrenergic and peptidergic innervation of cochlear blood vessels. Arch Otorhinolaryngol 236:7
402. Ulehlova L (1983) Stria vascularis in acoustic trauma. Arch Otorhinolaryngol 237:133
403. Ulrich K (1926) Verletzungen des Gehörgangs bei Schädelbasisfrakturen. Acta Otolaryngol (Stockh) Suppl 6
404. Uziel A, Gabrion J, Ohresser M, Legrand C (1981) Effects of hypothyreoidism on the structural development of the organ of Corti in the rat. Acta Otolaryngol (Stockh) 92:469

405. Vertes D, Nilsson P, Wersääl J, Axelsson A, Björkroth B (1982) Cochlear hair cell and vascular changes in the guinea pig following high level pure-tone exposures. Acta Otolaryngol (Stockh) 94:404

406. Voss O (1936) Die Chirurgie der Schädelbasisfrakturen. Barth, Leipzig

407. Vosteen KH (1958) Die Erschöpfung der Phonoreceptoren nach funktioneller Belastung. Arch Ohr-Nas-Kehlk-Heilk 172:489

408. Vosteen KH (1958) Die Lokalisation verschiedener Atmungsfermente in der Schnecke. Arch Ohrenheilk 171:368

409. Vosteen KH (1961) Neue Aspekte zur Biologie und Pathologie des Innenohres. Arch Ohr-Nas-Kehlk-Heilk 178:1–104

410. Vosteen KH (1970) Passive and active transport in the inner ear. Arch Ohr-Nas-Kehlk-Heilk 195:226

411. Walberg AP, Barrera A, Schuknecht HF (1983) Cochlear pathology in chronic supperative otitis media. Ann Otol Rhinol Laryngol [Suppl] 103

412. Ward W, Duvall A (1971) Behavioral and Ultrastructural Correlates of Acoustic Trauma. Ann Otol Rhinol Laryngol 80:881

413. Ward P, Fernandez C (1961) The Ototoxicity of Kanamycin in Guinea Pigs. Ann Otol Rhinol Laryngol 70:132

414. Ward P, Honrubia V, Moore B (1968) Inner ear pathology in deafness due to maternal rubella. Arch Otolaryngol 87:22

415. Weidauer H (1971) Fermenthistochemische Untersuchung am Innenohr des Meerschweinchens nach Applikation von Aminobenzol. Arch Ohr-Nas-Kehlk-Heilk 199:590

416. Weidauer H (1974) Histochemische Veränderungen im Innenohr des Meerschweinchens nach Schwefelkohlenstoffexposition. Arch Klin Exp Ohr-Nas-Kehlk-Heilk 207:462

417. Weidauer H, Arnold W (1976) Strukturelle Veränderungen am Hörorgan beim Alport-Syndrom. Z Laryngol Rhinol 55:6

418. Wells MD, Phelps PD, Michaels L (1983) Oculo-auriculo-vertebral dysplasia. A temporal bone study of a case of Goldenhar's Syndrome. J Laryngol Otol 97:689

419. Werner Cl (1953) Durch Schall verursachte Zellreaktionen und Gewebsveränderungen in der Schnecke des Meerschweinchens. Protoplasma 42:30

420. Werner Cl (1958) Protoplasmakugeln im Cortischen Organ bei experimenteller Schallschädigung. Arch Ohr-Nas-Kehlk-Heilk 172:221

421. Westernhagen B v (1968) Histochemische Untersuchungen zur Wirkung auf das Innenohr. Arch Klin Exp Ohr-Nas-Kehlk-Heilk 190:86

422. Westernhagen B v (1969) Innenohrveränderungen am Meerschweinchen nach chronischer Quecksilbervergiftung. Arch Klin Exp Ohr-Nas-Kehlk-Heilk 193:70

423. Westernhagen B v (1970) Histochemisch nachweisbare Stoffwechselveränderungen am Innenohr des Meerschweinchens nach chronischer Arsenvergiftung. Arch Klin Exp Ohr-Nas-Kehlk-Heilk 197:7

424. Wever E, Neff W (1947) A further study of the effects of partial section of the auditory nerve. J Comp Physiol Psychol 40:217

425. Wever E, Lawrence M, Smith K (1948) The effect of negative airpressure in the middle ear. Ann Otol Rhinol Laryngol 57:418

426. Wigand M, Heidland A (1970) Akute, reversible Hörverluste durch rasche, hochdosierte Furosemidinfusionen bei terminaler Niereninsuffizienz. Arch Ohr-Nas-Kehlk-Heilk 196:314

427. Williams RI (1978) Hypersensitvity problems in Otorhinolaryngology. Ann Otol Rhinol Laryngol 87:670

428. Wilson KS, Juhn SK (1970) The effect of ethacrynic acid on perilymph Na and K. Pract Otorhinolaryng 32:279

429. Winter LE, Cram BM, Banovetz JD (1968) Hearing loss in hereditary renal disease. Arch Otolaryngol 88:238

430. Wittmaack K (1904) Die toxische Neuritis akustica und die Beteiligung der zugehörenden Ganglien. Z Ohrenheilk 46:1

431. Wittmaack K (1907) Weitere Beiträge zur Kenntnis der generativen Neuritis und Atrophie des Hörnerven. Z Ohrenheilk 53:1

432. Wittmaack K (1907) Über die Schädigung des Gehörs durch Schalleinwirkung. Z Ohrenheilk 54:37

433. Wittmaack K (1916) Über die pathologisch-anatomischen Grundlagen der nichteitrigen Erkrankungsprozesse des inneren Ohres und des Hörnerven. Arch Ohr-Nas-Kehlk-Heilk 99:71
434. Wittmaack K (1919) Über die Wirkung des Chinins im Gehörgang. Beitr Anat 12:27
435. Wittmaack K (1926) Die entzündlichen Erkrankungsprozesse des Gehörgangs. In: Henke-Lubarsch, Hb spez path Anat, Bd XII, Springer, Berlin
436. Wright CG (1976) Neural Damage in the guinea pig-cochlea after noise exposure. Acta Otolaryngol (Stockh) 82:82
437. Wright J, Saunders S (1975) Sudden deafness following cardiopulmonary bypass surgery. J Laryngol 89:757
438. Wright J, Schuknecht H (1972) Atrophy of the spiral ligament. Arch Otolaryngol 96:16
439. Wullstein H (1948) Die Klinik der Labyrinthitis und Paralabyrinthitis aufgrund des Röntgenbefundes. Thieme, Stuttgart
440. Yassin A, Safwat F, Fatti-Hi A (1966) Ear, nose and throat manifestations in cases of renal failure treted by dialysis. Ann Otol Rhinol Laryngol 75:192
441. Ylikoski J, Belal A, House WF (1981) Morphology of human cochlear nerve after labyrinthectomy. Acta Otolaryngol (Stockh) 91:161
442. Zange J (1919) Die tuberkulöse Labyrinthentzündung. Pathologische Anatomie und Physiologie der mittelohrentspringenden Labyrinthentzündungen. Bergmann, Wiesbaden
443. Zange J (1919) Pathologische Anatomie und Physiologie der mittelohrentspringenden Labyrinthentzündungen. Bergmann, Wiesbaden
444. Zaytoun G (1983) Besophielie deposits in the Stria vascularis – A Clinicopathological update. Ann Otol Rhinol Laryngol 82:242
445. Zini C, Ferrari C (1959) Il comportamento dell'orcchio interno nell'intossicazione cronica sperimentale da anilina. Arch Ital Otol 70:374
446. Zwaardemaker H (1891) Der Verlust an hohen Tönen mit zunehmendem Alter: ein neues Gesetz. Arch Ohrenheilk 32:53

**Archives of
Oto-Rhino-Laryngology**
© Springer-Verlag 1984

Klinik der Innenohrschwerhörigkeiten

E. Lehnhardt

Hals-Nasen-Ohrenklinik der Medizinischen Hochschule Hannover, Konstanty-Gutschow-Straße 8,
3000 Hannover, FRG

Inhaltsverzeichnis

1 Einleitung und Definition

Trotz einer scheinbar klaren Aufgabenstellung muß die Gliederung eines Referats über die Klinik der Innenohrschwerhörigkeiten logische Widersprüche in Kauf nehmen. Weder ist eine Ordnung allein nach der Ursache noch allein nach der Reaktionsform des Innenohres noch etwa allein nach dem Lebensalter möglich. Vielmehr wird man zwar die kindlichen Schwerhörigkeiten und die Altersschwerhörigkeit getrennt besprechen, aber auch die Tieftonschwerhörigkeiten gesondert abhandeln und ursächlich unterscheiden zwischen der ototoxischen, der stoffwechselbedingten oder der lärmbedingten Schwerhörigkeit.

Das Referat soll sich beziehen
- auf die *Schwerhörigkeit* als Symptom der Innenohrkrankheit und
- auf das *Innenohr* als Ursprung der Schwerhörigkeit.

Bewußt also bleiben sowohl Schwindel und Tinnitus unberücksichtigt als auch die jenseits des Innenohres entstandenen Schwerhörigkeiten.

Die Klinik der Innenohrschwerhörigkeit erfordert eine Differentialdiagnose all derjenigen Hörstörungen, denen identische Werte für die Knochenleitungs- und Luftleitungsschwelle zugrundeliegen. Als Innenohrschwerhörigkeit sind in erster Linie die Funktionsstörungen zu verstehen, die das Corti-Organ betreffen, gleichgültig ob primär von den Haarzellen ausgehend oder sekundär entstanden als Folge einer Stoffwechsel- bzw. Elektrolytstörung der Stria vascularis bzw. der Lymphen. Zur Innenohrschwerhörigkeit im *weiteren* Sinne werden vielfach auch die Funktionsstörungen des Hörnerven gezählt. Folgerichtiger wäre es, man würde sich bemühen, zwischen der sensorischen, der ganglionären und der neuralen Schwerhörigkeit zu unterscheiden[1]. Hier sei nur auf die Innenohrschwerhörigkeit im *engeren* Sinne eingegangen, d. h. auf die sensorischen und auf die ganglionären Hörstörungen, soweit diese letztere überhaupt als solche zu erkennen ist.

In der Diagnostik der Innenohrschwerhörigkeit beschränken sich leider auch heute noch viele Untersucher auf das Tonaudiogramm; dies erklärt sich unter anderem aus dem grundsätzlich zu begrüßenden Bestreben, die Ergebnisse auch der Sprachaudiometrie in *Diagrammform* darzustellen – ein Vorgehen, das vielerorts zu aufwendig gehandhabt wird und uns deshalb letztlich gegenüber dem internationalen Standard zurückgeworfen hat. Im Ausland verzichtet man in der *diagnostischen* Audiometrie heute ganz überwiegend auf das Sprach*diagramm* zugunsten lediglich zweier Werte, nämlich der Sprachverständlichkeits*schwelle* und dem prozentualen Einsilberverstehen bei *einer* vorgegebenen Lautstärke. Diese beiden Meßpunkte aber sind in vielen Ländern integrierter Bestandteil *jeder* audiometrischen Prüfung. Man mag dies im Hinblick auf das aussagekräftigere Sprach*diagramm* bedauern, muß aber eingestehen, daß die beiden Einzelwerte für die große Mehrzahl der audiometrischen Befunde ausreichen und jedenfalls mehr Informationswert haben als ein überhaupt nicht erstelltes Sprachaudiogramm. Was die Sprachaudiometrie für die Erfassung des Schwerhörigkeitsbildes als Ganzes, das ist die Impedanzmessung für die Diagnostik von Störungen der Mittelohrfunktion *und der neuralen bzw. zentral neuralen Reizleitung*. Ohne Registrierung des Mittelohrdruckes und der Stapediusreflexschwelle (kontra- *und* ipsilateral) ist eine Diagnostik der „Innenohr"schwerhörigkeit heute nicht mehr denkbar. Die vielseitigen Aussagen des komplizierten Befundbildes lassen sich allerdings nur dann voll ausnutzen, wenn man sich in der Darstellung an ein übersichtliches Aufzeichnungsschema hält.

2 Allgemeiner Teil

2.1 Notwendige physiologische Daten

Die Physiologie des Innenohres und die pathophysiologischen Kenntnisse sind die Grundlage der Innenohrdiagnostik. Leider sind – so viel wir auch von der Physiologie wissen – unsere Vorstellungen über das Hören des *kranken* Innenohres recht begrenzt.

Keine Zweifel gibt es über die *Frequenzzuordnung* entlang der Basilarmembran, das heißt darüber, daß die tiefen Frequenzen in der Schneckenspitze perzipiert werden und die hohen nahe der Fenster. Auch die Verteilung der einzelnen Tonhöhen auf der 32 mm langen Basilarmembran ist hinreichend bekannt. Es ist also durchaus begründet, bei einem Hochtonabfall den Schaden in die Basalwindung zu projizieren und bei einer Tieftonschwerhörigkeit in die Spitzenwindung.

Man darf auch als gesichert ansehen, daß – weitgehend unabhängig von der Schädigungsart – zunächst die *äußeren* und später erst die *inneren Haarzellen* betroffen sind. Diese Vorstellung wurde jüngst wieder in einer umfangreichen, sehr gründlichen Studie bestätigt (Stebbins et al. 1979). Innerhalb der äußeren Haarzellen degeneriert zuerst die nahe dem Nuelschen Tunnel gelegene Reihe. Letztlich unwidersprochen ist auch die Beobachtung geblieben, daß das Ausmaß des Hörverlustes in den einzelnen Frequenzen gut korreliert mit der Anzahl funktionsgestörter Haarzellen im zugehörigen Bereich der Basilarmembran (Nomura u. Kitamura 1979).

Bezüglich der beiden Haarzellenpopulationen glaubte man bislang, daß beide Zellformen weitgehend unabhängig voneinander funktionieren, nämlich die äußeren Haarzellen schon bei geringeren und die inneren nur bei größeren Lautstärken (z. B. Spoendlin 1975); inzwischen setzt sich zunehmend die Überzeugung durch, daß beide Populationen stets gemeinsam zum Lautheitseindruck beitra-

---

1 Anmerkung: Der anglo-amerikanische Terminus sensorineural wäre besser durch sensoriganglionär ersetzt.

gen, daß also die Kennlinie der Lautheitszunahme in ihrem flachen Anfangsteil nicht ausschließlich von den äußeren und im steilen Endteil nicht nur von den inneren bestimmt wird (siehe unten). Mag auch die Art des Zusammenwirkens beider Zellpopulationen untereinander noch Gegenstand der Diskussion sein, so gilt doch, daß zwischen äußeren und inneren Haarzellen eine Schwellendifferenz von ∼ 50 dB besteht (Ryan u. Dallos 1975, Stebbins et al. 1979). Schwellenanhebungen um < 50 dB tangieren nur die äußeren Haarzellen, erst bei Hörverlusten von > 50 dB sind an den Ausfällen auch die inneren Haarzellen beteiligt. Diese Schädigungsmuster haben sich an verschiedenen Spezies bestätigt gefunden.

Zu den Vorstellungen über das Rekruitment und über das Frequenzauflösungsvermögen des Innenohres sind in den letzten Jahren neue Erkenntnisse hinzugekommen. Sie betreffen einerseits die Gültigkeit der Duplizitätstheorie und andererseits das second filter, d. h. die Frage, ob die feinen Abstimmkurven des Ohres neuralen Ursprungs sind oder ob sie schon im Innenohr entstehen. Auf beide bisher strittigen Fragen scheint sich eine gemeinsame Antwort gefunden zu haben.

Die Duplizitätstheorie hatte ihre anatomische Grundlage in der Beobachtung, daß die *äußeren* Haarzellen und die von ihnen ausgehenden *Spiral*fasern isoliert ausfallen könnten, während zugleich die *inneren* Haarzellen mit den zugehörigen *Radial*fasern intakt bleiben (Meyer zum Gottesberge 1948, Ranke 1953, Davis 1957, Yoshie 1968). Andererseits konnte ein Rekruitment auch dann bestanden haben, wenn zum Beispiel beim Morbus Menière die äußeren Haarzellen noch weitgehend intakt geblieben waren (Lindsay 1968, Schuknecht 1968, 1974). Kiang et al. (1970) konnten außerdem zeigen, daß in ototoxisch geschädigten Ohren Fasern mit hoher Schwelle ausgefallen waren, während solche mit niedriger Schwelle noch normal reagierten.

Evans (1972, 1975) bestätigte zwar, daß es unter den bisher abgeleiteten Einzelfasern solche mit niedriger und solche mit hoher Schwelle gibt, alle aber würden das Verhalten der *inneren* Haarzellen reflektieren. Das Rekruitmentphänomen sei allein schon aus den Tuningkurven dieser Fasern zu erklären (Abb. 1). Mit zunehmender Schwerhörigkeit werde der scharf abgestimmte Anteil für die jeweilige Faser kleiner und breiter und sei bei Hörverlusten von > 50 dB gänzlich verschwunden (Abb. 2). Während am normalen Ohr schwellenhafte Intensitäten

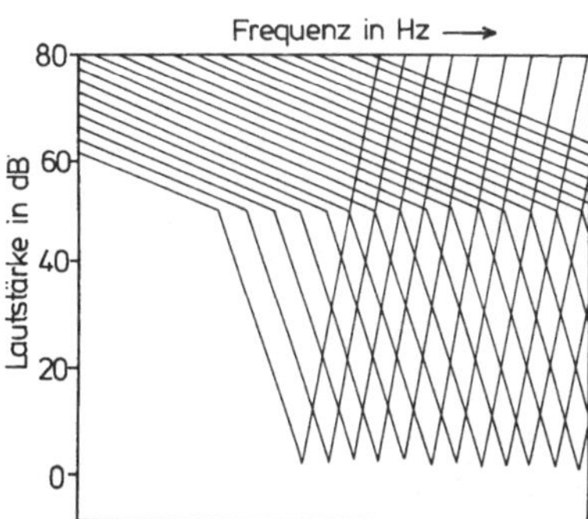

Abb. 1. Frequenzspezifische Schwellenempfindlichkeit (Tuningkurven) von Einzelfasern des Hörnerven, schematisiert und übereinandergezeichnet. Der spitze, scharf abgestimmte Teil jeder Kurve erreicht die Hörschwelle, d. h. die jeweiligen wenigen Fasern werden schon durch schwellenhafte Reizlautstärken erregt. Größere Lautstärken erreichen den flachen Verlauf vieler Fasern – nämlich auch solcher, deren Bestfrequenz höher liegt als die Reizfrequenz; zugleich nehmen die Lautheit und das Lautstärkeunterscheidungsvermögen schnell zu. (Aus Evans 1975)

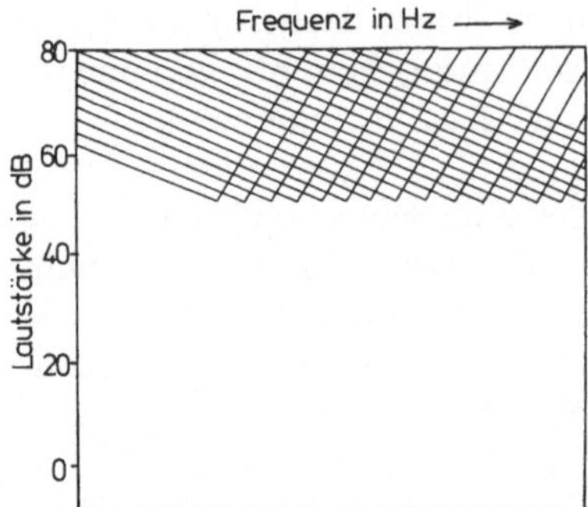

Abb. 2. Rekruitmenttheorie nach Evans, hier für die Annahme einer Innenohrschwerhörigkeit um 50 dB. Die frequenzspezifische Schwellenempfindlichkeit der Einzelfaser hat ihren scharf abgestimmten Kurvenanteil eingebüßt. Eine Erregung der Fasern erfolgt erst oberhalb 50 dB, dann aber nehmen Lautheit und Lautstärkeunterscheidungsvermögen steil zu, entsprechend den flachverlaufenden (low frequency tail) Kurvenanteilen. (Aus Evans 1975)

jeweils nur einzelne Fasern erregten, erreichten größere Lautstärken auch den flachverlaufenden Schenkel vieler anderer Fasern. Bei einer Innenohrschwerhörigkeit von > 50 dB seien die gleichen Verhältnisse gegeben, nämlich die Erregung vieler Fasern durch große Lautstärken. Die schematische Darstellung mehrerer Tuningkurven innerhalb eines Diagramms läßt gleichzeitig erkennen, daß bei großen Intensitäten das Lautstärkeunterscheidungsvermögen entsprechend der Vielzahl erregter Fasern besser ist und mit weiterer Steigerung der Reizintensität steil zunehmen muß – im kranken wie im gesunden Ohr.

Diese zunächst unter physiologischen Bedingungen erhobenen Befunde haben sich auch an hypoxämischen (Evans 1974) und an kanamycingeschädigten Tieren (Evans 1979) bestätigen lassen sowie mittels der Elektrokochleographie (ECochG) bei rekruitmentschwerhörigen Patienten (Eggermont 1977): In allen Fällen zeigte sich eine Abflachung und Verbreiterung der Abstimmungskurven, bei ototoxisch geschädigten Ohren regelmäßig, bei Hörsturz-Patienten nur in bestimmten Stadien. Bei retrokochleärer Schwerhörigkeit verhielten sich die Tuningkurven wie die des gesunden Ohres.

Eine andere Deutung des Rekruitmentphänomens haben Galetti et al. (1981) entwickelt. Es entstehe nicht in den Haarzellen sondern im Ganglion spirale durch mangelnde Hemmung der präsynaptischen Verbindungen zwischen den Axonen. Wenn hierfür Beweise bislang auch fehlen, so würde die Vorstellung doch erklären, warum die ganglionäre Schwerhörigkeit audiometrisch offenbar nicht von der Haarzellschwerhörigkeit zu unterscheiden ist.

War mit den geschilderten Erkenntnissen das Rekruitmentverhalten des geschädigten Innenohres zu erklären, auch ohne auf die Duplizitätstheorie zurückgreifen zu müssen, so stand zunächst noch die Frage offen, ob die Tuningkurven ausschließlich neuralen Ursprungs sind oder ob die gleiche Information schon in den Haarzellen oder gar im mechanischen Schwingungsmuster enthalten ist. Für ihre Beantwortung war es notwendig, die Potentiale von einzelnen Haarzellen ableiten zu können. Dies gelang inzwischen sowohl für die inneren Haarzellen (Russell u. Sellick 1978, Sellick u. Russell 1980) wie für die äußeren Haarzellen (Dallos u. Santos-Sacchi 1982). Die Messungen ließen Tuningkurven mit gleich scharfer Abstimmung entstehen wie sie bis dahin nur aus neuralen Fasern abgeleitet wor-

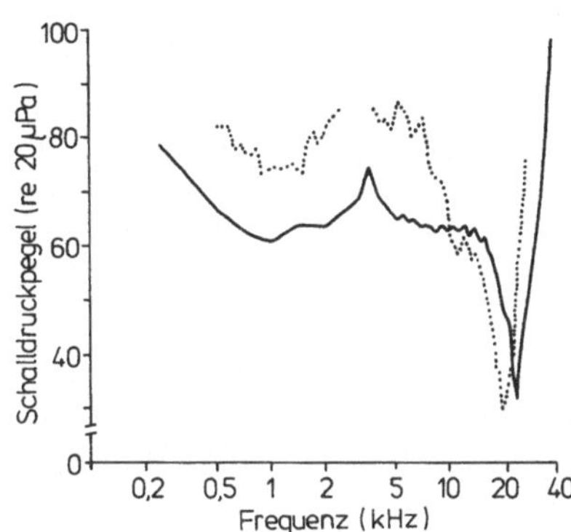

Abb. 3. Die durchgehende Linie gibt die Schwingungsamplitude der *Basilarmembran* auf entsprechend frequenzspezifische Anregung wieder, die punktierte Linie die *neurale* Tuningkurve. Die geringere Differenz zwischen Spitze und horizontalem Kurvenanteil für die Basilarmembran wird von den Autoren mit versuchsbedingter Schädigung erklärt: Entscheidend für physiologische Aussagen ist die grundsätzliche Übereinstimmung im steilen Anteil beider Kurven. (Aus Khanna u. Leonard 1982)

den waren; das auch aus psychoakustischen Versuchen bekannte Frequenzauflösungsvermögen ist also schon in der Sinneszelle gegeben.

Der vorerst letzte Schritt dieser Versuche gelang Khanna u. Leonard (1982). Sie konnten mittels eines Laser-Interferometers und winziger Spiegelchen auf der Basilarmembran auch hier schon Tuningkurven registrieren, deren Steilheit denen der Sinneszellen und der Nervenfaser entspricht (Abb. 3). Nur die Höhe des scharf abgestimmten Teils blieb hinter der der Vergleichskurven zurück, ein Effekt, den die Forscher mit einer versuchsbedingten Alteration des Innenohres erklären. Die Flankensteilheit zu den tiefen Frequenzen hin betrug 86 dB, die zu den hohen Tönen hin sogar 538 dB/Okt! Sie spiegelt eine Mikromechanik wider, deren Nichtlinearität durch die Steifheit der Stereozilien der äußeren Haarzellen gegeben sein könnte (Allen 1980). Damit war auch der Entstehungsort der Tuningkurven erklärt, das vermeintliche second filter sind die Basilarmembran und das Corti-Organ.

Aus diesen Befunden ergab sich eine weitere Erkenntnis. Die gefundene Resonanzschärfe der Basilarmembran ist mit *passiven* hydrodynamischen Schneckenmodellen allein nicht zu erklären. Man vermutet deshalb einen insbesondere nahe der Hörschwelle wirksamen *aktiven* nichtlinearen Verstärker im Innenohr. Zu dieser Folgerung hat auch das von Kemp (1978, 1979, 1982) entdeckte Phänomen des Kochlea-Echos beigetragen. Es tritt als Antwort des Innenohres auf definierte Tonreize hin auf nach einem Intervall von ca. 5 ms und ist für einige Millisekunden im äußeren Gehörgang registrierbar. Da es der Eingangsfrequenz entspricht, also auch als Ton wieder zurückgeworfen wird, *muß* es in der Basilarmembran oder in den Haarzellen entstehen und zwar mit der gleich scharfen Abstimmung wie für die afferente Reiztransformation. Das Echo fehlt bei Störungen der Innenohrfunktion. Insofern stützt es auch seinerseits die Vorstellung, daß eine aktive Mikro*mechanik* am Hörvorgang des gesunden Ohres beteiligt ist.

Neben dem Rekruitment durch unwiederbringlichen Ausfall von Sinneszellen gewinnt zusätzlich an Bedeutung ein Rekruitment, dem nur eine zeitweilige, rückbildungsfähige Funktionsstörung der Haarzellen zugrundeliegt. Sie ist vornehmlich bei der Tieftonschwerhörigkeit zu erwarten und wohl auch bei den rückbildungsfähigen Hörstörungen durch Loop-Diuretika oder Salizylate. Audiometrisch lassen sich beide Rekruitmentformen kaum voneinander unterscheiden. Bei der Besprechung der ECochG sowie bei den genannten Schwerhörigkeitsbildern wird hierauf noch weiter einzugehen sein.

Die alte Vermutung, daß die *efferenten Nervenfasern* am Rekruitmentphänomen oder an der Adaption beteiligt seien, scheint sich nicht zu bestätigen. Die Efferenzen inserieren zwar an jeder Haarzelle mit mindestens einer Synapse und da die Durchtrennung des Rasmussenschen Bündels zu einem Verschwinden der Azetylcholinesterase in allen vier Haarzellreihen führt (Schuknecht et al. 1959), ist anzunehmen, daß die Efferenzen normalerweise den Abbau der Erregersubstanz Azetylcholin besorgen. Als Auslöser dieses Vorgangs vermuten Klinke u. Galley (1974) die eigene Stimme in der Vorstellung, daß während des Sprechens Höreindrücke von außen unterdrückt würden. Doch auch dieser Effekt kann nicht nachhaltig sein, weil vestibularis- und daher efferenzenneurektomierte Patienten entsprechende Klagen nicht vorgebracht haben (Pfalz 1983).

Insgesamt ist deshalb die *klinische* Bedeutung des olivokochleären Bündels als gering anzusetzen.

Von den *Flüssigkeitsräumen* im Innenohr ist der für die Endolymphe in sich abgeschlossen, während die Perilymphe über den Aquaeductus cochleae mit dem Hirnliquor kommuniziert (Abb. 4). Auch über die perineuralen und perivaskulären Spalten des inneren Gehörgangs besteht eine Verbindung zwischen Perilymphe und Liquor (Galle u. Siegel 1979, Salt u. Stupp 1979, Kaupp u. Giebel 1980, Asher u. Sando 1981). Beide Wege – durch den Aquaeductus cochleae und durch den inneren Gehörgang – sind offensichtlich auch beim Menschen funktionell wirksam, zumal sie selbst für Erythrozyten durchgängig sind (Palva et al. 1979). Vom Innenohr her soll die Perilymphe außerdem in die Lymphspalten des Knochens sowie der Schleimhaut des Mittelohres abfließen (Arnold 1972), wenngleich diese Vorstellung in Anbetracht der dichten Zellverbindungen in allen Begrenzungen des Perilymphraumes (Franke 1979) wenig einleuchtend erscheint.

Die *Lymphe des Nuelschen Raumes* und des Corti-Organs (Corti-Lymphe, Wittmaack 1936) steht mit der Perilymphe in Verbindung unter anderem über die Habenula perforata entlang der zu den Haarzellen ziehenden Nervenfasern (v. Ilberg 1980). Da die Corti-Lymphe ebenfalls die basale Fläche der äußeren Haarzellen umspült (Ryan et al. 1979 u. v. a.), ist es wahrscheinlich, daß auf diesem Wege – also über die Perilymphe – auch Sauerstoff und Glukose hierher gelangen

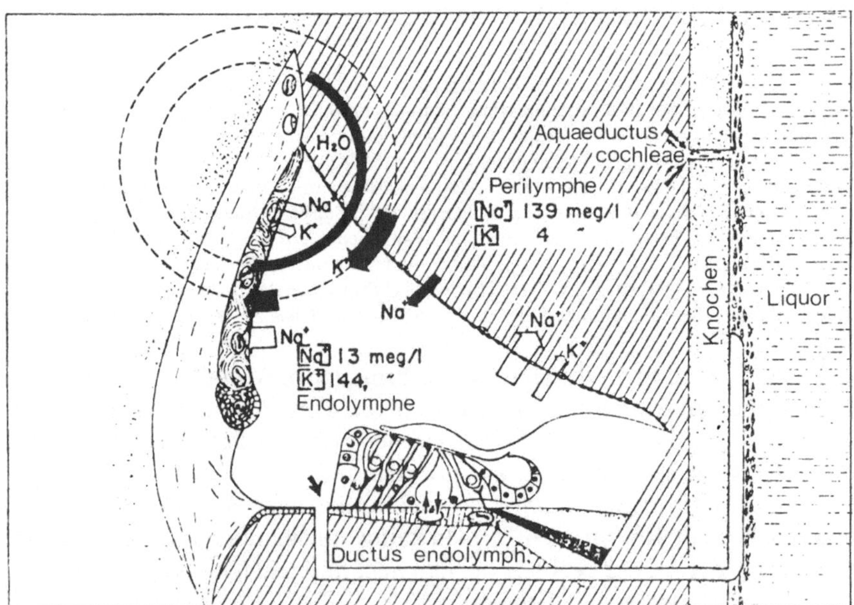

Abb. 4. Schematische Darstellung des Ionenaustausches im Innenohr. Dies geschieht einerseits kontinuierlich entlang des Ductus cochlearis, während sich gleichzeitig die Endolymphe langsam zum Ductus und Saccus endolymphticus hin bewegt. (Aus Lawrence 1980)

(Smith 1954, Vosteen 1961, Rauch 1964). Damit steht zugleich fest, daß die Sinnesendstellen des Corti-Organs nur in natriumreicher und kaliumarmer Umgebung elektrophysiologisch funktionieren können. Aus Ableitungen des intrazellulären Ruhepotentials und des endokochleären Bestandspotentials hat man allerdings geschlossen, daß die O_2-Versorgung des Corti-Organs sowohl über die Perilymphe als auch über die Endolymphe erfolge (Nuttall u. Lawrence 1979).

Eine Sonderstellung nimmt wahrscheinlich die *subtektoriale Flüssigkeit* im Sulcus internus ein. Einerseits entspricht die O_2-Spannung hier derjenigen der Cortilymphe (Lawrence 1974), andererseits unterscheiden sich ihre Meßergebnisse von denen an anderen Stellen der Scala media. Da nach neueren ultrastrukturellen Untersuchungen und intravitalen Beobachtungen zumindest die äußeren Haarzellen der Deckmembran fest anhaften (Lit. bei Arnold u. Vosteen 1979), sollte man die subtektoriale Flüssigkeit vorerst der Cortilymphe zurechnen, allerdings offenbar mit relativ hohem Kaliumgehalt (vgl. Abb. 7).

Die *Endolymphe* ist weitgehend ein Produkt der Stria vascularis, die ausweislich des ansteigenden Kaliumgehaltes auch an dem spiraligen longitudinalen Diffusionsgefälle zum Resorptionsort der Endolymphe im Saccus endolymphaticus beteiligt ist (Miyamoto u. Morgenstern 1979, 1980, Kimura et al. 1980). Die Flüssigkeitsbewegungen und der Austausch einzelner Stoffe aus dem Serum variieren innerhalb der Kochlea nicht nur zwischen Endo- und Perilymphe sondern verhalten sich in den basalen Anteilen auch anders als in den apikalen (Giebel 1982). Das Wasserreservoir für die Endolymphe bildet die Perilymphe (Kley 1951, Jahnke u. Gorgas 1974) und zwar in Abhängigkeit von der Elektrolytkonzentration beider Flüssigkeiten (Vosteen 1976).

Aus den Bewegungen der elektrischen Ladungen durch die angrenzenden Membranen hindurch ergibt sich für die Endolymphe ein DC-Potential von +80 mV gegenüber der Perilymphe (endokochleäres Potential, EP; v. Békésy 1951). Das Elektrolytgefälle wird aufrechterhalten durch die elektropositive Kaliumpumpe in der Stria vascularis und die elektronegative Natrium-Kaliumpumpe der Reissner-Membran. Bei anoxischem Ausfall kann zusätzlich eine positive Kaliumdiffusion wirksam werden (Arnold u. Vosteen 1979). Gegenüber der *Perilymphe* herrscht in der Stria vacularis ein negatives Potentialgefälle von bis zu 70 mV (Chou u. Hellenbrecht 1979). – (Abb. 5):

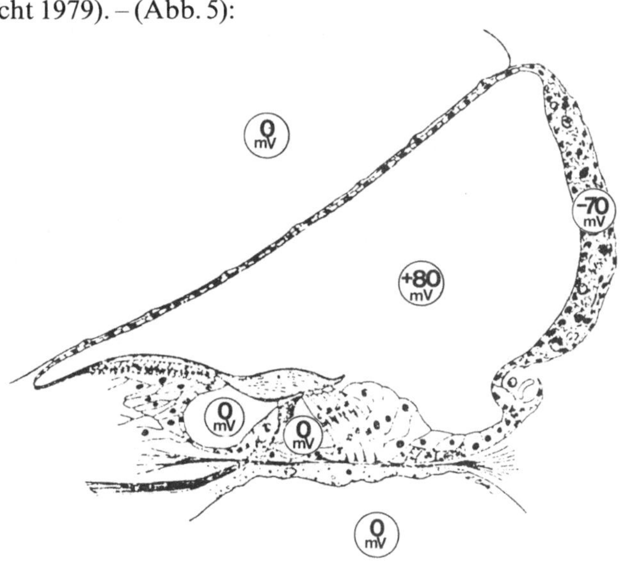

Abb. 5. Halbschematische Darstellung des Ductus cochlearis und der Bestandspotentiale. Zwischen Stria vascularis und Endolymphe besteht eine Potentialdifferenz von 150 mV, zwischen kaliumreicher Endolymphe und natriumreicher perilymphe sowie zwischen Endolymphe und Cortilymphe eine solche von 80 mV. (In Anlehnung an Lawrence et al. 1974)

Die *Schädigung der Haarzellen* kann unmittelbar entstanden sein, zum Beispiel *mechanisch* bei Knall- oder Explosionstrauma, metabolisch durch Stoffwechselerschöpfung nach übermäßiger Lärmbelastung oder toxisch durch Aminoglykosid-Antibiotika. Oder sie ergibt sich aus Veränderungen in der die Haarzelle umgebenden Lymphe, sei es weil das Elektrolytgleichgewicht verschoben ist, der Sauerstoff- und Glukoseantransport behindert oder die Viskositäts- bzw. Druckverhältnisse verändert sind. Ihnen liegt zumeist eine Störung in der Stria vascularis zugrunde, die *Schwerhörigkeit* aber entsteht erst in der beeinträchtigten Sinneszelle, auch wenn diese nicht endgültig ausgefallen sein muß.

Oder die *Spiralganglienzellen* sind Sitz der Schwerhörigkeit. Sie könnten toxisch oder virugen-infektiös geschädigt sein, ohne daß das Endolymphsystem mit dem Corti-Organ beteiligt ist; von Durchblutungsstörungen des Innenohres allerdings ist wohl nur ausnahmsweise eine *isolierte* Schädigung des Ganglienzellagers zu erwarten, eher eine solche des Corti-Organs *und* des Ganglion spirale.

2.2 Differenzierende Audiometrie

Bezüglich der überschwelligen Tests muß man für die Haarzellschwerhörigkeit vom Rekruitment und seinen Äquivalenten ausgehen, bei seitendifferenter Schwerhörigkeit vom Fowler-Rekruitment, sonst vom Lautstärkeunterscheidungsvermögen oder der Stapediusreflexschwelle, die – trotz der Schwerhörigkeit – der Norm oder noch annähernd der Norm entsprechen. Dabei scheint für die ausschließliche Haarzellschwerhörigkeit (bei normaler Mittelohrfunktion) zu gelten, daß bis zu Hörverlusten von ca. 50 dB die Stapediusreflexschwelle um 80 dB HL bleibt und erst bei weiter zunehmendem Hörverlust linear ansteigt (Lehnhardt 1976, Hyde et al. 1980). Dieses Verhalten entspricht zugleich der Beobachtung, daß die Stapediusreflexschwelle nicht mit der subjektiven Lautheit (Martin u. Brunette 1980) oder der Unbehaglichkeitsschwelle (Tabo u. Rainville 1976) korreliert.

Auch in der Geräuschverdeckbarkeit als Rekruitmentäquivalent (Langenbeck-Test) reagiert die Haarzellschwerhörigkeit gemäß der Norm – im Gegensatz zur neuralen Schwerhörigkeit, die mit einer gesteigerten Verdeckbarkeit einhergeht. Bei der Registrierung von Tuningkurven zeigen die Innenohrschwerhörigkeiten ein reduziertes Frequenzauflösungsvermögen in den geschädigten Tonlagen (Zwicker u. Schorn 1978, Bonding 1979, Fastl u. Schorn 1981, Schorn 1981, Helle 1983).

Zu den überschwelligen Tests gehört auch die Sprachaudiometrie, jedenfalls soweit es die Einsilberverständlichkeit betrifft. Auf ihre Prüfung bei der Diagnose der Innenohrschwerhörigkeit sollte schon aus Gründen der Kontrolle *in keinem Fall* verzichtet werden. Das Einsilberverstehen korreliert mit der Tonschwelle sehr gut bei innenohrbedingter Schwerhörigkeit (Lehnhardt 1978, Battmer u. Lehnhardt 1984), nicht aber bei neuraler Schwerhörigkeit oder bei psychogenen Hörstörungen. Beim Akustikusneurinom oder bei der Multiplen Sklerose zum Bei-

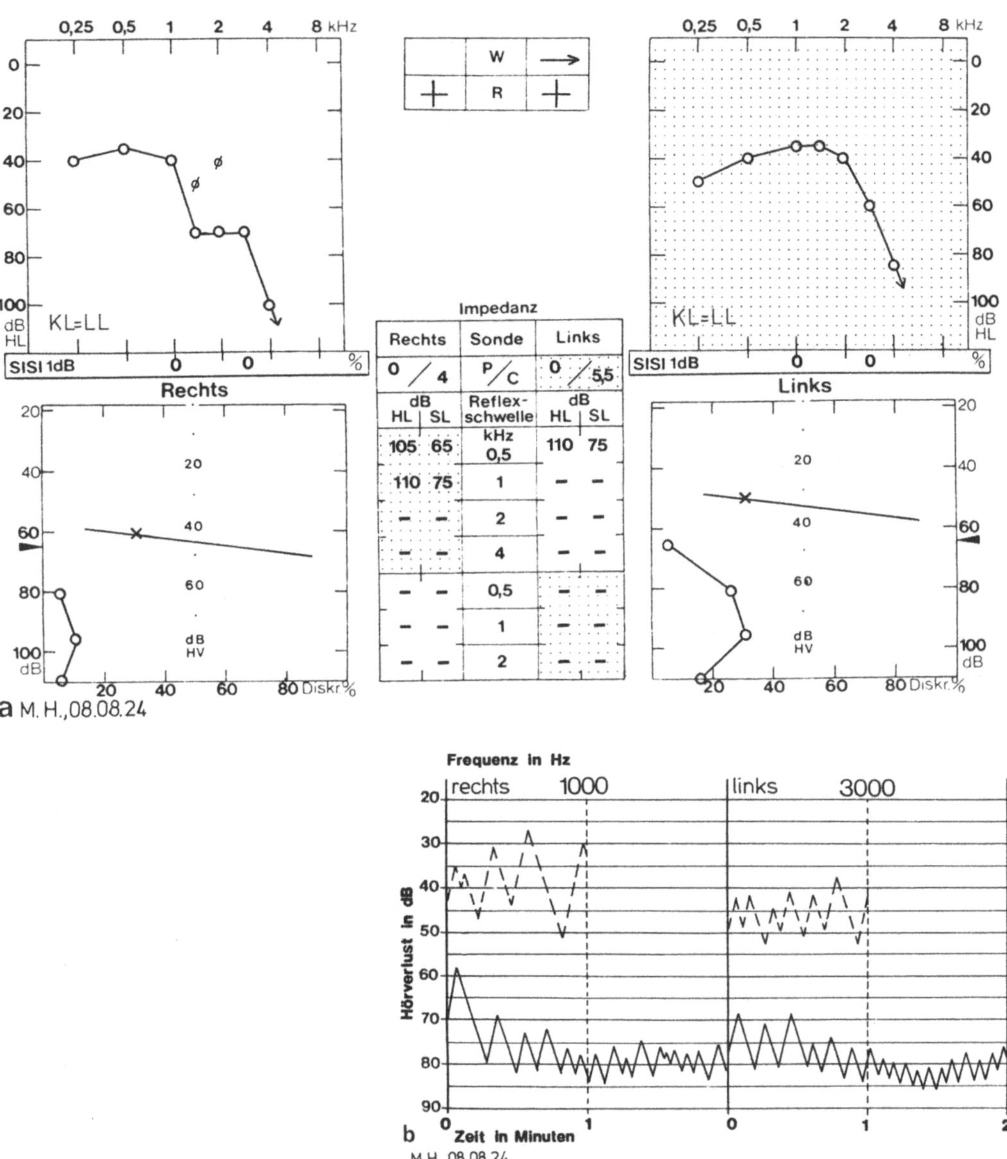

Abb. 6. a „Innenohrschwerhörigkeit" im *weiteren* Sinne. Nach den überschwelligen Tests *nicht sensorischer* Genese: SISI = 0%, Stapediusreflexschwelle deutlich erhöht bzw. Reflex nicht auslösbar. Extrem schlechtes Einsilberverstehen. Die Reizantworten des Hirnstamms waren stark verzögert. Schwerhörigkeit seit Kindheit. Diagnose ungeklärt. In den Audiogrammen wurde das Feld für das linke Ohr punktiert gerastert, um den Bezug zu den Impedanzbefunden herzustellen. Deshalb wurden zugleich auch die Felder gerastert gehalten, in denen die Schwelle des vom linken Ohr her ausgelösten Stapediusreflexes vermerkt ist – sowohl bei kontralateraler Registrierung rechts wie auch bei ipsilateraler Registrierung links. P/C im Impedanzfeld steht für Druck und Compliance; dB HL gibt die Reflexschwelle über der allgemeinen Hörschwelle und dB SL über der individuellen Hörschwelle in der jeweiligen Tonfrequenz wieder. **b** Im Békésy-Audiogramm Dissoziation der Dauerton- von der Impulstonkurve um 30 bis 40 dB, relativ große Amplituden. Gute Übereinstimmung aller audiometrischen Befunde untereinander

spiel kann das Einsilberverstehen extrem schlecht ausfallen und/oder die Kurve läßt ein „roll over" erkennen – ein Verhalten, das man früher der Rekruitmentschwerhörigkeit zuschrieb, das dort aber wohl wegen der ausgereifteren Verstärkertechnik heute nicht mehr zu sehen ist (Bess et al. 1979, Hannley u. Jerger 1981). Die psychogene Hörstörung überrascht durch ihr „zu gutes" Einsilberverstehen (Lehnhardt 1973, 1974).

Gegen die innenohrspezifische Gültigkeit des Rekruitmentphänomens und seiner Äquivalente wurden immer wieder Einwände vorgebracht. Sie beziehen sich vor allem auf den Hinweis, daß auch „neurale" Hörstörungen als rekruitmentpositiv imponieren könnten (Sanders u. Bess 1981). Korrekter sollte es heißen: „Hörstörungen, die als Folge oder als Begleiterscheinung pathologischer Veränderungen in der Umgebung des Hörnerven entstanden sind." Ob die Rekruitmentphänomene dann tatsächlich Ausdruck einer Funktionsstörung doch im Corti-Organ sind oder ob auch neurale Dysfunktionen Rekruitmentcharakter haben können, diese Frage wird sich im Einzelfall nicht entscheiden lassen – wahrscheinlich auch generell nur bedingt.

Wenn also *Rekruitmentphänomene eine neurale Hörstörung nicht ausschließen*, so kann doch andererseits als gesichert gelten, daß die – sensorische – *Innenohrschwerhörigkeit immer rekruitmentpositiv* reagiert – korrekte Testbedingungen vorausgesetzt. Diese differenzierte Form der Aussage ist für die Wertung überschwelliger Testergebnisse von Bedeutung (Lamoré u. Rodenburg 1980). Die Trennung zwischen isoliertem Haarzellschaden und *ganglionärer* Dysfunktion (gegebenenfalls zusätzlich) gelingt mit den überschwelligen Tests bislang nicht, jedenfalls nicht ohne spekulative Deutungszwänge (Abb. 6).

Bedenken gegen *alle* überschwelligen Untersuchungen – auch gegen die Elektrokochleographie (siehe dort) – in dem Sinne, daß gerade bei Innenohrkranken durch den Test eine zusätzliche Schädigung gesetzt werden könnte, sind nur dann berechtigt, wenn kritik- und sinnlos mit großen Lautstärken gearbeitet wird. 20 dB SL werden zum mindesten dann keine Schäden setzen, wenn die Schwelle richtig bestimmt wurde; war jedoch auch sie schon beispielsweise um 20 dB zu hoch gemessen worden, dann läßt wahrscheinlich auch der Patient von sich aus Unbehaglichkeit erkennen oder gibt Schmerzempfindungen an – Zeichen, die allein schon zur Einordnung der Schwerhörigkeit als sensorisch genügten. Selbstverständlich verbieten sich dann weitere Tests, auch kurzzeitige.

Die gebotene Beschränkung gilt in gleicher Weise für die Sprachaudiometrie und für die Stapediusreflexschwelle, die lediglich bis maximal 115 dB HL gemessen werden sollte, selbstverständlich nur von geringen zu größeren Lautstärken steigend und nur bis der Schwellenwert erreicht ist, nicht auch noch darüber hinaus (Lenarz u. Gülzow 1983).

Die *Hoch- oder Höchsttonaudiometrie* ist in den letzten Jahren zu einer verläßlichen Technik ausgebaut worden (Dieroff 1976, 1982, Osterhammel 1979, 1980). Sie wird bislang aber nur von wenigen Untersuchern angewendet. Auf ihre Ergebnisse wird im Zusammenhang mit den verschiedenen Krankheitsbildern eingegangen. Krtitisch bleibt anzumerken, daß die Ergebnisse stark altersabhängig sind in einem Ausmaß, das den Einsatz der Methode in der Klinik problematisch sein läßt (Osterhammel u. Osterhammel 1979).

Die Adaptations- und Ermüdungstests sind bezüglich der Innenohrdiagnostik in dem Sinne verwendbar, daß eine extreme Hörermüdung hier nicht zu erwarten ist, das heißt, daß die Dauertonschwelle sich bei gleichbleibender Schreibamplitude nicht unbegrenzt (> 30 dB) von der Impulstonschwelle trennt. Außer dieser negativ definierten sind alle anderen Konstellationen offenbar unspezifisch: Verkleinerung der Schreibamplitude mit und ohne Separation oder gleichbleibende Amplituden ohne oder mit nur begrenzter (< 30 dB) Separation sind sowohl bei Haarzell- wie bei ganglionärer oder neuraler Schwerhörigkeit anzutreffen. Generell scheint die (pathologische) Adaptation ein Geschehen im Innenohr widerzuspiegeln, die Hörermüdung aber einen Defekt im neuralen Anteil des Hörsystems.

Diese Differenzierung wird im angelsächsischen Schrifttum allerdings zumeist nicht eingehalten (Jerger u. Jerger 1983).

Die *Elektrokochleographie (ECochG)* kann in einem Referat über die Klinik der Innenohrschwerhörigkeit heute nicht mehr unberücksichtigt bleiben. Nicht, daß sie schon ein integrierter Bestandteil klinischer Diagnostik sei, sondern weil sie offenbar Einblicke in das Krankheitsgeschehen eröffnen kann, die uns bislang fehlen. Die Grundlage auch der elektrokochleographischen Aussagen wird jedoch weiterhin die herkömmliche Audiometrie bleiben.

Bei der ECochG wird entweder vom Promontorium abgeleitet (Aran u. Portmann 1971 u. v. a.) oder aus der Tiefe des äußeren Gehörgangs (Elberling u. Salomon 1973, Humphries et al. 1977, Walter u. Blegvad 1981, Mori et al. 1980 u. a.). Die Haarzellen „antworten" mit den cochlear microphonics (CM), die Basilarmembran generiert das Summationspotential (SP), und die Ganglienzellen erzeugen das Aktionspotential (AP). Diese drei Potentiale des Innenohres lassen sich durch unterschiedliche Reizformen, Polaritäten und Reizfolgeraten voneinander trennen oder doch so überlagert darstellen, daß sie voneinander zu unterscheiden sind. Auf die Einzelheiten meßtechnischer Manipulationen sei hier nicht näher eingegangen.

Die *Mikrophonpotentiale* (CM) geben den Reizfolgestrom (Ranke 1943) der Sinneszellen als Antwort auf die Schwingungen der Basilarmembran wieder. Sie haben einen sinusförmigen Verlauf entsprechend der applizierten Tonfrequenz; deshalb ist schwer zu erkennen, ob tatsächlich die *biologische* Antwort oder nur ein *elektrisches* Artefakt registriert wurde. Diese Unsicherheit gebietet größte Zurückhaltung bei der Interpretation der Befunde (Hoke 1973, 1976). Die CM sind auch nicht bis an die subjektive Schwelle heran zu registrieren, obwohl offenbar gerade die äußeren Haarzellen stärker zu ihrer Entstehung beitragen als die inneren (Sellick u. Russell 1980). Da außerdem ja nicht unmittelbar aus dem zugehörigen Schneckenabschnitt abgeleitet wird sondern vom Promontorium oder vom äußeren Gehörgang, gehen in die Reizantwort die Phasenunterschiede ein, mit denen die CM entlang der Basilarmembran generiert werden (v. Békésy 1951).

Die Aussagekraft der CM ist also begrenzt (Aran u. Charlet de Sauvage 1976). Dies ist bedauerlich, weil man gerade von ihnen Antwort auf die Frage erwartet hätte, ob bei einer Schädigung der Ganglienzellen noch Reizantworten der Sinneszellen, nämlich die CM zu registrieren sind oder nicht (Beagley 1974, Elberling u. Salomon 1973, Nishida 1977). Trotz einer Taubheit könnten die CM noch funktionieren, vorausgesetzt, daß die Störung zentral der Haarzellen – etwa im Ganglion spirale – entstanden ist; im Tierversuch ist diese Konstellation zum Beispiel für die Schädigung durch Loop-Diuretika gegeben (Klinke et al. 1981). Umgekehrt zieht der Ausfall der CM naturgemäß ein Sistieren auch aller Folgepotentiale nach sich, d. h. des SP, des AP und der Hirnstammpotentiale.

Das *Summations*potential stellt nicht die Antwort eines biologischen Generators dar sondern entsteht lediglich dadurch, daß die Basilarmembran asymmetrisch schwingt, nämlich zur Scala tympani hin mit größerer Amplitude als zur Scala vestibuli. Elektrisch ist das SP zumeist negativ gerichtet. Der audiometrische Wert des SP liegt darin, daß es besonders deutlich hervortritt, wenn die Basilarmembran zusätzlich durch einen Endolymphhydrops belastet ist und dann mit noch größerer Asymmetrie zur Scala tympani „ausschlägt" (Eggermont 1976 a–c, Nishida 1977, Beagley u. Gibson 1978, Moffat 1978, Moffat et al. 1978, Rietema 1979, Morrison et al. 1980, Gibson 1980). Die Vergrößerung des SP ist also als Hinweis auf eine hydropische Funktionsstörung des Corti-Organs zu werten. Die meßtechnische Bewertung *der Größe* des SP bereitet jedoch Schwierigkeiten, außerdem entsteht das SP nur bei großen Reizlautstärken (>80 dB), weil nur dann die Basilarmembran asymmetrisch schwingt.

Vereinzelt wurde das SP zur Demonstration eines Hochtonabfalls genutzt, indem sich am Beginn des Abfalls eine Umkehr des SP von negativer zu positiver Polarität zeigte (Eggermont 1976 a). Praktische Bedeutung für die Hördiagnostik kommt diesem Befund wohl nur ausnahmsweise zu. Kompliziert wird die Deutung einer Polaritätsumkehr des SP, wenn man Zwislocki (1975) folgt, der die Negativität des SP den äußeren, die Positivität den inneren Haarzellen zuschrieb.

Das *Aktions*potential (AP) der Ganglienzellen ist bis nahe der subjektiven Hörschwelle zu erfassen, seine Amplitude und Latenz sind deutlich abhängig von der Reizlautstärke über der subjektiven Schwelle. Da die klinische ECochG nicht die Aktion der einzelnen Nervenfaser wiedergibt sondern nur die Summe der Potentiale im Hochtonbereich, sollte man korrekter von *Summen*-AP oder Compound-AP (CAP) sprechen.

Das CAP setzt sich zusammen aus zwei zeitlich einander folgenden Anteilen, N_1 und N_2. Bei großen Lautstärken stellt sich nur N_1 dar, erst mit abnehmender Reizintensität tritt auch N_2 hervor, um nahe der Hörschwelle die Führung zu übernehmen. Dieses Verhalten legt die Vermutung nahe, daß N_1 der Funktion der inneren und N_2 der der äußeren Haarzellen beziehungsweise ihres Reizübergangs auf die Hörnervenfaser entspricht. Zusätzlich geht in diesen Effekt die Tatsache ein, daß bei großen Reizlautstärken die Reizantworten aus der Basalwindung überwiegen, während mit abnehmender Reizintensität auch die mittlere Schneckenwindung am Aufbau des CAP beteiligt ist – eine Beobachtung, die sich u. a. aus ECochG-Befunden bei der Tief- und Mitteltonschwerhörigkeit ergeben hat.

Das CAP dient einmal zur *Bestätigung* der subjektiven Tonschwelle, gültig allerdings nur für den Hochtonbereich. Außerdem versucht man mit Hilfe des AP das Rekruitment für Amplitude und Latenz zu erfassen, verwendet es für die Erstellung von Tuningkurven, und schließlich kann es Hinweise geben auf das Adaptationsverhalten des Innenohres (Eggermont u. Odenthal 1974). Die *Amplituden*- bzw. *Latenz-Lautstärke*funktion wird in input-output-Kurven festgehalten, deren Steilheit das Rekruitment widerspiegelt ähnlich wie die Lautheits-Lautstärke-Funktion der subjektiven Audiometrie.

Die Tuningkurven können nur mit einem außergewöhnlichen apparativen und zeitlichen Aufwand erstellt werden (Eggermont et al. 1973, Eggermont 1976 a, Eggermont 1977a). Sie sollen Auskunft geben über die Schärfe der Frequenzabstimmung im Innenohr, also über Δf. Da die Abstimmschärfe schon in der Basilarmembran gegeben ist, wie oben ausgeführt, müssen Änderungen in deren Mikromechanik z. B. durch einen Endolymphydrops die Tuningkurven verbreitert erscheinen lassen. Ihre Bewertung, insbesondere in der Differentialdiagnose des hydropischen zum degenerativen Rekruitment, scheint aber nur unter Berücksichtigung *auch des SP* möglich zu sein (Kumagami u. Miyazaki 1983).

Das *Adaptations*verhalten des Innenohres wird bestimmt durch den Reizübergang von der Haarzelle zur afferenten Synapse. Dieses Geschehen erfordert eine gewisse Zeit (Abb. 7). Deshalb ist es auch nicht möglich, mit unbegrenzt hohen Reizfolgeraten zu arbeiten, es sei denn, man will Auskunft darüber anstreben, ab wann der Reizübergang nicht mehr synchron funktioniert. Beim Hörgesunden z. B. wird etwa ab 70/Sekunde das AP zunehmend kleiner und fällt schließlich ganz aus (Eggermont 1974). Aus diesen Überlegungen heraus könnte die ECochG dort eine Lücke schließen, wo die subjektiven Tests bislang weitgehend versagen, weil sie nicht mit hinreichender Zuverlässigkeit erkennen lassen, in welchem Abschnitt des Hörsystems von der Sinneszelle bis zum Kortex das psychoakustische Phänomen seinen Ursprung hat. Elektrokochleographische Befunde aber wären tatsächlich auf Reaktionen *im Innenohr* zu beziehen.

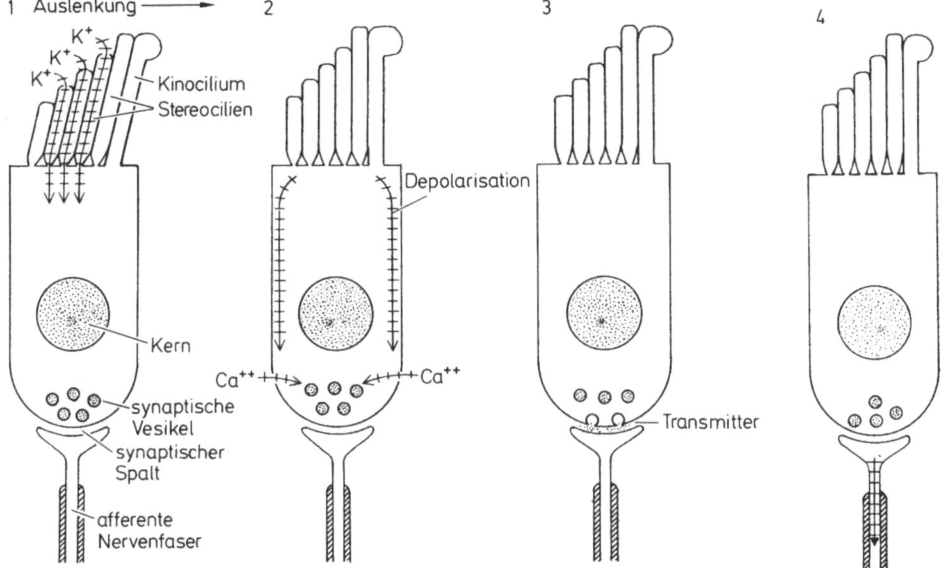

Abb. 7. Funktion der Haarzelle, schematisiert. Die Auslenkung der Härchen läßt Kaliumionen in die Zelle einströmen. *(1)*. Die damit einhergehende Abnahme des Membranpotentials führt zu einem Einwandern von Kalziumionen *(2)*, die die Neurotransmitter in der Zellbasis veranlassen, durch die Zellwand hindurch sich zu entleeren *(3)* und in die afferente Synapse der Nervenfaser *(4)* zu diffundieren. (Aus Hudspeth 1983)

Vorerst allerdings werden die lange Dauer solcher Tests sowie die notwendigerweise großen Reizlautstärken (> 70 dB) die meisten Untersucher davon abhalten, Innenohrkranke einer derartigen Belastung und der Gefahr einer zusätzlichen Hörschädigung auszusetzen.

Von der Hirnstamm- und der kortikalen ERA sind Auskünfte für die Differenzierung unterschiedlicher Funktionsstörungen innerhalb des Innenohres kaum zu erwarten. Nur Yamada et al. (1979) glauben, beim Endolymphhydrops für die V. Welle (P_6) einen besonders steilen Anstieg der Latenzkurve unmittelbar über der Reizantwortschwelle beobachtet zu haben.

Sonstige Untersuchungstechniken stehen für das Innenohr des Menschen bislang nicht zur Verfügung, es sei denn die Röntgenaufnahme zur Darstellung knöcherner Abnormitäten. Die Entnahme von Perilymphe zur biochemischen Analyse bleibt auf spezielle Situationen intra operationem beschränkt. Von Interesse ist in diesem Zusammenhang das Vorgehen von Nagahara et al. (1983); sie haben unmittelbare Messungen am kranken Innenohr zur Bestimmung der perilymphatischen O_2-Spannung mit Hilfe der Mikropolarographie angestellt und zwar durch eine Perforation der Steigbügelfußplatte hindurch. Dabei ergaben sich niedrige Ausgangswerte, aber eine normale Reaktion auf die CO_2-Atmung beim *plötzlichen* Hörverlust und normale Ausgangswerte mit geringer Reaktion auf CO_2-Atmung bei *chonisch*-progredienten Innenohrschwerhörigkeiten.

Die Szintigraphie versagt am Innenohr wegen zu geringen Auflösungsvermögens – abgesehen von otosklerotischen Herden, die sich jetzt mittels der kochleotympanalen Szintigraphie darstellen lassen (Bornemann et al. 1983). Gewisse Hoffnungen darf man auf die Kernspintomographie setzen mit ihren Möglichkeiten einer Molekularbiologie in vivo.

Die laborchemischen *internistischen* Befunde können bei einigen wenigen Schwerhörigkeitsformen zur ursächlichen Diagnostik beitragen, so bei bestimmten Nieren-, Schilddrüsen- und Stoffwechselleiden. Auf die speziellen Krankheitsbilder, auf die audiometrischen und kochleographischen Befunde wird in den einzelnen Kapiteln einzugehen sein.

2.3 Differenzierung verschiedener Innenohrschwerhörigkeiten anhand des Tonschwellenverlaufs

Vom Verlauf der Tonschwelle her sind voneinander abzugrenzen die

- Hochtonschwerhörigkeit mit Hochtonsenke, -schräg- oder -steilabfall,
- Mitteltonschwerhörigkeit,
- Tieftonschwerhörigkeit und die
- pantonale Schwerhörigkeit, der Flachverlauf.

Auf die vielfach verwendeten Termini baso-, medio-, apiko- und pan*kochleär* sollte man verzichten, zum einen, weil sie jeweils ein Umdenken vom Audiogramm zur Anatomie der Schnecke erfordern, zum anderen, weil sie mit dem „-kochleär" den Ursprungs*ort* der Störung vorwegnehmen. Die Schwerhörigkeit mit identischer Knochen- und Luftleitung muß ja nicht im Innenohr, also *kochleär* entstanden sein. Deshalb wäre es eine contradictio in adjecto, von einer apiko*kochleären neuralen* Schwerhörigkeit zum Beispiel beim Akustikusneurinom zu sprechen oder von einer pan*kochleären* Hirnstammschwerhörigkeit bei einer Störung der zentralen Hörbahnen.

Das ursächlich Spezifische der Hochtonsenke [2] besteht darin, daß akustische Traumen zwar nicht zwangsläufig zur Senke führen, daß aber die Senke nur in wenigen Fällen nicht traumatisch bedingt ist. Glorig (1973) allerdings hat die Vorstellung, die 4000-Hz-Senke sei pathognomonisch für die Lärmschädigung, sogar als Mythos bezeichnet.

Die Lage des Senkenmaximus wird innerhalb enger Grenzen bestimmt durch den Frequenzcharakter der akustischen Noxe in dem Sinne, daß hochfrequenter Lärm (beispielsweise in Schmieden) bzw. Knall zur bevorzugten Schädigung bei 6000 Hz tendiert und mehr tieftonale Geräusche (z. B. in Webereien) die Frequenzen um 3000 Hz einbeziehen. Daneben scheinen individuelle, vor allem mittelohrbedingte Faktoren eine Rolle zu spielen und hier insbesondere die Funktion der Mittelohrmuskeln (Lehnhardt 1965, Borg et al. 1983).

Aus den vielen Versuchen, eine allgemein gültige Erklärung für das Phänomen der Senkenbildung zu finden, ist diejenige bislang unwidersprochen geblieben, die sich an der Hydrodynamik des Innenohres orientiert (Meyer zum Gottesberge 1960, Lehnhardt 1966). Danach führt der Summationseffekt der verschiedenen Geräuschanteile zu einem maximalen Energieverzehr um 4000 Hz, also um die obere Grenzfrequenz des Höroptimums (1000 bis 4000 Hz). Diese Deutung berücksichtigt die Beobachtung, daß das Senkenmaximum auch nach experimenteller Schmalbandbelastung regelmäßig etwa ½ Oktave oberhalb der oberen Grenzfrequenz des Belastungsgeräusches liegt (Davis et al. 1950), jedoch nur bis 4000 Hz, weil oberhalb davon die Schwellenempfindlichkeit des Ohres steil abnimmt (Meyer zum Gottesberge 1960).

Tonndorf (1979) hat kürzlich wieder die Länge des äußeren Gehörganges als den Faktor genannt, der die Lage der Senke beeinflußt, aber sie ist nur *ein* ursächliches Moment für den Frequenzgang des *Gesamt*ohres – und damit für den Bereich besten Hörens, an dessen oberer Grenze die Senke entsteht.

Die Hochtonsenke kann in gleicher Weise als Folge von Lärm- oder Knallbelastungen wie nach einem stumpfen Schädeltrauma entstehen (Escher 1948). Wittmaack (1932) vermutete einen „Liquordruckstoß" als Ursache der resultierenden Senke oder des Hochtonabfalls. Schuknecht u. Tonndorf (1960) machten nichtlineare Verzerrungen extremer Amplituden am Steigbügel verantwortlich; wegen ihrer kurzen Zeitkonstante würden diese am Übergang vom mittleren zum oberen Drittel der Basalwindung wirksam, zumal fensterwärts hiervon die Empfindlichkeit des Innenohres wieder abnehme. Daraus ergibt sich zugleich, daß sich

---

2 Unter „Senke" seien nur die Schwellenverläufe zu verstehen, bei den die Hörschwelle oberhalb der Frequenz maximalen Hörverlustes wieder der Norm zustrebt

die Folgen des Knalls oder des stumpfen Schädeltraumas nicht grundsätzlich von denen einer Lärmbelastung unterscheiden.

Auch ein sogenannter *Höchsttonabfall* mit steilem Abbruch der Hörschwelle oberhalb 6000 Hz ist gelegentlich als Residuum einer Knallexposition zu beobachten, so vor allem bei Soldaten nach Gewehrschießen. Offenbar besteht hierfür eine individuelle Bereitschaft, da nur einzelne der jeweils Beteiligten betroffen sind. Kausal scheint der extrem helle Knall bestimmter leichter Waffen für dieses spezielle Bild des Knalltraumas verantwortlich zu sein.

Die Steilheit der Hochtonabfälle ist sonst jedoch nicht Ausdruck einer bestimmten Genese der Schwerhörigkeit, das heißt, nicht jeder Hochtonsteilabfall muß traumatisch entstanden sein. Unterhalb 1500 Hz zum Beispiel ist der steile Abbruch der Hörschwelle zumeist hereditärer oder frühkindlicher Genese (Rösler u. Anderson 1978). Die Steilheit des Abfalls kann im Hoch- und Mitteltonbereich mehrere hundert dB pro Oktave betragen, im Tieftonbereich 70–90 dB. Ursächlich kommt für diese *Steil*abfälle, unabhängig von ihrer frequenzmäßigen Zuordnung, außerdem die Meningitis in Betracht, sowohl die bakterielle wie die virale. Die Spezifität dieses Bildes ist aber nicht groß genug, um für den einzelnen Patienten verbindlich auf die Genese der Schwerhörigkeit zurückschließen zu können (Rösler u. Anderson 1978).

Der *Hochtonschrägabfall* bildet den häufigsten Typ der Innenohrschwerhörigkeit. Hinter diesem Kurventyp können sich ätiologisch und genetisch sehr unterschiedliche Faktoren verbergen; auf sie wird bei Besprechung der einzelnen Krankheitsbilder eingegangen.

Wenn auch die Erklärung einleuchtend erscheint, daß akustische und mechanische Faktoren bevorzugt den Hochtonbereich schädigen, so läßt sich doch schwer verstehen, warum in gleicher Weise kreislauf- bzw. stoffwechselbedingte und toxische Ursachen zu einem identischen Hörbild führen. Unterscheidungsmöglichkeiten allein anhand des audiometrischen Befundes scheint es nicht zu geben, weder vom Verlauf der Hörschwelle oder vom zugehörigen Sprachverstehen noch vom Muster der überschwelligen Testergebnisse her. Selbst im Zeitverhalten der Dauertonschwelle war bisher keine verbindliche Regelmäßigkeit zu erkennen: Beim Békésy-Test sind kleine Amplituden mit oder ohne Separation der Dauerton- von der Impulstonschwelle bei allen ursächlich unterschiedlichen Formen des Hochtonabfalls anzutreffen – oder nicht.

Die Unspezifität des Hochtonabfalls erstreckt sich auch auf frühkindlich entstandene Schwerhörigkeiten wie auf familiär-hereditäre oder konstitutionelle Formen und zwar sowohl bei stationärem wie bei progredientem Verlauf. Ob von all diesen Ursachen des Hochtonabfalls im vorgeschrittenen Lebensalter die „Presbyakusis" abzugrenzen ist, bedarf ausführlicher Diskussion (s. Kap. 3.7).

Mit der Abflachung der Schwellenkurve zum *Hochtondiagonalabfall* wird die Lärmschädigung als ausschließliche Ursache zunehmend unwahrscheinlicher. Andererseits können sich in grenzwertigem (85–90 dB(A)) und gleichmäßigem Lärm gelegentlich auch relativ flachverlaufende Hochtonabfälle ergeben, so z. B. bei Textilarbeitern. Mit gleichem Schwellenverlauf stellt sich außerdem wieder ein Teil der genetisch unklaren Schwerhörigkeitsformen einschließlich der sogenannten Altersschwerhörigkeit dar, zumeist mit allen Zeichen des Rekruitments und einem Sprachverstehen, das dem Tonhörverlust entspricht.

Mehr Spezifität kommt der *Mitteltonsenke* oder *-mulde* zu. Sie ist in den meisten Fällen endogenen, hereditären Ursprungs. Mit zunehmendem Lebensalter oder unter sonstigen Belastungen geht die Mulde in einen schon bei 500 oder 1000 Hz beginnenden Hochtonabfall über, verliert also ihr charakteristisches Schwellenbild (vgl. Abb. 24). Gelegentlich gibt sich auch das Akustikusneurinom als Mitteltonsenke zu erkennen, sicher nicht häufig, aber gerade die Regellosigkeit ist das differentialdiagnostische Charakteristikum dieser tumorbedingten Schwerhörigkeit.

Allen *Hoch-* und *Mittelton*schwerhörigkeiten ist gemeinsam, daß sie nur ausnahmsweise rückbildungsfähig sind. Zu den Ausnahmen gehören zum Beispiel die Schwerhörigkeit beim Cogan-Syndrom, bei der Lues, bei manchen Hörstürzen oder die als Folge eines gesteigerten Hirndrucks (Hommerich 1963). Sonst aber sind bei den vielen lärm-, kreislauf-, stoffwechsel- oder toxisch bedingten Hochtonschwerhörigkeiten Besserungen kaum zu erwarten.

Demgegenüber verkörpert die *Tiefton*schwerhörigkeit das Krankheitsgeschehen nicht einer primären Degeneration der Sinneszellen, sondern einer zunächst rückbildungsfähigen Störung der osmotischen und Elektrolytgleichgewichte im Endolymphsystem. Jedenfalls versucht man so das Bild der *fluktuierenden Schwerhörigkeit* zu verstehen. Sie ist zumeist auf den Tief- oder Mittelstonbereich beschränkt; demgegenüber sind nennenswerte Schwankungen des Gehörs in den hohen (und mittleren) Tonlagen selten.

Die *pantonale* Schwerhörigkeit hat sich gelegentlich aus einer Tieftonschwerhörigkeit entwickelt, nämlich durch Einbeziehung der ursprünglich verschont gebliebenen Frequenzen oberhalb 2000 Hz. Oder zum Hochtonabfall ist eine Tieftonschwerhörigkeit hinzugekommen. Häufiger wird sie sich von Anfang an auf alle Frequenzen erstreckt haben. Nur ausnahmsweise entsteht sie exogen, also durch Lärm (Chung et al. 1980), Knall, mechanische Traumen oder als Folge einer Intoxikation, zumeist ist die pantonale Schwerhörigkeit endogenen Ursprungs.

Fast alle Hörschwellenverläufe können sowohl Ausdruck einer Sinneszell- wie einer neuralen bzw. zentral-neuralen Schwerhörigkeit sein. Lediglich für die Tieftonschwerhörigkeit scheint dies nicht zu gelten, ihr Tonschwellenverlauf ist der einzige, der bei Akustikusneurinomen oder Kleinhirnbrückenwinkeltumoren nicht anzutreffen ist. Die Tonschwelle *kann* also Hinweise auf die Ätiologie und Genese der verschiedenen Innenohrschwerhörigkeitsformen geben, *kaum eine aber ist allein von sich aus krankheitsspezifisch*. Zusätzliche Informationen für den Einzelfall sind notwendig, um die jeweilige Schwerhörigkeit in das zugehörige Krankheitsbild einordnen zu können. Sie beziehen sich vor allem auf die Anamnese und auf allgemeinmedizinisch-internistische sowie auf Labor-Befunde.

3 Spezieller Teil

3.1 Traumatische Innenohrschwerhörigkeiten

3.1.1 Lärm und Knall

Zur Pathophysiologie und Klinik der Schwerhörigkeit durch Lärm haben die letzten zwei Jahrzehnte nur wenige neue Erkenntnisse gebracht. Nach wie vor gilt, daß ein Mindestpegel *über mehrere Jahre* eingewirkt haben muß, um eine *bleibende* Höreinbuße zu hinterlassen. Der Gesetzgeber und die Berufsgenossenschaften werten heute schon *personenbezogene* Beurteilungspegel von ≥ 85 dB(A) als gehörschädigend (Merkblatt des BMA vom 20. 7. 77, vgl. VB 21/78, HVBG-VB 59/78 vom 13. 4. 78) gegenüber dem früher und auch heute zum Beispiel noch in Frankreich (Duclos u. Dubreuil 1979) gültigen Grenzwert von 90 dB(A). Die Berechtigung für den deutschen Wert hat sich inzwischen an 25 000 Audiogrammen von österreichischen Lärmarbeitern bestätigen lassen (Schwetz et al. 1980).

Im Umgang mit der *temporären Schwellenabwanderung (TTS)* ist ein neuer Begriff aufgetaucht: Asymptotic Threshold Shift (ATS). Dieser *Sättigungs*wert lärmbedingter Schwellenabwanderung soll der *maximalen* Schadenswirkung eines bestimmten Geräusches entsprechen und zwar unabhängig von der Dauer beruflicher Exposition (Hendersen u. Hamernik 1982): Wenn also nach einer Belastung beispielsweise über 10 Tage mit 113 dB p.e. SPL die TTS bei 40 dB einen asymptotischen Verlauf erreicht hat, dann wäre dieser *temporäre* Hörverlust von 40 dB in der zugehörigen Frequenz nach vielen Jahren beruflicher Lärmexposition als *bleibender* Hörschaden zu erwarten (Abb. 8).

Die ATS soll – im Gegensatz zur TTS – vom vorbestehenden Hörverlust weitgehend unabhängig sein (Humes u. Koval 1981); alle Aussagen jedoch stammen bislang ausschließlich aus Tierversuchen. Nicht die gefundenen Werte sind deshalb auf den Menschen zu übertragen, sondern nur ihre grundsätzlichen Tendenzen (Bohne u. Clark 1982).

Die Bestimmung der ATS ist auch nicht gedacht als Test für die individuelle Lärmempfindlichkeit bzw. -resistenz. Die ATS eignet sich aber insbesondere auch für die Bewertung *impuls*haltiger Geräusche. Dies könnte einen wesentlichen Fortschritt insofern bringen, als die Impulsspitzen Intensitäten von 130 bis 150 dB und mehr aufweisen und deshalb nur noch mit Meßgeräten zu registrieren sind, die eine entsprechende Pegel erfassen und eine Zeitkonstante von 35 ms haben.

Die Möglichkeit, unter entsprechenden Kautelen jetzt auch am Menschen CM abzuleiten, haben Pratt et al. (1978) genutzt, um den Sitz der Schwellenabwanderung zu untersuchen. Danach betrifft sie nicht die CM, wohl aber die AEP [3] des Hirnstamms. Wahrscheinlich entsteht der *rückbildungsfähige* Schwellenschwund nach Lärmbelastung im synaptischen Übergang von der Sinneszelle zur Nervenfaser. Auf die Vorbehalte allerdings in der Bewertung der CM wurde oben hingewiesen.

Als spezielle Schadenswirkung des *Impuls*lärms kommen die mechanische Destruktion der Haarzellen sowie Störungen der Mikrozirkulation in der Schnecke in Betracht (Kellerhals 1972). Im Zytokochleogramm imponiert die Impulslärmbelastung durch „messerscharfen" Übergang vom intakten Haarzellmuster in den Bereich kompletter Degeneration (Johnsson u. Hawkins 1976). Im Audiogramm

---

3 Akustisch evozierte Potentiale

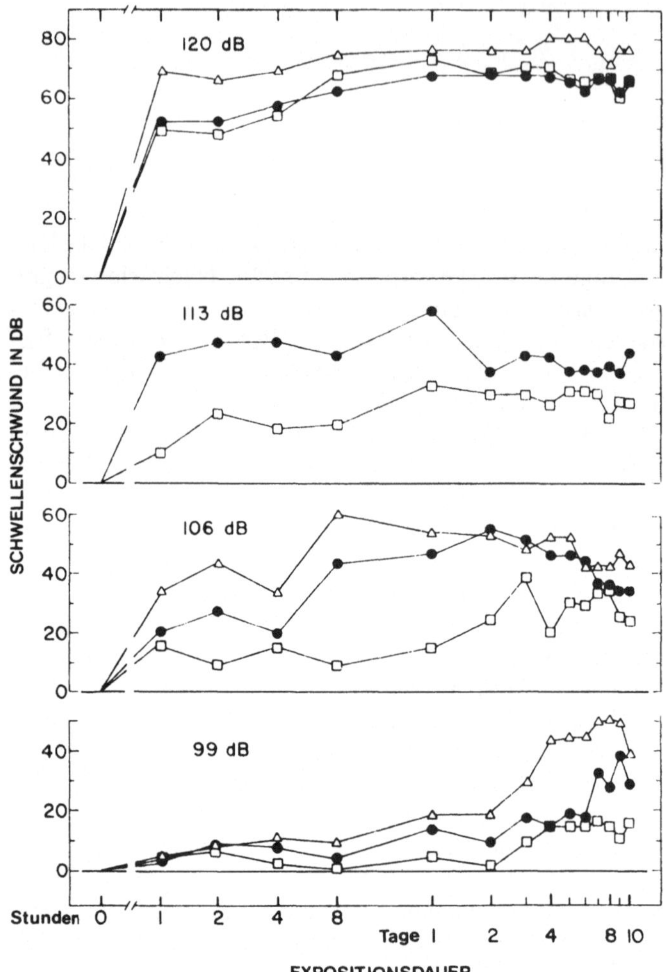

Abb. 8. *Asymptotic* threshold shift (ATS). Zunahme des mittleren Schwellenschwundes während 10tägiger Geräuschbelastung mit 99, 106, 113 und 120 dB peak SPL am Chinchilla. *Quadrate* für 0,5, *Dreiecke* für 2 und *Kreise* für 8 kHz. Die Asymptote ist bei 113 und 120 dB schon nach einem Tag erreicht. (Aus Henderson u. Hamernik 1982)

entspricht dieses Bild dem extrem steilen Hochtonabfall (Dieroff 1979). Doch auch er ist nicht impulslärmspezifisch, wie die ganz gleichen Bilder mancher hereditärer Schwerhörigkeiten zeigen.

Überhaupt bereitet die *audiometrische Differentialdiagnose* der Lärmschwerhörigkeit weiterhin erhebliche Schwierigkeiten. Das Békésy-Audiogramm bringt keine Entscheidungshilfe, d. h. die Schreibamplituden können sich verkleinern oder gleichbleiben. Gedanklich logisch ist der Versuch von Weidauer u. Lenarz (1982), die Ermüdung des Stapediusreflexes als Kriterium der *Lärmgenese* einer Innenohrschwerhörigkeit zu verwenden in dem Sinne, daß Lärmschwerhörige keine Ermüdung zeigen dürften. Eine Bestätigung ihrer Befunde steht noch aus.

Niemeyer (1971) glaubt, beim Lärmschwerhörigen sei die Unbehaglichkeitsschwelle angehoben, die Stapediusreflexschwelle jedoch nicht, auch nicht in den Frequenzen mit fortgeschrittenem Hörverlust. In der Praxis bleibt dieses Verfahren oft unergiebig, weil die Bestimmung der Unbehaglichkeitsschwelle zu ungenau ist ($\pm$ 12 dB; Forquer 1979) und die Stapediusreflexschwelle zum Beispiel bei einer Mittelohrkomponente für die Beurteilung nicht zu verwenden ist. Außerdem meint Dieroff (1976), daß mit zunehmender Lärmschädigung die Stapediusreflexschwelle ansteige und zwar als Hinweis auf die Beteiligung auch des Ganglion spirale.

Geringfügig seitendifferente Hörstörungen sind eher nach Impulslärm- als nach Dauerlärmexposition zu erwarten (Johnson u. Hawkins 1976). Differenzen *generell zu ungunsten* des linken Ohres wurden von Sutherland und Gasaway (1978) sowie Chung et al. (1981, 1983) beschrieben. Unterschiedliche Belastungen für beide Ohren seien dabei ausgeschlossen gewesen. Die lärmbedingte Asymmetrie betreffe insbesondere die Frequenzen 2 000 bis 6 000 Hz; sie betrage in ca. 7% der Fälle > 10 dB (Alberti et al. 1979). Allerdings soll das linke Ohr auch ohne Lärmbelastung und unabhängig vom Lebensalter das schlechtere sein (Glorig u. Roharts 1965). Die frühere Vorstellung übrigens, daß Frauen lärmresistenter seien als Männer, hat sich bei der statistischen Bearbeitung von 25 000 Lärmarbeitern nicht bestätigt (Welleschik u. Körpert 1980).

Erhebliche Seitenunterschiede erweisen sich mit den effektiveren diagnostischen Möglichkeiten zunehmend häufig als Folge eines Akustikusneurinoms (Miller et al. 1981). Zusätzlich zur Lärmschwerhörigkeit vorhandene *zentrale* Hörstörungen seien mit Hilfe der Richtungsaudiometrie zu erfassen (Dieroff 1973).

Zu den Gehörschäden durch elektronisch verstärkte Musik liegen einige neue Äußerungen vor. Jatho u. Hellmann (1972) hatten *geringe Höreinbußen* bei 13% der beruflich Tätigen gefunden. Die kleine Zahl trotz gleicher Belastung aller weise auf eine individuelle Lärmempfindlichkeit der Betroffenen hin. Diese Beobachtungen hatten mit den Ergebnissen von Laborbelastungen (Dey 1970, Speaks et al. 1970) übereingestimmt und wurden auch mehrfach bestätigt (Strauss u. Chüden 1974, Redell u. Lebo 1972, Westmore u. Everdsen 1981). Andererseits waren Hochtonsenken bei 5 von 18 Diskjockeys anzutreffen, sie waren also gar nicht so selten, jedoch immer eng umgrenzt mit maximalem Hörverlust von 35 dB bei 4 000 Hz, 6 000 Hz oder 8 000 Hz (Frei 1980). Für *nicht berufsmäßig* Rockmusikexponierte besteht offensichtlich eine wesentlich geringere Gefährdung – es sei denn, sie arbeiten am Tage im Lärm! Allerdings sollte der Hochfrequenzgehalt neuer elektronischer Verstärker Grund sein, vor exzessiver Belastung zu warnen, zumal Hochtonsenken anderweitig nichtbelasteter Jugendlicher zunehmend häufig zu beobachten sind (Koizumi 1980).

Im Gegensatz dazu haben sich für die Dentalturbinen schon von der Emission her Lärmpegel von < 85 dB(A) ergeben und nur für wenige Geräte von > 80 dB(A). Hörschäden erscheinen also ausgeschlossen (Praml u. Sonnabend 1980).

Neue Aspekte könnte auch hier die Hochtonaudiometrie eröffnen. Sie läßt erkennen, daß der zunächst lärmresistente Frequenzbereich oberhalb 12 000 Hz mit zunehmender Lärmschädigung immer mehr eingeebnet wird (Abb. 9). Außerdem seien Probanden, die bei sonst normaler Tonschwelle Höreinschränkungen im Bereich > 12 000 Hz aufweisen, weniger lärmresistent (Osterhammel 1979, Dieroff 1976, 1982).

Wohl noch nicht hinreichend aussagekräftig ist der Versuch von Fritze (1981) sowie Fritze u. Gedlicka (1982), die temporäre *Hochton*senke nach experimenteller *Tiefton*belastung als Kriterium für die zu erwartende Lärm*resistenz* zu nutzen. Theoretische Grundlage dieser Überlegungen sind die Beobachtungen von Burdick et al. (1977) sowie von Burdick (1981), daß extreme Tieftongeräusche um 63 Hz *A-bewertet* schädigender seien als zum Beispiel die um 1 000 Hz. 4-Stunden-Belastungen mit 63-Hz-Bandpaßrauschen hatten einen ansehnlichen temporären Schwellenschwund auch bei 1 000–3 000 Hz verursacht (Patterson et al. 1977). Diese Ergebnisse werden bei der Beurteilung bleibender Hörschäden nach Tieftonexposition zu berücksichtigen sein.

Einen Übergang zur Vibrationsbelastung stellten die Experimente von Jerger et al. (1966) dar, bei denen die Probanden im Bereich 2–22 Hz mit 119–144 dB

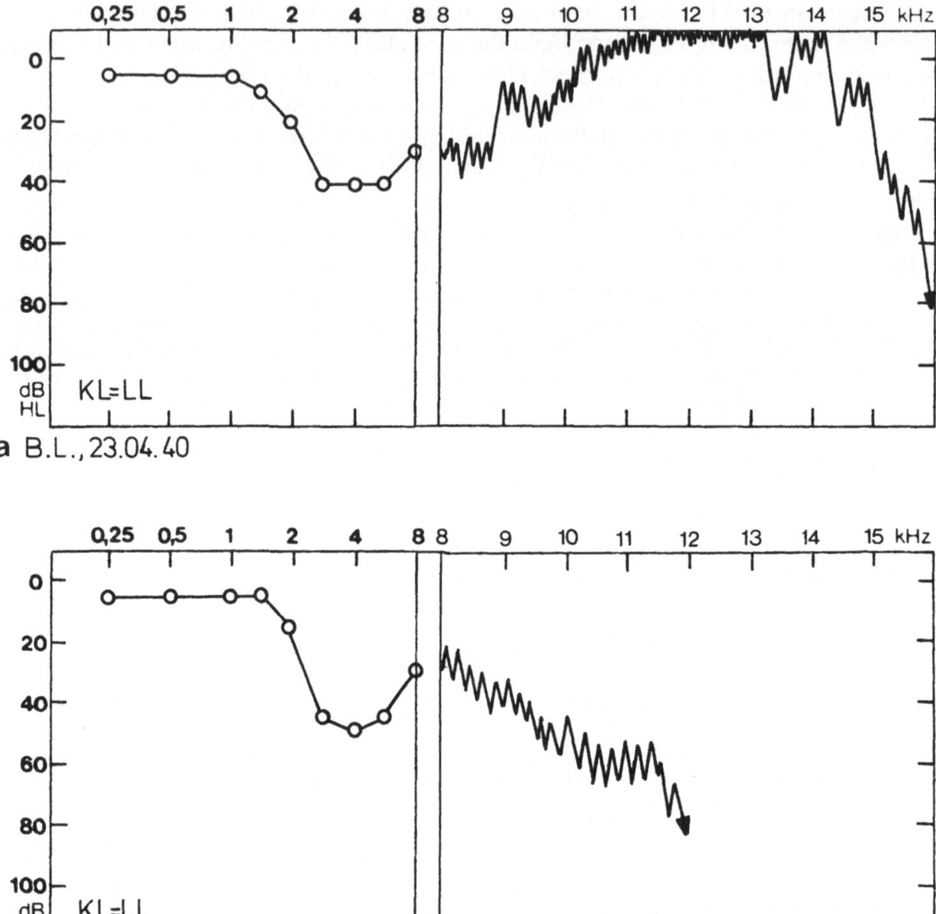

a B.L., 23.04.40

b R.G., 02.05.38

Abb. 9 a, b. Unterschiedliches Verhalten der Hörschwelle im Höchsttonbereich bei sonst gleicher Hochtonsenke. **a** Das Hören in Frequenzen oberhalb 8 000 Hz ist noch weitgehend erhalten trotz 18jähriger Lärmtätigkeit als Weber. **b** Oberhalb 8 000 Hz stellt sich – hier nach 22jähriger Exposition als Weber – ein deutlicher Hörverlust dar. Die Befunde verdanke ich Herrn Prof. Dr. H. G. Dieroff, Jena

beschallt wurden. Auch sie zeigten eine TTS in den Frequenzen 3 000–8 000 Hz. Chung (1980) will bei beruflicher, ausschließlich lärmbedingter Schwerhörigkeit – also ohne extreme Tieftonbelastung – neben der üblichen 4 000-Hz-Senke eine zweite Hörbeeinträchtigung zwischen 500 und 1 000 Hz gesehen haben. An der Tatsache also eines zusätzlichen vibratorischen Effekts auf das Innenohr scheint kein Zweifel mehr zu bestehen (Kile u. Wurzbach 1980, Hamernik et al. 1981).

Andere sahen unter gleichzeitiger Vibration niedrigere TTS-Werte und eine schnellere Rückbildung (Pfander 1978). Möglicherweise spielen hier Frequenz und Amplitude der Vibration eine entscheidende Rolle, sicher auch die Dauer der Belastung, einerseits nur im Laborversuch, andererseits über viele Berufsjahre.

Zur Diskussion steht die Frage, *wie* es zu dieser zusätzlichen Gefährdung entsprechend Exponierter kommt: Wahrscheinlich durch die *vibratorische Erregung des sympathischen Nervensystems* und die daraus resultierende vasospastische Wirkung. Jedenfalls war der Lärmschaden bei den Arbeitern besonders groß, die auch Zirkulationsstörungen in den Fingern aufwiesen (Pykkö u. Starck 1982). Gerade der umgekehrte Effekt aber wäre nach den Untersuchungsergebnissen von Handrock u. Fischer (1979) zu erwarten gewesen, nach denen die Sympathektomie bei Meerschweinchen eine nachteilige Lärmreaktion auslöst, während doch die Experimente von Beickert u. Terayama (1965) sowie von Maass et al. (1977) eine positive Wirkung und die von Hultcrantz (1979) keinen Einfluß auf das lärmbelastete Innenohr hatten erkennen lassen.

Zum Thema individueller Lärmempfindlichkeit hat die Gruppe um Handrock mehrere Beiträge geleistet. Disponiert zum Lärmhörschaden seien die Raucher (Handrock u. Matthias 1982) sowie Exponierte mit einem Magnesiummangel (Handrock et al. 1981, Ising et al. 1982, Joachims et al. 1983). Dieser sei wegen der „sehr veredelten Kost" oder wegen einer *Vitamin-D-Überdosierung* in den Industrieländern durchaus möglich und führe zu einer Reduktion der Magnesiumkonzentration in der Perilymphe; sie bedinge zwar allein von sich aus keine Funktionsbeeinträchtigung im Innenohr, wohl aber bei zusätzlicher Lärmeinwirkung – oder Streß (Vit.-D-Mangel, vgl. auch S. 152). *Magnesium*mangel könnte übrigens auch beim Wernicke-Korsakoff-Syndrom Ursache der zumeist geringen Hochtonschwerhörigkeit sein, zumal sie offenbar peripher im Innenohr lokalisiert ist im Gegensatz zu den sonstigen zentralen Symptomen dieser Krankheit (Probst 1983).

Zum Einfluß der Augenfarbe auf die TTS liegt eine offensichtlich klärende Studie von Hood et al. (1976) vor. Unter strengen statistischen Kautelen ergab sich ein differenziertes Bild in der Weise, daß *unter* 110 dB die *Adaptation* vom Melaningehalt der Iris abhängig ist; oberhalb davon kommt es zur *Ermüdung* – unabhängig von ihrem Melaningehalt. Unter solch kritischem Aspekt ist auch die Vorstellung zu sehen, daß bei melaninpigmentierter Iris der Hörverlust für 4 000 Hz auf dem linken Ohr größer sei als bei fehlender Pigmentation (Carter 1980).

Vitamin-A-Mangel soll keinen negativen Einfluß auf die Lärmresistenz (TTS) haben, so jedenfalls das Ergebnis an Meerschweinchen (Seinsch et al. 1982). Doch auch gegenteilige Vorstellungen sind konstruiert worden, allerdings rein spekulativ (Willemse 1952, Rüedi 1954, Löhle et al. 1982).

Auf die Frage, ob das Innenohr auf die Lärmbelastung zusätzlich mit einer Gefäßkontraktion reagiere, schien eine klare Antwort gefunden worden zu sein. Danach bliebe ausweislich der Wasserstoff-Clearance im Endolymphraum und polarographischer Mikroanalyse die Durchblutung der Meerschweinchenschnecke konstant, selbst bei einer Belastung mit 115 dB-Breitbandrauschen über 45 Minuten (Maass u. Ludwig 1983). Die Befunde wurden durch die von Angelborg et al. (1979) sowie von Hultcrantz (1979) bestätigt, in denen lärmbedingte Gefäßreaktionen nicht zu erkennen waren. Die Ergebnisse werden inzwischen wieder in Frage gestellt durch die phasenkontrastmikroskopischen Befunde von Axelsson et al. (1983). Danach führt *Langzeit*belastung (8 Wochen täglich über 10 Stunden mit 100 dB) bei Ratten zu präkapillären Sphinkterkontraktionen in den radial verlaufenden Arteriolen der Scala vestibuli und zu einer Minderdurchblutung in der Lamina spiralis. Diese Befunde betrafen jedoch überwiegend spontan-hypertensive, weniger die normotensiven Tiere (Borg 1979, Axelsson u. Vertes 1982). Auch die Gesamtblutversorgung des Labyrinthes sei reduziert (Vertes et al. 1980), und sogar zur Atrophie der Stria vascularis könne es als Folge der Lärmbelastung kommen (Clark u. Bohne 1978).

Brown et al. (1982) favorisieren zwar ebenfalls die „vaskuläre Genese" der Lärmschwerhörigkeit, beschränken diese Aussage aber auf den Frequenzbereich unter 1,5 kHz.

Ototoxische Medikation *vor* der Lärmarbeit kann Ursache einer unverhältnismäßig starken Lärmschädigung sein. Beim umgekehrten Zeitgang wurde bislang eine gegenseitige Abhängigkeit verneint, d. h. eine Lärm-Vorbelastung würde keine besondere Empfindlichkeit des Innenohres hinterlassen. Jetzt halten Rejtö et al. (1982) auch primär Lärmgeschädigte für ototoxisch besonders gefährdet. Beide Noxen greifen zwar unmittelbar an der Sinneszelle an, aber in unterschiedlicher Weise: die Lärmexposition führt zu einer Degeneration durch unphysiologische akustische Überlastung und damit zu Stoffwechselerschöpfung, die Ototoxika reichern sich zunächst im Corti-Organ nur an, um erst sekundär – wahrscheinlich unter physiologischer „Belastung" – den Zelltod zu bewirken
   Während bei ausschließlicher Lärmbelastung Haarzellverluste *auch* in den apikalen Windungen beim Meerschweinchen zu beobachten waren, boten sie bei kombinierter Applikation von Lärm und Aminoglykosid-Antibiotika ein ausschließlich basales Ausfallmuster (Dodson u. Bannister 1982).

Diese relativ kurzen Ausführungen zur Lärmschädigung des Innenohres müssen hier genügen. Das Standardwissen ist im Referat über die Berufskrankheiten (Lehnhardt 1965), in „Lärmschwerhörigkeit" (Dieroff 1975), in "Effect of Noise in Man" (Kryter 1970), in "Occupational Hearing Loss" (Robinson 1971) in "Noise induced Hearing Loss" (Hamernik et al. 1980) oder in "Industrial Noise Pollution and Hearing Impairment" (Sulkowski 1980) nachzulesen. Aus spezieller physiologischer Sicht wurden die Auswirkungen des Lärms auf das Gehör von Spreng (1982) abgehandelt.

Eine zusammenfassende Darstellung der *Knallschäden* gab Pfander (1975). Die Entwicklung neuer Waffensysteme hat inzwischen Schalldruckspitzen bis zu 250 dB SPL gebracht, also Werte, die weit oberhalb derjenigen des Impulslärms liegen. Während Impulse Schallereignisse von <1 ms Dauer sind (ISO R-1999), erzeugen der Knall oder die Detonation Druckspitzen von <2 ms und Explosionen solche von >2 ms Dauer. Von solch gewaltigen Energien sind überwiegend mechanische Schäden im Innenohr zu erwarten, wenn auch eventuell nur im mikroskopischen oder gar ultramikroskopischen Bereich, z. B. an der Retikularmembran (Meyer u. Biedermann 1980). Schließlich können auch durch extreme *Lärm*belastung (140 dB für 1 min) feingewebliche Zerstörungen ausgelöst werden, so z. B. in der Stria vascularis (Ulehlová, 1982). Einzelheiten über die Pathologie des Knalltraumas sind im Handbuchartikel von Spoendlin (1980) nachzulesen. Die nichtmechanischen, metabolischen Schadensanteile des Knall- oder Explosionstraumas ähneln in ihrem klinischen Bild denen nach Lärmbelastung.

3.1.2 Explosion und Schädeltrauma

Das *stumpfe Schädeltrauma* kann, wie Knall und Explosion, zu einer Schädigung nur im oberen Teil der Basalwindung (Hochtonsenke) – auch bei den Boxern (Paulsen u. Hundhausen 1971) – bzw. ihrer fensternahen Anteile (Hochtonabfall) führen. Oder es bedingt, vor allem bei begleitenden Frakturen, den funktionellen Tod des gesamten Innenohres.

Die nur begrenzte Abschätzbarkeit der einwirkenden Energie muß zwangsläufig sehr unterschiedliche Schwerhörigkeitsbilder mit sich bringen, d. h. es sind gelegentlich auch flache Tonschwellenverläufe zu beobachten, die zunächst als nichttraumatisch imponieren (Kerr 1980). Von manchen Autoren werden sie als Ausdruck eines traumatischen Endolymphhydrops gedeutet (Clark u. Rees 1977, Rizvi u. Gibbin 1979).

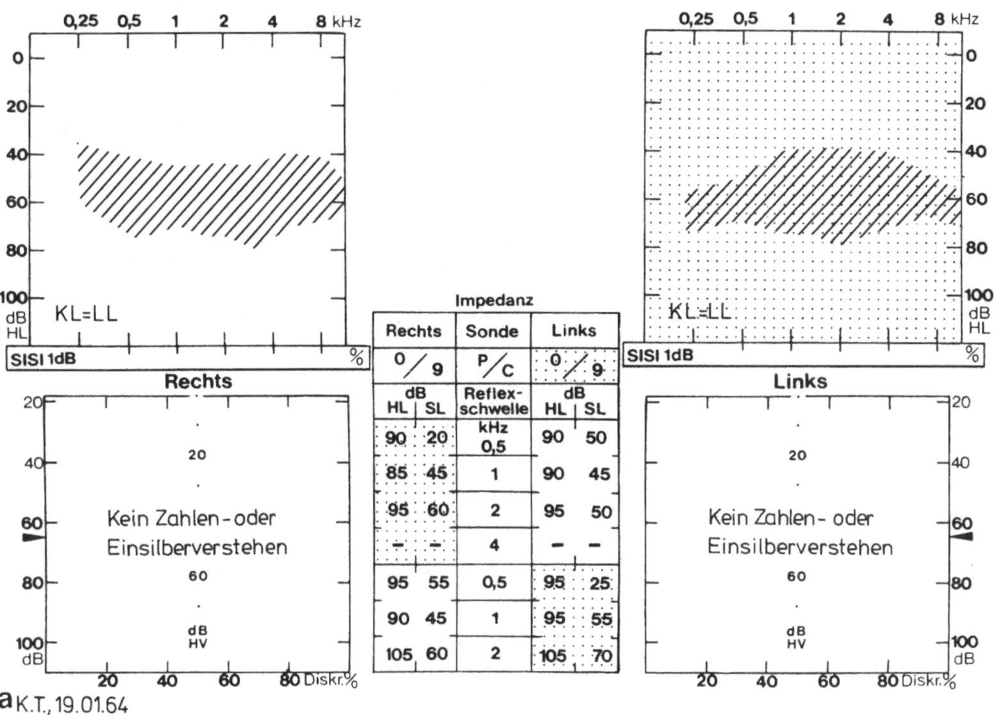

Impedanz			
Rechts	Sonde	Links	
0 / 9	P / C	0 / 9	
dB HL | SL	Reflex-schwelle	dB HL | SL	
	kHz		
90 | 20	0,5	90 | 50	
85 | 45	1	90 | 45	
95 | 60	2	95 | 50	
— | —	4	— | —	
95 | 55	0,5	95 | 25	
90 | 45	1	95 | 55	
105 | 60	2	105 | 70	

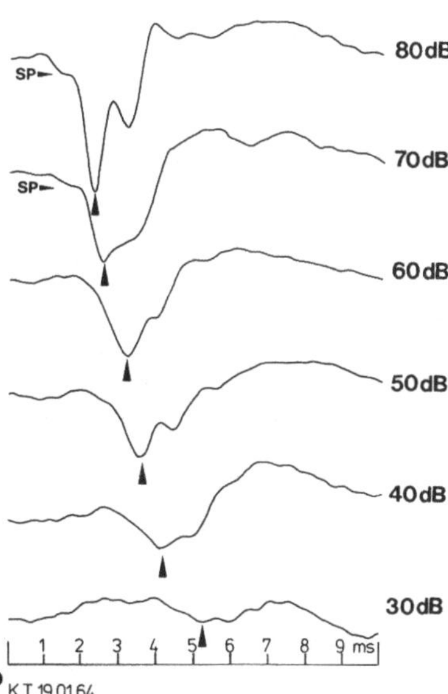

Abb. 10 a, b. Beispiel einer *nicht* innenohrbedingten Schwerhörigkeit nach Schädelhirntrauma mit Hirnstammkontusion. **a** Das Tongehör erscheint noch relativ gut, wenn auch die Angaben sehr unsicher waren (schraffierter Bereich). Stapediusreflex beidseits weitgehend erhalten, kein pathologischer Reflexschwund. Sprachverstehen gänzlich aufgehoben. **b** Im ECochG ist das AP ab 30 oder 40 dB registrierbar – allerdings nur für N_1; das SP ist deutlich erkennbar. Reizantworten des Hirnstamms (P_6/J_V) fehlten

Hörschäden nach stumpfen Schädeltraumen können auch ausschließlich oder zusätzlich die *zentrale Hörbahn* treffen. Diese „auf den ersten Blick" als *innenohr-bedingt* erscheinenden Schwerhörigkeiten sind durch spezielle Tests (dichotische Sprachdiskrimination, Stapediusreflexschwelle, ECochG, Hirnstamm- und kortikale ERA etc.) als Handicap irgendwo zwischen Hörnerv und Kortex zu erkennen und zu lokalisieren (Lehnhardt et al. 1981) (Abb. 10).

Eine Möglichkeit, vom audiometrischen Befund her zwischen lärmbedingtem und traumatisch entstandenem Hochtonschaden zu unterscheiden, könnte wieder die Hochfrequenzaudiometrie bieten. Während die Lärmschwerhörigkeit einen bis 15000 Hz reichenden *kontinuierlichen* Abfall zeigt, sollen die akut traumatisch Geschädigten einen *abrupten vollkommenen* Hörverlust im Bereich oberhalb des schon routineaudiometrisch erfaßbaren Steilabfalls erkennen lassen (Dieroff 1982).

Für die Therapie des akuten akustischen Traumas hat sich die Medikation von Dextran 40 plus Vitamin A und E, Betahistin und Modazepam im Vergleich zu NaCl-Infusionen plus Placebo-Dragees als unwirksam erwiesen (Eibach u. Börger 1980). Andere meinen, durch die Beatmung mit hyperbarem O_2 (Lamm u. Klimpel 1971, Demaertelaere u. van Opstal 1981) oder aber mit einem Gasgemisch von 95% plus 5% CO_2 (Ott u. von Felten 1981) signifikante Besserungen erreicht zu haben.

Unter den traumatischen Schwerhörigkeiten sind weiterhin die zu nennen, die durch *Druckdifferenzen* auftreten sowie die Elektroschäden des Ohres. Auch über sie wurde im Referat 1965 ausführlich berichtet. Bei Tauchern und Piloten wird manche akute Schwerhörigkeit heute eher als Fensterruptur denn als Dekompressionskrankheit im ursprünglichen Sinne erklärt (King 1976, Novotny 1980). Für die *Strom-* und *Blitz*schäden haben sich zwischenzeitlich keine neuen Gesichtspunkte ergeben.

3.1.3 Fensterrupturen

3.1.3.1 Rundfensterruptur

Das Einfügen dieses Abschnitts in das Kapitel traumatische Innenohrschwerhörigkeiten verfolgt die Absicht, dieses Krankheitsbild solange nicht zu den atraumatischen kryptogenen Hörverlusten zu zählen, als die atraumatische Genese nicht bewiesen ist – und sei das Ereignis auch noch so unauffällig (Stroud u. Calcaterra 1970, Goodhill 1971, Goodhill et al. 1973, Pullen 1972, Fraser u. Harborow 1975).

Rupturen der Rundfenstermembran wurden wohl erstmals 1926 von Ulrich beschrieben – jedoch nicht als eigenständiges klinisches Bild, sondern als Nebenbefund schwerer Erschütterungen oder Frakturen des Felsenbeins. Über sie ist jüngst erst wieder berichtet worden (Strohm 1982). Auch wenn sie nicht Gegenstand der derzeitigen Diskussion sind, ist es notwendig, die Beobachtungen Ulrichs zu erwähnen, um zu verstehen, warum die Ruptur zunächst nur als Folge eines äußeren Insults erklärt wurde und werden konnte.

Selbst bei der scheinbar atraumatischen Ruptur wird man nach einer Kraft suchen, die von *innen* her, also vom Perilymphraum aus die Membran einreißen läßt. Diese Kraft schien zu fehlen, solange der Aquaeductus cochleae beim Menschen als extrem eng galt. Nachdem aber kein Zweifel mehr daran zu bestehen scheint, daß diese Verbindung zwischen Liquor- und Perilymphraum auch beim Menschen weit genug ist, um einen Druckausgleich zu gewährleisten (Palva u. Dammert 1969, Schuknecht 1974, Farrior u. Endicott 1971, Wlodyka 1978, Sekula u. Wlodyka 1982), schien der wichtigste Einwand gegen eine „spontane" Ruptur der Rundfenstermembran ausgeräumt (Abb. 11). Zusätzlich zum

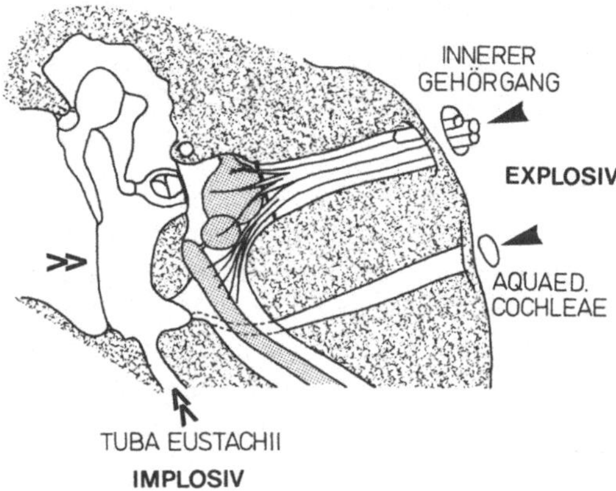

Abb. 11. Halbschematische Darstellung der Verbindungswege zwischen Liquor und Innenohr, die ursächlich für die implosive oder explosive Ruptur der Rundfenstermembran in Betracht kommen. Von Interesse sind vor allem die engen topographischen Beziehungen zwischen Rundfenstermembran und Aquaeductus cochleae. (In Anlehnung an Goodhill 1981)

Aquaeductus cochleae besteht über den inneren Gehörgang entlang dem Hörnerven und der Gefäße eine Verbindung zwischen Liquor und Perilymphe (Kley 1961), doch sie ist normalerweise kaum geeignet, Druckdifferenzen auszugleichen (Beentjes 1972). Der Aquaeductus cochleae dagegen ermöglicht gegebenenfalls sogar den umgekehrten Ausgleich, d. h. *vom Mittelohr* her zur Perilymphe und weiter in Richtung Liquorraum – jedenfalls bei der Katze (Carlborg et al. 1982).

Danach bieten sich folgende Möglichkeiten für den *Mechanismus der Ruptur:*
– implosiv durch tympanale Drucksteigerung oder
– explosiv durch Liquordruckanstieg via Aquaeductus cochleae (oder auch entlang des Hörnerven? Goodhill 1980, 1981) und vielleicht auch
– explosiv als Folge einer vermehrten Blutfülle der Innenohrgefäße (Carlborg 1981).

Auf welche Weise im einzelnen oder im Zusammenwirken der dafür notwendigen Kräfte die Ruptur zustandekommt, ob durch Schneuzen, Pressen, Valsalva, Tauchen, Fliegen und körperliche Anstrengung oder selbst durch akustische Traumen (Lyons et al. 1978), sei zunächst dahingestellt. Nach morphologischen Aspekten müßten geringe Kräfte genügen, um die „Membran" einreißen zu lassen, da die Perilymphe sich ultramikroskopisch bis in den subepithelialen Raum der Mittelohrschleimhaut erstreckt (Arnold u. v. Ilberg 1972).

Beim Meerschweinchen zerreißt die Rundfenstermembran bei einem *äußeren* Überdruck von 400 mm *Wassersäule,* ein Wert, der zwar über den physiologischen Belastungen liegt (Kleinfeld u. Dahl 1979), der aber bei Tubenfunktionsmessungen am Menschen mit Trommelfelldefekt *und* blockierter Tube von manchen Untersuchern aufgewendet wird. Ein *innerer* Überdruck von + 350 mm WS soll schon durch tiefes Kopfsenken entstehen. Überlagert sich dieser zufällig mit einem Paukenunterdruck von < 600 mm WS wegen blockierter Tube, dann würde an der Rundfenstermembran ein Druckgradient von fast 1 000 mm WS entstehen (Allam 1976, Fukaja u. Nomura 1983). In Druck pro Fläche gemessen liegt für das runde Fenster die mittlere Belastungsgrenze bei 29,2 kPa und für das ovale Fenster bei 21,4 kPa (Vogt u. Bödefeld 1982). Die Druckregulationsmechanismen im Perilymphraum finden sich ausführlich dargestellt bei Densert et al. (1978, 1981).

Eine explosive Ruptur allein durch Druckerhöhung im Liquor- bzw. Perilymphraum entsteht bei der Katze erst bei 10–30 mm *Hg.* Solche Drucke könnten beim Schneuzen, Husten, Thorax- oder Abdominalpressen und auch bei forciertem Trendelenburg nicht aufgebracht werden; eine zusätzliche Schwäche der Membran sei deshalb Voraussetzung für ihr Zerreißen (Stroud u. Calcaterra 1970, Miriszlai 1981), oder die Membran ist schon konnatal defekt gewesen (Althaus 1981).

An möglichen *lokalen Faktoren* nannte Gülzow (1980)

– zu dünner narbiger Verschluß (Nedelski u. Barger 1976)
– Störungen der Gefäßversorgung der Rundfenstermembran und
– kongenitale oder entzündliche Schwäche der Rundfenstermembran (Chüden 1979).

Gray u. Barton (1981) vermuten eine außergewöhnliche Größe des runden Fensters sowie einen extrem weiten Aquaeductus cochleae (auch Heermann et al. 1976 sowie Grossenbacher 1976), Befunde, die als Teil einer Mißbildung (Mondini) eventuell auch polytomographisch faßbar sind (Farrior u. Endicott 1971, Wolfowitz 1979, Grossenbacher 1976, Gray u. Barton 1981). Solche breiten Kommunikationen zwischen Liquor- und Perilymphraum sind jedem Mittelohr-Operateur von dem gelegentlichen Perilymphschwall bei der Steigbügeloperation her bekannt. Er wird immerhin in 2% der Operationen (n = 1 160) beobachtet, führt aber nur bei 0,2% zu schwerem, bleibendem Hörverlust (Causse 1980).

Eine zusätzliche Gefährdung soll für Taucher bestehen (Freeman 1975, 1978, Molvaer et al. 1978, Pullen et al. 1979, Natali et al. 1980, Gray u. Barton 1981). Trotzdem wird das Innenohr-Barotrauma nicht in jedem Fall als Ausdruck einer Fensterruptur zu deuten sein (Coles 1976, Ristow 1980), sondern vielfach weiterhin als Dekompressionsschaden im Sinne einer Mikroembolie durch Stickstoffbläschen (Farmer 1976, Novotny 1980). Die Rekompression (Pang 1974) oder auch eine lediglich gefäßerweiternde Behandlung (Novotny 1980) kann dann eine Besserung bringen.

Tierexperimentelle Studien zur Ruptur der Rundfenstermembran gehen schon auf den Anfang der 60er Jahre zurück; sie waren auch der Grund dafür, daß Simmons und Burton bei 15 Patienten mit plötzlicher Hörverschlechterung ohne erkennbares Trauma die Ruptur der Rundfenstermembran vermuteten (Simmons u. Burton 1962, Simmons 1968).

Bei ihren Versuchen an der Katze hatte Simmons u. Burton nach Eröffnung der Rundfenstermembran ein Verschwinden der CM beobachtet; es war *deutlicher als das spätere histologische Präparat des Corti-Organs dies hätte erwarten lassen.* Die CM verschwanden jedoch nur, wenn Perilymphe abgeflossen war. Später konnten die Autoren den vollständigen Abfall der CM und des CAP auch bei zwei Patienten elektrokochleographisch registrieren.

Geschieht nun, um das Abfließen von Perilymphe zu verhindern, die instrumentelle Perforation der Rundfenstermembran von vornherein unter Ringerlösung, dann bleiben die CM und das CAP erhalten (Lamm et al. 1982). War die Perforation nicht unter einem Flüssigkeitsspiegel erfolgt, besserten sich die Potentiale wieder nach Auffüllen der Bulla mit Ringerlösung. Demnach wäre Ursache des Hörverlustes in erster Instanz das Lack an Perilymphe. Wird es gestoppt, bessern sich die elektrophysiologischen Daten, wird es verhindert, bleiben sie annähernd konstant.

Für das so *unterschiedliche Ausmaß der Hörverluste* nach Ruptur ist wahrscheinlich nicht nur die Weite des Aquaeductus cochleae entscheidend, sondern auch die räumliche Anordnung seiner Mündung im fensternahen Anteil der Basalwindung oder sogar in einer Duplikatur – Membrana limitans – der Rundfenstermembran selbst (Franke 1978, Bergmann et al. 1979, Nomura 1982). Vielleicht erklärt sich die außergewöhnliche Vorwölbung der Membran, wie sie Grossenbacher (1976) beschrieben hat, als Perilymphansammlung zwischen den beiden Membrananteilen oder zwischen Rundfenstermembran und Rundfenster*nischen*-membran (Nomura et al. 1983).

Bei nur schlitzförmigem Einriß wird das Perilymph-Lack jeweils wieder durch Liquor aufgefüllt werden und die Membran wird sich regenerieren können (McClure u. Lycett 1980). Bei totalem Fehlen der Rundfenstermembran (Gülzow 1980) und relativ weitem, vielleicht sogar im runden Fenster mündenden Aquaeductus cochleae wird der Liquor unmittelbar in die Pauke fließen und sich hier eventuell als „Serotympanon" bzw. Liquortympanon zeigen (Wolfowitz 1979, Fiebach u. Plath 1983). Der Liquor könnte dann die Perilymphe „mitreißen" und damit eine Unterbrechung der Perilymphsäule auslösen; dies wäre allerdings nur möglich, wenn zugleich Luft in die Scala tympani gelangt (Lamm et al. 1984). Die Folge wäre ein momentaner Zusammenbruch der Hydrodynamik und damit das abrupte Verschwinden der CM im Tierexperiment (während sie ja ohne Perforation der Rundfenstermembran sogar den Tod des Tieres noch überleben, wenn auch mit deutlich geringerer Amplitude).

Diese Vorstellungen werden gestützt durch tierexperimentelle Befunde von Robertson (1974). Er hatte die Scala tympani nicht im runden Fenster, sondern in der *Basalwindung* eröffnet und konnte beobachten, daß sich – nach anfänglichem Abfall der CM – auch die Folgepotentiale wieder einstellten, wenn die abgeflossene Perilymphe ersetzt worden war.

Das *Schwerhörigkeitsbild* nach Ruptur der Rundfenstermembran ist uneinheitlich bezüglich des Tonschwellenverlaufs, einheitlich aber im Sinne des Rekruitments; der Hörverlust ist gleichbleibend oder fluktuierend. Die Diagnose ist in fast allen Fällen bislang erst intra operationem oder durch transmyringeale Endoskopie (Schüssler et al. 1982) zu stellen oder zu bestätigen gewesen (Grossenbacher 1976, Stroud u. Calcaterra 1970, Fraser u. Harborow 1975, Chüden 1979, Boenninghaus u. Gülzow 1981). Etwa drei Viertel der Patienten klagen gleichzeitig über Schwindel, die Hälfte über Tinnitus (Lit.-Übersicht bei Strohm 1982). Kinder sollen bevorzugt betroffen sein (Arenberg et al. 1974, Grundfast et al. 1978, Knight 1977, Knight u. Phillips 1980).

Die *Operationsindikation* bei Verdacht auf eine Ruptur der Rundfenstermembran ergibt sich aus
– der Anamnese, gegebenenfalls mit offensichtlichem oder fraglichem Trauma
– der Plötzlichkeit des Hörverlustes
– einem eventuell pulsierenden Rauschen und
– oft aus dem Schwindel (Boenninghaus u. Gülzow 1981).

Operativ wird unterschiedlich vorgegangen: Tonkin u. Fagan (1975) exzidieren den Rand der Perforation, entfernen die tympanale Schleimhautschicht und legen auf die so geschaffene Wundfläche ein Venentransplantat. Goodhill et al. (1973) benutzen Perichondrium zum Verschluß des Defekts. Andere sind zurückhaltender schon wegen der Möglichkeit wiederholt beobachteter Selbstheilung (Medzelski u. Barber 1976, Caruso et al. 1977, Behbehani u. Kastenbauer 1978, Kleinfeldt 1978, Meyerhoff 1979). Mit dieser Empfehlung erledigt sich weitgehend die Frage des Operationstermins: Je vorsichtiger man vorgeht und je konsequenter man sich bei negativem Befund lediglich auf die Tympanotomie oder Tympanoskopie beschränkt, um so eher ist es erlaubt und geboten, früh zu „operieren" (Goodhill 1971, Wurtele 1976, Jensma 1979, Boenninghaus u. Gülzow 1981, Sekula und Wlodyka 1982). Auf jeden Fall vermeiden sollte man diagnostische (Fiebach u. Plath 1983) oder gar „therapeutische" Tubendurchblasungen wegen der Gefahr, dabei Luft in das offene runde Fenster zu drängen. Der Patient muß angewiesen werden, nicht zu schneuzen und nicht von sich aus die Pauke aktiv zu ventilieren. Dieser Hinweis verlangt eine frühe Verdachtsdiagnose schon durch den Erstbehandler – und eine Zurückhaltung bezüglich des Politzerns.

Grundsätzlich neue Aspekte hinsichtlich des weiteren Verlaufs einer Rundfenstermembran-Ruptur könnten die Versuchsergebnisse von Fukaja u. Nomura (1983) an Meerschweinchen aufzeigen. Die Autoren registrierten die CM, das CAP und die AEP des Hirnstamms 10, 20 und 30 Tage nach der instrumentellen Perforation. Die Innenohrschäden betrugen nach 10 Tagen nur etwa 20 dB und hatten sich nach 30 Tagen gänzlich wieder zurückgebildet. Nur wenn gleichzeitig auch ein Mittelohrerguß vorlag, blieb ein Hochtonverlust zurück. Inwieweit diese Befunde vom Meerschweinchen auf den Menschen zu übertragen sind, bleibt abzuwarten. Beachtenswert sind sie jedenfalls!

Die endgültigen klinischen Ergebnisse ohne oder mit operativem Vorgehen und ohne oder mit unterschiedlichen konservativen Maßnahmen sind noch nicht zu beurteilen. Erwähnenswert erscheint jedoch die Empfehlung einer hirndrucksenkenden Therapie mit 20%iger Mannitollösung (Sekula u. Wlodyka 1982); unter dieser Medikation kam es in 6 von 14 Fällen zur vollständigen, in weiteren 6 zur partiellen Restitutio und nur in 2 Fällen war kein Effekt zu verzeichnen gewesen.

Die frühere Vorstellung, daß jegliche Manipulation am *runden* Fenster zur Ertaubung führt, während Operationen am *ovalen* Fenster möglich und vorteilhaft sein können, gilt sicher nicht mehr (Tonkin u. Fagan 1975). Seit Schuknecht (1982) sogar die Sakkulotomie durch die Rundfenstermembran hindurch inaugurierte und nachdem er sie mit Erfolg gegen den Schwindel sowie mit einer nennenswerten Hörverschlechterung in „nur" 25% der Fälle (n = 51) durchgeführt hat, scheint aus dem noli me tangere der Rundfenstermembran ein „Einstieg" in die Erklärung mancher Innenohrschwerhörigkeiten geworden zu sein. Welche Zufälle an den bisherigen Erfolgen bzw. Mißerfolgen der jeweiligen Eingriffe beteiligt waren, ist vorerst nicht zu erkennen.

3.1.3.2 Rupturen im ovalen Fenster

Schwerhörigkeiten durch Einrisse des *ovalen* Ringbandes im Zuge eines schweren Schädeltraumas (Fee 1968) bedürfen keiner erneuten Diskussion. „Spontane" im oder explosive Rupturen scheinen im ovalen Fenster seltener zu entstehen als im runden. Ein umgekehrtes Verhältnis ergibt sich, wenn die operativen und traumatischen Rupturen mitberücksichtigt werden. So waren von den 15 Fällen, über die Goodhill et al. (1973) in ihrer ausführlichen Arbeit berichteten, 9 im ovalen, 5 im ovalen und runden und nur 1 allein im runden Fenster gelegen. Chronischen Lecks des ovalen Ringbandes bei weitem Aquaeductus cochleae und vestibulärem Perilymphüberdruck (Farrior u. Endicott 1971, vgl. Kap. 3.4.1) kann eine Mondini-Mißbildung zugrundeliegen mit der Gefahr einer Meningitis (Desjardins et al. 1982, Pérez-Garigues et al. 1982, Elverland u. Miar 1983).

Eine entsprechende Beobachtung hat mir dankenswerterweise Herr Feldmann überlassen. Er behandelte ein sechsjähriges Mädchen, das dreimal an einer Meningitis erkrankt und jetzt links taub war. Liquorfluß war nicht nachweisbar, röntgenologisch die linke Kochlea nur als Bläschen angelegt, hinterer und oberer Bogengang fehlten. Aus einer zystischen Schleimhautvorwölbung zwischen den Stapesschenkeln trat Perilymphe aus, nach Extraktion des Steigbügels im Schwall. Das Vestibulum wurde mit Bindegewebe ausgestopft, danach Liquorfluß auch aus dem runden Fenster. Verkleben der Rundfenstermembran, Tamponade der Pauke. – In der Steigbügelfußplatte fand sich ein kreisrunder Defekt (Abb. 12) als Teil einer Mondini-Mißbildung des linken Ohres.

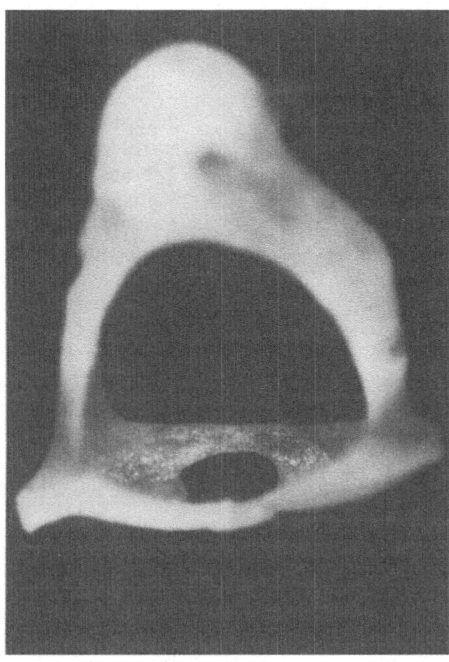

Abb. 12. Steigbügel mit kreisrundem Defekt in der Fußplatte als Teil einer Mondini-Mißbildung des Labyrinths und Ursache rezidivierender Meningitiden. (Herrn Prof. Dr. H. Feldmann, Münster, danke ich für die freundliche Überlassung dieses Fotos und der zugehörigen Daten)

Solche Fisteln bei Kindern sind jedenfalls zu unterscheiden von denen im Erwachsenenalter (Guindi 1981). Bei ihnen verlaufen Einrisse im Ringband weniger dramatisch, der Hörverlust ist geringer als bei den Rundfenstermembran-Rupturen. Ringbanddefekte sollen auch ein häufiger Begleitbefund der traumatischen *Trommelfell*ruptur sein, nämlich in $^2/_3$ der Fälle (Emmett u. Shea 1980). Oder sie stellen sich als Dehiszenz nach Stapesplastik ein (House 1967, Dawes u. Watson 1979, Shea 1979). Die Schwerhörigkeit beschränkt sich dann oft auf den Tieftonbereich (Schmidt 1981; vgl. Abb. 45), eventuell begleitet von Schwindel und Ohrensausen. Der operative Verschluß von Einrissen oder Deshiszenzen gelingt zumeist ohne Schwierigkeiten, eine Hörverbesserung ist nicht immer zu erreichen (Allam 1976, Schmidt 1981). Spontanheilung ist auch nach Monaten noch möglich (Tanaka et al. 1983).

Wohl als Zufallsbefund ist die Ruptur der Reissner-Membran aufzufassen, einmal im Zuge eines Barotraumas entstanden und einmal ohne ersichtlichen äußeren Anlaß. Die Zerreißung war bei beiden Patienten nahe dem Ductus reuniens gelegen (Gussen 1981). Klinisch sei die Ruptur als „Hörsturz" in Erscheinung getreten.

3.2 Ototoxische Schwerhörigkeiten

3.2.1 Aminoglykosid-Antibiotika (AA)

Die wichtigste Rolle unter den Ototoxika nehmen die Aminoglykosid-Antibiotika (AA) ein, auch Oligosaccharid-Antibiotika oder Streptomyces-Antibiotika genannt; nach Rejtö et al. (1982) sind es 90% der Ototoxika. 2% aller Innenohr-

Tabelle 1. Ototoxische Antibiotika in alphabetischer Reihenfolge, vorwiegend Aminoglykosid-Antibiotika. Die Polymyxine wirken nur neurotoxisch. (Aus Federspil 1983)

Amikacin	Sorbistin
Bluensomycin	Streptomycin
Butikacin	Tobramycin
Butirosin	Verdamycin
Dihydrostreptomycin	Fortimicin (Pseudodisaccharid)
Dibekacin	Kasugamycin (Disaccharid)
Framycetin	Spectinomycin (Disaccharid)
Gentamicin	Vancomycin (Glykoproteid)
Kanamycin	Capreomycin (Polypeptid)
Kanendomycin	Viomycin (Polypeptid)
Lividomycin	Minocyclin (Tetracyclin)
Neomycin	Doxycyclin (Tetracyclin)
Netilmicin	Erythromycin (Makrolidantibiotikum)
Paromomycin	Polymyxin B (basisches Peptidantibiotikum)
Ribostamycin	Polymyxin E = Colistin
Sisomicin	

schwerhörigkeiten (n = 9657) seien toxisch entstanden (Tabelle 1). Das Schrifttum über ihre Angriffsmechanismen im Innenohr und über das klinische Bild der ototoxischen Schwerhörigkeit ist kaum noch zu übersehen. Ausführliche Zusammenstellungen theoretisch und klinisch bedeutsamer Gesichtspunkte finden sich bei Federspil (1979, 1982), von Ilberg (1980) und bei Stupp (1970).

Seit Caussé (1949) ist bekannt, daß die AA am Sinnesorgan angreifen, während schon das Spiralganglion und die nächsten Neurone lange verschont bleiben, es sei denn, sie sind – später – im Sinne aufsteigender Degeneration beteiligt (Kellerhals et al. 1967).

Im Tierexperiment verschwinden sehr früh die Mikrophonpotentiale und das Aktionspotential (Feinmesser u. Sohmer 1965; Jankowski et al. 1971), während das endokochleäre DC-Potential noch erhalten bleibt (Logan et al. 1974, Komune u. Snow 1981). Dabei bestätigte sich auch elektrophysiologisch die besondere Empfindlichkeit der *äußeren* Haarzellen (Rejtö et al. 1982): Das Rekruitment ist anhand des Aktionspotentials (CAP) eindeutig darstellbar, d. h. in der Reizantwort-Funktion werden bei großen Intensitäten annähernd dem Gesunden entsprechende Amplituden erreicht. Im Gegensatz dazu blieb die Amplitude der CM nach Kanamycinintoxikation auch bei großen Reizlautstärken begrenzt (Dallos u. Wang 1974). Innerhalb des AP verkleinert sich zunächst N_1, während N_2 deutlicher hervortritt.

Dieses „dissoziierte Muster" läßt sich als Ausdruck eines primären Sinneszellschadens in der Basalwindung deuten (Ramsden et al. 1980). Das Ganglion spirale wird erst nach vollständigem Ausfall der Sinneszellen betroffen (Koitchev et al. 1982), und auch in den zentralen Hörbahnanteilen werden Potentialausfälle nur nach extrem hohen Dosen gesehen, zumal manche AA (z. B. Neomycin) bei normaler Dosierung im Hirngewebe gar nicht nachweisbar sind (Desrochers u. Schacht 1982).

Schacht (1979) meint in chromatographischen Studien eine besondere Affinität der AA zu bestimmten Lipophosphatiden gefunden zu haben; sie sei die Ursache der Ototoxizität. Damit wäre vielleicht auch die Affinität der AA zu den melanintragenden Strukturen des Innenohres erklärt, wie dies in ähnlicher Weise für Chinin und Chlorochin angenommen wird (Lyttkens et al. 1979). Lindquist (1973) diskutierte deshalb die Möglichkeit, daß die Ototoxizität der AA wie die von Chlorochin und Chinin durch Speicherung in den melaninhaltigen Zellen entstehe; da Melanin an der Oberfläche der Stria vascularis zum Endolymphraum hin liege, wären Sekretionsstörungen die wahrscheinliche Folge.

So viele Einzelheiten aus elektrophysiologischen und biochemischen Befunden auch bekannt sind, so wenig geklärt ist letztlich die *primäre* Lokalisation des toxischen Schadens. Manches spricht für eine anfängliche Alteration der Stria vascularis, so vor allem die potenzierende Wirkung der AA bei gleichzeitiger Medikation von Ethakrynsäure, von der wir wissen, daß sie an der Kaliumpumpe der Stria vascularis angreift (Wilson u. Juhn 1970, Sellik u. Johnstone 1975). Ebenfalls im Sinne eines Kaliumverlustes und Natriumanstiegs in der Endolymphe (Mendelsohn u. Katzenberg 1972) müßte sich eine Schädigung der Transportvorgänge an der Reissner-Membran auswirken (Watanuki et al. 1968, Kanaka et al. 1970). Alle diese Veränderungen würden dann *sekundär* die Haarzellen treffen.

Elektrophysiologisch aber deutet – wie oben dargestellt – das anfängliche Erhaltenbleiben des endokochleären Potentials bei frühem Ausfall der CM und des AP auf einen *primären* Sinneszellschaden hin. Irgendwie wird jedenfalls die Sinneszellmembran durchlässig für Stoffwechseltoxine (Schacht 1976). Der Funktionsausfall verläuft dann ganz abrupt, vorrangig an den äußeren und erst später an den inneren Haarzellen, beginnend jeweils in der Basalwindung (Federspil 1972). Nach anderen Beobachtungen schreitet die Degeneration der *inneren* Haarzellen – im Gegensatz zu der der äußeren – von der Spitze zur Basis fort (Lit bei v. Ilberg 1980, Sato 1983). Vermutlich wird das Ausfallmuster bestimmt auch von der Höhe der applizierten Dosis.

Aus pharmakokinetischen Untersuchungen – auch am Menschen (Meyer zum Gottesberge u. Stupp 1969) – geht hervor, daß die AA vom Serum rasch in die Perilymphe übertreten, wahrscheinlich, weil eine lineare Abhängigkeit vom erreichten Serumspiegel besteht und weil die Clearance des AA aus dem Serum vorwiegend renal erfolgt – bzw. bei einer Nierenfunktionsstörung nicht erfolgt. Die Anreicherung in der Perilymphe ist um so stärker ausgebildet, je ototoxischer die Substanz ist – bei systemischer Gabe wie bei lokaler Applikation ins Mittelohr (Stupp et al. 1973, Olitani et al. 1982); für Kanamycin z. B. beträgt sie das Hundertfache derjenigen im Hirngewebe (Rejtö et al. 1982). Deshalb ist die Wirkung im Einzelfall vorwiegend abhängig von der *Gesamt*dosis, also weniger von der Tagesdosis (Lehnhardt 1970, Jackson 1977, Schönberger 1981, Federspil 1982). Auch das Aufteilen der Tagesdosis in mehrere Einzelportionen hat nur eine begrenzt vorbeugende Wirkung (Federspil u. Schätzle 1980). Von anderer Seite wurde die „Anreicherung" von AA in der Perilymphe wieder in Frage gestellt, jedenfalls für Neomycin (Desrochers u. Schacht 1982).

Bei gestörter renaler Ausscheidung steigt die Ototoxizität um ein Vielfaches an, bei Anurie sogar entsprechend einer 20- bis 50fachen Erhöhung der Tagesdosis (Federspil 1982). Während Nierengesunde auch nach z. B. 40–60 g Dihydrostreptomycin generell noch keinerlei Hörschädigung erkennen ließen (Durska-Zarzewska u. Zarzewski 1971), kann bei Nierenkranken schon nach wenigen Gramm eine Ertaubung eintreten (Lehnhardt 1970). Entsprechende Erfahrungen liegen über die Medikation mit Gentamycin vor (Crifo et al. 1980), während Kanamycin, bei Tuberkulose über lange Zeit verabreicht (in 55,6%, Rempt 1970) und Streptomycin nach mehr als 100 mg *auch bei nierengesunden Patienten* ototoxische Hörschäden setzten (in 82% der Fälle, Kitsera u. Lyubinets 1982).

Die Schwerhörigkeit beginnt regelmäßig im Hochtonbereich und schreitet von dort gegebenenfalls kontinuierlich bis zu den tiefen Tönen fort; die lärmtypische c^5-Senke fehlt. Ganz frühe Schäden sind nur im Höchsttonbereich nachweisbar, also oberhalb 12 kHz (bis 16 kHz) (Dieroff 1982, Svatko u. Kovgalyuk 1979).

Die Rekruitmentäquivalente sind immer positiv. Eine angeblich übermäßige Beeinträchtigung des Sprachverstehens (Pirsig u. Rollin 1968; Rejtö et al. 1982) ist wahrscheinlich Ausdruck des schnellen, rekruitmentpositiven Hörverfalls gewesen. Die Schwerhörigkeit ist in aller Regel annähernd seitengleich ausgebildet, einseitige Hörschäden während oder bald nach der Medikation müssen an andere kausale Faktoren denken lassen (Abb. 13).

Das audiometrische Bild ist wahrscheinlich für alle Ototoxika gleich, also unabhängig vom verwendeten Präparat. Nur das Ausmaß der Schwerhörigkeit differiert entsprechend ihrer unterschiedlichen Toxizität, für das Hör- und/oder Gleichgewichtsorgan wie auch für die Niere (Aran et al. 1982).

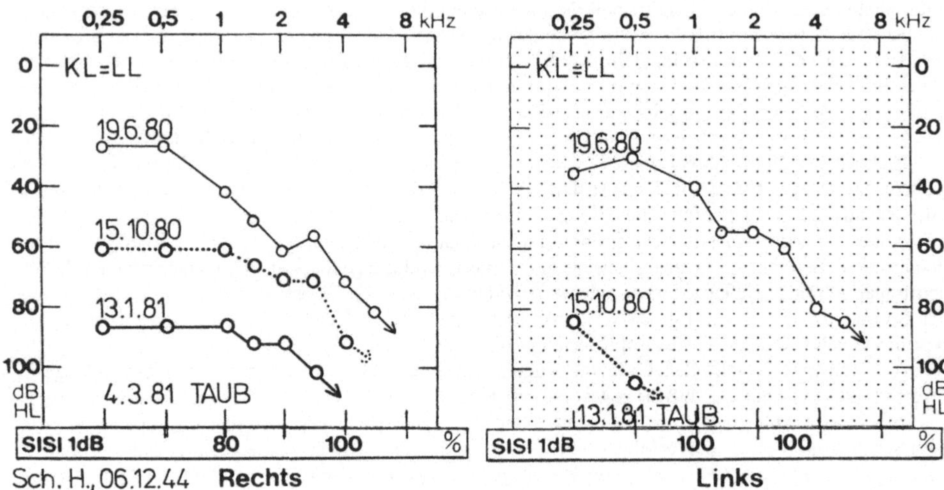

Abb. 13. Fortschreitender Hörverfall bei posttraumatischem Nierenversagen. Eine osteomyelitische Höhle war u. a. mit Gentamycin und Nebacitin lokal behandelt worden. Über eine eventuell auch systemische Medikation von Ototoxika waren Einzelheiten nicht zu erfahren. Die weitere Hörverschlechterung nach dem audiometrischen Erstbefund war trotz entsprechender medikamentöser Abstinenz nicht mehr aufzuhalten

Die Ototoxizität der neueren Präparate wie Amikacin, Sisomycin und Netilmycin ist zu vernachlässigen, wenn die notwendige Prophylaxe beachtet wird (Federspil 1981, Ohtani et al. 1982); auch die von Gentamycin C_1 fällt kaum ins Gewicht (Fox et al. 1980), immer vorausgesetzt, daß die Niere normal funktioniert (Hawkins et al. 1969).

Bei lokaler intratympanaler Anwendung können grundsätzlich gleiche Hörschäden entstehen, jedoch ist die Gefahr sicher nicht so groß wie aus Tierversuchen gefolgert werden könnte (Stupp 1970, Parker u. James 1978, Konishi 1979, Handrock 1982, Renner et al. 1982). Immerhin besteht kein Zweifel daran, daß zum Beispiel Tetracyclin, Gentamycin und Neomycin vom Mittelohr durch das runde Fenster ins Innenohr gelangen können (Smith u. Myers 1979, Tanaka u. Motomura 1981), in geringerem Umfange auch über das Ringband des ovalen Fensters (Haug et al. 1979, Tanaka u. Motomura 1981). Die deutlichsten Haarzellschäden hat man hier nach Applikation von Polymyxin, Neomycin und Gentamycin beobachtet (Martin u. Martin 1980).

Einen wesentlichen Schutz gegen den Übertritt ins Innenohr bildet die entzündliche Schwellung der Paukenschleimhaut; deshalb ist besondere Vorsicht bei reiz*loser* Mittelohrschleimhaut geboten. Doch auch im entzündeten Mittelohr ist die Indikation zur Anwendung AA-haltiger Ohrtropfen streng zu stellen (Matthias u. Handrock 1980, Handrock 1981). Dies gilt in gleicher Weise für Lösungsmittel wie Propylenglykol und Polyäthylenglykol (Stupp 1970, Parker u. James 1978, Handrock 1982).

Berücksichtigen sollte man bei der Applikation ins Mittelohr weiterhin, daß manche systemisch weniger toxischen Antibiotika lokal eine schnelle Penetration in das Innenohr zeigen und schwere Schäden setzen können, so Polymyxin oder – wenn auch weniger deutlich – Tetracyclin, Chloramphenicol und Erythromycin. Nur vom Penicillin ist keine Hörschädigung zu erwarten (Stupp et al. 1973).

Ist die Schädigung erst angelaufen, dann schreitet sie zumeist noch eine Zeitlang fort, auch wenn das AA gleich abgesetzt wurde (Federspil 1976) – eventuell bis zur vollständigen Ertaubung (vgl. Abb. 13). Diese Beobachtung wurde erst kürzlich wieder experimentell an Meerschweinchen bestätigt; selbst nach *vor-*

zeitigem Abbrechen der Kanamycinmedikation bildete sich ausweislich der Hirnstammreizantworten der gleiche Schaden an den Haarzellen aus wie bei den Tieren mit fortgesetzter Medikation (Nakai et al. 1981).

Hydro- und Salidiurese oder Hämodilution beeinflussen den weiteren Funktionsausfall nur wenig – und sind trotzdem indiziert. Im übrigen kann die *Therapie* nur unspezifisch sein und sich an die aller akuten Hörstörungen anlehnen.

Andererseits wird immer wieder über die Rückbildungsfähigkeit ototoxisch entstandener Hörstörungen berichtet (Jackson u. Arcieri 1971, Federspil 1982), nach Gentamycin angeblich sogar in der Hälfte der Fälle. Diese Mitteilungen sollte man kritisch sehen und sich nicht in der Hoffnung auf spontane Besserung wiegen; generell muß die AA-Schwerhörigkeit als irreversibel gelten (Rejtö et al. 1982)! Die Möglichkeit sogenannter Spätschäden, also Monate nach Absetzen des Antibiotikums, ließ sich dagegen weder experimentell noch klinisch bestätigen (Federspil 1978, 1979), normale Nierenfunktion vorausgesetzt (Tiedemann 1978).

Die Ototoxizität einer Zweitbehandlung ist abhängig vom Zeitpunkt der Erstmedikation und von eventuell damals schon gesetzten Hörschäden (Lerner u. Matz 1979). Die Gefahr ist gering, wenn das Gehör vor der zweiten Applikation normal funktioniert (Ballantyne 1970) und um so geringer, je größer das zeitliche Intervall ist. Jede zusätzliche Lärmbelastung ist kontraindiziert, sobald auch nur angedeutete Hörverluste als Folge einer früheren AA-Medikation zu werten sind. Selbstverständlich hat, wie auch im Tierexperiment zu belegen war, während der AA-Behandlung jegliche Lärmtätigkeit zu unterbleiben (Kubo u. Shida 1973, Quante 1973, Brown et al. 1980).

Wegen der geringeren Clearance für AA bei Früh- und Neugeborenen und ihrer daraus resultierenden größeren Anfälligkeit für ototoxische Schädigungen (Marcus et al. 1963, Pracic u. Salaj 1975, Carlier u. Pujol 1980, Eviatar et al. 1981) ist bei frühkindlicher Schwerhörigkeit immer auch der Möglichkeit einer ototoxischen Entstehung nachzugehen (angeblich 20–30%, Pellegrini 1966). Bei Frühgeburten sind solche Schäden kaum von denen durch das zusätzliche Inkubatorgeräusch zu trennen. Wahrscheinlich haben sich gegebenenfalls beide Noxen summiert (Bernard 1981, Petmezakis 1980). Andererseits hat weder eine Studie an 347 Neugeborenen nennenswerte Hörschäden nach Gentamycin 5–6 mg oder Kanamycin 15 mg/kg KG/Tag gezeitigt (Finitzko-Hieber et al. 1979) noch hat die Untersuchung der Inkubatorgeräusche hörschädigende Lärmpegel ergeben (Jacobson u. Mencher 1981). Die Bereitschaft zur ototoxischen Schädigung soll vornehmlich im 3. Schwangerschaftsmonat bestehen (Ganguin u. Rempt 1970). Dann nämlich beginnen sich der Nuelsche Raum und der Corti-Tunnel zu entwickeln, und dort auch haben Nakai et al. (1983) beim Meerschweinchen Präzipitate gesehen, die sie auf die Kanamycinmedikation bezogen.

Extrem undurchsichtig können die Verhältnisse werden, wenn eine familiäre Disposition zur AA-toxischen Schwerhörigkeit anzunehmen ist (Podvinec u. Stefanovic 1966). So haben Tsuiki und Murai (1971) über 16 Familien berichtet, in denen zwei oder mehr Mitglieder einen Hörschaden durch Dihydrostreptomycin aufwiesen – bei Gesamtdosen von nur 3–40 g. Auch nach nur 1 g/die über 5 Tage schon sei es bei entsprechender familiärer Belastung zu bleibenden Hörschäden gekommen, so bei vier Schwestern (Prazić et al. 1964).

Die familiäre Disposition muß nach Tsuiki u. Murai (1971) *nicht streptomycinspezifisch* sein, weil zu manchen Familien auch Schwerhörige gehörten, die nicht damit behandelt worden waren. Möglicherweise könne die Ausbildung der Schwerhörigkeit in diesen Familien durch unterschiedliche Noxen verursacht werden – eine davon wäre Streptomycin. Die wiedergegebenen Audiogramme zeigen regelmäßig einen Hochtonabfall. Deshalb ist in solchen Fällen auch an die Möglichkeit einer hereditären progredienten Innenohrschwerhörigkeit zu denken, die durch AA nur ausgelöst, verschlimmert oder beschleunigt wurde.

Eine zusätzliche Ototoxizität soll durch Erhöhung der Körpertemperatur gegeben sein. Im Tierversuch nahm der durchschnittliche Hörverlust nach Kanamycin um ca. 20 dB zu, wenn die Körpertemperatur 1° über der Norm gehalten wurde. Dieses Resultat könnte Bedeutung haben für die AA-Medikation bei hoch fiebernden Patienten (Henry et al. 1983). Vielleicht sind so auch die gelegentlichen Hörschäden durch sonst kaum ototoxische Antibiotika zu erklären wie z. B. durch Erythromycin (Thompson et al. 1980) oder durch Netilmycin (Tjernström et al. 1982).

Eine *Potenzierung* der Ototoxizität entsteht durch die gleichzeitige Gabe von *Schleifendiuretika*. Orsulakova u. Schacht (1982) glauben, daß das AA – in ototoxischer Dosis – die Permeabilitätsschranken zum oder im Innenohr schädigt und damit das Eindringen z. B. von Ethakrynsäure fördert. Nach Davis et al. (1982) dagegen wird die ototoxische Wechselwirkung mehr durch die *Loop*-Diuretika bestimmt als durch das AA, d. h. *Loop*-Diuretika + *Nicht-Aminoglykosid*-Antibiotikum (Viomycin, Capreomycin und Polymyxin B) sind ototoxischer als *Nicht-Loop*-Diuretika + *Aminoglykosid*-Antibiotikum (Davis et al. 1982). Jedenfalls bleibt die Überlagerung aus, solange beide Medikamente in allein nicht-toxischen Dosen verabfolgt werden (Federspil 1973). Sobald aber eines zu hoch dosiert wird oder wenn das AA wegen einer Nierenfunktionsstörung ototoxisch wirkt, kann es schnell zur Katastrophe kommen (Nakai et al. 1977, Brummett et al. 1979, Asakuma u. Snow 1980, Tran Ba Huy et al. 1981, Brummett 1983).

Solche Hörstörungen gehören zu den dramatischen Erlebnissen des HNO-Arztes gerade wegen ihres zumeist unwiederbringlichen Hörverlustes und dem oft gänzlich unbeeinflußbaren weiteren Hörverfall. So sahen wir eine Patientin, die ihr Überleben nach Herzoperation mit extrem schlechter Kreislaufsituation, kreislaufbedingter Anurie und Lasix-Medikation (6 g) wohl nur der AA-Behandlung (Refobacin 4 g) verdankte, das Überleben aber mit totaler Taubheit bezahlte. Aus der Sicht des Otologen ein fragwürdiger Heilerfolg, für den Herzchirurgen eine eindeutige Entscheidung zugunsten der Operation und der medikamentösen Behandlung.

3.2.2 Schleifendiuretika

Die Ototoxizität der Loop-Diuretika hält sich in engen Grenzen insofern, als die nach ihrer *alleinigen* Medikation auftretenden Hörverluste in aller Regel reversibel sind. Die Art der Höreinbußen – zumeist als Mulde oder flache Senke bei 2 000 bis 4 000 Hz – und das Studium experimenteller Befunde haben wertvolle Einblicke in die Reaktionsabläufe im Innenohr vermittelt.

Leider finden sich Angaben über das Schwerhörigkeitsbild nur vereinzelt. Oft ist lediglich von passagerem Hörverlust oder vorübergehender Taubheit die Rede (so bei Maher u. Schreiner 1965, Matz u. Naunton 1968, Hanzelik u. Pepperkorn 1969, Ballantyne 1970, u. v. a.). Insbesondere fehlen Ergebnisse von Adaptationstests in Form zum Beispiel des Békésy-Audiogramms oder gar mittels der ECochG. Gerade solche Untersuchungen wären reizvoll gewesen, weil sicher zu sein scheint, daß die Loop-Diuretika nicht an den Sinneszellen angreifen, sondern daß diese in ihrer Funktion erhalten bleiben.

Zu den genannten Diuretika gehören Ethakrynsäure, Furosemid, Azosemid, Bumetamid, Piretan, Ozolinon und Mercaptomerin. In der Niere blockieren diese Substanzen die aktive Rückresorption von Natrium im aufsteigenden Schenkel der Henleschen Schleife und beeinflussen dadurch den Konzentrationsmechanismus im distalen Tubulusabschnitt. Zusätzlich wird die Ionenrückresorption im proximalen Tubulusabschnitt behindert. Biochemisch geschieht dies durch Hemmung der Natrium-Kalium-ATPase-Aktivität sowie der Adenylatzyklase (Kusakari et al. 1978, Bagger-Söbeck et al. 1980, Marko et al. 1981).

Auch im Innenohr ist die Ionenaustauschfunktion abhängig von der Adenylatzyklase und von der ATPase. Die Loop-Diuretika können deshalb im Innenohr nach dem gleichen Prinzip wirksam werden wie in der Niere (Vosteen 1976, Paloheima u. Thalmann 1977, Marks u. Schacht 1981), d. h. auch hier führt die Enzymblockade zu einem gestörten Elektrolyttransport, der Kaliumgehalt in der Endolymphe sinkt, Natrium steigt an; zugleich fällt das endokochleäre DC-Potential ab (Silverstein u. Yules 1971, Prazma u. Thomas 1972, Thalmann et al. 1977, Arnold et al. 1978, Himelfarb et al. 1979) und zwar noch vor der Ionenverschiebung (Bosher et al. 1973, Bosher 1980).

Das *frühe Absinken des DC-Potentials* ließ sich im Tierversuch besonders deutlich für Ozolinon nachweisen, verbunden mit einem Anstieg der Chloridaktivität in der Endolymphe (Morgenstern et al. 1981). Möglicherweise ist eine Hemmung des Chloridtransports innerhalb der Endolymphe und an den efferenten Synapsen (Klinke et al. 1981) eine (weitere) Komponente der Ototoxizität. Auch die Glykolyse und die Zellatmung sowie Reaktionen mit den Sulfhydrylgruppen und mit den Magnesium-ATPasen wurden gestört gefunden (Thalmann 1981) – vor allem bei zusätzlichem Blutdruckabfall und bei hohem CO_2-Partialdruck als Nebenwirkung zum Beispiel der Ethakrynsäure (Bosher 1980).

Allerdings meint Thalmann (1982), auch Hinweise gegen eine Hemmung der Adenylatzyklase durch Ethakrynsäure beobachtet zu haben insofern, als das Absinken des DC-Potentials auf eine intraarterielle Bolusinjektion von Furosemid hin so momentan erfolgt, daß es sich um eine gefäß*nahe* Reaktion handeln müsse, nicht aber um eine solche mit der Adenylatzyklase, die an der lumennahen Oberfläche der Stria vascularis gelegen ist.

Hierzu könnte die Vorstellung passen, nach der Furosemid über eine Hemmung der Prostaglandinsynthese am Innenohr angreift; dies schlossen Arenberg u. Goodfriend (1980) aus ihrer Beobachtung, daß der Glyceroltest durch Indomethacin – einen Inhibitor der Prostaglandinsynthese – nicht beeinflußt, daß aber die Furosemidwirkung durch Indomethacin abgeschwächt oder aufgehoben wird.

Wie vorsichtig man in der Beurteilung auch der Ethakrynsäure-Wirkung auf das Innenohr sein muß, verdeutlichen experimentelle Ergebnisse, die keine Unterschiede erkennen ließen nach Injektion von Ethakrynsäure und von Kochsalz in der Schnecke, weder elektrophysiologisch noch morphologisch (Pollard et al. 1981).

Die CM bleiben nach der Applikation der Loop-Diuretika lange erhalten, während das Aktionspotential (CAP) rasch abfällt. Auch die Tuningkurve der Einzelfaser läßt gelegentlich eine Schwellenanhebung erkennen, allerdings nur nach Perfusion der Schnecke (Comis et al. 1981, Klinke et al. 1981). Dem Abfall des CAP geht das oben schon erwähnte Erlöschen des DC-Potentials voraus.

Der frühe Abfall des CAP bei Erhaltenbleiben der CM läßt vermuten, daß die Loop-Diuretika an einem späten Stadium des Reizübertritts von der noch intakten Sinneszelle auf die Nervenfaser angreift, wahrscheinlich an der Freisetzung des Transmitters (Klinke et al. 1981).

Die genannten Reaktionen können sich zurückbilden, die Funktion kann sich wieder normalisieren (Arnold et al. 1978, Brummett et al. 1977). Wohl nur bei extrem hoher Dosierung *und/oder* bei eingeschränkter Nierenfunktion kommt es zu – bleibenden – Schäden *auch an den Sinneszellen* (Quick u. Duvall 1970, Nakai 1971, Dilling et al. 1973, Matz 1976, Arnold et al. 1981).

Das Auftreten der Schwerhörigkeit ist abhängig von der Infusionsgeschwindigkeit und von der applizierten Dosis. Bei den beobachteten ototoxischen Nebenwirkungen war das Medikament immer i. v. und relativ schnell injiziert worden (Arnold et al. 1981, Arnold 1982) – auch bei dem bleibenden Hörschaden, über den Lloyd-Mostyn u. Lord (1971) berichteten. Infusionen z. B. von 1 000 mg Lasix innerhalb von nur 40 min brachten Hörverluste in Einzelfällen bis zu 70 dB. Die Reduktion der Dosis auf 600 mg ließ die einzelnen Hörverluste selbst bei terminaler Niereninsuffizienz auf maximal 20–25 dB zurückgehen. Unter protrahierter Dosierung blieben signifikante Schwellenänderungen überhaupt aus (Maher u. Schreiner 1964, Heidland u. Wigand 1970, Kohonen et al. 1970, Wigand u. Heidland 1970). 200 mg/die i. v. oder 400 mg oral sollten deshalb nicht überschritten werden. Vestibuläre Begleiterscheinungen fehlen offenbar regelmäßig (Schneider u. Becker 1966, Wigand u. Heidland 1970).

Im Wirkmechanismus scheinen sich die einzelnen Diuretika nicht grundsätzlich voneinander zu unterscheiden (Marks u. Schacht 1981), wohl aber in der Ausprägung ihrer Ototoxizität. Bumetamid zum Beispiel soll nachhaltiger schädigen als Piretanid und Furosemid (Klinke et al. 1981). Auch Mefrusid wird zu den sog. High-ceiling-Diuretika gezählt (Jung u. Schön 1983).

Eine Anreicherung in der Perilymphe, wie bei den Aminoglykosid-Antibiotika zu beobachten, gibt es bei den Loop-Diuretika nicht; ihre Ausscheidung aus der Perilymphe aber geschieht ungefähr viermal langsamer als die der AA (Rybak et al. 1979).

Insgesamt liegt die Gefährlichkeit der Loop-Diuretika weniger in der Ototoxizität aus sich heraus als darin, daß sie bei eingeschränkter Nierenfunktion die Ototoxizitätsschwelle so weit herabsetzen, daß auch nichttoxische Aminoglykoside wie Capreomycin und Polymyxin B oder das Zytostatikum Cisplatin gehörschädigend wirken können (Brummett 1980). Solche Zusammenhänge werden selten sein, sie mögen aber einigen Mitteilungen im Schrifttum zugrundegelegen haben, ohne daß sie entdeckt oder entsprechend gewertet wurden. Auf die potenzierte Ototoxizität bei gleichzeitiger Gabe von Loop-Diuretika und AA wurde im vorherigen Kapitel eingegangen.

Ein ganz außergewöhnlicher Vorschlag bezüglich der Schleifendiuretika ist der, sie in der *Behandlung* der Innenohrschwerhörigkeit einzusetzen (Nakai et al. 1982). Dabei ging man von der Beobachtung aus, daß zum Beispiel Kanamycin selbst in einer nichttoxischen Einzeldosis verheerende Schäden am Corti-Organ setzt, wenn zuvor Loop-Diuretika appliziert wurden; von ihnen weiß man, daß sie zu einer Erweiterung der Interzellulärräume in der Stria vascularis führen (s. o.) und zwar rückbildungsfähig innerhalb von 1–2 Stunden nach intravenöser Injektion (Brummett et al. 1977, Duvall et al. 1980). Wenn also innerhalb dieses Zeitraums nun nicht ein Ototoxikum *sondern ein Therapeutikum* appliziert wird, dürfe man mit einem gesteigerten Übertritt in die Endolymphe rechnen – und mit einer günstigeren therapeutischen Wirkung. Dieser Effekt wäre beispielsweise bei der Kortikosteroidmedikation bestimmter Innenohrschwerhörigkeiten zu nutzen (Igarashi 1982).

3.2.3 Salizylate

Nachdem Wittmaack schon 1903 und Falbe-Hansen 1941 auf ototoxische Nebenwirkungen der Salizylate hingewiesen hatten, fand man erst 25 Jahre später im Tierexperiment eine Beeinträchtigung der CM, des AP und des DC-Potentials nach entsprechend hoher Dosierung (Silverstein et al. 1967, Ziemski u. Jankowski 1972, Deer u. Hunter-Duvar 1982); das Ionengleichgewicht zwischen Endo- und Perilymphe war nicht gestört, wohl aber waren die Fermentaktivitäten in der Stria und in den äußeren Haarzellen verringert (v. Westernhagen 1968). Diesen Reaktionen soll eine „Entkoppelung" der oxidativen Phosphorylierung in den Mitochondrien zugrundeliegen; aus ihr ergäbe sich ein Mangel an ATP und damit ein energetisches Defizit an den Haarzellen (Schätzle u. Schnieder 1979). Morphologische Veränderungen waren auch elektronenmikroskopisch nicht zu erkennen (Myers u. Bernstein 1965, Deer u. Hunter-Duvar 1982).

Die klinischen Korrelate äußern sich in Schwerhörigkeit sowie eventuell Ohrensausen und Schwindel – ohne daß immer extrem hohe Dosen verabreicht worden wären, z. B. 2–6g/die (Falbe-Hansen 1941, Badadin 1964, Lucente 1971, Oudot et al. 1979, Reiter et al. 1980). Andererseits konnten Myers u. Bernstein (1965) eine Abhängigkeit vom Plasmasalizylatpegel nachweisen. Die Symptome sind zumeist beidseitig ausgebildet und reversibel innerhalb von 72 Stunden – natürlich erst nach Absetzen des Medikaments (Myers u. Bernstein 1965). Wohl nur ausnahmsweise haben die Hörverluste nach Salizylatmedikation bleibenden Charakter (Gignoux et al. 1966). Trotzdem hat man selbst eine einseitige und nicht reversible Hörstörung auf Salizylatgaben (12 g/die für 3 Tage) bezogen (Jarvis 1966). Auch die Vorstellung, daß Kinder besonders empfindlich reagieren könnten, stützt sich lediglich auf eine Einzelbeobachtung nach nur 3 Tabletten Aspirin (Kapur 1965).

Für das Hörbild haben sich interessante Charakteristika herausgebildet. Die Höreinbuße erstreckt sich über alle Frequenzen in annähernd gleichem Ausmaß, so daß die Hörschwelle weiterhin flach verläuft, wenn der Patient vorher normal hörte, oder parallel verschoben ist z. B. bei vorherigem Hochtonabfall (Abb. 14) (Myers u. Bernstein 1965). Vorbestehende geringfügige Höreinbußen wie eine umschriebene c^5-Senke um < 40 dB können während der Intoxikation im Flachverlauf der Tonschwelle verschwinden, um nach Wiederherstellung des Gehörs sich in der ursprünglichen Form erneut auszubilden. Der SISI-Test spricht für eine Funktionsstörung im Innenohr. Das gleichmäßige Betroffensein aller Frequenzbereiche ließ sich auch im Experiment am Affen demonstrieren (Myers u. Bernstein 1965).

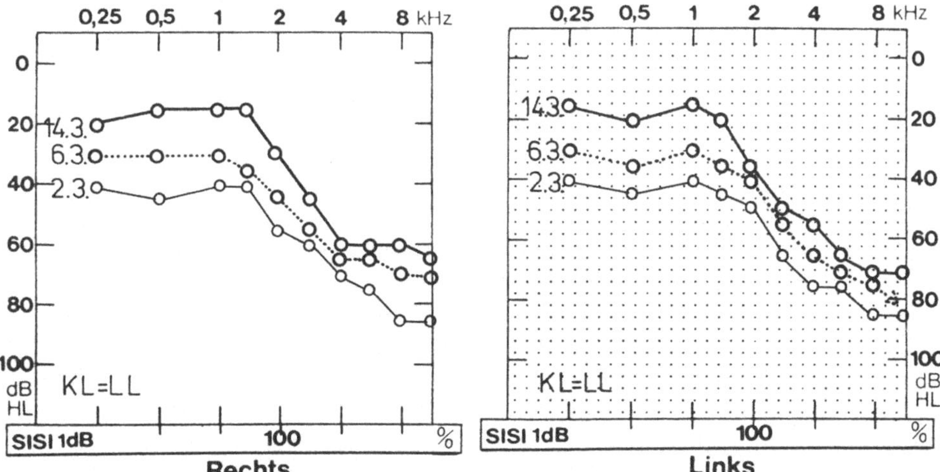

Abb. 14. Passagere Schwerhörigkeit unter antirheumatischer Behandlung mit 3 × 2 Tabletten Colfarit/die über 10 Tage. Kein Ohrensausen, kein Schwindel. Nach Absetzen der Medikation kontinuierliche Hörverbesserung. Der restierende Hochtonabfall hatte wahrscheinlich schon vorher bestanden. Herrn Chefarzt Priv.-Doz. Dr. G. O. Neumann, Hamburg, danke ich für die Überlassung der Befunde

Außerdem hat sich in einer klinisch-audiometrischen Studie (4 g/die für 4–5 Tage) eine Verringerung der „zeitlichen Integration" nachweisen lassen; damit ist gemeint, daß die Hörschwelle mit Verkürzung des dargebotenen Tones schneller ansteigt als normal. Die Dauertonschwelle hatte keine Veränderung erkennen lassen. Der Effekt sei mit der Vorstellung einer Enzymhemmung im Innenohr als Folge der Salizylatmedikation vereinbar (Pedersen 1974).

3.2.4 Atoxyl

Die früher auf Arsen bezogenen Hörschäden des Innenohres haben sich zum großen Teil als Nebenwirkung des Natriumarsenilats Atoxyl, eines Anthelminthikums, erwiesen (Diamant 1958, Moretto 1958). Klinische Bedeutung im Sinne der Ototoxizität hat Atoxyl nicht erlangt, wohl aber als Agens für Tierexperimente. Sie gehen zurück auf Yamakawa (1929) und Miayamoto (1931). In den 50er Jahren hat Nassuphis, in den 70er Jahren haben Anniko u. Wersäll mit Atoxyl gearbeitet. Schon Yamakawa (1929) war das *apiko*-basale Schädigungsmuster aufgefallen, von Nassuphis bestätigt – nach Applikation von Atoxyl allerdings ins Mittelohr.

Atoxyl schädigt das Kapillarendothel und hemmt die Glykolyse, in der Niere früher und stärker als in der Stria vascularis des Innenohres. Da die *äußeren* Haarzellen besonders reich an Glykogen sind und dies vor allem in der oberen Schneckenwindung, nimmt es nicht wunder, daß auch Anniko u. Wersäll (1975, Anniko 1976) das Maximum der Schädigung in der *apikalen* Windung fanden und hier in den äußeren Haarzellen. Die an Glykogen armen inneren Haarzellen bleiben bei der Atoxylintoxikation erhalten. Klinische Mitteilungen über Atoxylschwerhörigkeit sind im Schrifttum nicht zu finden. Von Ilberg (1979) meint, bevorzugt würde der *Hochton*bereich geschädigt, die Hörstörungen seien passager. Beide Aussagen sind mit den experimentellen Befunden schwer vereinbar.

3.2.5 Sonstige Ototoxika

Der toxischen Wirkung von *Lokalanästhetika* geht zumeist eine Auflockerung der Epithelbarriere zwischen Mittelohr und Innenohr, also insbesondere an der Rundfenstermembran (Höft 1969) voraus. Doch auch ohne eine solche Auflockerung ist der Übertritt ins Innenohr vorstellbar, wie Haug et al. (1978) für Tetrazyklin gezeigt haben.

Pantocain, in die reizlose Pauke appliziert, führt zu einem Abfall sowohl der CM wie der AP (Rahm et al. 1962, Strother et al. 1964, Ward u. Honrubia 1969). Die primäre Schädigung soll – wie bei den Loop-Diuretika – in der Stria vascularis gelegen sein (v. Ilberg 1980). Die Tonschwelle verläuft nach Pantocain-Intoxikation des Innenohres flach, trotz des Diffusionsweges durch die Fenster. Die Schwerhörigkeit ist reversibel (Knothe et al. 1968, 1971, Jankowski et al. 1971), wahrscheinlich aber nur so lange, als die Schädigung der tierexperimentellen Sofortreaktion innerhalb etwa der ersten Stunde entspricht. Die Spätreaktion nach Tagen soll eventuell in eine vollständige Ertaubung einmünden (Matthias u. Handrock 1980), wohl als Ausdruck eines Fermentabbaus in den Sinneszellen (Schätzle u. v. Westernhagen 1969). Selbst wenn es sich hierbei um klinisch nicht relevante Gegebenheiten handelt, sollten Lokalanästhetika nicht unbedacht in die reizlose Pauke eingebracht werden, schon nicht wegen der Gefahr heftiger vestibulärer Reaktionen (Ristow 1968).

Auch das Chymotrypsin, dessen Applikation in die Pauke zur Vermeidung erneuter Narbenbildung empfohlen wurde, scheint innenohrtoxisch zu sein (Flach et al. 1969), desgleichen der autopolymerisierende Gewebekleber Butyl-2-Cyanokrylat (Fues et al. 1983), der allerdings kaum noch verwendet wird.

In gleicher Weise war für die quaternären Ammoniumverbindungen, die zur Hautdesinfektion benützt werden, eine ototoxische Wirkung nachzuweisen; im Tierversuch kam es zur Schädigung der Haarzellen, insbesondere der äußeren, sowie der Kapillaren (Aursnes 1982).

Der ototoxische Effekt einiger *Zytostatika* betrifft im Tierexperiment die Haarzellen des Corti-Organs – in ganz analoger Weise zum Wirkungsmechanismus der AA. Klinische Berichte beziehen sich vornehmlich auf Schwerhörigkeiten nach regionaler Perfusion mit Endoxan (Conrad u. Crosby 1960, Lawrence et al. 1961, Young et al. 1961). Entsprechende histologische Befunde stammen von Schuknecht (1964) und Cummings (1968).

Beim *Cisplatin* soll ein innenohrbedingter Hörverlust die Regel sein, sobald die Gesamtdosis 200 mg überschreitet (Helson et al. 1978). Nach Dosen von 80–120 mg/m^2 trat nur in 9% der Fälle ein Hörschaden auf und auch dieser war so gering, daß die Cisplatinbehandlung nicht unterbrochen werden mußte (Peytral et al. 1981). Zumeist hatte schon eine Schwerhörigkeit bestanden, die sich dann unter Cisplatin verschlimmerte (Rybak 1981, von Heyden et al. 1984). Die Trennung beider Komponenten – der früheren und der cisplatininduzierten – macht dann Schwierigkeiten, auch bei der histologischen oder elektronenmikroskopischen Untersuchung. Die von Wright u. Schaefer (1982) beschriebenen fünf Patienten hatten Gesamtdosen von 715 bis 1850 mg erhalten, so daß hier von einer besonderen Empfindlichkeit des Hörorgans wohl nicht die Rede sein konnte.

Im Experiment am Meerschweinchen waren Schäden nach Cisplatin vor allem an den äußeren Haarzellen nachweisbar, kaum dagegen in der Stria vascularis. Ausweislich der AEP des Hirnstamms tendierten die Schäden trotzdem zur Erholung (Nakai et al. 1982). Histochemisch hatte sich eine Hemmung der Adenylatzyklase in der Stria dargestellt (Bagger-Sjöbäck et al. 1980); insofern könnte der Wirkungsmechanismus Ähnlichkeit auch mit dem der Schleifendiuretika haben (Mees 1983).

Grundsätzlich sind Einzelmitteilungen über Hörschäden „durch" Zytostatika zurückhaltend zu betrachten. Bei den zumeist hinfälligen Patienten können viele Noxen zusammentreffen, und andere Möglichkeiten einer Hörverschlechterung sind kaum auszuschließen. Eine große klinische Bedeutung jedenfalls kommt den Zytostatika diesbezüglich nicht zu.

Einmalig bislang ist der Bericht über Höreinbußen durch das Präparat *Misonidazol* geblieben, einem 2-Nitroimidazol, das als potentes Agens zur selektiven Steigerung des Effekts ionisierender Strahlen in schlecht oxygenisiertem Tumorgewebe gilt. 11 der 21 damit per os behandelten Patienten erlitten innenohrbedingte Hörverluste, die sich allerdings in Grenzen hielten und innerhalb eines Monats teilweise rückbildungsfähig waren. Nierenstörungen oder vorbestehende Hörschäden waren bei diesen Patienten nicht gegeben gewesen. Die Radiatio als mögliche Ursache der Schwerhörigkeit war ausgeschlossen worden (Waltzman u. Cooper 1981). Einzelheiten über den Pathomechanismus dieses Präparates sind nicht bekannt, für wissenschaftliche Experimente wurde es unseres Wissens bislang nicht verwendet.

Aus der Reihe der „klassischen" Ototoxika hat nur das Chinin noch gelegentlich von sich reden gemacht (Koide et al. 1966, Denker et al. 1973). Danach verursacht Chinin – wie die Loop-Diuretika und die Salizylate – Schäden zunächt an der Stria vascularis und später an den Sinneszellen. Die Ototoxizität wird mit der Affinität des Chinins und Chlorochins zum Melanin erklärt (Denker et al. 1973, Lindquist et al. 1973; s. auch Kap. 3.2.1) – eine Deutung, die jedoch wenig befriedigt, da das Melanin in den Epithelzellen der Stria vascularis am Stoffwechsel des Ductus cochlearis offenbar nicht beteiligt ist (Beck 1961). Besser belegt erscheinen die tierexperimentellen Befunde von Lawrence (1970), der unter Chininhydrochlorid kapillarmikroskopisch einen zeitweiligen Passagestopp der Erythrozyten in bestimmten terminalen Kapillaren an der Unterseite der Basilarmembran beobachtete und diesen Befund als pathophysiologisches Substrat der zeitweiligen Schwerhörigkeit deutete. Die Mitteilungen über frühkindliche vollständige Taubheiten nach Chininmedikation in der Schwangerschaft sind bislang Einzelfälle ohne Beweiskraft geblieben.

Schwerhörigkeiten nach der Behandlung mit dem *Heparin-Antagonisten Polybrene* (Hexadimethrinbromid) sind nur in Kliniken gesehen worden, an denen das Präparat als Antikoagulantium bei Dialysepatienten gegeben wurde (Ransome et al. 1966). Auch bei Operationen am offenen Herzen hat man es verwendet, ohne daß hierbei Hörstörungen auftraten. Polybrene soll einen kontraktilen Effekt auf die Kapillaren in den Glomeruli haben; eine analoge Wirkung hat man deshalb im Innenohr vermutet (Ballantyne 1966). Der Effekt scheint präparatspezifisch gewesen zu sein, denn seit es aus dem Handel gezogen ist, wurden ähnliche Vorkommnisse nicht mehr gesehen. Die Schwerhörigkeit hatte seinerzeit 5 von 14 Patienten getroffen, unterschiedlich stark ausgebildet, irreversibel und zumeist progredient. Die Tonschwelle verlief flach oder nur wenig zu den hohen Frequenzen abfallend.

Eine andere Arbeit berichtet über Ertaubungen durch ein *Kaliumbromat*präparat, das für Kaltwellfrisuren verwendet wird (Matsumoto et al. 1980). Die Einnahme geschah zum größten Teil in suizidaler Absicht; unter Nierenversagen, Hämolyse und exzessivem Blutdruckabfall war der Ausgang zumeist tödlich. Das Geschehen im Innenohr wurde nicht geklärt: die Autoren glaubten an eine den AA oder Diuretika ähnliche Reaktion, halten aber auch eine „direkte Schädigung der Sinneszellen" für möglich.

Die im älteren Schrifttum immer wieder zitierten Hörstörungen durch Kohlenmonoxyd, Benzol, Nitrobenzol und Aminobenzol, Blei, Fluor, Quecksilber oder Schwefelkohlenstoff sind heute fast vergessen. Zum einen wirkten die genannten Agentien ototoxisch nur bei echten Vergiftungen, zum anderen sind die Arbeitsschutzbestimmungen inzwischen strenger geworden. Nach einer *akuten* CO-Vergiftung verlief die Hörschwelle annähernd flach (Morris 1970). Bei den chronischen Intoxikationen fällt oft die Abgrenzung schwer gegen die Lärmschwerhörigkeit, vor allem wenn die Betroffenen gleichzeitig entsprechend exponiert waren und sich audiometrisch vorwiegend ein Hochtonabfall darstellt. Die Schädigungen waren zumeist im Spiralganglion bzw. im Hörnerven gelegen (Wittmaack 1956), wie sich auch überschwellig-audiometrisch in den wenigen so untersuchten Fällen zeigen ließ (Lehnhardt 1965).

Ebenfalls als *retro*kochleäre Schwerhörigkeit wurden jüngst die Folgen von Vergiftungen mit organischen Quecksilberverbindungen (Minamata-Krankheit) beschrieben, jedenfalls in etwa der Hälfte der Fälle (Habu et al. 1979).

Auch die Kohlenwasserstofflösungen müssen als *Neuro*ototoxika gelten (Lehnhardt 1965); die ton- und sprachaudiometrischen Hörverluste halten sich zumeist in engen Grenzen, die Hirnstamm-Latenzen aber können deutlich verlängert sein (Ödqvist et al. 1982). Das Sinnesorgan des Innenohres ist jedenfalls weniger betroffen als es die neuralen Hörbahnanteile sind.

3.3 Infektionen

Unter den Schwerhörigkeiten im Gefolge von Infektionskrankheiten sind diejenigen nach Fleckfieber, Typhus und Malaria (bzw. Chininmedikation) oder bei der Tuberkulose – soweit nicht auch Streptomycin gegeben wurde – heute kaum noch zu beobachten (Einzelheiten siehe Lehnhardt 1965). Dagegen nehmen die bei *virus*infektionen aufgetretenen Hörstörungen weiterhin einen breiten Raum ein. Für das Innenohr sind zwei unterschiedliche Infektionsmodi anzunehmen (Strauss u. Davis 1973), zum einen der über eine Virämie, die hämatogen via Stria vascularis zur *endo*lymphatischen Labyrinthitis führt (z. B. bei Röteln, Masern, Zytomegalie – und Mumps?), zum anderen die meningogene, peri- oder endoneurale Infektion der *Peri*lymphräume, so beim Zoster und dem Mumps (Lindsay et al. 1973, Subotić 1976, Murakami 1979, Wilmes u. Deinhardt 1983). Die Schwerhörigkeit beim *Zoster oticus* kann unterschiedlichen Ausmaßes sein, vom ausschließlichen Hochtonabfall über die Beteiligung auch des Mitteltonbereiches bis zur – annähernden – Taubheit. Wohl nur ausnahmsweise wird eine *vollständige* Ertaubung auf einen Zoster oticus zu beziehen sein. Die Schwer-

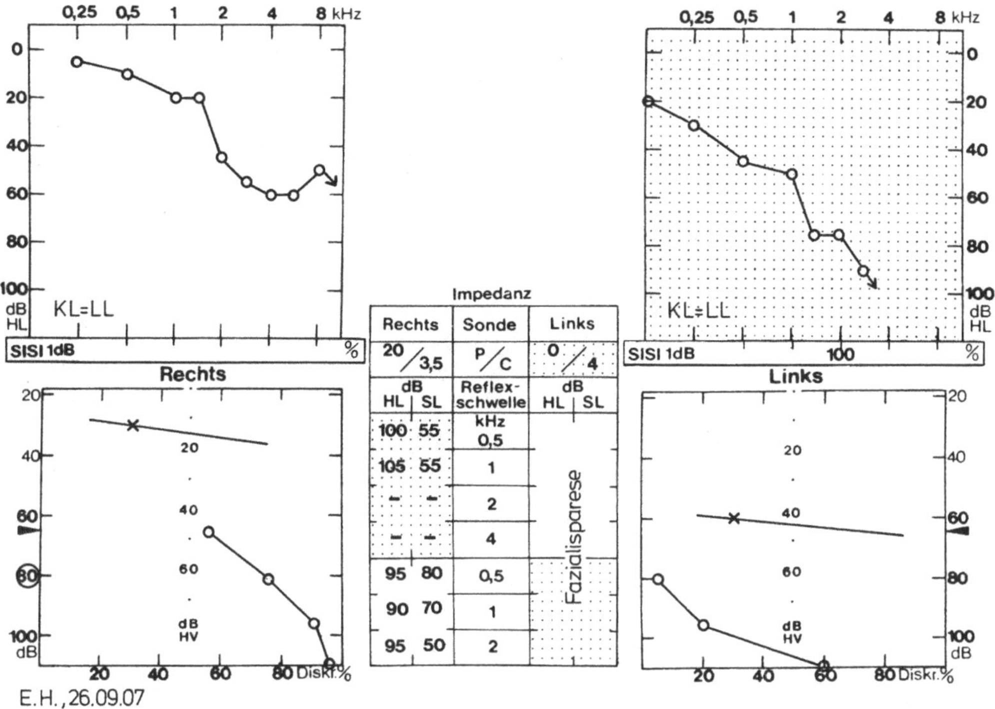

Abb. 15. Hochtonschwerhörigkeit beidseits, links akute zusätzliche Hörverschlechterung im Verlauf eines Herpes zoster oticus. Der SISI erreicht zwar 100%, die Stapediusreflexschwelle aber ist deutlich erhöht: 100 dB für 500 Hz, 105 dB für 1 000 Hz. Im ECochG war das CAP nicht mehr registrierbar

hörigkeit imponiert überwiegend als innenohrbedingt (Lehnhardt 1978), jedenfalls nach den herkömmlichen audiometrischen Daten; Möglichkeiten einer weitergehenden elektrokochleographischen Differenzierung scheinen bislang nicht gegeben zu sein (Abb. 15).

Die Liquorpunktion ergibt zumeist eine leichte Vermehrung der Zellzahl und des Eiweißgehalts. Die klinischen Symptome betreffen immer nur eine Seite, jedenfalls solange nicht eine diffuse Varizella-Zoster-Meningoenzephalitis im Vordergrund des Krankheitsbildes steht (s. auch Kap. 3.6.1).

Der *Mumps* stellt sich am Ohr mit einem uniformen Krankheitsbild dar, nämlich einer *vollständigen einseitigen Taubheit*; Hörreste fehlen – ordnungsgemäße Vertäubung vorausgesetzt. Der Vestibularapparat kann mitbetroffen sein, oft aber funktioniert er normal.

Die Mumpsertaubung entwickelt sich klinisch zumeist unbemerkt, die Grundkrankheit muß nicht ungewöhnlich schwer verlaufen, oft ist sie überhaupt unauffällig geblieben. In vielen Fällen ist der kausale Zusammenhang nur konstruiert, in anderen scheinen positive Komplementbindungsreaktionen und der Antihämagglutinationstest die Virusinfektion retrospektiv als Ursache der Ertaubung zu bestätigen. Bis zu sieben Tagen nach Beginn der Krankheit lassen sich die Mumpsviren aus dem Rachenabstrich isolieren (Brundl et al. 1968).

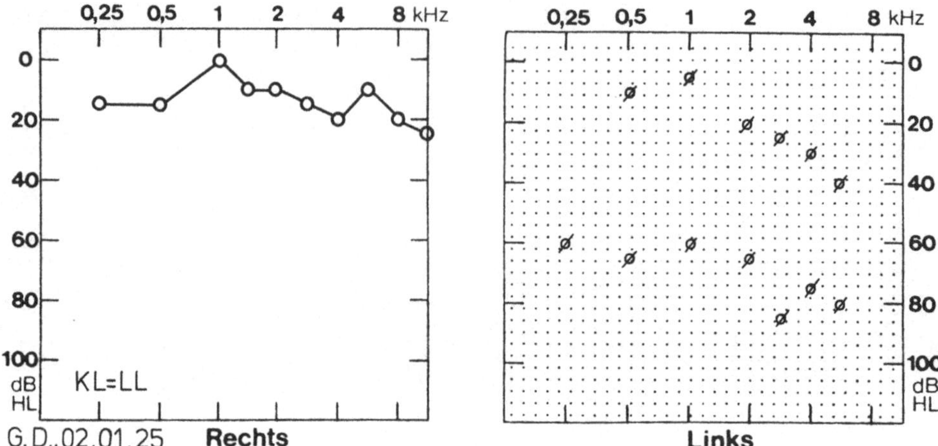

Abb. 16. Vollständige Ertaubung links in früher Kindheit, wahrscheinlich im Verlauf einer Mumpsinfektion. Röntgen Stenvers seitengleich. Der jetzt 58jährige Pat. hört rechts auch heute noch normal, also keine Sukzessivertaubung des zweiten Ohres

Therapeutische Möglichkeiten – z. B. mit Immunglobulinkonzentrat – bieten sich offenbar auch dann nicht, wenn der Hörverlust *während* der Mumpskrankheit bemerkt wurde. Zu empfehlen wäre die prophylaktische Impfung gegen Mumps. Der Impfschutz mit der attenuierten Vakzine Mumpsvax (Behringwerke AG Marburg) wird mit 95% für 10 Jahre angegeben (Stehr et al. 1975). Kombination mit Masern- und Rötelnvakzine ist möglich („Triple-Vakzine"). Die Zahl derartiger Ertaubungen erscheint aus otologischer Sicht groß, in Relation zu allen Mumpserkrankungen aber ist sie offenbar zu klein, um auch Nichtotologen von der Notwendigkeit der Impfung zu überzeugen. Außerdem bleibt der einseitige Hörausfall zu wenig beeindruckend, als daß eine breite Unterstützung für eine solche Aktion zu erreichen wäre (s. auch Kap. 3.6.1).

Nach den histologischen Befunden einer virugenen Neuritis (Wittmaack 1956) hatten wir (Lehnhardt 1962) die einseitige Taubheit als neuralen Ursprungs gedeutet, d.h. nicht als Folge einer Labyrinthitis sondern als Neuritis cochlearis. Hierfür sprachen v.a. die regelmäßige anzutreffende *Vollständigkeit* der Ertaubung und das Ausbleiben jeglicher Rückbildung (Abb. 16).

Diese Deduktion läßt insofern günstigere prognostische Rückschlüsse für die *neurale bzw. ganglionäre* Degeneration zu, als sie nicht langfristig eine Schwerhörigkeit auch auf der zweiten Seite befürchten lassen muß wie bei den Ertaubungen, die mit einem Tod der *Sinnes*zellen einhergehen und für die die Möglichkeit späterer Sukzessivertaubung des anderen Ohres droht (vgl. Kap. 3.10). Wie diese meßtechnische Befunde allerdings mit den histologischen von Lindsay et al. (1971) oder von Schuknecht et al. (1974) zu vereinbaren sind, muß derzeit noch dahingestellt bleiben; die Autoren hatten nach Mumpsertaubungen eine Atrophie des Corti-Organs, der Membrana tectoria und der Stria vascularis gefunden, also nicht das Bild einer Neuritis sondern das einer Labyrinthitis.

Bei den Schwerhörigkeiten nach einer *Meningoenzephalitis* wird zumeist eine virugene Infektion vorgelegen haben, denn bakterielle Infektionen gelten diesbezüglich als prognostisch günstiger. Allein 30–50% der Virusmeningitiden werden durch *Mumps*viren verursacht (Marget 1977). Sonst sind es vor allem die verschiedenen Herpesviren, das Masern- und Varizella-Zoster-Virus, das Zytomegalievirus, die Echo- und Coxsackie-Viren und das Rötelnvirus (s. auch Kap. 3.5).

Der perineurale Überleitungsweg ist insbesondere für diejenigen viralen Hörschäden zu vermuten, die mit einer – klinisch kaum bemerkten – meningealen Reizung einhergehen (z. B. der Zoster oticus). Wenn der Mumps über eine diffuse *Meningitis* zur Hörschädigung führt, dann wohl immer beide Ohren treffend und mit vollständigem Ausfall beidseits. Nur Chüden (1978) meint, auch *ein*seitige Ertaubungen nach Mumpsmeningitis gesehen zu haben.

Unter den *bakteriellen* Infektionen scheint besonders gefährlich für das Innenohr die *Rotlauf-Meningitis* (Streptococcus suis) zu sein; durch sie sind vornehmlich Schlachter gefährdet. Ein weitgehender Ausfall beider Ohren ist offenbar vorgezeichnet, eine Besserung unter antibiotischer Behandlung nicht zu erwarten (Schneerson et al. 1980). In einer eigenen Beobachtung waren beidseits noch verwertbare Hörreste geblieben.

Nicht so selten soll die Schwerhörigkeit nach Meningitis ein wechselndes Ausmaß haben, so nach Haemophilus-influenzae- und auch nach Meningokokken-Meningitis (Rosenhall u. Kankkunen 1981). Ob diesen Bildern ein Endolymphhydrops zugrundelag, wie die Autoren meinen, oder eine Liquorzirkulationsstörung, wurde nicht weiter zu klären versucht. Bei einem Teil dieser Patienten hatte sich die Hörstörung erst sechs bis zwölf Monate nach einem freien Intervall eingestellt. Die Tonschwellen verliefen immer flach mit unterschiedlicher Betonung des Hochtonbereichs und zum Teil auch auffallend unregelmäßig. Da die postmeningitische Schwerhörigkeit – vor allem bei Kindern – nach einem freien Intervall auftreten und *progredient* sein kann, sind nachgehende Tests bei diesen Patienten dringend geboten (Pappas u. Mundy 1982).

Erst in jüngster Zeit, seit 1975, wurden einzelne Fälle einer *Pilz-Labyrinthitis* beschrieben (Igarashi et al. 1975, McGill 1978, Meyerhoff et al. 1979). Sie entsteht wohl nur bei hinfälligen Patienten, d. h. nach zytostatischer, antibiotischer oder Steroidmedikation bzw. bei Diabetes mellitus. Der Infektionsmodus ist meningogen, tympanogen oder – seltener – hämatogen. Der Funktionsausfall des Innenohres entwickelt sich unterschiedlich schnell und weitgehend. Als Erreger wurden Kryptokokkus Blastomyces, Mykosporen und Candida gefunden.
In dem von Harada et al. (1979) beschriebenen Fall einer Schwerhörigkeit nach Kryptokokkus-neoformans-Infektion betrafen die Veränderungen audiometrisch und histologisch die Ganglienzellen und die Fasern des Hörnerven, weniger dagegen das Innenohr selbst. Igarashi et al. (1975) beschrieben Kryptokokkus-Zysten im ZNS sowie Infiltrate im Ganglion spirale und im Innenohr, die Schwerhörigkeit betraf vornehmlich die hohen Töne – progredient bis zur Ertaubung. In einer eigenen Beobachtung (Wilhelmina K., 11. 02. 44) fehlte elektrokochleographisch auch schon das CAP.

3.3.1 Innenohrschwerhörigkeit bei der Syphilis

Das Treponema pallidum kann lange persistieren, so auch im Labyrinth. Exazerbationen führen zu plötzlicher (ca. 20%), wechselnder (ca. 30%) oder fortschreitender Schwerhörigkeit – oft beidseits. Sie kann bis zu 60 Jahren nach der primären Infektion auftreten; auch die Lues connata manifestiert sich eventuell erst im späteren Lebensalter (Booth 1982).

Die Tonschwelle läßt keinen charakteristischen Verlauf erkennen, d. h. sie kann zu den hohen Frequenzen hin abfallen oder alle Töne betreffen, wenn auch in unterschiedlichem Ausmaß. Das Schwanken des Hörverlustes allein schon sollte an eine spezifische Labyrinthitis denken lassen (Pillsbury u. Shea 1979).

Der FTA-Abs-Test (Fluoreszenz-Treponema-Antikörper-Absorptions)-Test ergibt heute in 98% der konnatalen und in 100% der erworbenen Krankheit ein spezifisch positives Ergebnis. Gegebenenfalls sind zusätzlich der TPHA- (Treponema-pallidum-Hämagglutinations)-Test und der TPI-(Treponema-pallidum-Immobilisations)-Test anzustellen. Bei der konnatalen Form führt eventuell die rezidivierende interstitielle Keratitis oder eine Chorioretinitis zur Diagnose; differentialdiagnostisch ist dann das nichtsyphilitische Cogan-Syndrom auszuschließen (vgl. Kap. 3.10). Vorausgegangene Medikationen können das Bild verschleiern (vgl. Kap. 3.5).

Die konnatale Form bedarf neben der kombinierten Penicillin-Kortikoidbehandlung einer zusätzlichen ACTH-Medikation über mehrere Jahre (Adams et al. 1983). Die Ertaubung ist damit zwar nicht rückgängig zu machen, eine Zunahme des Hörverlustes zumeist (in 22 von 24 Fällen) aber zu vermeiden (Kerr u. Adams 1983).

3.4 Vererbung

Die hereditäre Schwerhörigkeit – monosymptomatisch oder als Teil eines Syndroms – ist Inhalt umfassender Zusammenstellungen, so bei Konigsmark u. Gorlin (1976), bei Keßler, Tymnik u. Braun (1977), bei McKusic (1978) und im Syndromen-Lexikon von Leiber u. Olbrich (1966).

Für die Klinik der Innenohrschwerhörigkeit sind von untergeordneter Bedeutung die *kongenitalen Taubheiten,* weil sie – so traurig es ist – unseren therapeutischen Bemühungen nicht (oder noch nicht) zugänglich sind. Dies gilt sowohl für die isolierten, also monosymptomatischen hereditären Taubheiten wie für die zu Syndromen gehörenden. Es ist auch nicht notwendig, hier die Unzahl von Syndromen aufzuzählen, die u. a. mit einer Taubheit einhergehen bzw. mit einer Schwerhörigkeit ohne Progredienz und offensichtlich ohne ursächlich-metabolische Abhängigkeit von einem anderen Organ- oder Enzymdefekt.

Die Häufigkeit in den USA, England, Japan und Deutschland soll ein *kongenital* schwerhöriges Kind auf 2 000–6 000 Lebendgeburten betragen; 10–20% kindlicher Schwerhörigkeiten seien *konnatal* entstanden, 52% davon genetischen Ursprungs (Steele 1981). Die diagnostische Einordnung ist besonders schwierig in den Fällen, in denen der Hörausfall das einzige Symptom zu sein scheint (Kamei et al. 1980). Unberücksichtigt sollen hier die Schwerhörigkeiten bleiben, die neuralen Ursprungs sind, deren Entstehung also nicht im Innenohr vermutet wird wie zum Beispiel das *Norrie-Warburg*-Syndrom, über das jetzt auch verläßliche Hörbefunde vorliegen (Parving u. Warburg 1977, Parving et al. 1978, Moreira-Filho u. Neustein 1979, Jacklin 1980, Fujita et al. 1980), oder das *Cockayne-Syndrom,* dessen neurale Schwerhörigkeitsgenese u. a. an der Verkalkung der Basalganglien computertomographisch zu erkennen ist (Konigsmark u. Gorlin 1976). Ebenso ausgespart sollen die Fehlbildungen des äußeren und des Mittelohres bleiben.

3.4.1 Monosymptomatische hereditäre Schwerhörigkeiten

Die angeborene Schwerhörigkeit oder Taubheit (A in Abb. 17) kann dominant oder rezessiv vererbt sein. Nur ausnahmsweise ist sie die Folge einer vollständigen Aplasie des Labyrinths (Michel-Typ). Den rezessiven Formen soll häufiger eine *membranöse* Aplasie (Scheibe-Typ) zugrundeliegen, der dominanten Form eine *knöcherne* Dysplasie (Mondini-Typ, Precerutti 1968).

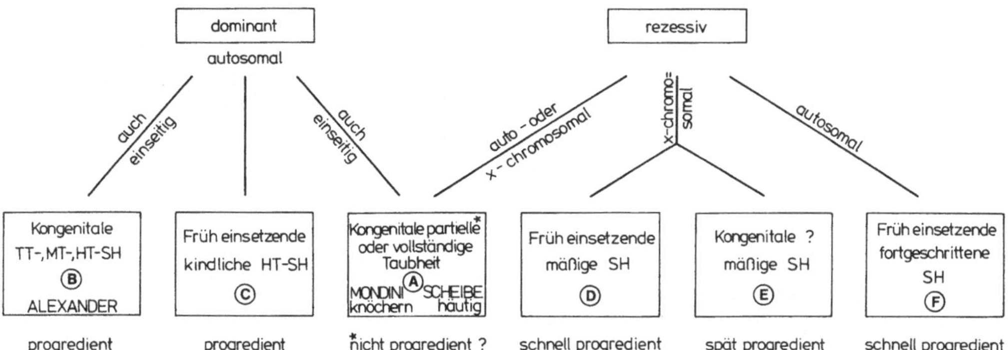

Abb. 17. Versuch einer Gliederung der monosymptomatischen hereditären Schwerhörigkeiten in Anlehnung vor allem an Konigsmark u. Gorlin (1976). Auf die Buchstaben in *Kreisen* nimmt der Text Bezug

Die Art der Fehlbildung ist genetisch determiniert. Vor der 4. Woche entsteht die Aplasie des Labyrinths (Michel-Typ), am Ende der 7. Woche der Mondini-Defekt (Illum 1972). Die knöcherne Fehlbildung ist heute radiotomographisch und zwar am ehesten in den axialen Felsenbeineinstellungen (Illum 1972) zu erkennen, nicht aber die membranöse Aplasie.

Ein Krankheitsbild, das als *scheinbar isolierte* hereditäre Schwerhörigkeit imponieren kann, ist das *Klippel-Feil-Syndrom*. Das knöcherne Labyrinth ist dabei nicht angelegt oder ist fehlgebildet (Windle-Taylor et al. 1981), in $^2/_3$ der Fälle nur einseitig. Die Verbildung des vertebro-okzipitalen Übergangs kann lange unauffällig bleiben bzw. nur als „Froschhals" in Erscheinung treten (Opitz u. Schmidt 1967). Ausschließlich bei Frauen ist das Ohr mitbetroffen, nicht bei Männern; familiäre Häufung wurde bislang nicht beobachtet (Eiseman u. Sharma 1979). Zur otovertebralen Symptomatik können sich Gaumenspalte, Syndaktylie etc. gesellen, so beim Wildervanck-Syndrom, an dem 1% der Taubgeborenen leiden. Ähnlichkeiten bestehen mit dem Goldenhar-Syndrom und mit dem Duane-Türk-Syndrom.

Bei vollständiger Aplasie (Michel-Typ) fehlen jegliche Hörreste, bei der Mondini-Mißbildung ist das Hörbild uneinheitlich (Windle-Taylor et al. 1981). Soweit das Innenohr fehlgebildet aber nicht gänzlich aplastisch ist, kann eine Schwerhörigkeit oder zum mindesten ein Restgehör vorliegen; diese Ohren neigen aber zum fortschreitenden Hörverfall (Albrecht 1923, 1931).

Bei Mondini-Schwerhörigkeit sind heute mit einer sehr ausgefeilten polytomographischen Technik sogar Details der Fehlbildung zu erkennen (Mangabeira-Albernaz et al. 1981). Vornehmlich fehlt die Trennwand zwischen den beiden oberen Windungen, seltener zeigt sich das Bild der „Kloake". Elektrokochleographisch lag die Schwelle der AP eventuell günstiger als der Röntgenbefund hatte vermuten lassen – vielleicht auch nur deshalb, weil der Defekt in den *oberen* Windungen gelegen war, die ECochG aber nur den Hochtonbereich erfaßt.

Die Konfiguration des AP habe denen von Menière-Patienten geähnelt. Da die Kinder mit Mondini-Mißbildung eine fluktuierende oder progrediente Schwerhörigkeit boten, verglichen die Autoren die AP dieser Kinder mit denen von Erwachsenen mit fluktuierender Schwerhörigkeit und wollen eine deutliche Übereinstimmung gefunden haben. Die Reiz-Reizantwort-Funktion wies auf ein Rekruitment hin. Die Endolymph-Subarachnoidal-Shuntoperation nach House soll bei diesen Kindern zu einer Stabilisierung des bis dahin fluktuierenden Gehörs geführt oder die Progredienz gestoppt haben.

Dieser Bericht ist sicher als vorläufige Mitteilung zu werten; es lohnt sich aber, nach den genannten Befunden gezielt zu fahnden – sowohl bei kindlicher Schwerhörigkeit als auch bei Erwachsenen mit fluktuierendem Gehör. Immerhin war erst kürzlich von morphologischer Seite (Paparella 1980) darauf hingewiesen worden, daß in manchen Mondini-Ohren das Corti-Organ intakt sei und daß dieser Befund „zu interessanten Spekulationen über weitere Untersuchungen bezüglich der Hörfunktion" Anlaß gäbe. Der Ductus endolymphaticus sei erweitert gewesen und der longitudinale flow habe offensichtlich funktioniert.

In diesen Aspekt, nämlich die Innenohrschwerhörigkeit als Folge einer knöchernen Fehlbildung mit fortschreitender Hörverschlechterung, fügt sich zwanglos ein Bericht von Farrior u. Endicott (1971). Die Autoren glauben, daß es eine kongenitale *isolierte* Aufweitung des Aquaeductus cochleae gäbe; manche dieser Patienten würden mit normalem Gehör geboren sein, dann entwickle sich aber eine kombinierte Mittelohr-Innenohrschwerhörigkeit. Gegenüber der angeborenen Fußplattenfixation seien sie durch die Progredienz der Innenohrkomponente gekennzeichnet. Das Krankheitsbild werde entdeckt zumeist erst durch den Perilymph- oder Liquorschwall bei der Stapesplastik. Im Innenohr bestehe ein Perilymphüberdruck, „*peri*lymphatischer Hydrops", der für das Absinken der Knochenleitung verantwortlich sei und der die Steigbügelfußplatte so nach außen dränge, daß auch die Schalleitung behindert ist. Farrior hat für die Blockierung des Aquaeductus cochleae zwei unterschiedliche Operationsverfahren angegeben und vertritt die Ansicht, daß mit diesem Vorgehen die fortschreitende Schwerhörigkeit aufzuhalten und die Mittelohrkomponente zu beheben ist. In manchen Fällen sei es (zusätzlich) notwendig, die perineuralen Räume im inneren Gehörgang zu verschließen über einen posterioren Zugang oder über die mittlere Schädelgrube. Das Vorgehen findet sich in allen Details beschrieben (Farrior 1966–1968).

In das Schrifttum sind Indikation und Technik übernommen worden, offenbar aber nur für weitergehende Mondini-Mißbildungen und entsprechend fortgeschrittene Schwerhörigkeiten (Wolfowitz 1979). Die operativen Maßnahmen hatten hier vornehmlich den Zweck, wiederholten Meningitiden vorzubeugen (Pérez-Garriguez et al. 1982) (vgl. Kap. 3.1.3.2, Abb. 12).

Partielle Unregelmäßigkeiten des häutigen Labyrinths (Alexander-Typ) stellen sich als Hochtonschwerhörigkeit (bei Betroffensein nur der Basalwindung) oder als pantonaler mediokochleärer bzw. apikokochleärer Hörschaden dar (B in Abb. 17 sowie Abb. 18 u. 19); sie folgen angeblich immer einem dominanten Erbgang (Everberg 1960, Märtensson 1960, Konigsmark et al. 1979).

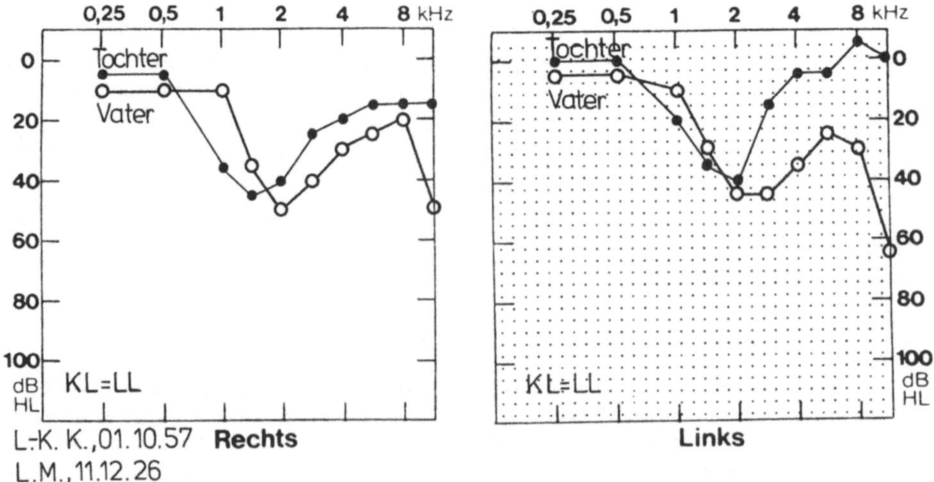

Abb. 18. Mitteltonsenken bei Tochter (25 J) und Vater (56 J). Offensichtlich kaum progredient

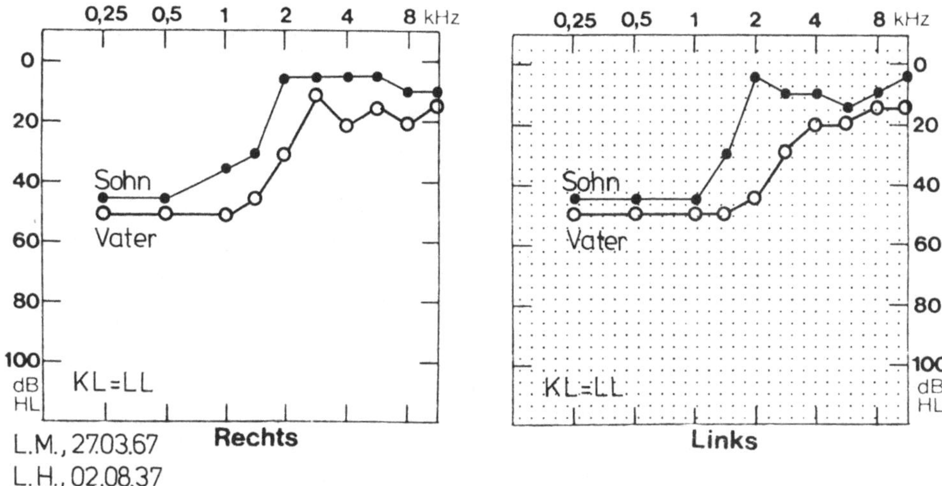

Abb. 19. Tieftonschwerhörigkeit bei Sohn (15 J) und Vater (45 J). Bis 500 Hz rechts und bis 1 000 Hz links sind die Hörverluste identisch; Progredienz im Mittel- und Hochtonbereich? SISI bei beiden Patienten nahe 100%, Stapediusreflexschwelle normal

Die klinisch wichtige Frage bezüglich des weiteren Verlaufs einer Schwerhörigkeit läßt sich zumeist nur beantworten, wenn man Gelegenheit hat, auch schwerhörige ältere Familienmitglieder zu untersuchen. Bestand die Schwerhörigkeit wirklich schon seit der Geburt, was sich oft schwer erkennen läßt, dann ist mit einer allmählichen Progredienz in den Familien zu rechnen, die einen autosomal-dominanten Erbgang aufweisen (C in Abb. 17).

Die nicht angeborenen, sondern früher oder später einsetzenden Schwerhörigkeiten neigen, soweit sie rezessiv (auto- oder x-chromosomal) vererbt wurden (D und F in Abb. 17), schon früh zur schnellen Ertaubung, oft noch vor der Pubertät (Mengel et al. 1967). Je später die Progredienz einsetzt, um so langsamer wird sie verlaufen (Abb. 20). Mit zunehmendem Lebensalter weicht bei der späten Form die anfängliche Symmetrie mehr und mehr einer Seitendifferenz (Kanzaki u. O-Uchi, 1981). Aus Beobachtungen an weißen Nerzen meinen Flottorp u. Foss (1979) schließen zu können, daß die schnell progrediente Ertaubung im Kindesalter Folge einer anlagebedingten Mangeldurchblutung des Innenohres sei.

Diese hereditären Schwerhörigkeiten mit „verspätetem" Beginn hat man zu unterteilen versucht in primär degenerative (abiotrophische), sekundär degenerative und dysgenerative Störungen sowie in die Gruppe „mit unangemessener Reaktion" (Jahn u. Noyek 1981).

An die zuletzt genannte Möglichkeit einer in Wahrheit hereditär progredienten Innenohrschwerhörigkeit sollte man immer dann denken, wenn *exogene* Noxen sich zwar als Ursache anbieten, ihre geringen Dosen oder ihre geringe Toxizität jedoch das Ausmaß des Hörschadens nicht zu erklären scheinen. Dies kann beispielsweise für die familiär gehäufte Reaktionsbereitschaft auf AA (Tsuiki u. Murai 1971) gelten oder für Patienten, bei denen auch nach erfolgreicher Nierentransplantation die Schwerhörigkeit weiter *fortschreitet* (Bergstrom et al. 1979).

Günstiger ist die Prognose gegebenenfalls für die Kinder, die einen x-chromosalen Erbgang aufweisen, da bei ihnen das Gehör konstant bleiben oder erst spät sich verschlechtern kann (E in Abb. 17/Konigsmark 1970). Vorhersagen für den

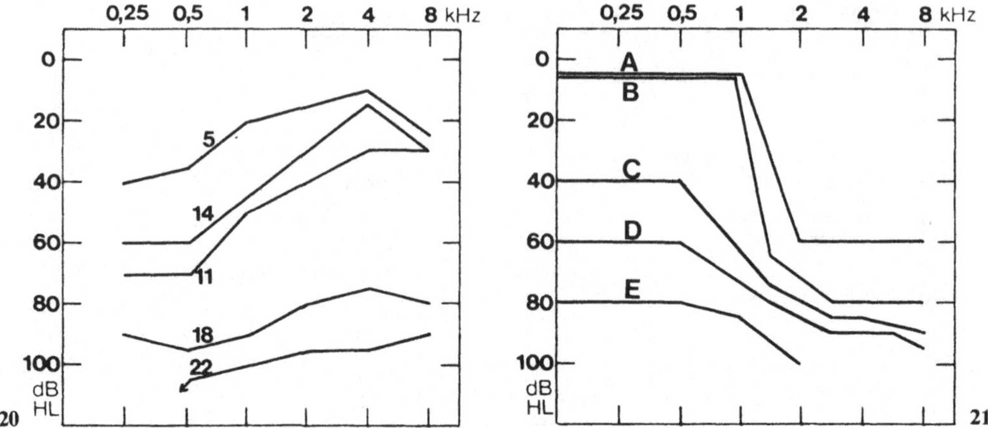

Abb. 20. Tonschwelle von fünf Mitgliedern einer Familie mit hereditärer, autosomal-dominanter, rasch progredienter Tieftonschwerhörigkeit (B in Abb. 17). Die Zahlen an den Kurven geben das Alter des jeweiligen Patienten wieder; ein 38jähriger Familienangehöriger war fast und ein 53jähriger gänzlich taub. (Aus Leon et al. 1981)

Abb. 21. Fünf Stadien (*A–E*) der Hochton-Hörverschlechterung in einer von Huizing et al. (1966) publizierten Familie

Einzelnen sind deshalb ohne genaue Kenntnis des Erbmodus sehr schwierig und auch dann noch mit Unsicherheiten behaftet (Mor u. Mageroy 1960, Livan 1961).

Über mehrere Generationen einer solchen Familie (insgesamt 104 Familienangehörige) mit einer progredienten hereditären Innenohrschwerhörigkeit haben kürzlich Huizing et al. (1983) erneut berichtet, nachdem sie die gleichen Patienten in den letzten 20 Jahren mehrfach untersucht hatten. Der Erbgang war autosomal-*dominant*. Die symmetrische Schwerhörigkeit begann in der Kindheit, immer *vor dem 15. Lebensjahr. Angehörige, die nach diesem Termin noch normal hörten, blieben weitgehend verschont.* Die Schwerhörigkeit entwickelte sich in den Dezennien unterschiedlich schnell, vom Hochtonbereich her fortschreitend – anfangs mit 7 dB pro Jahr. Demgegenüber verschlechterte sich der Tieftonbereich wesentlich langsamer (nur mit ca. 1,5 dB/Jahr). Nach dem 40. Lebensjahr verlangsamte sich das Fortschreiten weiter. Irgendwelche Zusatzbefunde waren in dieser Familie nicht zu erkennen gewesen (Abb. 21).

In anderen Familien kann die Schwerhörigkeit schneller fortschreiten, die Tonschwelle kann flacher verlaufen, der Erbmodus autosomal-*rezessiv* sein (Cremers 1979). Oder die Schwerhörigkeit beginnt erst später unter dem Bild einer vermeintlichen Altersschwerhörigkeit. Beispiele hierfür haben ausgedehnte Hörprüfungen an Zwillingen erbracht (Gedda u. Burno 1974). Wenn die familiäre Häufung fehlt, wird die Abgrenzung zwischen hereditär und endo- oder exogen eventuell unmöglich. Dies soll bei etwa einem Drittel der Innenohrschwerhörigkeiten im Erwachsenenalter der Fall sein (National Center for Vital Health Statistics 1967, 1968; zit. n. Konigsmark u. Gorlin). Beim autosomal-dominanten *Tiefton*hörverlust kann nach den Beobachtungen von Nance (1971) die Progredienz fehlen: Die Übereinstimmung des Hörbildes dieser Betroffenen sei geradezu frappierend, die Hörbehinderung relativ gering (vgl. Abb. 19).

Die Eltern und Arzt vornehmlich interessierende Frage, welches Schwerhörigkeitsrisiko für ein nächstes Kind sich auftut, hat Nance (1980) anhand seines wohl einmalig großen Zahlenmaterials (16 000 schwerhörige Kinder aus 12 000 Familien!) mit einer simplen Regel zu beantworten versucht: Ist die Familienanamnese negativ, dann beträgt das Risiko für ein zweites hörgeschädigtes Kind ca. 10%, bei positiver Vorgeschichte ca. 20%.

Im übrigen sind Ausführungen über die erbliche Schwerhörigkeit zwangsläufig ein Teil auch des Kapitels „Schwerhörigkeit im Kindesalter". Aus der Sicht des Genetikers wurde dieses Thema ausführlich von G. R. Fraser "Profound Childhood Deafness" (1964) behandelt.

3.4.2 Syndromische hereditäre Innenohrschwerhörigkeiten

Unter den Syndromen mit – zumeist progredienter – Innenohrschwerhörigkeit sollen vor allem die beachtet werden, bei denen ein kausaler Zusammenhang zwischen einem primären, hereditären Stoffwechsel- bzw. Enzymdefekt und der daraus sich herleitenden Störung der Innenohrfunktion vermutet wird.

3.4.2.1 Alport-Syndrom

Diese autosomal-dominante oder genetisch heterogene (Konigsmark u. Gorlin 1976) Krankheit stellt sich als familiäre Häufung einer interstitiellen Nephritis mit pathologischen Befunden an den Augen wie Katarakt und Fundus albipunctatus sowie mit fortschreitender Innenohrschwerhörigkeit beidseits dar.

Das otologische Interesse am Alport-Syndrom ergab sich aus der Vermutung, daß kausale Beziehungen zwischen der renalen Grundkrankheit und der progredienten Schwerhörigkeit bestehen. So hatten Arenberg (1967) sowie Fujita u. Hader (1969) aufgrund morphologischer Untersuchungen als Ursache für die Degeneration des Sinnesorgans eine Störung des nephrogenen Metabolismus angenommen. Dabei müßte es sich um einen ganz spezifischen biochemischen Mechanismus handeln, denn nicht jede interstitielle Nephritis und nicht jede Nierenfunktionsstörung führt zu einem fortschreitenden Hörverfall. Auch für die Möglichkeit, daß mit der anhaltenden Proteinurie und dem Tubulusschaden ein übermäßiger Verlust von stoffwechselaktiven Ionen verbunden sei, die für die Funktion des Innenohres unentbehrlich sind, fanden sich keinerlei verwertbare Hinweise. Immer geht die Nephritis voraus oder die Hörbeteiligung fehlt überhaupt (Brodehl 1982).

Ob die vereinzelten *isolierten* Schwerhörigkeiten ohne Nierenleiden in Alport-Familien wirklich innenohrbedingt sind *und* zur Erbanlage gehören, ist schwer nachzuprüfen; bei eigenen Erhebungen haben sie sich regelmäßig als Schwerhörigkeit anderen Ursprungs erwiesen.

Der entscheidende Ansatz für die Erforschung ätiogenetischer Zusammenhänge zwischen den krankhaften Veränderungen in der Niere und im Innenohr ergab sich, als es gelang, Alport-spezifische Befunde in der Niere zu erheben, von denen allerdings nur die elektronenmikroskopische Untersuchung letztlich pathognomonische Veränderungen erkennen läßt (Churg u. Sherman 1973, Rumpelt et al. 1974). Diese Veränderungen an der Basalmembran der Glomeruli sind für das mit Schwerhörigkeit assoziierte Alport-Syndrom so typisch, daß jede Nierenbiopsie wegen unklarer Hämato- und/oder Proteinurie auch elektronenmikroskopisch untersucht werden sollte (Brodehl 1982). Hier also kann sich die diagnostische Zuordnung der Schwerhörigkeit an der Nierenbiopsie orientieren – eine Notwendigkeit, die sich insbesondere aus dem progredienten Verlauf der Schwerhörigkeit und eventuell auch aus therapeutischen Zwängen herleitet (s. unten).

Diese Erkenntnisse nutzend, haben Weidauer und Arnold (1976) in gezielt ausgerichteten Untersuchungen entsprechende Veränderungen an der Basalmembran auch der Striagefäße gefunden. Zusätzlich konnten sie – aufbauend auf die Experimente von Quick et al. (1973) – im Innenohr eine Kreuzreaktion mit Antikörpern darstellen, die gegen die glomeruläre Basalmembran gerichtet waren – und konnten so den Beweis einer Antigengemeinschaft zwischen Innenohr und Niere erbringen (Arnold et al. 1976, Weidauer et al. 1977).

Nicht gänzlich ausgeschlossen erscheint es, daß die gemeinsamen Immunreaktionen beider Organe *sekundärer* Natur sind. Sie wären in der Niere als Auto-Antigen-Reaktion auf den zugrundegegangenen Teil spezifischen Nierengewebes zu verstehen. Daß dann auch die Basalmembran der Striagefäße – und des Vas prominens – an der Reaktion beteiligt ist, läßt sich nach den Versuchsergebnissen sowohl von Quick et al. (1973) als auch von Arnold et al. (1976) und von Weidauer et al. (1977) sehr wohl verstehen. In Abhängigkeit von der Antigenspezifität, wie sie zum Beispiel im HLA-System exprimiert ist, würde diese Deutung das Fehlen der Schwerhörigkeit in etwa der Hälfte der Fälle erklären (Turner 1970, Cassidy et al. 1965, Chiricosta et al. 1970, Ferguson u. Rance 1972, Hauser 1974). Die zitierten Befunde beider Untersuchergruppen sind, auch wenn sie nicht von Alport-Patienten sondern aus dem Tierexperiment stammen, für die Kenntnis der grundsätzlichen Beziehungen zwischen Niere und Innenohr von unschätzbarem Wert.

Die Schwerhörigkeit beim Alport-Syndrom ist bei Männern stärker ausgebildet als bei Frauen (Turner 1970); sie beginnt oft schon im ersten Lebensjahrzehnt und führt in fast einem Fünftel der Fälle zur Taubheit (Purriel et al. 1970), zumeist aber erst, nachdem die Nierenfunktion schon längst erloschen ist (Gofman u. Bátsi 1980). Eine Übersicht über die Hörfunktion bei 54 Familienmitgliedern aus drei Sippen findet sich bei Turner (1970); besonders gefährdet sind danach die männlichen Verwandten betroffener Frauen.

Audiometrisch läßt die Schwerhörigkeit eine charakteristische Entwicklung erkennen (Abb. 22). Anfangs verläuft die Kurve annähernd flach, also alle Frequenzen betreffend mit leichter Betonung des Mitteltonbereichs. Dann werden zunehmend vor allem die hohen Töne miterfaßt, bis ein diagonaler Verlauf resul-

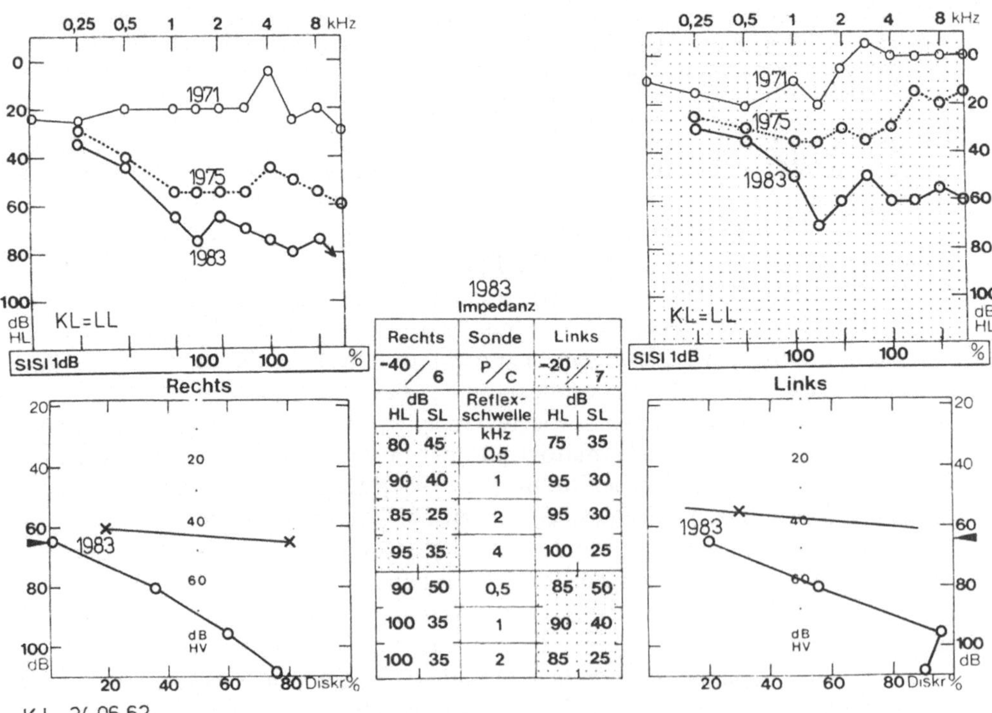

Rechts		Sonde	Links	
-40	6	P/C	-20	7
dB HL	SL	Reflex-schwelle	dB HL	SL
		kHz		
80	45	0,5	75	35
90	40	1	95	30
85	25	2	95	30
95	35	4	100	25
90	50	0,5	85	50
100	35	1	90	40
100	35	2	85	25

Abb. 22. Alport-Syndrom mit fortschreitender Innenohrschwerhörigkeit beidseits: Schon im 13. Lebensjahr zeichnete sich die breite Mitteltonmulde ab, jetzt – mit 21 Jahren – geht sie in den Hochtonabfall über. Laut SISI und Stapediusreflexschwelle sensorischer Ursprung

tiert (Kacker u. Bajal 1973), der schließlich in Taubheit übergeht. Alle überschwelligen Tests sprechen von Anfang an für einen Sinneszellschaden (Spear et al. 1970, Miller et al. 1970). Im Békésy-Audiogramm sind die Amplituden der Dauertonkurve extrem klein – offenbar regelmäßig schon zu Beginn der Schwerhörigkeit. Im ECochG stellt sich ein deutliches SP dar (Abb. 23).

Die Korrelation der audiometrischen Befunde mit dem Ausfallmuster im Innenohr scheint insofern gegeben, als schon früh eine Beteiligung der mittleren und der apikalen Windungen zu finden ist. Der Sinneszelltod erstreckt sich über alle Windungen, in dem von Johnsson u. Arenberg (1981) beschriebenen Fall die *inneren* Haarzellen allerdings stärker betreffend als die äußeren; die neuralen Elemente wiesen nur geringe Degenerationszeichen auf.

Die Chancen einer erfolgreichen Prophylaxe gegen die weitere Hörverschlechterung sind bislang gleich Null. Der pädiatrische Fatalismus gleicht aus otologischer Sicht einem Nihilismus. Die Erfahrungen bei nicht hereditärem Zusammentreffen von Nierenfunktionsausfall und Innenohrschwerhörigkeit (Mitschke 1977, 1978) könnten uns ermuntern, die Nierentransplantation eventuell auch aus otologischer Indikation zu forcieren – in der Hoffnung, damit ein Sistieren des sonst unaufhaltsamen weiteren Hörverfalls oder sogar eine Besserung zu erreichen (Konigsmark u. Gorlin 1976, S. 282). Jedenfalls wäre dies derzeit wahrscheinlich die einzige Möglichkeit, die armen Patienten vor der vollständigen Ertaubung zu bewahren. In ausführlichen Diskussionen mit den Nephrologen wäre dann zu klären, welches Stadium der Nierenfunktionsstörung und der Schwerhörigkeit erreicht sein müßte, um die Indikation zur Nierentransplantation verantworten zu können – auch, in welchem Lebensalter die Ope-

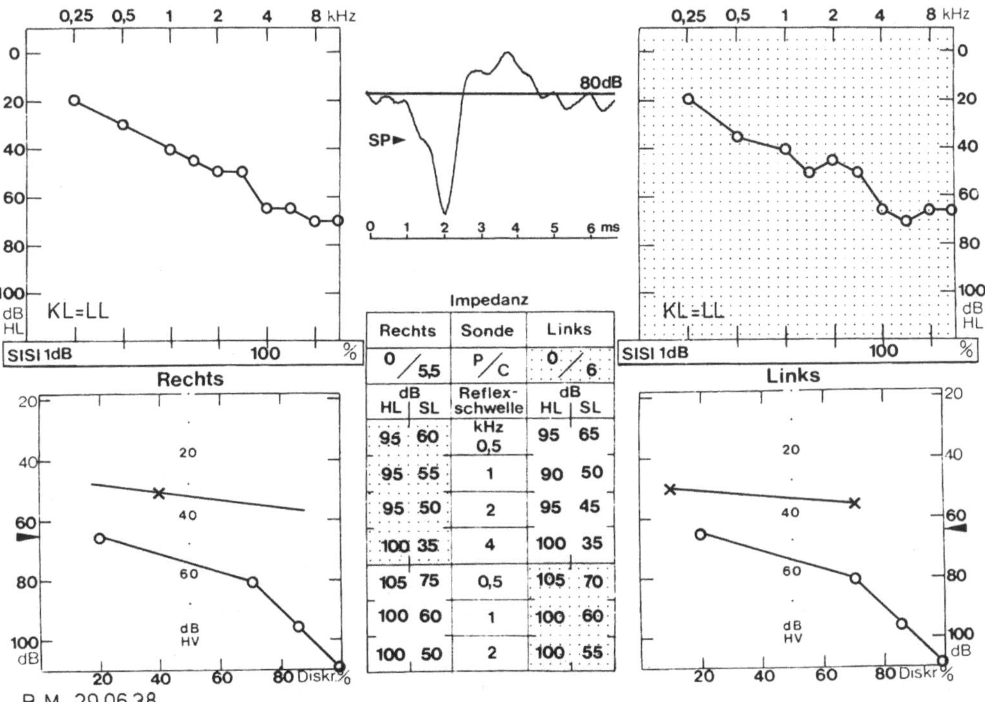

Impedanz		
Rechts	Sonde	Links
0 / 5,5	P / C	0 / 6
dB HL	SL	Reflex-schwelle	dB HL	SL
95	60	kHz 0,5	95	65
95	55	1	90	50
95	50	2	95	45
100	35	4	100	35
105	75	0,5	105	70
100	60	1	100	60
100	50	2	100	55

Abb. 23. Symmetrische Innenohrschwerhörigkeit mit diagonalem Hochtonabfall beim Alport-Syndrom, nach SISI und Stapediusreflexschwelle sensorischer Genese. Einsilberverstehen entsprechend dem Tonhörverlust. Im Aktionspotential (CAP) ist auch ein deutliches Summationspotential (*SP* ►) enthalten

ration erfolgen sollte, ob die eigenen Nieren trotz der möglichen antigenen Wirkung belassen bleiben können oder sollen und ob wegen der eventuellen Antigengemeinschaft HL-identische Nieren nicht in Betracht kommen. Hier können diese Fragen nur gestellt werden, zumal sie im Schrifttum bislang nicht aufgegriffen wurden. Wenn jedoch jegliche Abhängigkeit des kochleären vom nephrogenen Prozeß zu verneinen wäre, würden all diese Überlegungen hinfällig sein.

3.4.2.2 Alportähnliche Syndrome

Unter diesem Sammelbegriff werden heute die *hereditären* Syndrome geführt, die

- aufgrund elektronenmikroskopischer Biopsiebefunde nicht als Alport-Syndrom einzustufen *und* die
- wegen zusätzlicher Symptome vom Alport-Syndrom abzutrennen sind.

Das Bestehen zusätzlicher, eventuell sporadisch aufgetretener Störungen allein genügt also nicht, um ein gesondertes Krankheitsbild anzunehmen. Selbst solche Befunde, die als phänomenologische Ausprägung eines pleiotropen mit der Nephropathie gekoppelten Gendefekts gedeutet werden (Brodehl 1982), können unter dem Begriff Alport-Syndrom subsummiert werden, *wenn die morphologischen Kriterien in der Niere erfüllt sind.*

Wegen dieser erst seit wenigen Jahren möglichen diagnostischen Zuordnung macht es Schwierigkeiten, manche im Schrifttum zusammengestellten Syndrome als eigenständig zu werten, zumal hinsichtlich des Erbgangs beim Alport-Syndrom keine einheitliche Meinung besteht. Diese Schwierigkeiten der Abgrenzung gelten z. B. für das Sohar-Syndrom (1956) mit unklarem Erbgang und für das autosomal-rezessive Ohlsson-Syndrom (1963). Bei beiden Krankheitsbildern entwickelt sich die Schwerhörigkeit fortschreitend, beim Ohlsson-Syndrom sind die Männer ebenfalls stärker betroffen, bei beiden äußert sich die Beteiligung der Augen in einer Myopie.

Auch das Lemieux-Neemeh-Syndrom (1967) scheint mit dem Alport-Syndrom weitgehend identisch zu sein, weist aber zusätzlich Zahnanomalien auf (Charcot-Marie), ebenso das von Epstein et al. (1972) beschriebene autosomal-dominante Krankheitsbild, welches allerdings – im Gegensatz zum Alport-Syndrom – überwiegend Frauen trifft. Die von Hamet et al. (1973) publizierte, schnell fortschreitende Innenohrschwerhörigkeit einhergehend mit Herdnephritis und Bluthochdruck wäre durch den Hypogenitalismus vom Alport-Syndrom abzugrenzen; der Erbgang ist autosomal-rezessiv.

Clare et al. (1979) beschrieben ein auch aufgrund der Nierenbiopsie als Alport-Syndrom eingestuftes Krankheitsbild, das zusätzlich mit einer Thrombozytopenie vergesellschaftet ist, Passwell et al. (1981) ein weiteres, das ausweislich der Verdickung und Auflockerung der Basalmembran zum Alport-Syndrom gezählt werden kann, auch wegen der Schwerhörigkeit und der Augenbefunde, sonst aber mit den Zeichen eines Fanconi-Syndroms einherging, also einer zur Osteomalazie führenden Aminosäuren- und Phosphatausscheidung im Urin assoziiert war.

Das Muckle-Wells-Syndrom (1962) ist charakterisiert durch Fieberschübe, Urtikaria, progrediente Schwerhörigkeit und Amyloidose des Parenchyms der Nieren und der Milz sowie der Gefäße anderer parenchymatöser Organe, nicht aber im Labyrinth. Die Schwerhörigkeit entwickelt sich langsam, ist schließlich aber weit fortgeschritten – parallel zum Tod durch Urämie im 3. bis 5. Lebensjahrzehnt. Der Erbgang verläuft autosomal-dominant (Sweeney et al. 1979).

Wie schwierig die Abgrenzung oder Zuordnung der Mehrzahl einander ähnlicher Kombinationen von Nephropathie, Innenohrschwerhörigkeit und variablen sonstigen Symptomen ist, verdeutlicht das von Goyer et al. (1968) publizierte Krankheitsbild: Nephropathie, Hyperprolinurie, Ichthyosis und Innenohrschwerhörigkeit. Elektronenmikroskopisch wurden hier schon 1968 „Auftreibungen der mesangialen Basalmembran in der Niere mit dichten Ablagerungen in der Matrix" gefunden.

Genetische Beziehungen des *Prolin-Metabolismus* zur Innenohrschwerhörigkeit sind zwar mehrfach vermutet, aber auch bezweifelt worden (Konigsmark u. Gorlin 1976, S. 356). Die mit Hyperprolinämie und Hyperprolinurie einhergehenden Innenohrschwerhörigkeiten bedürfen deshalb einer kritischen Prüfung ihrer genetischen Zugehörigkeit.

Auch das *Herrmann-Aquilar-Sacks-Syndrom* ist durch eine *progrediente* Innenohrschwerhörigkeit gekennzeichnet, im 4. Lebensjahrzehnt beginnend – bei 9 von 13 Betroffenen (zitiert nach Konigsmark u. Gorlin 1976). In der Niere finden sich u. a. Anhäufungen PAS-positiven Materials – und zwar in den tubulären Zellen. Zusätzlich leiden die Patienten dieser autosomal-dominanten Krankheit unter photomyoklonischer Epilepsie und einem milden Diabetes mellitus.

Für die Klinik der Innenohrschwerhörigkeit haben diese differentialdiagnostischen Betrachtungen eine nur untergeordnete Bedeutung. Das Schwerhörigkeitsbild scheint bei allen genannten Syndromen uniform zu sein, d. h. *relativ flach verlaufende Hörschwellen* mit zunehmendem Hervortreten des Hochtonverlustes. Immer sind es sensorische Schwerhörigkeiten, jedenfalls soweit entsprechende Einordnungen versucht wurden oder soweit histologische Befunde vorliegen.

Keinesfalls gehen alle hereditären Nierenfunktionsstörungen mit einer Innenohrschwerhörigkeit einher. Bei den kongenital Tauben (n = 549) haben nur 2% auch einen Nierenschaden. Und nur 2,6% der hereditär Nierenkranken (n = 409) sind auch schwerhörig (Bergström et al. 1979). Bei jedem zweiten der so ausgewerteten Fälle war die Familienanamnese nieren- *und* innenohrpositiv.

In anderen Fällen kann man – jedenfalls ohne weitergehende Studien – nur ein zufälliges genetisches Zusammentreffen von Fehlbildungen an den Nieren und im Innenohr vermuten, so bei der renalen Kelchdysmorphie und Innenohrschwerhörigkeit (Morse et al. 1980), zumal hier Störungen der Nieren*funktion* fehlen.

In wieder anderen Berichten wie über die renale tubuläre Azidose drängt sich eine ursächliche Abhängigkeit der Schwerhörigkeit von der Nierenfunktionsstörung geradezu auf.

3.4.2.3 Renale tubuläre Azidose

Einblicke in die Ätiogenese mancher Innenohrschwerhörigkeiten könnten Patienten bringen, bei denen die renale tubuläre Azidose (RTA) mit einer Innenohrschwerhörigkeit einhergeht. Die RTA ist ein nicht gerade ausgefallenes Krankheitsbild, die Kombination mit einer Innenohrschwerhörigkeit allerdings ist selten.

Dem Leiden liegt ein Defekt der Carboanhydrase zugrunde, eines Enzyms, das am Ionentransport in der Niere beteiligt ist. Von den drei Typen dieser Krankheit scheint nur Typ I gelegentlich mit einer Schwerhörigkeit kombiniert zu sein. Die Störung ist hier im distalen Tubulus gelegen; sie besteht in der Unfähigkeit der Niere, in ausreichendem Maße H^+-Ionen zu sezernieren bzw. auszutauschen, also den pH-Wert des Urins auf unter 6 zu senken (Schreier 1979).

Typ II ist eine Anomalie der Bikarbonatrückresorption im *proximalen* Tubulusabschnitt, Typ III ist durch einen distalen Bikarbonatverlust gekennzeichnet. Neuerdings wurde auch ein Typ IV beschrieben (Brenner et al. 1982).

Die Zahl der bisher mitgeteilten Fälle von RTA *mit Schwerhörigkeit* beträgt wahrscheinlich erst 17; 11 gesammelt von Cremers et al. (1980), 1 von Simon et al. (1979), 3 von Guibaud et al. (1979) und 2 von Dunger et al. (1980). Der Erbgang ist autosomal-rezessiv (Cremers et al. 1980), in 6 von 8 Familien bestand Konsanguinität.

Die Schwerhörigkeit manifestiert sich in früher Kindheit, eventuell schon bald nach der Geburt beginnend. Aber auch eine kongenitale Entstehung ist letztlich nicht auszuschließen (Cohen et al. 1973). Der Hörschaden kann an Taubheit grenzen oder nur mäßig ausgebildet sein: Hochtondiagonalabfall mit Hörverlusten bei 1000 Hz von 50 oder 60 dB (Cremers et al. 1980). Über die audiometrische Lokalisation der Schäden liegen keine Angaben vor.

Wahrscheinlich wurde ein ursächlicher Zusammenhang zwischen Nieren- und Innenohrfunktionsstörung hier deshalb bislang nicht diskutiert, weil längst nicht alle Patienten mit RTA und auch nicht alle des Typs I an einer Schwerhörigkeit leiden. Vielmehr sah man die Schwerhörigkeit als autonomes Merkmal mit eigenem autosomal-rezessiven Erbgang an (Guibaud et al. 1979).

Andererseits ist die im distalen Tubulusabschnitt (und in der Magenschleimhaut) enthaltene Carboanhydrase (CAH) auch in der Stria vascularis histochemisch zu identifizieren gewesen (Watanabe 1963). Der gleiche Nachweis gelang später Eggersmann u. Bruchmüller (1968).

CAH fördert die tubuläre Rückresorption von Na^+ und HCO_3 – sie ist durch Diamox hemmbar. Ihr Defekt führt zur Alkalisierung des Urins. In der Stria vascularis der Katze konnten Johnson u. Spoendlin (1966) unter Diamox einen Rückgang der Vakuolen in den dunklen Zellen beobachten. Die Autoren glauben deshalb, daß Diamox die sekretorische Funktion der Endolymphe hemmt, während die CAH die Sekretion fördert.

Patienten mit einem Defekt der CAH als Ursache ihrer renalen Azidose könnten also auch einen CAH-Defekt als Ursache ihrer Schwerhörigkeit vermuten lassen. Das pathophysiologische Korrelat der Innenohrschwerhörigkeit wäre dann in einem Kollaps des Endolymphschlauches zu sehen – ein zwar spekulativer, aber möglicher Ansatz für weitere Beobachtungen und Untersuchungen.

3.4.2.4 Pendred-Syndrom

Diese autosomal-rezessive Funktionsstörung der Schilddrüse – vergesellschaftet mit einer Innenohrschwerhörigkeit – ist relativ häufig: in Skandinavien 1 auf 100000 Geburten (Nilsson et al. 1964). Jede 10. bis 20. kongenitale Schwerhörigkeit sei im Rahmen eines Pendred-Syndroms entstanden (Batsakis u. Nishiyama 1962, Thieme 1975).

Die Schilddrüse ist vergrößert, manchmal schon bei der Geburt erkennbar, sonst in früher Kindheit deutlich werdend. Die Struma ist zumeist euthyreot (Barsano u. de Groot 1979, Chan et al. 1979) oder hypothyreot; gestört ist der Einbau von Jodid in die organische Form der Jodthyroxine. Der positive Perchlorattest soll beweisend für das Pendred-Syndrom sein (Morgans u. Trotter 1958, Milutinovic et al. 1969, Illum et al. 1972, Hörmann u. Held 1980, Maragoni et al. 1983), jedenfalls in seiner intravenösen Form (Gray et al. 1973), während er beim endemischen Kretinismus regelmäßig negativ ausfalle. Aber der Perchlorattest ist ebenso positiv beim sporadischen Kretinismus und bei der Hashimoto-Thyreoditis. Auch der positive Ausfall des Depletiontests sei pathognomonisch für das Pendred-Syndrom (Groß et al. 1981). Stützend für die Diagnose sind die Struma, die Stoffwechsellage in der Schilddrüse, die Anamnese und der autosomale Erbgang.

Die Schwerhörigkeit kann schon bald nach der Geburt deutlich werden. Allgemein gilt sie als kongenital, obwohl dies noch in keinem Falle zu beweisen war. Gegen die Annahme, die Schwerhörigkeit sei hier nur die Folge des intrauterinen Hypothyreoidismus, spricht die Beobachtung, daß athyreote Kretins zumeist nicht taub sind (Barsano u. de Groot 1979). Erkannt wird die Schwerhörigkeit zumeist zu sind (Barsano u. de Groot 1979). Erkannt wird die Schwerhörigkeit zumeist zu Beginn des 3. Lebensjahres (Thould u. Scowen 1964). Später nimmt der Hörverlust nur langsam zu, nach eigenen Beobachtungen aber gelegentlich auch abrupt. Die Rekruitmentphänomene sind positiv (Nilsson et al. 1964, Fraser 1965) – an der Innenohrlokalisation der Schwerhörigkeit besteht danach kaum ein Zweifel. Mehrfach wurden beim Pendred-Syndrom röntgenologisch Verbildungen der knöchernen Schnecke in der Art eines Mondini-Typs gesehen (Hvidberg-Hansen 1968, Illum et al. 1972) – auch mit operativ bestätigter Perilymphfistel (Bergstrom 1980).

Das Zusammentreffen eines vermeintlich angeborenen Schilddrüsenleidens mit einer früh sich entwickelnden Innenohrschwerhörigkeit legt die Vermutung eines gemeinsamen Enzymdefekts nahe (v. Harnack et al. 1961) – entsprechende Befunde waren jedoch nicht zu erheben.

Die Schwerhörigkeit ist therapeutisch bislang nicht zu beeinflussen. Die Struma läßt sich durch Gabe von Jodid und Schilddrüsenhormonen in den meisten, wenn auch nicht in allen Fällen beherrschen; notfalls ist dann die möglichst frühe Strumektomie indiziert (Hesch; pers. Mitteilung). Die Lebenserwartung der Patienten soll nicht eingeschränkt sein, auch nicht der Intellekt.

3.4.2.5 Pendredähnliche Syndrome

Bei allen sonstigen hereditären Schilddrüsen- *und* Innenohrfunktionsstörungen, ob mit oder ohne Erhöhung des proteingebundenen Jods (PBJ) und Epiphysenstörung (Refetoff et al. 1967) oder ob mit Wachstumsretardierung sowie mit proteolytischem oder lipolytischem Defizit (Johanson u. Blizzard 1971), ist die Schwerhörigkeit schon kongenital voll ausgebildet. Sie ist jedoch nicht progredient, und von den angeboren hypothyreoten Kindern weist nur jedes zehnte eine Schwerhörigkeit auf, jedenfalls in erheblichem Ausmaß. Die Tonschwelle verläuft zumeist flach, nur wenig zu den hohen Frequenzen abfallend (Debruyne et al. 1983).

Wenn zusätzliche Symptome fehlen, kann die Zuordnung einer frühkindlichen Schwerhörigkeit zum Pendred-Syndrom oder ihre Abgrenzung vom Myxödem schwierig sein, zumal man früher glaubte, daß etwa die Hälfte (Batsakis u. Nishiyama 1962) oder doch ein Drittel der Myxödem-Patienten schwerhörig sei (de Groot u. Stamburry 1975). Die Differentialdiagnose wird gegebenenfalls erleichtert durch den zusätzlichen mittelohrbedingten Schwerhörigkeitsanteil.

Andere Untersuchungen aber haben gezeigt, daß die Höreinschränkungen zum mindesten bei den *älteren* myxödematösen Patienten nicht größer sind als in einem altersentsprechenden Vergleichskollektiv (Schätzle u. Haubrich 1967). Die Behandlung mit l-Thyroxin brachte deshalb auch keine Besserung des Gehörs (Parving et al. 1983). Für Kinder oder junge Patienten sollte man die Chancen einer medikamentösen Hörverbesserung nicht ganz so ungünstig sehen, nachdem

tierexperimentell durch Myxödem eine Schwerhörigkeit produzierbar war
(Meyershoff 1979) – und dann auch medikamentös beeinflußbar sein dürfte. Die
unterschiedlichen Aussagen ergeben sich möglicherweise aus uneinheitlicher
Definition des Begriffs Myxödem oder weil sich nicht die Innenohr- sondern die
Mittelohrkomponente gebessert hatte.

Eine Einzelbeobachtung ist der Nachweis einer subklinischen Schilddrüsenunterfunktion in einer Familie mit autosomal-dominanter Innenohrschwerhörigkeit geblieben. Eine Struma bestand nicht, auch
sonst waren keine zusätzlichen Symptome zu erkennen (Lehnhardt 1967).

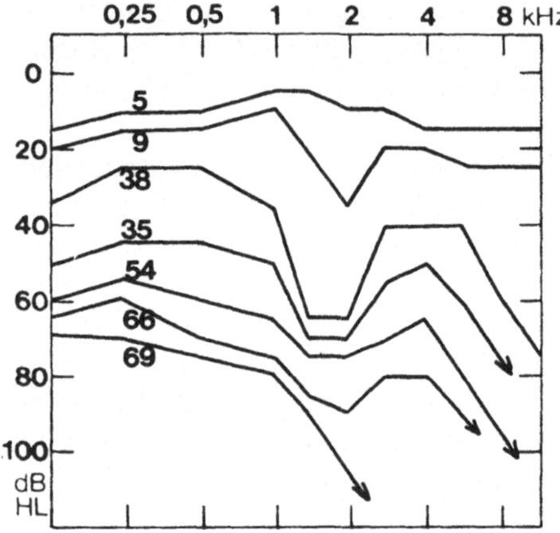

Abb. 24. Familiäre Schwerhörigkeit, in der
Kindheit mit Mitteltonsenke beginnend, im Alter
zum extremen Hochtonabfall sich entwickelnd.
Fragliche familiäre Schilddrüsenunterfunktion

    Die Schwerhörigkeit begann in Form einer Mitteltonsenke in der Kindheit (Abb. 24). Mit zunehmendem Lebensalter sank das Gehör im Hochtonbereich ab, bis im 7. Jahrzehnt eine weit fortgeschrittene Schwerhörigkeit erreicht war. Die überschwelligen Tests wiesen auf einen sensorischen Hörschaden hin. Röntgenologisch erschien der innere Gehörgang bei allen Schwerhörigen auffallend eng, ohne
daß diesem Befund eine kausale Bedeutung für die Schwerhörigkeit zugesprochen werden sollte (Pagani
et al. 1980).
    Eine Pendred-Schwerhörigkeit war hier auszuschließen, schon wegen der fehlenden Struma und
der spät einsetzenden Beeinträchtigung des Gehörs. Eine kausale Abhängigkeit der Innenohrschwerhörigkeit von einer Schilddrüsenfunktionsstörung erschien naheliegend, war aber nicht nachweisbar.

3.4.2.6 Störungen des Parathormonstoffwechsels

Weidauer et al. (1982) beschrieben ein Krankheitsbild aus Innenohrschwerhörigkeit, Hypokalzämie
und Vitiligo. Die niedrigen Kalziumwerte im Serum wurden als Sonderform des Pseudohypoparathyreoidismus erklärt. Die Serum-Phosphatwerte waren normal, die Phosphatausscheidung durch die Niere erhöht. Die Reaktion der Nieren auf Parathormon entsprach der Norm. Die Knochenreaktion war
gestört. Die Hypokalzämie deuteten die Autoren ebenfalls als bisher nicht bekannte hypothetische Sonderform des Pseudohypoparathyreoidismus. Der Erbgang war autosomal-dominant. Die Schwerhörigkeit war beim Vater stärker ausgebildet als beim Sohn, die Tonschwelle verlief flach zu den hohen Frequenzen hin abfallend, das Rekruitment war positiv, das Sprachverstehen korrelierte mit dem Tongehör entsprechend einer Innenohrschwerhörigkeit. Eine Progredienz war nicht zu erkennen gewesen.
    Eine ursächliche Beziehung zwischen den blutchemischen Befunden und der Innenohrschwerhörigkeit haben die Autoren nicht diskutiert. Die Kombination mit Vitiligo habe sich aus einer zufälligen
genetischen Assoziation ergeben.

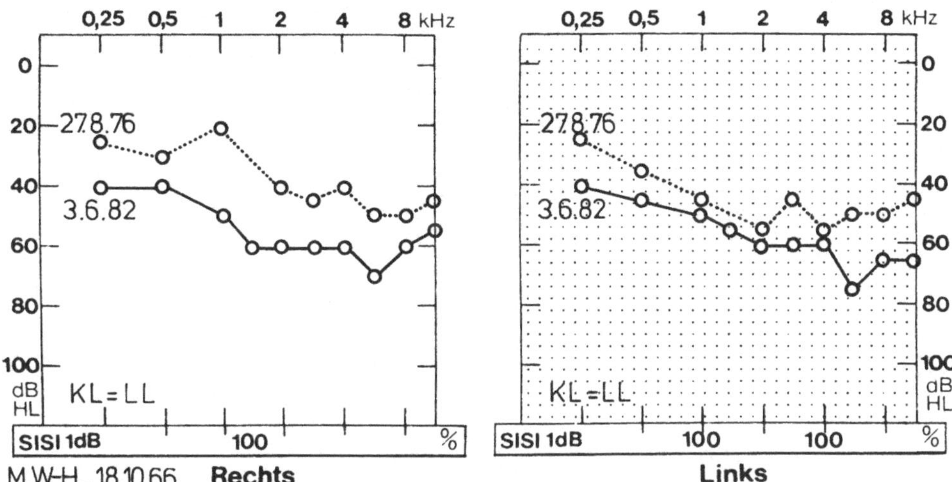

Abb. 25. Schwerhörigkeit seit 4. Lebensjahr aufgefallen. Pubertas tarda, Adipositas und Pseudohypoparathyreoidismus. Zwischen 10. und 16. Lebensjahr deutliche Hörverschlechterung, auch im Sprachaudiogramm. Stapediusreflexschwelle beidseits bei 85–95 dB. Hörbefund der Mutter siehe nächste Abbildung

Eigene ähnliche Beobachtungen scheinen weitergehende gedankliche Konstruktionen zu erlauben: Wir sahen insgesamt fünf schwerhörige Patienten mit einem Pseudohypoparathyreoidismus (PHPT). Einmal waren es Mutter und Sohn, einmal Vater und Sohn und einmal eine 58jährige Patientin ohne weitere Schwerhörigkeitsfälle in der Verwandtschaft. Die Parathormon-Infusionstests waren beweisend ausgefallen, Kalzium im Serum war erniedrigt, Phosphat erhöht. Das Parathormon war – jedenfalls für einzelne Peptidfraktionen – vermehrt. Bei einem der Jungen bestand außerdem ein Hypogonadismus. Den Vater hatten wir nicht blutchemisch untersuchen können [4].

Die *Tonschwelle verlief unregelmäßig flach* um 30–40 dB oder zu den hohen Frequenzen hin leicht abfallend, zum Teil mit deutlicher Progredienz. Die humangenetische Exploration hatte keine zusätzlichen Aspekte erbracht (Abb. 25 u. 26).

Dem PHPT liegt eine Störung des zellulären Parathormonrezeptors zugrunde. Dabei können das Rezeptorprotein in der Zellmembran oder die in ihm verankerte Adenylatzyklase (AC) defekt sein. Der Adenylatzyklasekomplex hat die Aufgabe, die Synthese von zyklischem Adenosinphosphat (cAMP) in Gang zu setzen, welches als second messenger die Phosphorylierung und damit die Aktivität zahlreicher Zellproteine reguliert. Die Spezifität dieses Zellsignals liegt in der besonderen Struktur des den Rezeptor stimulierenden Liganden, z. B. eines Hormons.

Der Defekt kann auch in einem genetisch determinierten, mehr oder weniger stark ausgeprägten Mangel eines Proteins begründet sein (des guanylnucleotidregulierenden oder G-Proteins), das die Aktivität der AC steuert. Eine dritte Variante stellt der *Post*rezeptordefekt dar.

---

4 Herrn Prof. Dr. Legler, Mannheim, danke ich für die Überlassung des Audiogramms, Herrn Prof. Dr. Lenard, Mannheim, für den Bericht über den Sohn, sowie Herrn Prof. Dr. Hesch, Hannover, für die internistische Untersuchung und Beratung

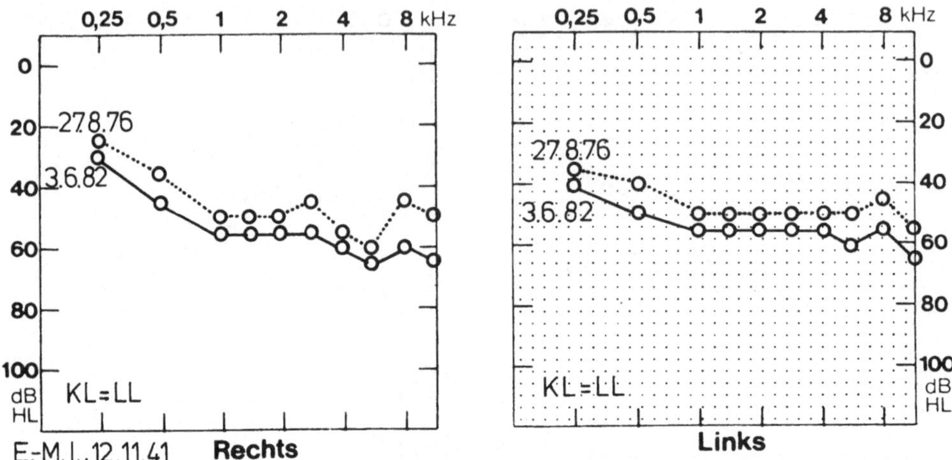

Abb. 26. Schwerhörigkeit seit Kindheit bekannt. Einziger Sohn ist auch schwerhörig (siehe vorhergehende Abbildung). Pubertas tarda und Adipositas bis zum 15. Lebensjahr sowie jetzt Pseudohypoparathyreoidismus. Innerhalb der letzten sechs Jahre ist die Schwerhörigkeit nur wenig fortgeschritten. Sprachverstehen entsprechend dem Tongehör. Stapediusreflexschwelle beidseits um 85–95 dB

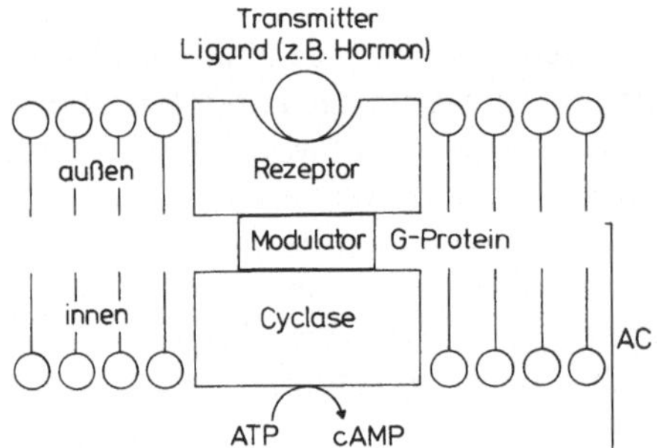

Abb. 27. Biologische Konstruktion der Zellmembran, schematisiert nach Singer (1974). Im hier diskutierten Beispiel wäre als Transmitter das Parathormon anzunehmen, als Modulator das G-Protein und als Zyklase die Adenylatzyklase

Hierbei unterbleibt die biologisch wirksame Weiterleitung (Phosphorylierung) der Information des durch die AC-Stimulation gebildeten cAMP (Abb. 27).

Im ersten Fall (Typ Ia) resultieren schwere genetische Defekte in den Nieren und am Knochensystem, die Albrightsche hereditäre Osteodystrophie (AHO). Inwieweit diese Patienten auch taub sind, ist in den bisherigen Übersichten nicht dargelegt und möglicherweise gar nicht genügend beobachtet worden.

Beim Fehlen des G-Proteins (Typ Ib) wird trotz Stimulation der AC diese Information nicht über das G-Protein in die Zelle getragen. Die Patienten sind unterschiedlich stark behindert.

Der Typ II schließlich ist klinisch am wenigsten auffällig mit wechselnden Befundkonstellationen in den Nieren, dem Knochensystem, der Hypophyse oder den Hoden. Da ein Postrezeptordefekt vorliegt, kann die Aktivität der AC und die Bildung von cAMP unbeeinträchtigt ablaufen. Hier ist die durch die cAMP-Bildung vermittelte Phosphylierung der Proteine gestört, die die distinkte Zellfunktion vermitteln können. Dies können z. B. Membrantransportproteine sein, welche durch die Phosphorylierung in ihrer Aktivität stimuliert werden. In der Niere folgt hieraus eine Minderung des Phosphat- und Kalziumtransports sowie der Ausscheidung im Urin. Im Knochen kommt es zu einer reduzierten Bildung der Osteoblasten und in den Hoden zur Störung der Spermiogenese sowie der Testosteronproduktion. Die Störungen in den Nieren und im Knochen ziehen eine Erniedrigung des Serumkalziumspiegels nach sich, die ihrerseits zu einer vermehrten Ausschüttung von Parathormon führt. *Diese PTH-Mehrsekretion ist also das wesentliche Kennzeichen des Pseudohypoparathythreoidismus. Dabei ist eben nicht das PTH-Molekül selbst gestört, sondern seine Rezeptorübertragung in die Zelle* (Abb. 28).

MERKMAL	SIGNAL	TYP		
		Ia	Ib	II
cAMP im Urin	Stimulation von AC	fehlt	fehlt	normal
Phosphor im Urin	Postrezeptoraktion der Niere	fehlt	fehlt	fehlt
Calzium im Serum	Postrezeptoraktion der Niere und des Knochens	↓	↓	↓
G-Protein	Aktivität der AC	↓	normal	normal
PTH	Stimulation der Nebenschilddrüse durch ↓ Serum $-Ca^{++}$	↑	↑	↑

Abb. 28. Graphische Darstellung der drei Typen von Pseudohypoparathyreoidismus einschließlich ihrer Kriterien und Befunde

Daß die AC durch PTH stimuliert wird, ist für die Nieren und den Knochen bekannt, nicht jedoch bislang für das Innenohr. Hier haben Zenner u. Zenner (1979) eine Aktivierung der AC durch Vasopressin und durch Isoproterenol nachgewiesen. Die AC sei im Innenohr des Meerschweinchens ein integrierter Baustein der äußeren Zellmembran und funktionell mit betaadrenergen Rezeptoren verbunden. Auch werde ihre Aktivität durch die vorerwähnten nukleotidvermittelnden Proteine gesteuert. Die Autoren diskutieren außerdem mögliche Beziehungen der Aktivität dieses Enzyms zu synaptischen Vorgängen, zum Ionentransport und zur Endolymphsekretion. Jedenfalls spielt nach Thalmann et al. (1973) die AC durch Produktion des cAMP eine entscheidende Rolle im Erkennen und Weiterleiten regulierender Signale auch für die Zellen im Innenohr. Wo aber dieses Enzym im Innenohr gelegen ist, war damals noch unbekannt. Inzwischen haben Thalmann et al. (1982) die AC an der lumennahen Oberfläche der Marginalzellen in der Stria vascularis identifiziert. Da im Tubulusgewebe Strukturen, die durch Vasopression und Isoprotenerol gesteuert werden, auch mit PTH reagieren, scheint es berechtigt, eine Stimulation der AC durch PTH in gleicher Weise für das Innenohr anzunehmen. Wenn dann bei unseren Patienten einerseits das Parathormon biologisch aktiv war, andererseits aber der Parathormonrezeptor defekt ist, dann könnte sich dieser Defekt auch im Innenohr auswirken, vor allem wohl beim Elektrolyttransport in die Endolymphe.

Der Pseudohypoparathyreoidismus würde also im Endeffekt in ähnlicher Weise in die Funktion des Innenohres eingreifen wie die Schleifendiuretika. Dort wird *exogen* toxisch die AC blockiert, hier besteht ein *genetischer* Defekt des parathormonspezifischen Rezeptors oder des G-Proteins (Levine et al. 1983). Da bislang allerdings die Vermutung, daß die AC auch im Innenohr durch Parathormon stimuliert werde, noch nicht belegt ist, bleibt diese Erklärung lediglich eine attraktive Hypothese für weitere Untersuchungen zur Entstehung dieser Schwerhörigkeit.

Möglicherweise bestehen auch unmittelbar ursächliche Beziehungen zwischen manchen knochendysplastischen Bildern und der begleitenden Schwerhörigkeit, so zum Beispiel beim Stickler-Syndrom (Young et al. 1979, Liberfarb et al. 1981), bei der von Insley u. Astlay (1974) zuerst beschriebenen Knochendysplasie und sensorineuraler Schwerhörigkeit (s. a. Beighton u. Hamersma 1980) oder bei der Dysplasie der Femurkopfepiphyse plus Myopie und sensorineuraler Schwerhörigkeit (Pfeiffer et al. 1973).

3.4.2.7 Refsum-Syndrom

Eine genetisch interessante Form familiärer Schwerhörigkeit ist die im Rahmen des *Refsum-Syndroms*
(1944, 1946). Über sie wurde im otologischen Schrifttum erst kürzlich ausführlich berichtet (Feldmann
1980, 1981). Andere Mitteilungen stammen von neurologischer (Goulon et al. 1977, Barolin et al. 1979),
ophthalmologischer (Refsum 1977), dermatologischer (Davis et al. 1977) und internistischer Seite (Atzpodien et al. 1977, Thümler et al. 1977). Das Wesen dieser unerkannt gegebenenfalls zur Taubheit sowie
zur Blindheit und Ataxie führenden Krankheit ist heute weitgehend geklärt. Die Schwerhörigkeit beginnt im zweiten, dritten oder vierten Dezennium (Bergsmann u. Djupesland 1968, Feldmann 1981),
sie stellt sich als sensorischer Hörschaden dar, eventuell mit neuraler Komponente – jedenfalls ausweislich der Hirnstammlatenzen und der peripheren Nervenleitgeschwindigkeit (Feldmann 1981) (Abb. 29).
Betroffen sind alle Frequenzen, zunehmend zum Hochtonbereich im Sinne eines Hochton-Diagonalab-
falls. Das Sprachverstehen entspricht dem Tonhörverlust, auch dichotisch; keine pathologische Hörermüdung. Ursache dieser autosomal-rezessiv vererbbaren Krankheit ist eine Störung des Fettstoffwechsels mit pathologischer Speicherung der Phytansäure (Einzelheiten bei Feldmann 1981). Deshalb ist das
Fortschreiten der Schwerhörigkeit durch eine spezifische Therapie aufzuhalten; sie besteht in einer phy-
tol- und phytansäure-, d.h. an Butter und tierischem Fett armen, aber kalorienreichen Diät und groß-
volumigen Plasmaaustauschtransfusion (Gibberd et al. 1979, Gibberd 1980, Lenz et al. 1979, Moser
et al. 1980, Refsum 1981).

Die Diagnose ergibt sich neben der Schwerhörigkeit aus einer konstanten Erhöhung der Eiweißwerte im Liquor und den Begleitsymptomen wie Retinitis pigmentosa, Ataxie, Parästhesien und Anosmie; peripher-vestibuläre Störungen fehlen zumeist. Notwendig ist die Differentialdiagnose gegen das Usher-Syndrom,
bei dem die Schwerhörigkeit jedoch angeboren ist und bei dem neben der Retinitis

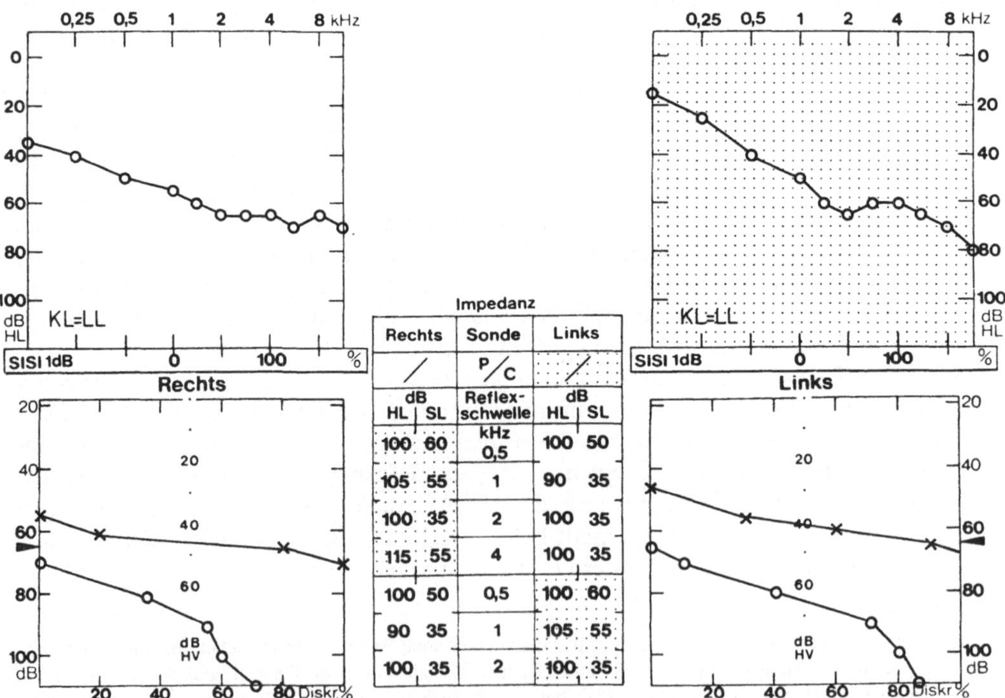

Abb. 29. Schwerhörigkeit beim Refsum-Syndrom. Annähernd symmetrischer Hochton-Diagonalabfall.
Keine pathologische Hörermüdung im Carhart-Test und im Békésy-Audiogramm. Dichotisches
Sprachverstehen bei 90 dB beidseits 50%, bei 100 dB rechts 60%, links 70%. (Aus Feldmann 1981)

pigmentosa neurologische Symptome fehlen. Beweisend für das Refsum-Syndrom ist der hohe Phytansäurespiegel im Plasma.

Nach einer allerdings einzigen Mitteilung soll der Liquor cerebrospinalis – trotz normaler Zellzahl – charakteristische vakuoläre Makrophyten enthalten (Scholtz u. Barolin 1981), ein Befund, der gerade aus otologischer Sicht beachtenswert wäre.

Trotz so detaillierter Kenntnis der ursächlichen Zusammenhänge mit dem Fettstoffwechsel haben wir weiterhin keine Vorstellungen von der Funktionsstörung im Innenohr. Wohl kennen wir die degenerativen Folgen am Sinnesorgan und am 1. Neuron (Rake u. Saunders 1966, Hallpike 1967), nicht aber die vorangegangenen oder vorangehenden Veränderungen, also den Weg zum Funktionsausfall. Wahrscheinlich entsteht die Refsum-Schwerhörigkeit nicht durch einen unmittelbaren Defekt im biochemischen System des Innenohres, sondern auf dem Umweg über seine Gefäßversorgung. Hierfür spricht, daß die Schwerhörigkeit ein längst nicht regelmäßiges Symptom des M. Refsum ist (z. B. Hansen et al. 1979). Nicht alle Refsum-Patienten also werden zur ohrenärztlichen Untersuchung kommen. Andererseits können schubweise Hörverschlechterungen ganz akut entstehen (Thümler et al. 1977) und dem Otologen dann die Differentialdiagnose zum monosymptomatischen vaskulären Hörsturz abverlangen.

3.4.2.8 Sonstige Speicherkrankheiten

Hierher gehören das *Hurler-*, das *Hunter-* und das *Scheie*-Syndrom. Die Schwerhörigkeit ist nur zum Teil innenohrbedingt, überwiegend jedoch im Mittelohr entstanden.

So berichten auch Scheie (1962) und Kittel (1963) beim Hurler-Syndrom über einen Innenohr*anteil* an der Gesamtschwerhörigkeit. Er sei vom *ganglionären* Typ gewesen, allerdings ausweislich nur einer Einzelbeobachtung. Im histologischen Präparat erwies sich das Corti-Organ als normal, unter der Stria vascularis aber stellte sich eine breite PAS-positive Zone dar; das Zytoplasma des Spiral- und Vestibularganglions war mit schaumigem, PAS-positivem Material vollgestopft (Zechner u. Altmann 1968). Im Gegensatz dazu sahen Hayes et al. (1980) isolierte Haarzelldefekte in 2 von 3 Fällen. In Kelemens (1966) histologischer Beschreibung war ausschließlich das Mittelohr betroffen gewesen.

Die Erhebung des Hörbefundes wird erschwert durch die geistige Retardierung und den oft frühen Tod der Patienten. Vom Scheie-Syndrom z. B. fehlen Hörprüfergebnisse gänzlich, nur etwa 20% seien schwerhörig.

Den verschiedenen Erscheinungsbildern dieser autosomal- bzw. x-chromosomal-rezessiven Krankheiten liegt eine Störung des Mukopolysaccharid-Stoffwechsels zugrunde. Die Folge ist eine intrazelluläre Speicherung ungesättigter saurer Mukopolysaccharide. Im Innenohr finden sich normalerweise saure Mukopolysaccharide in der Deckmembran, nicht aber im Corti-Organ und in der Stria vascularis. Eine Beteiligung des Innenohres an den Stoffwechselstörungen der Mukopolysaccharide liegt also nahe.

Auch unser Wissen über die Hochtonschwerhörigkeit bei den Mannosidosen (Öckermann 1967, Loeb et al. 1969, Booth et al. 1975, Spranger et al. 1976) ist spärlich. Bis zum 5. Lebensjahr sollen diese Patienten unauffällig bleiben (Autio et al. 1973). Die Pathogenese der offenbar progredienten Schwerhörigkeit ist nicht geklärt.

Über das Schwerhörigkeitsbild bei diesen Krankheiten gibt es kaum verwertbare Daten. Mal ist von einer Mittelohrschwerhörigkeit die Rede, dann von sensorineuraler Schwerhörigkeit und schließlich von einer Hyperakusis (Konigsmark u. Gorlin 1976). Wir sahen einen 21jährigen Mann mit einer Leukodystrophie, die Couchot et al. (1974) zu den Mukopolysaccharidosen zählen. Dieser Patient bot das Bild einer breiten Hochtonsenke, aus dem SISI (100%) und der normalen Stapediusreflexschwelle hätte man auf einen Innenohrschaden schließen können. Die AEP des Hirnstamms entsprachen der Norm. Erst die Reizantworten der Hirnrinde ergaben rechts eine extreme Latenzverlängerung für N_{90}; links normal. Desgleichen war das dichotische Sprachverstehen rechts deutlich eingeschränkt.

Die Schwerhörigkeit war hier also *nicht* innenohrbedingt, sondern Folge der *zentralen* Leukodystrophie, eine Erkenntnis, die für die ursächliche Einordnung des otologischen Befundes von Bedeutung ist.

3.4.2.9 Diabetes mellitus

Unter den erblichen Innenohrleiden mit Diabetes mellitus rangiert das *Alström-Syndrom* (1959) an erster Stelle. Es wird autosomal-rezessiv vererbt, führt zu Retinitis pigmentosa, Katarakt, Nephropathie und in der späten Kindheit einsetzend zu einem über Jahrzehnte fortschreitenden Innenohrhörverlust. Ausweislich Békésy-Audiogramm, Tone-decay-Test und SISI ist der Hörschaden sensorischer Genese. Der Diabetes setzt erst im Erwachsenenalter ein, kann also kaum die Ursache der Schwerhörigkeit sein, und auch die Nierenfunktionsstörung tritt erst im dritten Dezennium in Erscheinung (Goldstein u. Fialkow 1973).

Anders ist der Zeitgang beim *Wolfram-* oder sog. *DIDMOAD-* (*D*iabetes *in*sipidus, *D*iabetes *m*ellitus, *O*ptikus-*A*trophie, *D*eafness)-Syndrom. Die Schwerhörigkeit gehört nur in etwa einem Drittel der Fälle dazu. Sie betrifft zunächst die hohen Frequenzen und greift später auch auf den Mittel- und Tieftonbereich über. Je früher – innerhalb der ersten drei Lebensjahrzehnte – sie in Erscheinung tritt, um so deutlicher ist die Progredienz, zumeist über einen Zeitraum von etwa 10 Jahren (Cremers et al. 1977, Ijaiya et al. 1979, Nagi 1979, Likourinas 1980, Morrissey-Walsh u. Barry 1980, Bujarin et al. 1982).

Diese und alle ähnlichen (Bujara et al. 1982, van den Eyckhaut et al. 1983) Syndrome sind jedoch ausgesprochene Seltenheiten, auf ihre vollzählige Wiedergabe hier sei deshalb verzichtet.

3.4.2.10 Sichelzellanämie

Die Schwerhörigkeit bei dieser hereditären Hämoglobulinopathie betrifft entweder nur den Hochtonbereich oder alle Frequenzen gleichermaßen und ist nicht gravierend (Forman-Franco et al. 1982). Die Fehlentwicklung besteht darin, daß Valin statt Glutaminsäure als Seitenkette des Hämoglobins gebildet wird – in den USA bei 8,5% der schwarzen Bevölkerung. Der Anteil Schwerhöriger liegt bei etwa 12%, erschwerend wirken zusätzliche Schädigungen im ZNS (Todd et al. 1973, Friedman et al. 1980). So sei der Anstieg der Stapediusreflexschwelle (Sharp u. Ordik 1978) wahrscheinlich Folge zentraler Alteration der Reflexbahn. Forman-Franco et al. (1982) meinen sogar, bei 46% ihrer Patienten (n = 54) zentrale Beeinträchtigungen des Sprachverstehens gefunden zu haben; die Stapediusreflexschwelle war hier jedoch nicht angehoben.

Die Hörverschlechterungen treten relativ plötzlich auf – mit unterschiedlicher Remissionstendenz (Urban 1973; Orchik u. Dunn 1977). Sie sollen Ausdruck hämatolytischer Krisen sein (Berry 1975) oder ischämischer (Morgenstein et al. 1969) bzw. thrombolytischer Ausfälle (Todd et al. 1973). Zwischen der Häufigkeit hämolytischer Krisen und dem Ausmaß des Hörschadens bestünden unmittelbare Beziehungen (Berry 1975).

Um das Labyrinth herum kommt es zu einer Obliteration der Spongiosa mit einer Knochenapposition, allerdings ohne Einengung des inneren Gehörgangs. In der Schnecke wurden Defekte im Corti-Organ und in der Stria vascularis beschrieben (Todd et al. 1973, Serjeant et al. 1975).

Zur Einengung des inneren Gehörgangs durch Knochenhypertrophie führt die *Thalassemia major* (Cooley-Anämie, eine Störung der Hämoglobinsynthese auf dem Wege der Differenzierung von fötalem Hb in die Erwachsenenform des Hb (Hb zu Hb_A). Aber auch sie ist nicht unmittelbare Ursache der Hochton-Innenohrschwerhörigkeit beidseits; vielmehr liegen bei den schwerhörigen Patienten die durchschnittlichen Ferritin-Level signifikant höher als bei den nicht schwerhörigen. Die Folge davon sind möglicherweise die erhöhten Eisenwerte, denen man eine Schädigung der Hochtonelemente im Innenohr zuschreibt (de Virgiliis et al. 1979).

3.4.2.11 Hautkrankheiten

Unter den vielen Bildern gemeinsamer Veränderungen an Haut und Innenohr gehen die meisten mit kongenitaler Taubheit einher und nur einige mit einer *fortschreitenden* Schwerhörigkeit, so beim *Helweg-Larsen*-Syndrom, einer dominant vererbten Anhidrosis, und beim *Hammerschlag*-Syndrom, einer dominanten Pigmentationsstörung. Progredient ist die Schwerhörigkeit bei der von Crandal et al. (1973) beschriebenen generalisierten Alopezie und wahrscheinlich bei der von Konigsmark et al. (1968) publizierten atopischen Dermatitis. Die Angaben über das Schwerhörigkeitsbild sind jedoch so spärlich, daß sich weder über den Frequenzverlauf der Hörstörung noch über den Zeitgang der Progredienz etwas sagen läßt (vgl. auch Cram et al. 1979, Skinner et al. 1981). Im übrigen sind diese Syndrome bislang zumeist nur in wenigen Familien beobachtet worden.

Auch beim *Waardenburg-Syndrom* ist die Schwerhörigkeit angeboren und stationär; sie ist unterschiedlich deutlich ausgebildet (Waardenburg-Klein-Syndrom; Francois 1979) und kann auch gänzlich fehlen, vor allem bei Patienten mit Telekanthus (Typ I, Meinecke 1982). Das Bild ist äußerlich auffällig durch die weiße Haarlocke, die breite Nasenwurzel, Telekanthus, unterschiedliche Irisfarben, Vitiligo und fleckige Hyperpigmentierung. Am Augenhintergrund findet sich ein Verlust an Pigmentepithel.

In leichten Fällen sind vornehmlich der Tief- und Mitteltonbereich betroffen, weniger die hohen Frequenzen, in schwereren bestehen nur noch Hörreste in den tiefen Tonlagen oder eine vollständige Taubheit (Fisch 1959).

Der Erbgang ist autosomal-dominant (Konigsmark u. Gorlin 1976). Der dysgenetische Zusammenhang von Pigmentstörung und Schwerhörigkeit wird mit dem gemeinsamen Ursprung der Pigmentzellen und des Labyrinths aus der Neuralleiste erklärt (Fisch 1959, Deol 1970).

3.4.2.12 Sonstige hereditäre Syndrome

Die große Zahl erblicher Hörstörungen vergesellschaftet mit Krankheiten der Augen hat kürzlich Gross (1981) in einer Tabelle zusammengestellt; sie sei schon der Übersichtlichkeit wegen unmittelbar übernommen (Tabelle 2). Zusätzlich wurde jüngst die Kombination einer progredienten Schwerhörigkeit mit zunehmender Kataraktbildung beschrieben, mit ihrem autosomal-dominanten Erbgang offenbar eine Erstbeobachtung (Nadol u. Burgess 1982).

Erwähnt seien schließlich diejenigen genetisch determinierten Krankheitsbilder, die mit Knochenappositionen einhergehen, von denen ausnahmsweise auch das Innenohr oder der innere Gehörgang betroffen sind. Dies sind das *van-Buchem*-Syndrom mit generalisierten endostalen Hyperkeratosen und Erhöhung der alkalischen Phosphatasen sowie das *Paget*-Syndrom mit progredienter Osteodystrophie oder die *Albers-Schoenbergsche* Krankheit u.v.a. (Miyamoto et al. 1980). Die Knochenappositionen sind zum Teil polytomographisch auch im La-

Tabelle 2. Liste hereditärer Syndrome mit Beteiligung der Ohren und Augen. (Aus Gross 1981)

Name des Syndroms	Symptomatik			Erbgang
	audiologische	ophthalmologische	allgemeine	
Alport	Ende des 1. Lebensjahrzehntes beginnende progrediente Schallempfindungsschwerhörigkeit (symmetrisch) meist in den mittleren bis hohen Frequenzen	Lenticonus anterior, subkapsulärer Katarakt, Fundus albipunctatus, Drusen der Papille	hämorrhagische Nephritis mit Albuminurie, Gleichgewichtsstörung, herabgesetzte Lebenserwartung bei männlichen Merkmalsträgern	autosomal-dominant Prädilektion des männlichen Geschlechtes
Alström (1959)	Progrediente Schallempfindungsschwerhörigkeit ab dem 7. Lebensjahr	Nystagmus, Strabismus divergens, Lenticonus posterior, atypische Pigmentdegeneration der Netzhaut (kleinfleckige Pigmentverschiebungen), Optikusatrophie	Adipositas, Diabetes, Hypogenitalismus, Hyperurikämie, progrediente Niereninsuffizienz, herabgesetzte Lebenserwartung	wahrscheinlich autosomal-rezessiv oder x-chromosomal
Cockayne (1961)	Hochgradige Schallempfindungsschwerhörigkeit	Enophthalmus, geringe Reaktion der Pupillen auf Mydriatika, Katarakt, Retinopathia pigmentosa	dysproportionierter Minderwuchs, intrakranielle Verkalkungen, mentale Retardation, Hepatosplenomegalie	autosomal-rezessiv
Diallinas-Amalric (1960)	Schallempfindungsschwerhörigkeit verschiedener Schweregrade	Irishypoplasie, -heterochromie, zentrale Retinopathia pseudopigmentosa, keine Nachtblindheit, normales ERG und EOG, keine Gesichtsfeldeinschränkungen, normale Sehschärfe	keine	wahrscheinlich autosomal-rezessiv
Familiärer Hypogenitalismus (Weinstein 1970)	Schallempfindungsschwerhörigkeit	Katarakt, Retinopathia pigmentosa mit frühzeitiger Erblindung	Adipositas, Minderwuchs, niedrige 17-Ketosteroid-Ausscheidung im Urin, enge Beziehung zu Leber-Syndrom	wahrscheinlich autosomal-rezessiv
Flynn-Aird (1965)	Im 1. Lebensjahrzehnt beginnende progrediente bilaterale Schallempfindungsschwerhörigkeit	Progressive Myopie, Katarakt, atypische Retinopathia pigmentosa	Muskelhypotonie, Ataxie, attackenartige reversible Aphasie, epileptiforme Krampfanfälle, sklerodermiforme Hautveränderungen, Osteoporose	autosomal-dominant

Forsius-Ericksson (1964)	Schallempfindungsschwerhörigkeit	Mikrophthalmus, okulärer Nystagmus, Myopie, Astigmatismus, gestörte Dunkeladaptation, Dyschromatopsie, Makulahypoplasie, peripapillärer und perimakulärer Pigmentschwund	mentale Retardation, Epilepsie	x-chromosomal
Gordon-Capute-Konigsmark (1976)	Mittelgradige Schallempfindungsschwerhörigkeit meist im Hochtonbereich	Retinopathia pigmentosa	Minderwuchs, Brachymesophalangie, Klinodaktylie, mentale Retardation, progressive Quadriparese	autosomal-rezessiv
v. Graefe-Hallgren (1858/1959)	Kongenitale Schallempfindungsschwerhörigkeit	Nystagmus, Katarakt, Retinopathia pigmentosa (manchmal sine pigmento)	Vestibulo-cerebellare Ataxie, Skelettdeformitäten, Oligophrenie (fakultativ) schizophrenieartige Zustandsbilder (fakultativ)	autosomal-rezessiv
Gregg (1941) (Röteln-embryopathie)	Kongenitale Schallempfindungsschwerhörigkeit	Nystagmus, Glaukom, Katarakt, Retinopathia pseudo-pigmentosa	Herzfehlbildungen, Ataxie, Krampfanfälle, mentale Retardation	nicht erblich
Hallervorden-Spatz (1922)	Progrediente Schallempfindungsschwerhörigkeit	Nystagmus, Retinopathia pigmentosa, Optikusatrophie	progrediente Spastizität, Demenz, Athetose, Dysphagie, Pigmentierungen der Haut, Muskelatrophie	autosomal-rezessiv mit variabler Expressivität
Hunter (MPS II) (1917)	Leicht- bis mittelgradige kombinierte Schwerhörigkeit in ca. 50% der Fälle	Hornhauttrübungen, Retinopathie pigmentosa	Minderwuchs, Hepatosplenomegalie, Wasserspeier-Facies, Skelettdysplasie, Enzymdefekt (Sulfoiduronat-Sulfatase)	X-chromosomal
Kartagener (1933)	Leicht- bis mittelgradige Schallleitungsschwerhörigkeit bzw. kombinierte Schwerhörigkeit	Myopie, Glaukom, Melanosis conjunctivae, Iris-Kolombome, Tortuositas vasorum, Retinopathia pigmentosa	Bronchiektasen, Polyposis nasi, Situs inversus, Pansinusitis	autosomal-rezessiv
Kearns-Sayre (1958)	Kombinierte Schwerhörigkeit[a], bei den meisten Patienten Schallempfindungsschwerhörigkeit vor allem im Hochtonbereich	Progressive Ophthalmoplegia externa, Retinopathia pigmentosa, progressive Ptosis	a. v. Block, generelle Muskeldystrophie, Hypo- bzw. Areflexie, progressive Ataxie	autosomal-dominant
Laurence-Bardet-Bield-Moon (1866/1920/1922)	Schallempfindungsschwerhörigkeit verschiedenen Grades (fakultativ, gelegentlich progredient)	Ptosis, Epikanthus, Strabismus. Ophthalmoplegia (interna/externa), Iriskolobom, Katarakt, Retinopathia pigmentosa	Obesitas, Hypogenitalismus, Polydaktylie, mentale Retardation, Herzfehler, Fehlbildungen im Urogenitaltrakt	autosomal-rezessiv
Leber (1969)	Schallempfindungsschwerhörigkeit	Augenmuskelparesen, Nystagmus, Keratokonus, Katarakt, Retinopathia pigmentosa mit konnataler Anaurose	Mentale Retardation, Mikrozephalie, EEG-Veränderungen	autosomal-rezessiv

Tabelle 2 (Fortsetzung)

Name des Syndroms	Symptomatik			Erbgang
	audiologische	ophthalmologische	allgemeine	
Pfeiffer-Jüne-mann-Polster-Bauer (1973)	Symmetrische, leicht- bis mittel-gradige Schallempfindungsschwer-hörigkeit mit Hochtonabfall ab 3000 bis 4000 Hz	Nasale Supertraktion der Papille, Retinopathia pigmentosa	Epiphysäre Dysplasie (Femur)	autosomal-rezessiv
Refsum (1946)	Schallempfindungsschwerhörigkeit bei der Mehrzahl der Patienten (oft seitenungleich); Beginn im 2. bis 3. Lebensjahrzehnt mit leichter Progredienz besonders im Hoch-tonbereich	Progressive Ophthalmoplegia externa, Pupillenanomalien, Retinopathia pigmentosa oder inverse Retinopathia pigmentosa	Spinocerebelläre Ataxie, Polyneuritis, Ichthyosis, a.v. Block, Phytan-säure-Oxidase-Mangel	autosomal-rezessiv
Reinstein-Chalfin (1971)	Leicht- bis hochgradige Schall-empfindungsschwerhörigkeit mit Beginn ab 2. Lebensjahrzehnt und langsamer Progredienz	Inverse Retinopathia pigmentosa	Hypogenitalismus	wahrscheinlich autosomal-rezessiv
Shy-Gonatas (1967)	Schallempfindungsschwerhörigkeit	Progressive Ophthalmoplegia externa, Hornhautdystrophie, atypische Retinopathia pigmentosa	Neurocerebelläre Ataxie, Demenz	
Werner (1904)	Im 2.–4. Lebensjahrzehnt beginnende progrediente Schallempfindungs-schwerhörigkeit	Fehlen der Wimpern, blaue Skleren, Cataracta juvenilis, perimakuläre Netzhautdegeneration	Minderwuchs, kurze Finger, kleiner Mund, vorzeitiges Ergrauen und Ausfallen der Haare, Sklero-Poikilodermie, Hypogonadismus, Osteoporose, Schilddrüsenfunk-tionsstörung, Dysphonie, herab-gesetzte Lebenserwartung	autosomal-rezessiv
Usher (1913)	Meist hochgradige kongenitale Schallempfindungsschwerhörigkeit beidseits	Retinopathia pigmentosa (ohne Ringskotome!)	Vestibuläre Störungen	autosomal-rezessiv
Young-Leon-Barth-Grean (1970)	Mittel- bis hochgradige bilaterale, kochleäre Schallempfindungs-schwerhörigkeit	Nystagmus, Katarakt, Retinopathia pigmentosa	Migräne (hemiplegisch)	autosomal-dominant

[a] Beim Kearns-Sayre-Syndrom scheint die Schwerhörigkeit das Mittelohr nur ausnahmsweise zu betreffen (Weidauer u. Lenarz 1984) (s. S. 123)

byrinth zu identifizieren. Eine übersichtliche Zusammenstellung der System-
krankheiten des Knochens, die kombiniert sind mit Innenohrschwerhörigkeit,
findet sich bei Booth 1982.

Schwer einzuordnen ist die Beschreibung von drei Schwestern, die alle drei bis
zum 10. Lebensjahr *progredient* ertaubten. In einem Fall ließen sich Mißbildungen
der Schnecke ausschließen, vielmehr fand sich histologisch ein Kollaps des Endolymphschlauches mit atrophiertem Corti-Organ und „deformierter" Stria vascularis vornehmlich in der Basalwindung. Daneben bestand eine gastrointestinale
Atonie mit Divertikulitis und Ulzerationen. Man ist geneigt, die Resorptionsstö-
rung als Ursache der Innenohrdegeneration zu vermuten; nähere Hinweise fehlen
aber bislang (Igarashi et al. 1981).

3.5 Schwerhörigkeit im Kindesalter

Dieses Thema nur gründlich, nicht einmal erschöpfend darzustellen, würde ein eigenes Referat füllen (Beckmann 1962). Hier sollen deshalb nur die Fakten gebracht werden, die für die Diagnostik der Innenohrschwerhörigkeiten bei Kindern von Bedeutung sind – und auch dies ohne Anspruch auf Vollständigkeit.
Viele Einzelheiten wurden schon in den entsprechenden Kapiteln beschrieben, so
die hereditären und die ototoxischen Schwerhörigkeiten, manche virusbedingten
Hörstörungen oder die Versuche, HLA-Assoziationen (vgl. Kap. 3.10) zu finden.

Der Anteil angeborener oder frühkindlich erworbener Schwerhörigkeiten
wurde in Holland mit 0,1% der Gesamtbevölkerung angegeben (Kaaijk 1977);
immerhin ergibt sich daraus für die Bundesrepublik eine Zahl von 60 000.

Bei den *hereditären* Schwerhörigkeiten interessiert ihr prozentualer Anteil an
den schweren kindlichen Hörstörungen und die Verteilung auf die verschiedenen
genetischen Krankheitsbilder. In repräsentativen Studien (n = 3 535 Fraser 1974,
Kankkunen 1982) waren es insgesamt 50% der angeborenen, frühkindlichen oder
kindlichen Schwerhörigkeiten, für die eine spezielle Schwerhörigenfürsorge notwendig war; Kessler et al. (1981) nennen nur 30%. Die Zuordnung ist schwierig,
weil die Hörstörungen zum größten Teil monogen isoliert auftreten und weil die
autosomal-rezessiven (80%) häufiger sind als die autosomal-dominanten (20%).
Möglichkeiten, bei den anscheinend normalhörenden heterozygoten Merkmals-
trägern durch spezielle audiometrische Tests richtungsweisende Befunde zu erheben, gibt es offensichtlich nicht (Kessler et al. 1981). Auf die autosomal-rezessive
Schwerhörigkeit mit Struma entfielen 10% hiervon; jedes 10. genetisch schwerhörige Kind hat also eine Schwerhörigkeit vom Pendred-Typ, jedes 50. Kind ist dem
Usher-Syndrom (mit Retinitis pigmentosa) zuzuordnen. Die Hälfte der dominant
vererbten Schwerhörigkeiten soll einen progredienten Verlauf nehmen. Nur 0,9%
der hereditären Schwerhörigkeiten sind geschlechtsgebunden (Blumina u. Moskovkina 1981, 1981).

Eine angeborene Form kindlicher Schwerhörigkeit mit besonderer klinischer
Bedeutung ist diejenige mit Mißbildungen des Labyrinths, die mit einer Liquor-
bzw. Perilymphfistel zum Mittelohr bzw. zur Tube einhergeht (s. auch Kap.
3.1.3.2 u. 3.4.1). Hier droht jederzeit die Meningitis, gegebenenfalls mehrfach re-
zidivierend. Voraussetzung zur Diagnose sind die Kenntnis ihrer Möglichkeit und

der Nachweis des Lecks, z. B. mit Indigocarmininstillation in den Lumbalsack (Sykora et al. 1980, Sterkers et al. 1980).

Von den *nicht genetisch determinierten* kindlichen Innenohrschwerhörigkeiten werden fast 20% *prä*natal akquiriert (18% durch Röteln; de Reynier 1979, Kankkunen 1982, selten durch Mumps; de Reynier 1964), 25% entstehen um die Geburt herum und die restlichen 55% erst danach.

Auf das Vorkommen nichtorganischer, psychogener Hörstörungen auch und insbesondere bei Kindern ist mehrfach hingewiesen worden (vgl. insbes. Berger 1965). Diese Form der Hörstörung ist immer beidseitig, weniger deutlich im Sprach- als im Tonaudiogramm, schulische oder häusliche Schwierigkeiten sind das auslösende Moment. Die Therapie sollte in Nichtbeachten des Handicaps bestehen, zumal die kleinen Patienten im Unterricht nicht hörbehindert sind (Berger 1965, Lehnhardt 1973).

3.5.1 Röteln

Die Schwerhörigkeit durch *Rötelnembryopathie* nimmt also einen breiten Raum ein – und sie ist diejenige kindliche Schwerhörigkeit, die weitgehend verhindert werden könnte. Mehr als ein Drittel der Rötelngeschädigten ist (annähernd) taub, etwa 40% haben einen durchschnittlichen Hörverlust von beidseits 60–80 dB (Upfold 1970); selten (etwa in 4%) ist nur eine Seite betroffen (Hardy et al. 1973). Zur Taubheit kommt es bei Infektionen der Mutter im 1. Schwangerschaftsmonat, zur Schwerhörigkeit bei Infektionen im 2. und 3. Monat, öfter vergesellschaftet mit anderen Mißbildungen (Upfold 1970, Rossi et al. 1980).

Audiometrisch finden sich unterschiedliche Schwellenverläufe (Rossi et al. 1980); manchmal sind vornehmlich die tiefen Frequenzen geschädigt, allerdings nicht unter dem typischen Bild der isolierten Schwerhörigkeit im Tieftonbereich, sondern mit relativ flachverlaufender Hörschwelle (Abb. 30).

Die Rötelnschwerhörigkeit soll nach der Geburt oft noch nicht voll ausgebildet sein, sich dann aber verschlechtern (Longuebray et al. 1982). Deshalb würden von den in den ersten vier Jahren nach der Geburt noch unauffälligen Kindern ca. 20% im Alter von sechs bis acht Jahren doch eine Schwerhö-

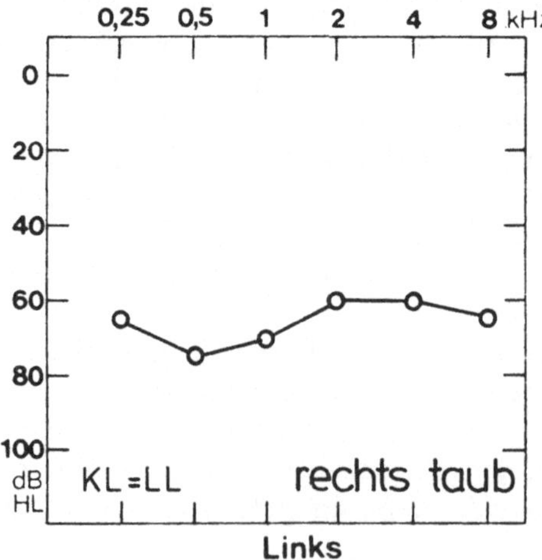

Abb. 30. Rötelnschwerhörigkeit eines siebenjährigen Jungen. Das rechte Ohr war erst im 4. Lebensjahr ertaubt. Das leichte Überwiegen des Hörverlustes im Tieftonbereich soll für die Rötelnschwerhörigkeit charakteristisch sein. (Aus Hardy et al. 1973)

rigkeit oder Taubheit, zum Teil mit Retinopathie, erkennen lassen. Dies gelte jedoch nur für die sero-positiven Fälle; bei den sero*negativen* Kindern wurden solche späteren Hörverluste nicht gesehen (Peckham 1972). Bis zum 8. Lebensjahr sollten deshalb *alle* Rötelnkinder *überwacht* werden, um gegebenen-falls eine sich einstellende Schwerhörigkeit rechtzeitig zu versorgen (Menzer u. Forrest 1974). Über die Genese oder das Fortschreiten der Hörschädigung erst während der frühen Kindheit bestehen keine konkreten Vorstellungen, eine Fehlbeurteilung bei der Erstuntersuchung *ein bis vier Jahre* nach der Ge-burt hielten die Untersucher für ausgeschlossen. Barr u. Wedenberg (1965) hatten dies nicht beobach-tet. Sie meinen, die Rötelnschwerhörigkeit habe – im Gegensatz zur Schwerhörigkeit nach Meningitis oder Streptomycin – post partum nicht mehr zugenommen, auch nicht, wenn ein Hörgerät getragen wurde.

Die Rötelnimpfung ist von herausragender Bedeutung, da 24% aller schwer-hörigen Kinder unter 4 Jahren Röteln-Antikörper aufweisen, aber nur 9% der nicht schwerhörigen (Peckham 1979, Rossi et al. 1980, Flint 1983).

Die pränatale Rötelninfektion ist auch häufiger als vielfach angenommen Ursache der mit einer Makuladegeneration kombinierten Schwerhörigkeit (Vick et al. 1979), ein Bild, das sonst allgemein un-ter dem *hereditären* Diallinas-Amalric-Syndrom läuft oder mit zentralen Augenhintergrundsverände-rungen ohne Funktionseinbuße (Vick 1981).

Kaum erwähnenswert aus dem neueren Schrifttum ist der Hinweis, daß 6 von 13 Rötelnschwerhö-rigen eine abnorme Kornealdicke boten (Jensen et al. 1982). Bei Otosklerotikern soll dieser Test zu 100% positiv ausfallen (Bentzen 1961, 1967).

3.5.2 Zytomegalie

Auch die Hörschäden durch das zur Herpesgruppe gehörende *Zytomegalievirus* (CMV) werden intrau-terin erworben. Ihre Häufigkeit wird auf 9% der CMV-Neugeborenen geschätzt, die ihrerseits 0,42% aller Neugeborenen ausmachen. Sie ist ebensooft ein- wie beidseitig, zumeist erheblichen Ausmaßes (Saigal et al. 1982) und sie ist Folge einer spezifischen Endolabyrinthitis (Myers u. Stool 1967, Davis 1977, Stagno et al. 1977) mit einer Affinität des Virus zu den epithelialen Strukturen (Davis 1981). Aber nicht jede konnatale CMV-Infektion mit positiver Urinkultur geht mit einem Befall des Innenohres einher. Auch hier soll die Schwerhörigkeit wie bei den Röteln in den ersten Lebensjahren fortschreiten können, die Befunde sind jedoch nicht sehr überzeugend (Dahle et al. 1979).

Im Vergleich zur Röteln- und Zytomegalievirusinfektion treten die übrigen Virusinfektionen in ih-rer embryopathischen Wirkung weit zurück.

3.5.3 Toxoplasmose

Die *Toxoplasmose* – ebenfalls intrauterin erworben – soll in 15% (n = 101) der angeborenen Infektionen zu Hörschäden führen (zit. nach Stagno et al. 1977) – oft kombiniert mit einer Chorioretinitis. Die Schäden bleiben bei der Geburt zumeist noch subklinisch.

Nach experimenteller Inokulation von Toxoplasma Gondii kann eine Labyrinthitis entstehen, so-wohl bei unmittelbarer wie bei hämatogener Infektion. Die Toxoplasmose wäre danach ein möglicher Faktor chronischer oder akuter Schwerhörigkeit (Falser 1981), offenbar aber doch nur ein seltener.

Über das Hörbild der konnatalen Toxoplasmose ist nur bekannt, daß es uneinheitlich sei. Seit dem Bericht von Kecht (1974) finden sich keine weiteren Mitteilungen über diese seltene Ursache kindlicher Schwerhörigkeit.

3.5.4 Erythroblastose

Die Schwerhörigkeit bei *Erythroblastose* ist dank ausgereifter prophylaktischer oder therapeutischer Maßnahmen kaum noch anzutreffen (Plochl u. Tasser 1980, Flint 1983). 1955 hatte Fisch die Häufigkeit hämolytischer Schwerhörigkeiten noch mit 5,6% angegeben, 1966 nannten Buch et al. nur noch 0,5%. Die Zusammenstellung von Keßler et al. (1969) ist deshalb nicht mehr aktuell. Auch die Patienten, über die Pruszewicz et al. (1980) berichten, sind jetzt 14 bis 27 Jahre alt; die audiometrischen Befunde aber sind insofern interessant, als sie in 30% der Fälle auf eine sensorische Schwerhörigkeit hinweisen. Der Hörschaden kann also trotz des *Kern*ikterus auch im Innenohr gelegen sein (Kelemen 1956), möglicherweise aber weniger bedingt durch die Bilirubinämie als durch die begleitende Asphyxie (Buch et al. 1966).

3.5.5 Perinatale Asphyxie

Die verheerendste Rolle unter den Ursachen perinataler Innenohrschwerhörigkeiten spielt nämlich immer noch die *Neugeborenenasphyxie* (Simmons 1980, Taylor 1980). Die Einzelberichte scheinen dies nicht widerzuspiegeln. So trug nach einer kürzlichen Zusammenstellung von 26 *Neu*geborenen, die mindestens 10 min bis zur Spontanatmung brauchten, nur eines eine Schwerhörigkeit davon, auch hier vielleicht nur, weil dieses Kind schon während der Geburt keinen Herzschlag mehr hatte erkennen lassen (D'Souza et al. 1980). Oder von 31 *Neu*geborenen mit schwerer Asphyxie hatte nur eines, wie sich später zeigte, einen Innenohrschaden erlitten (Thomsen et al. 1977). Unter den *Früh*geburten aber ($< 1\,500$ g, $n = 111$) fand sich eine Innenohrschwerhörigkeit in 9% der Fälle, von den Autoren vorwiegend auf apnoische Zustände bezogen (Abramovich et al. 1979).

Zur relativen Häufigkeit kindlicher Schwerhörigkeiten nach perinataler Asphyxie paßt die Beobachtung, daß fast die Hälfte aller schwerhörigen Kinder ($n = 10\,778$) eine Hochtonschädigung bieten (Barr et al. 1973), also den Befund, den man am ehesten von hypoxämischen Zuständen des Innenohres erwartet.

Die Statistik zeigt leider auch, daß die Zahl schwerhöriger Kinder konstant geblieben ist. Während die Mittelohrschwerhörigkeit bis zum 16. Lebensjahr zurückgeht, nimmt der Anteil innenohrbedingter Hörverluste zu – kein erfreulicher Ausblick zum Thema kindlicher Innenohrschwerhörigkeit!

3.5.6 Postnatale Schwerhörigkeiten

Für sie gelten weitgehend die gleichen Gesichtspunkte wie für die des Erwachsenen. Allerdings sollten umschriebene Hochtonabfälle oder Mitteltonsenken bei Schulkindern häufiger genetisch erklärt werden, als daß man sie als exogen entstanden wertet (Claux u. Coll 1979, Nance 1980). So fanden Andersson u. Wedenberg (1970) ähnliche Schwellenverläufe oft bei Geschwistern oder Eltern. Die Anhebung der Stapediusreflexschwelle oberhalb 1 000 Hz sei ein Indiz der Heredität (Klockhoff u. Lyttkens 1982), zumal sie bei Kindern zu finden war, deren Hörschwelle noch innerhalb der Norm lag (Abb. 31).

Fast gegensätzliche Erfahrungen liegen aus den USA vor. Dort wies schon jeder 4. Schuljunge (Durchschnittsalter 15,2 Jahre) eine Hochtonsenke auf, die in der ländlichen Gegend auf den häufigen Umgang mit Schußwaffen bezogen wird, sicher eine regionale Beobachtung, die noch nicht Allgemeingültigkeit hat (Kra-

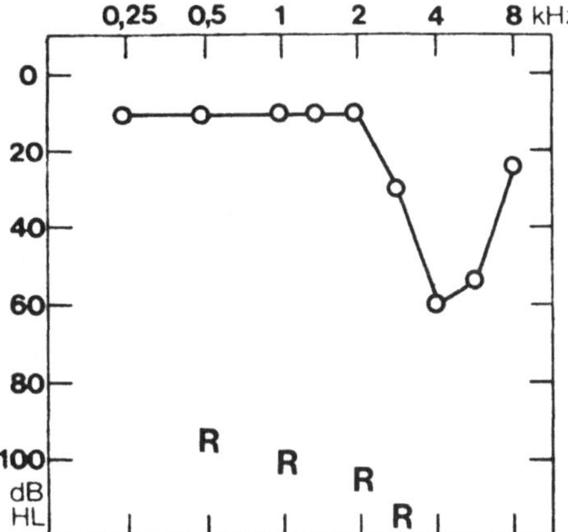

Abb. 31. Kindliche Hochtonsenke ohne
eruierbares Lärmtrauma.
Stapediusreflexschwelle (*R*) erhöht. Klockhoff u.
Lyttkens (1982) deuten dieses Bild als Ausdruck
genetischer Disposition

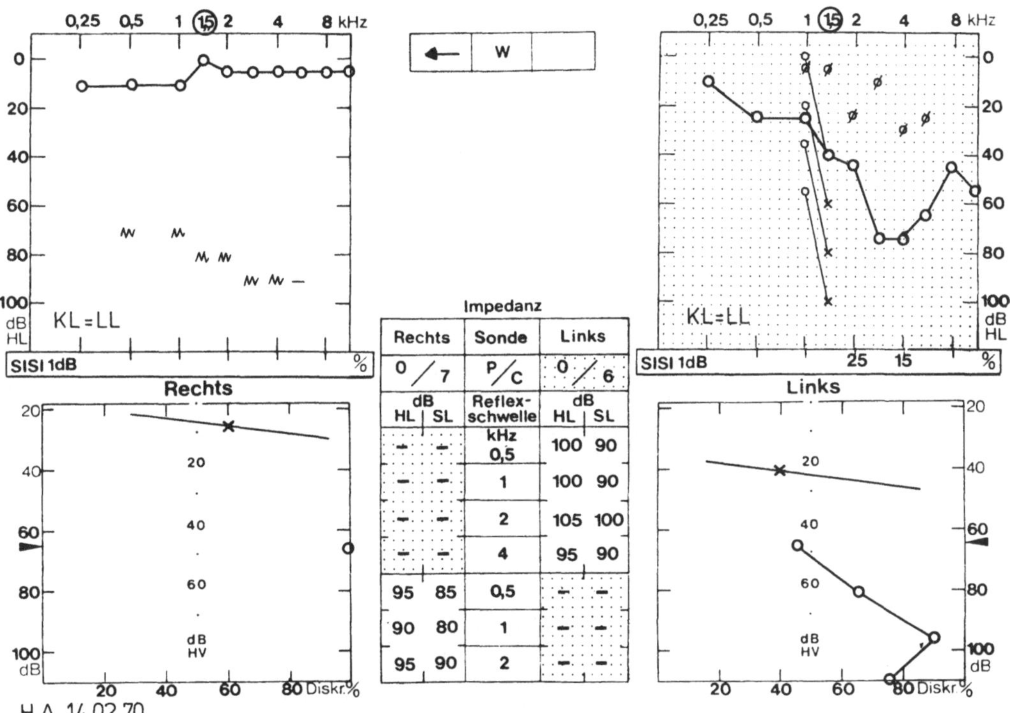

Abb. 32. Beispiel einer neuralen (?) Hochtonschwerhörigkeit bei einem zehnjährigen Mädchen. Rekruitment negativ. SISI 15 bzw. 25%. Stapediusreflex von links her nicht auslösbar. Auch ausweislich der verlängerten I/V-Latenz der AEP nicht sensorischer Genese. Akute virusbedingte Hörverschlechterung oder seit früher Kindheit bestehender Defekt? Die Kontrolle nach drei Jahren ergab fast identische Befunde. ᴡ = KL-Vertäubung rechts, ∅ = unter Vertäubung abgesunkene KL links

mer u. Wood 1982). Axelsson et al. (1981) schließlich kombinieren beide Vorstellungen miteinander, indem sie eine hereditäre Empfindlichkeit gegen relativ geringe Lärm- und Popmusikbelastungen als Ursache umschriebener Hochtonschäden bei Teenager-Jungen vermuten.

Die kausale Deutung einer Schwerhörigkeit im Kindesalter bleibt trotz eingehender audiometrischer und pädiatrischer Untersuchung oft schwierig, auch weil der Zeitgang ihrer Entstehung zumeist unklar ist (Abb. 32).

Als Übersicht über die Differentialdiagnostik kindlicher Schwerhörigkeiten ist die von Jahnke (1979) zu empfehlen.

3.6 Gefäß- und Stoffwechselstörungen

3.6.1 Akute Innenohrschwerhörigkeiten

Akute Hörverschlechterungen können viele Ursachen haben. Hier sollen nur die besprochen werden, die „innenohrbedingt" sind. Diese Eingrenzung sei zunächst wieder in dem weiter gespannten Sinne der Schwerhörigkeit *mit identischem Schwellenverlauf für Knochenleitung und Luftleitung* verstanden. Von diesem Ansatz her ist es möglich und notwendig, den Terminus Hörsturz zu definieren und ihn differentialdiagnostisch von scheinbar gleichen Krankheitsbildern abzugrenzen.

Der Begriff „Hörsturz" entstand in den 50er Jahren in der Absicht, eine klinische Beobachtung zu benennen, die man bis dahin – in Parallele zum damaligen „isolierten Vestibularisausfall" – als plötzliche kryptogene Hörstörung, sudden deafness oder ähnlich bezeichnet hatte (Fowler 1950, Beickert 1956, v. Dishoeck u. Biermann 1957, Lehnhardt 1958). Für die isolierte Gleichgewichtsstörung bürgerten sich Neuronitis oder Neuronopathia vestibularis als feststehende Begriffe ein, für die isolierte Hörstörung sollte dies der *Hörsturz* sein. Damit war die – selbstverständliche – Erwartung verbunden, die akute Innenohrschwerhörigkeit in jedem Einzelfall als „eine Herausforderung zu empfinden und zu versuchen, sie als Symptom einer übergeordneten Krankheit zu deuten" (Feldmann 1981 b). Nur so sind die *symptomatischen* akuten Hörverschlechterungen vom isolierten *idiopathischen* Hörsturz abzugrenzen. Der „symptomatische Hörsturz" wäre ein Widerspruch in sich.

Unter der Diagnose Hörsturz (sudden hearing loss, surdité brusque) sollten also nur die plötzlichen Hörverschlechterungen eingeordnet werden,

– von denen man aufgrund vielseitiger audiometrischer Befunde eine Entstehung im Sinnesorgan des Innenohres vermuten darf,
– deren Genese als wahrscheinlich vaskulär zu deuten ist und
– deren Ätiologie nicht weiter einzuengen ist.

Nur wenn diese strenge Definition generell – auch international – berücksichtigt würde, wären verschiedene Publikationen miteinander vergleichbar, nicht aber solange z. B. aufgrund allein der Tonhörschwelle und der Plötzlichkeit der (bemerkten) Hörverschlechterung der Terminus Hörsturz unkritisch benutzt und damit zu weit gefaßt wird.

3.6.1.1 Symptomatische akute Hörverschlechterungen

Scheinbar als Hörsturz kann zum Beispiel eine relativ akut einsetzende Hörverschlechterung im Verlauf einer *Multiplen Sklerose* imponieren. Ihre disseminierten entzündlichen Entmarkungsherde haben dann die Myelinscheiden der Hörbahn betroffen – irgendwo zentral des Innenohres. Die Hörverschlechterung kann dabei durchaus ein singuläres und erstes Symptom der MS sein, auch Tinnitus und Schwindel können fehlen; sie wird zumeist einseitig empfunden und „plötzlich bemerkt". Die Abgrenzung gegen den (vaskulären) Hörsturz kann schwierig sein, eventuell läßt nur die Wertung einer umfassenden audiometrischen Befundkonstellation den Verdacht einer nicht innenohrbedingten Genese aufkommen. Spontane Remissionen treten unter Umständen so bald auf, daß spätere diagnostische Bemühungen eine Klärung verfehlen. Unter den spezifischen Hörbefunden sind insbesondere der pathologische Schwellenschwund (> 30 dB) sowie das fehlende Rekruitment, die erloschene Auslösbarkeit des Stapediusreflexes (allerdings nur, wenn der Entmarkungsherd nicht zentral der Re-

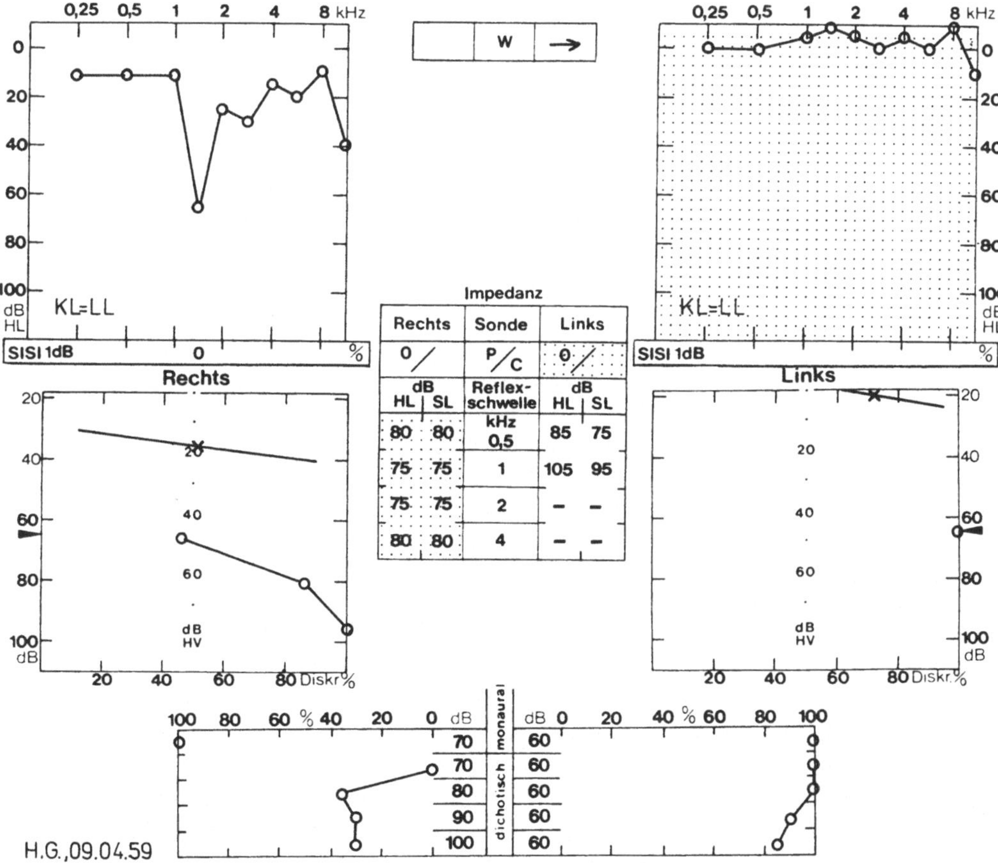

Abb. 33. Steile Mitteltonsenke rechts, auswärts als Hörsturz behandelt. SISI 0%, Stapediusreflexschwelle von rechts her erhöht, dichotisches Sprachverstehen rechts deutlich eingeschränkt. Schwerhörigkeit bei Multipler Sklerose. Die Kontrolle zwei Jahre später ergab in jeder Beziehung normale Befunde beidseits

flexbahn gelegen ist), das übermäßig schlechte Einsilberverstehen und das gestörte dichotische Verstehen richtungweisend (Lehnhardt 1975, Plath 1980). Schon
die Aufzählung dieser Befunde verdeutlicht, welch aufwendige Diagnostik – allein audiometrisch – heute notwendig ist, um kompetent über den Hörsturz berichten zu wollen. Für die Diagnose der Multiplen Sklerose sind im übrigen der
Liquorbefund polygonaler Banden und der weitere neurologische Verlauf der
Krankheit entscheidend (Abb. 33).

Ganz ähnlich kann sich eine *akute* Hörverschlechterung beim *Akustikusneurinom oder Kleinhirnbrückenwinkeltumor* darstellen; die Plötzlichkeit ihres Entste-
hens bleibt im allgemeinen ungeklärt – entweder war es eine irgendwie geartete,
relativ abrupt einsetzende Druckzunahme, eine Phase schnellen Wachstums oder
nur ein plötzliches Bewußtwerden der Schwerhörigkeit, ausgelöst beispielsweise
durch eine Vertäubung oder Zerumenverlegung des Gegenohres. Die diagnostische Zuordnung einer solchen Hörverschlechterung zum Krankheitsgeschehen
im inneren Gehörgang bzw. im Kleinhirnbrückenwinkel kann audiometrisch große Schwierigkeiten insofern bereiten, als sich nicht ein neurales Schwerhörigkeitsbild bieten *muß* – dies schon deshalb nicht, weil die Hörverschlechterung auch
zum Beispiel durch venöse Stauung und damit tatsächlich im Innenohr entstanden sein kann. Der Vestibularisbefund *kann* hier diagnostisch weiterführen, zumeist aber ist eine vielseitige Untersuchung notwendig, um die wirkliche Ursache
solcher symptomatischer Hörverschlechterungen zu entdecken – und um nicht als
Hörsturz einzuordnen, was sich eines Tages als diesbezügliche Fehldiagnose erweisen wird. Die Annahme, einen Tumor mit der Infusionsbehandlung ex juvan-
tibus ausschließen zu können oder ausgeschlossen zu haben, ist sicher nicht berechtigt, weil die Therapie mit niedermolekularem Dextran und eventuell Diuretika auch eine intrakranielle Entlastung und damit ebenfalls eine Hörverbesserung bringen kann.

Sonstige *intrakranielle Tumoren, Erweichungsherde oder Blutungen* führen
eventuell schon zur akuten Hörverschlechterung, bevor das Krankheitsbild so
schwer und so eindeutig ist, daß sich die Diagnose ohne weiteres ergibt (Abb. 34).
In gleicher Weise können akute Hörverschlechterungen als Initialsymptom einer
intrakraniellen Aneurysmablutung (Arnold u. Vosteen 1977, Colclasure u. Graham 1981), einer Basilaristhrombose (Kley u. Werner 1980) oder einer embolischen Basilarisinsuffizienz (Meyer zum Gottesberge u. Stupp 1972) zwar als
„Hörsturz" imponieren, sollten aber – wie die Autoren schon betonen – nicht als
solche gedeutet oder gar zu behandeln versucht werden.

Ebenfalls nur als vermeintlicher Hörsturz können akute – wahrscheinlich entzündliche – Hörverschlechterungen im Verlauf einer *Lues* erscheinen. Die konna-
tal-luetischen Infektionen des Innenohrs verlaufen oft in Schüben und können
dann als „rezidivierende Hörstürze" in Erscheinung treten. Ihre wirkliche Ätiologie ergibt sich eventuell erst auf Grund der neuen, äußerst empfindlichen Sero-
tests FTA-Abs und TPHA. Die Luesschwerhörigkeit ist ein- oder beidseitig ausgebildet, die Tonschwelle verläuft unregelmäßig; pathologisch-anatomisch liegt
ihr eine Labyrinthitis zugrunde. Dementsprechend zeigt sie sich als sensorische
Hörstörung. Allein die Möglichkeit ihrer versehentlichen Zuordnung zum vaskulären Hörsturz erfordert in jedem Fall akuter Hörverschlechterung den serologischen Ausschluß einer Lues, eventuell auch aufgrund einer Liquoruntersuchung.

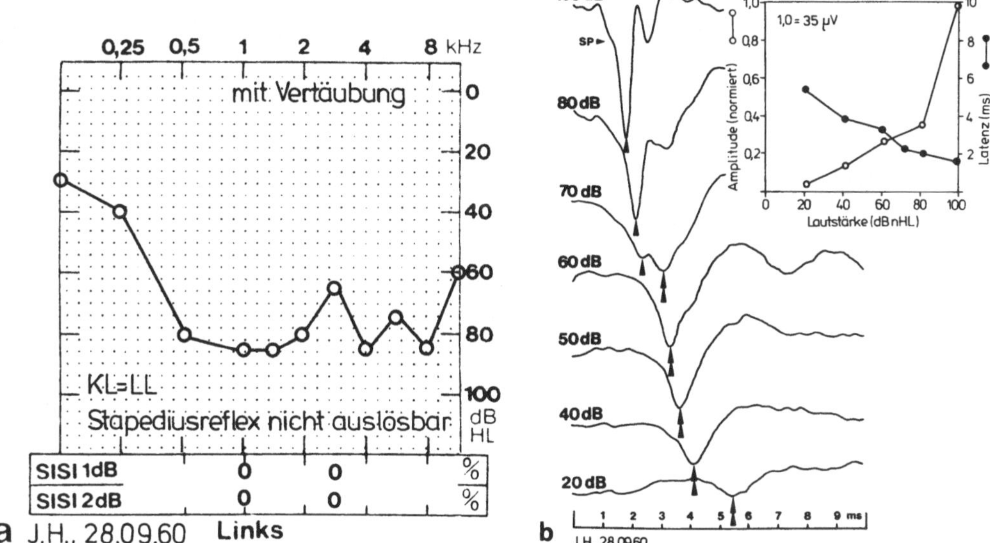

Abb. 34 a, b. *Scheinbarer* Hörsturz, in Wirklichkeit akuter Hörverlust durch ein Spongioblastom im Hirnstamm. **a** Hörschwelle um 80 dB, SISI 0%, auch für 2 dB-increments. Stapediusreflex nicht auslösbar. **b** ECochG mit input-output-Funktion für Latenz und Amplitude; Summenaktionspotential bis 20 dB (HL) nachweisbar ($\blacktriangle = N_1 \cdot \blacktriangle = N_2$), SP = Summationspotential. Der Hörverlust konnte also nicht im Innenohr oder Ganglion spirale entstanden sein (Reizfolge 29/s, Freq 4000 Hz, Ref 100 dB = 24 nV, 80–20 dB = 12 nV). P_6/J_V nicht identifizierbar

Eine nicht zu unterschätzende Bedeutung für den korrekten Gebrauch des Begriffs „Hörsturz" kommt dem Erkennen der *psychogenen Hörstörungen* zu. Auch sie „entstehen" plötzlich, ohne auffällige Ursache, *zumeist beidseitig und seitengleich*. Einseitigkeit (Hülse 1981) muß an eine Aggravation(skomponente) denken lassen. Die psychogene Hörstörung ist öfter anzutreffen als allgemein angenommen wird, vorausgesetzt man hat die Möglichkeit überhaupt ventiliert und die audiometrische Untersuchung darauf ausgerichtet. Bei entsprechendem Verdacht überrascht schon die Diskrepanz zwischen gutem Unterhaltungsverstehen und der zumeist viel schlechteren Tonschwelle. Auch das Sprachaudiogramm wird relativ zu günstig ausfallen. Der Stapediusreflex ist in seiner Auslösbarkeit nicht beeinträchtigt (selbst wenn die Hörschwelle sehr schlecht angegeben wurde), die sonstigen Zusatztests können unterschiedlich ausfallen. Der Békésy-Test, frequenzkonstant aufgezeichnet, ergibt sehr oft den spezifischen Befund des kongruenten Absinkens der Dauer- *und Impulstonschwelle* (Lehnhardt 1974). Ohne die genannten Tests ist die Psychogenese einer akuten Schwerhörigkeit jedenfalls nicht auszuschließen (Abb. 35).

Mag die psychogene (oder die aggravierte) Hörstörung auch nicht immer beidseitig auftreten, so ist der organische, vaskuläre Hörsturz wohl regelmäßig auf nur ein Ohr beschränkt. *Die Einseitigkeit der akuten Hörverschlechterung sollte deshalb als weiteres Kriterium des Hörsturzes gelten* – vor allem zur Abgrenzung gegen nichtorganische beidseitige Hörstörungen. Wenn psychogene Hörstörungen nicht als solche erkannt und von den organischen vaskulären Hörstörungen

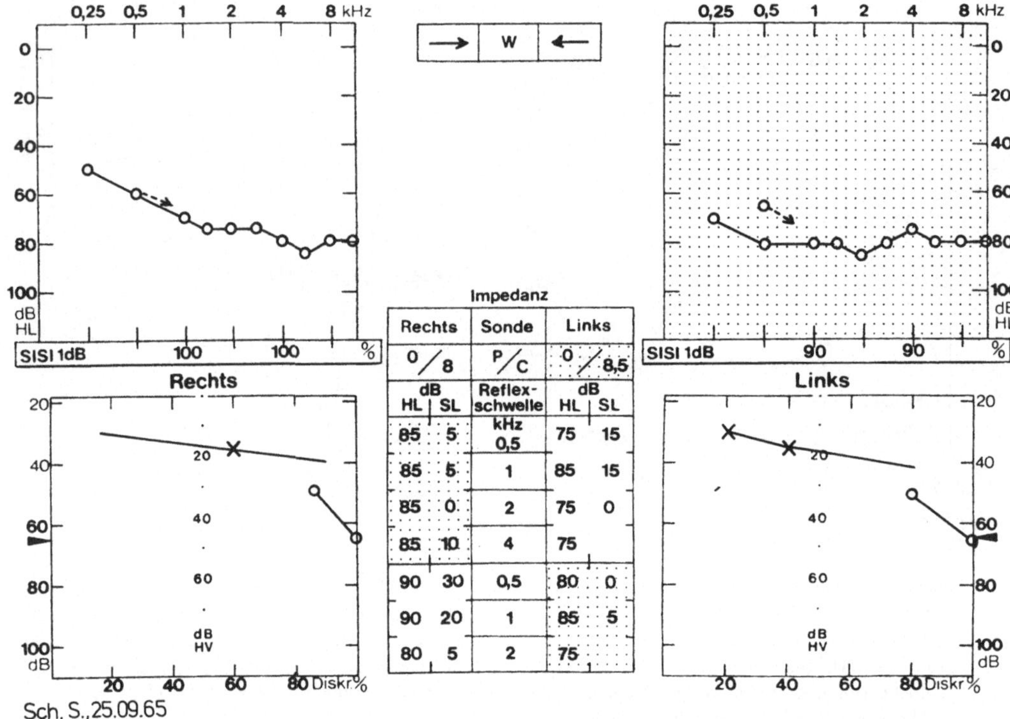

Rechts	Sonde	Links
0 / 8	P / C	0 / 8,5
dB HL | SL	Reflex-schwelle	dB HL | SL
85 5	kHz 0,5	75 15
85 5	1	85 15
85 0	2	75 0
85 10	4	75
90 30	0,5	80 0
90 20	1	85 5
80 5	2	75

Sch. S., 25.09.65

Abb. 35. Nichtorganische Hörstörung: Sprachaudiometrischer Wert viel zu gut in Relation zur Tonschwelle; selbst das dichotische Sprachverstehen war voll erhalten. SISI beidseits = 100%. Stapediusreflexschwelle normal. Kein Hinweis auf Aggravation; wahrscheinlich psychogene Hörstörung. ERA: P_6/J_v *rechts* ab 10 dB, *links* ab 0 dB nachweisbar

nicht abgegrenzt wurden, imponiert die Prognose als auffallend gut: z. B. 70% *vollständige* Remission (Kleinfeldt 1968). Die beidseitigen akuten Hörverschlechterungen finden sich im Schrifttum zumeist als Hörverlust mit annähernd horizontal verlaufender Hörschwelle beschrieben (Lehnhardt 1958, Barr 1960, Berger 1965, Weber 1970) – schon dies ist ein Hinweis darauf, daß sie nicht das Bild einer peripher-vaskulären Störung wiedergeben, von der man kaum einen seitengleichen Befund erwarten kann. Im übrigen sollte man sich bei den psychogenen Hörstörungen immer wieder vergegenwärtigen, daß diese Patienten nicht tatsächlich schwerhörig sind, sondern sich nur als schwerhörig empfinden. Die „Remission" ist dann nicht abhängig von der medikamentösen Therapie, sondern lediglich von der psychologischen Führung durch den Arzt – eventuell von der medikamentösen Verbrämung dieser Behandlung.

„Hörstürze" *bei Kindern* muten als Widerspruch in sich an, wenn sie als mikrovaskuläre Dysfunktion verstanden werden sollen. Sind solche Gefäßreaktionen auch im jugendlichen Ohr schon denkbar? Jedenfalls stellen sie sicher kein eigenes Krankheitsbild dar (Berg u. Pallasch 1981). Dementsprechend erscheinen die früheren Mitteilungen im Schrifttum wenig überzeugend, beispielsweise wenn während einer Klassenarbeit eine einseitige Ertaubung auftrat, die sich innerhalb weniger Tage zurückbildete (Kessler 1968) und wenn solche Hörstörungen einen annähernd gleichen Hörverlust von 60–80 dB *beidseits* wiedergaben (Barr 1960, Berger 1965). Seit eine Objektivierung möglich ist an Hand der ERA und – in Grenzen – mittels der Stapediusreflexschwelle, sollte sich die Zahl der als Hörsturz angesprochenen Fälle im Kindesalter drastisch verringert haben. Aber auch allein mit einer sorgfältigen Anamnese kann schon eine kritische Vorauswahl geschehen. Auf diese Weise konnte Radü (1980) bei 19 zunächst unter der Diagnose Hörsturz eingeordneten Kindern für jeden Einzelfall Kriterien aufdecken, die eine andere Erklärung zuließen: Traumen, Psychogenese, vorbestehende Schwerhörigkeit wegen Hypothyreose, Zustand nach Meningitis, perinatale Hyperbilirubinämie, familiäre Schwerhörigkeitsbelastung etc. Die Schwerhörigkeit war also keineswegs immer akut aufgetreten, sondern oft nur akut *bemerkt* worden. In den wenigen verbleibenden Fällen wird man eher an eine *viral*-vaskuläre Genese denken müssen (s. unten), ohne damit immer die Mumps*neuritis* (de Reynier 1964) zu meinen. Doch man muß, wie gesagt, intensive anamnestische Nachforschungen anstellen und sehr eingehend nach anderen möglichen Ursachen fahnden (vgl. Abb. 32).

Als Hörsturz können weiterhin die schubweisen Hörverschlechterungen bei den *immun-allergischen Vaskulitiden* – z. B. beim Cogan-Syndrom – imponieren und dann auch beidseitig wie in Abb. 52 gezeigt. Solange das Grundleiden im Einzelfall noch nicht erkannt wurde, kann es schwierig sein, die Ätiologie der Schwerhörigkeit zu verstehen. Sobald aber zusätzliche Krankheitserscheinungen offensichtlich werden, vor allem an den Augen, erklärt sich auch die Ursache des Hörverfalls. Das Erleben des prompten Ansprechens auf Kortikoide und Zytostatika gehört zu den positiven Erfahrungen in der Diagnostik und Behandlung der Innenohrschwerhörigkeit.

Bei anderen Gefäßkrankheiten wie der *Periarteriitis nodosa,* beim *Morbus Wegener* oder der *Panchondritis* kann der Hörverlust ebenfalls akut einsetzen (vgl. Kap. 3.10) – ein- oder beidseitig; er betrifft dann eventuell zugleich auch das Mittelohr und tritt dementsprechend als kombinierte Schwerhörigkeit in Erscheinung (Weidauer u. Tenner 1973, Jenkins et al. 1981).

Auch die bei der Periarteriitis nodosa (Weidauer u. Tenner 1973, Jenkins et al. 1981) oder beim *Morbus Behçet* (Brama u. Fainaru 1980) gelegentlich einmal abrupt einsetzenden Höreinbußen wären als *symptomatische* Hörverschlechterung, nicht aber als idiopathischer Hörsturz einzuordnen (vgl. Kap. 3.10). Gleiches gilt für Innenohrbeteiligungen beim *Morbus Boeck*, eine allerdings ebenso seltene Konstellation. Eine bunte Zusammenstellung solcher Fälle verdanken wir Feldmann (1981), desgleichen die wohl erste Mitteilung einer plötzlichen Hörbeeinträchtigung beim *Phosphatdiabetes,* einem x-chromosomalen Erbleiden, bei dem die Patienten wegen einer Insuffizienz der Nierentubuli Phosphat verlieren, ohne daß eine Schwerhörigkeit zwingend zum Krankheitsbild gehört. Ob die – offenbar schrittweisen – Hörverschlechterungen in diesem Einzelfall unmittelbarer Ausdruck eines Phosphatdefizits im Innenohr waren oder auf welchem Wege sie entstanden, bleibt vorerst ungeklärt.

Eine Rarität stellt die plötzliche Schwerhörigkeit bei akuter Heroinintoxikation dar (Mulch u. Handrock 1979). Da die Höreinbuße symmetrisch (Mittel- und Hochtonschwerhörigkeit) auftrat, ist sie sicher nicht als vaskulärer Hörsturz einzuordnen, zumal der Patient allgemeine Vergiftungserscheinungen zeigte und zu weitergehenden audiometrischen Untersuchungen nicht fähig war.

Unter den *akuten virugenen Schwerhörigkeiten* sind klinisch drei Formen zu unterscheiden, nämlich

– die akute, vollständige Ertaubung – z. B. bei Mumps,
– die wahrscheinlich ganglionäre Schwerhörigkeit z. B. bei Zoster oticus
– die virugen-vaskuläre Innenohrschädigung.

Die beiden erstgenannten Formen sind vom Hörsturz abzugrenzen, die dritte ist in einem Teil der Fälle wahrscheinlich mit dem *klinischen* Bild des Hörsturzes identisch.

Die *Mumpsinfektion* führt – wenn sie auf das Gehör übergreift – wohl immer zur *vollständigen* Taubheit und ist irreversibel; sie ist in ihrer Ursache aus Vorgeschichte, KBR und Antihämagglutinationstest mit vierfachem Titeranstieg als Virusinfektion erkennbar. Betroffen sind fast ausschließlich Kinder, immer nur einseitig, es sei denn, es kommt über eine Mumps-Meningitis zur beidseitigen Ertaubung.

Klinisch wird das Krankheitsbild als virugene *Neuritis* cochlearis angesprochen (Gestaltner 1961, de Reynier 1964, Lehnhardt 1962). Die histologischen Befunde im Sinne eines Zustands nach viraler *Labyrinthitis* (Lindsay et al. 1971, Strauss u. Davis 1973, Schuknecht et al. 1973, Sando et al. 1977) sind hiermit allerdings nicht vereinbar – vorausgesetzt, daß alle das gleiche Krankheitsbild meinten.

Wilmes (1983) diskutiert für die akute virale Ertaubung die Möglichkeiten

- einer spezifischen Immunantwort der Zelle im Sinne einer anaphylaktischen bzw. zytotoxischen Reaktion oder
- einer unmittelbaren viralen Invasion mit dem Erliegen der Protein- und DNS-Synthese innerhalb weniger Stunden.

Die Entscheidung darüber, ob diese Vorgänge den Hörnerven oder das Innenohr treffen, hat Wilmes offengelassen.

Die zweite Gruppe akuter viraler Schwerhörigkeiten wird repräsentiert durch die beim *Zoster oticus*. Sie ist oft an den Begleitsymptomen (Schwindel, Bläschen, Fazialisparese) als solche zu erkennen, kann sicher aber auch isoliert auftreten – und eben akut. Aus eigener Beobachtung erscheint sie fast immer unter dem Bild eines Hochtonabfalls, jedenfalls nie als vollständige Ertaubung; sie ist einseitig und erholungsfähig, zumeist jedoch ohne daß die Norm wieder erreicht wird. Djupesland et al. (1979) allerdings sahen bei 10 von 12 Patienten mit „objektiven Symptomen einer Virusinfektion" eine Normalisierung des Gehörs innerhalb eines Jahres. Bei intensiver Nachforschung sei oft auch die Beteiligung anderer Hirnnerven zu eruieren. Die Autoren deuten dieses Bild des *akuten reversiblen Hörverlustes* als Teil einer viralen Meningoenzephalitis, ohne sich damit auf den Zoster oticus festzulegen.

Eine Seltenheit ist sicher die *beidseitige akute* virusbedingte Hörstörung; in der Beobachtung von Feldmann (1981) betraf sie symmetrisch den *Tief*tonbereich und war im Verlauf einer Rötelnerkrankung aufgetreten. Aber auch als Ursache einer akuten *einseitigen* Innenohrschwerhörigkeit mit flachverlaufender Tonschwelle sollen Röteln in Betracht kommen können (Joachims u. Eliachar 1982).

Die dritte Gruppe *viraler Infektionen* schließlich leitet unmittelbar zur *vaskulären* Entstehung des Hörsturzes über insofern, als man hier eine virugen-entzündliche Vaskulopathie mit perivaskulärem Ödem und Endothelproliferation und deshalb ebenfalls eine Durchblutungsstörung des Innenohres vermutet. Diese sekundär-vaskuläre Genese der Schwerhörigkeit im Zuge einer Virusinfektion entspricht dann der oben angeführten Definition des *Hörsturzes*.

Mitschke (1978) hat in vier Fällen plötzlicher einseitiger Hörverschlechterung eine *Zytomegalievirus*infektion nachgewiesen und vermutet entzündliche Zellproliferationen in den Gefäßendothelien, also das Bild des virugen-vaskulären Hörsturzes. Die Prognose bei diesen vier Patienten war gut, vielleicht wegen der geringen Neuropathie des Zytomegalievirus (vgl. Kap. 3.5.2).

Jaffe (1978) glaubt, daß etwa jeder dritte Hörsturz viralen Ursprungs sei, schon wegen des häufig vorangehenden oder begleitenden Infekts der oberen Luftwege. Auch Rowson et al. (1975) haben solche Infekte bei 25% (n = 39) ihrer Hörsturzpatienten beobachtet, Shaia u. Sheehy (1976) nur bei 8% (n = 1 220) und Byl bei 20% (n = 32). Als häufigste Viren neben Influenza kämen danach Mumps und Masern, Adenoviren und Mukoplasma pneumoniae (Jaffe 1970, 1978) sowie Epstein-Barr (Gregg u. Shaeffer 1964) in Betracht. Der *serologische* Nachweis einer Virusgenese allerdings ist nur vereinzelt und oft gar nicht gelungen (Wilmes et al. 1979, Fritz et al. 1980, Mercke et al. 1980, Hamann 1981); „erhöhte Antikörpertiter" allein berechtigen jedenfalls nicht zu der Annahme, der Hörsturz sei virugen entstanden. Untersuchungen Monate nach dem Ereignis sind wenig sinnvoll, es sei denn zur Ausschlußdiagnose. Im übrigen sei bezüglich der verschiedenen Virusinfektionen auf das entsprechende Kapitel (3.3.1) verwiesen sowie auf das Referat von Wilmes u. Deinhardt (1983).

Eine *weitere Übergangsform zum idiopathischen vaskulären Hörsturz* bilden die akuten Hörverschlechterungen, die ebenfalls vaskulär entstehen, denen aber zusätzlich ein prädisponierendes Leiden zugrundeliegt, zum Beispiel eine Thrombangitis obliterans (Kirikae et al. 1962), eine Leukämie (Schuknecht et al. 1965, Sando u. Egami 1977), ein Non-Hodgkin-Malignom (Mahajan 1981), eine Makroglobulinämie Waldenström (Ronis et al. 1966, Ruben et al. 1969, Feldmann 1981, Misawa 1981), eine Kryoglobulinämie (Barr et al. 1950, Hutchinson et al. 1953, Nomura et al. 1982), eine Polycythämia vera (Jaffe 1967), eine Fettembolie (Jaffe 1970), eine Hepatosplenomegalie mit sekundärer Porphyrie, eine Immunvaskulitis Cogan oder ein Diabetes mellitus (Jaffe 1970, Korvar 1973, Feldmann 1981). Letztlich zählen hierzu all die Faktoren, die in gleicher Weise auch für die *chronisch*-degenerative Innenohrschwerhörigkeit verantwortlich sein können.

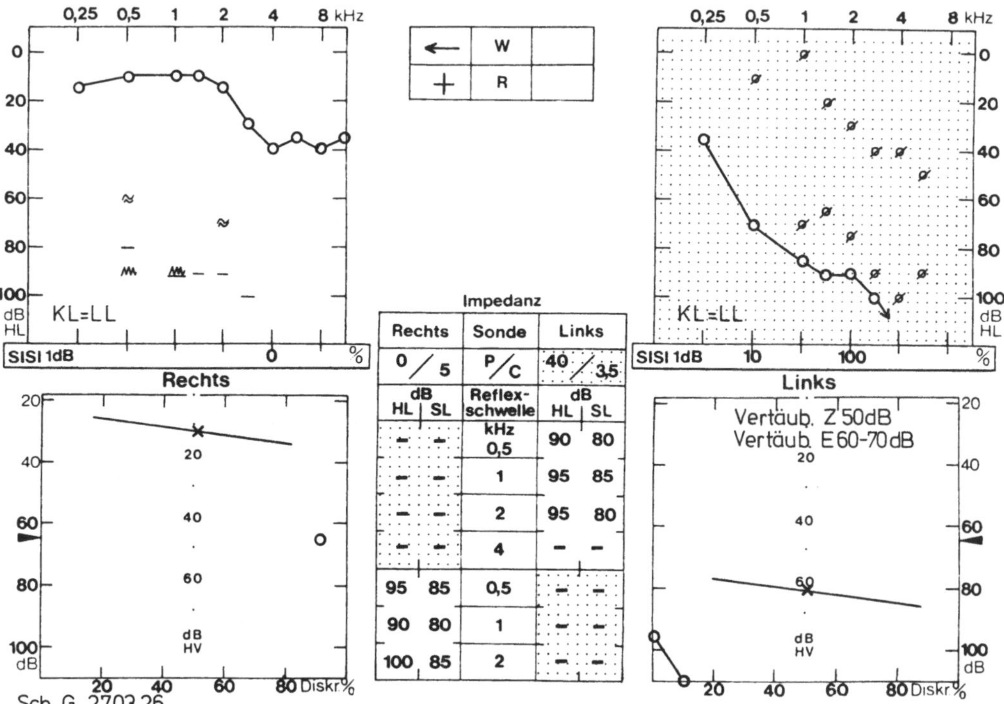

Abb. 36. Akute einseitige Schwerhörigkeit links unmittelbar nach aortokoronarer Bypass-Operation. Keine ototoxische Therapie, kein Nierenversagen. Embolie?

Überhaupt bestehen insofern zwischen den akuten und den chronischen Verlaufsformen wahrscheinlich keine grundsätzlichen Unterschiede.

Ausschließlich akut treten dagegen die Hörausfälle auf, die nach koronaren Bypass-Operationen entstehen und die man als embolisch entstanden deuten darf. Dies gilt allerdings nur für die *einseitigen*, während man bei den beidseitigen an die Folgen hypoxischer Zustände oder ototoxischer Nebenwirkung denken muß (Abb. 36). Ihre Häufigkeit ist mit 1‰ anzusetzen, die Frequenz embolischer *zerebraler* Schäden im Verlaufe kardiopulmonaler Bypass-Operationen liegt weit höher, nämlich bei 31–53% (Plasse et al. 1980).

Als wohl nur *auslösendes* Moment sind die *nicht exzessiven* Knall- oder Lärmbelästigungen zu verstehen, die manchem Hörsturz unmittelbar vorausgehen. Hierfür spricht vor allem die Erfahrung, daß solche scheinbar akustisch verursachten Hörstörungen sich später wiederholen, dann aber eventuell ohne das auslösende äußere Ereignis. Analoges gilt für plötzliche Hörverschlechterungen beim Tauchen lediglich im Swimmingpool oder während des Sonnenbads (Feldmann 1981). Sind sie ursächlich beteiligt am Zustandekommen des – einseitigen – Hörsturzes oder sind sie gar seine eigentliche Ursache? Kann eine Fensterruptur durch Bagatellbelastung mit im Spiel gewesen sein? Gelegentlich wird man solche Fälle den vaskulären Hörstürzen zurechnen – und sie als solche behandeln müssen.

Die ursprünglich von Boenninghaus (1959) und Shapiro (1959) beschriebenen und später von Bekker u. Matzker (1961) als „akustischer Unfall" bezeichneten plötzlich einsetzenden Hörstörungen im Lärm betreffen zumeist nur ein Ohr, die Hörschwelle verläuft flach, vestibuläre Symptome fehlen. Das angeschuldigte akustische „Trauma" ist hier entweder der Schlußpunkt einer Schädigungskette (Lehnhardt 1965), oder die Hörverschlechterung ist lediglich zufällig während einer besonderen Arbeitssituation (HWS-Fehlbelastung?) mit Lärmeinwirkung (Maurer u. Mehmke 1962) ohne kausalen Zusammenhang entstanden.

3.6.1.2 Idiopathischer Hörsturz

Nach diesen ausführlichen differentialdiagnostischen Abgrenzungen bleibt eine wesentlich geschrumpfte Gruppe *akuter, einseitiger, sensorischer, kryptogener* Hörstörungen übrig, für die nur zwei Ursachen ernsthaft zu diskutieren sind, nämlich die virale und die vaskuläre Genese. Die *virale* wird vorwiegend im angelsächsischen Schrifttum favorisiert (Beal et al. 1967, Schuknecht et al. 1973, Sando et al. 1977). Sieht man die Virusinfektionen des Innenohres in der oben beschriebenen Weise als virogene Vaskulopathie mit perivaskulärem Ödem und Endothelproliferation, dann verringern sich die Differenzen zwischen viraler und vaskulärer Genese ganz wesentlich; die Folge des Krankheitsgeschehens wäre auch hier eine Durchblutungsstörung des Innenohres mit den daraus sich ergebenden degenerativen Veränderungen.

Für die *vaskuläre Genese* des Hörsturzes liegen pathologisch-anatomische Befunde von menschlichen Felsenbeinen bislang nur spärlich vor (Gussen 1976). Auch tierexperimentelle Studien mit dem Ziel, Anhaltspunkte über das pathophysiologische Geschehen innerhalb der Schnecke während des Hörsturzes zu erhalten (Handrock 1978), haben keine wesentlichen zusätzlichen Erkenntnisse gebracht. *Klinische* Hinweise jedoch dafür scheint es genug zu geben:

– die Plötzlichkeit des Hörverlustes,
– die relativ günstige Prognose hinsichtlich spontaner Remission und
– das relativ gute Ansprechen auf durchblutungsfördernde Therapie,
– die Neigung zum Rezidiv,
– die Auslösung durch psychische Belastung oder durch Unterkühlung und
– die häufig nachzuweisenden Blut- und Gefäß-Risikofaktoren.

Über die *Art der Gefäßstörungen* im Innenohr während des Hörsturzes können letztlich nur Vermutungen angestellt werden. Sie werden sich nicht grundsätzlich von denen unterscheiden, die die *chronische* Mangelversorgung des Innenohres bedingen (s. Kap. 3.6.2).

Der Versuch, aus mikroangiopathischen Befunden in den Konjunktiven (Lehnhardt 1958) oder in der Haut (Oudot u. Martin 1979) auf entsprechende Veränderungen während des Hörsturzes im Innenohr schließen zu können, ist letztlich fehlgeschlagen; einerseits finden sich Lenkungsstörungen der Kapillaren (Müller 1937) auch bei normaler Innenohrfunktion und andererseits können sie bei Hörsturzpatienten fehlen.

Nur ausnahmsweise wird es sich um organische Gefäßverschlüsse oder Einengungen in der A. auditiva handeln, also um Thrombosen, Embolien oder sklerotische Wandveränderungen. Wahrscheinlicher sind es funktionelle Ischämien, die ihrerseits eine Erschlaffung des venösen Tonus auslösen und damit eine Stase in den Kapillaren sowie eine konsekutive Transsudation. Der Serumaustritt aus dem Kapillaren der Stria vascularis führt wahrscheinlich zum Endolymphhydrops als dem allgemein vermuteten pathophysiologischen Korrelat des Hörsturzes (Zechner 1980, 1981).

Die Frage, welche Faktoren als *Auslöser* der vasomotorischen Fehlreaktion in Betracht kommen, ist nach wie vor ungeklärt. Diskutiert werden vor allem psychoemotionelle Belastungen, fokaltoxische und allergische Einflüsse sowie die basiläre Impression (Elies 1980) oder Gefügestörungen der Halswirbelsäule, deren Stellenwert allerdings sehr unterschiedlich beurteilt wird (Terrahe 1979, Elies u. Plester 1980, Fritz et al. 1980). Der Streß-Faktor erscheint zu verschwommen, als daß man sich um seine Definition weiter bemühen sollte.

Der Hörverlust entsteht innerhalb von Sekunden, Minuten oder auch Stunden; viele Patienten können entsprechende Fragen schon deshalb nicht exakt beantworten, weil der Hörausfall ihnen erst beim Erwachen am Morgen bewußt wurde. Gerade auch diese Beobachtung des häufigen Hörsturzes in den frühen Morgenstunden, also während relativer Hypotonie, scheint ein untrüglicher Hinweis auf die vaskuläre Genese zu sein.

Entwickelt sich dagegen der Hörsturz innerhalb von Stunden oder Tagen in wechselndem (fluktuierend) oder schubweise zunehmendem (intermittierend) Ausmaß, dann kann der Patient diesen Zeitgang zwar beschreiben, ohne aber daß wir in der Lage wären, daraus diagnostische, prognostische oder therapeutische Schlüsse zu ziehen. Selbst das vielfach vorgebrachte Druckgefühl ist nur ein diagnostisch stützendes Indiz.

Auch die blutchemischen, korpuskulären und Gefäßwandrisiken, auf die man bei der systematischen Untersuchung der Hörsturzpatienten fast regelmäßig trifft (Wilke et al. 1977, Luetje 1979, Quarante et al. 1980, Khasanov et al. 1982, Friedrich u. Wolf 1984) sind ganz die gleichen wie bei der chronisch verlaufenden Innenohrdegeneration (s. Kap. 3.6.2), eine Beobachtung, die sich wiederum für die vaskuläre Genese des Hörsturzes anführen läßt. Beispielhaft sei die Erhöhung von 5 verschiedenen Lipidfraktionen bei 82,5% der Hörsturzpatienten (n = 42) genannt (Pruszewicz et al. 1983). Zu den vaskulären Risiken des Hörsturzes zählt H. A. Kley (1979) auch die Ovulationshemmer, unter denen dem Progesteron ein gefäßverengender Effekt zugeschrieben wird. Sie sind gegebenenfalls sicher nicht die einzige Ursache einer arteriellen Thrombembolie, sondern vergesellschaftet mit individueller Disposition, Nikotin, Übergewicht, Diabetes u. a. (Bausch 1983).

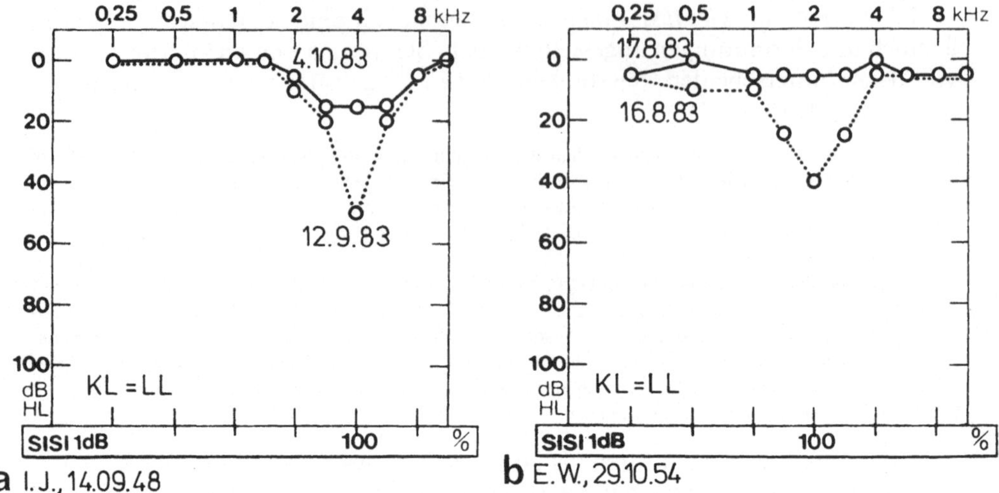

Abb. 37 a. *Hochtonsenke* als „Hörsturz" (12. 9. 83) bei einem Zahnarzt, der sich durch das Geräusch des Turbinenbohrers vertaubt fühlte. Spontane Rückbildung. **b** Flüchtige *Mitteltonsenke* im Verlauf eines Hörsturzes

Männer sind häufiger betroffen als Frauen, die Altersverteilung entspricht einem breit auslaufenden Maximum im 4. bis 6. Dezennium (Kemper 1977, Wandhöfer 1971). Die generelle Inzidenz soll 10–20 Fälle auf 100 000 Menschen pro Jahr betragen (Byl 1977, Weinaug 1984).

Für vielerlei Gesichtspunkte, so für die diagnostische Zuordnung, die Therapie und die Prognose ist die Ausgangssituation bedeutend: War der Patient bislang vollkommen hörgesund, bestand schon eine Schwerhörigkeit – auf dem jetzt betroffenen oder auf dem Gegenohr oder auf beiden in gleichem oder unterschiedlichem Ausmaß? Hierüber Klarheit zu gewinnen, erfordert oft eindringliche anamnestische Befragungen oder Nachforschungen.

Ein einheitlicher *Verlauf der Schwellenkurve* ist für den Hörsturz nicht zu erkennen. Vielfach ist der Tieftonbereich bevorzugt betroffen, sonst kann eine Mitteltonmulde in gleicher Weise entstehen wie ein Hochtonabfall oder eine pantonale Schwerhörigkeit (Abb. 37). Aus vorbestehenden Höreinschränkungen können Schwellenverläufe resultieren, deren Aufteilung in ihre ursächlich unterschiedlichen Komponenten – eventuell auch im Vergleich mit dem Gegenohr – erst das derzeitige Bild verständlich werden lassen. Vollständige Ertaubungen als Folge eines vaskulär gedeuteten Hörsturzes haben wir nicht gesehen, immer blieben Hörreste nachweisbar, wenn auch nur in geringem Ausmaß (Abb. 38). Die überschwelligen audiometrischen Tests weisen regelmäßig auf ein Rekruitment hin – ja, der Hörsturz gilt geradezu als „Vollbild" des Lautheitsausgleichs mit all seinen Äquivalenten. Im Békésy-Test zeigt sich oft eine deutliche Amplitudenverkleinerung für die Dauertonkurve, ohne daß dieser Befund als pathognomonisch und für die Diagnose als zwingend zu fordern sei.

Zum mindesten Sprachaudiogramm und Stapediusreflexschwelle sind unerläßlich, weniger für die Diagnose als für die Differentialdiagnose.

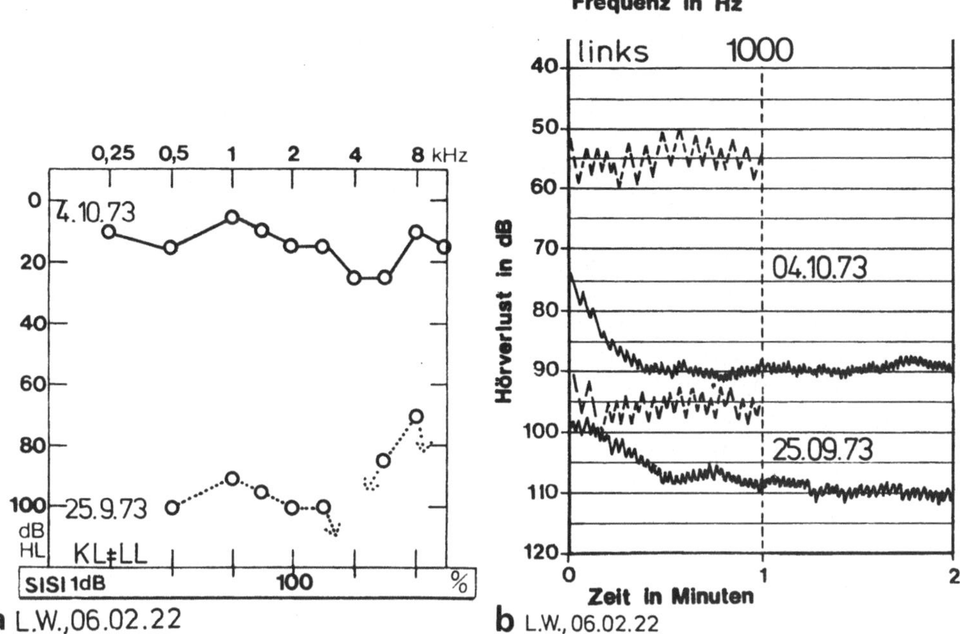

Abb. 38 a. *Annähernde* Ertaubung – aber mit sicheren Hörresten – als Hörsturz (25.9.73) aufgetreten, vollständige Rückbildung am 4.10.73. **b** Im Békésy-Audiogramm extrem kleine Amplituden mit Separation von 15 dB am 25.9.73, während der Erholung sogar von 35 dB (4.10.73)

Aus der Stapediusreflexschwelle allein aber auf die Prognose des Hörsturzes schließen zu wollen (Gerwin u. la Coste 1982), hieße den Begriff sudden hearing loss viel zu weit zu fassen; tatsächlich subsummierten die Autoren unter dieses Bild nicht nur kochleäre sondern auch retrokochleäre und zentralneurale Hörstörungen – eben alles, was unter „sensori*neural*" verstanden werden kann. Solche Aussagen müssen zu fehlerhaften Interpretationen führen.

Nur solange das SP vergrößert, ein Endolymphhydrops also anzunehmen ist (Eggermont 1976), soll Aussicht auf eine Wiederherstellung des Gehörs gegeben sein. Stellt sich das SP jedoch nicht mehr dar, ist das Gehör aber schlecht geblieben, dann müsse man eine zwischenzeitliche Sinneszelldegeneration befürchten, die nicht mehr rückbildungsfähig ist (Nishida 1977 u.v.a.). Weniger „invasiv" – beim Hörsturz! – wäre das Registrieren der Hirnstammpoteniale, von denen die V. Welle auch bei geringeren Lautstärken (< 60–80 dB HL) schon eine topodiagnostische Aussage erwarten läßt (Lehnhardt 1979), vorausgesetzt, daß der Hörverlust im Hochtonbereich die genannten Reizlautstärken nicht überschreitet. Die ERA kann jedoch nur die Innenohrlokalisation, nicht aber hydropsspezifische Befunde vermitteln. Nur Yamada et al. (1979) hatten gemeint, die außergewöhnliche Steilheit der Latenzkurve *unmittelbar über der Reizantwortschwelle* als Kriterium des Hydrops ansprechen zu können.

Die Frage der *Prognose* zu diskutieren, heißt zugleich, die der spontanen Remission aufzugreifen. Kein Zweifel besteht daran, daß der Hörsturz auch ohne Behandlung sich zurückbilden kann. Je größer der Anteil spontaner Heilungen ist, um so schwieriger ist es, zwischen *post oder propter* zu unterscheiden. Außerdem gibt es Patienten, bei denen sich schon *vor* Beginn jeglicher therapeutischer Maßnahmen eine Besserung oder eine vollständige Rückbildung der Schwerhörigkeit einstellt. Aussagen über die Prognose des Hörsturzes lassen sich also nicht trennen von denen über spontane Remissionen.

Der Anteil vollständiger Ausheilungen ohne jede Therapie wird mit bis zu $^2/_3$ angegeben (Mattox u. Simmons 1977), die der spontanen Besserungen sogar mit 89%. Für die Patienten jünger als 50 Jahre soll in 96% eine partielle und in 89% eine komplette Remission zu erwarten sein (Weinaug 1982, 1984). Die Zahlen werden sicher mitbestimmt durch die Zusammensetzung des Patientenguts, d. h. sie werden günstiger liegen in der erstbehandelnden Praxis als im vorbehandelten Überweisungsgut großer Kliniken (vgl. Shaia u. Sheehy 1976).

Die Aussicht auf Spontanremission ist ungünstiger in hohem Lebensalter, während sie vom Ausmaß des Hörverlustes kaum beeinflußt wird (Mattox u. Simmons 1977, Wilson et al. 1980, Koehn u. Nickol 1983). Für vorgeschädigte Ohren ist die Prognose einer (weiteren) akuten Hörverschlechterung generell weniger gut, insbesondere bei begleitendem Drehschwindel (Ristow et al. 1978, Russolo u. Poli 1980). Für vollkommen Ertaubte – soweit hier überhaupt ein Hörsturz anzunehmen ist – besteht kaum eine Chance der Wiederherstellung – unabhängig von allen therapeutischen Maßnahmen (Lehnhardt 1976, Russolo u. Poli 1980, Wilson et al. 1980, Friedrich u. Wolf 1983, Morgenstern et al. 1983, Eichhorn u. Martin 1984).

Mitteltonsenken oder -mulden sollen die beste Prognose haben (Wilson et al. 1980), Tieftonhörverluste eine relativ gute, Hochtonverluste und Flachverläufe die schlechteste (Russolo u. Poli 1980). Besserungen im Tieftonbereich bleiben jedoch oft nicht stabil (Eichhorn u. Martin 1984), obwohl gerade sie sich eventuell schon in den ersten Tagen wieder zurückzubilden scheinen. Von begleitenden Infekten, Bluthochdruck, Diabetes mellitus und anderen Allgemeinkrankheiten glauben Mattox u. Simmons (1977) keine Abhängigkeit für die Prognose gesehen zu haben.

Werden psychogene (zumeist beidseitig) und aggravierte (zumeist einseitig) „Schwerhörigkeiten" einbezogen, weil sie nicht als solche erkannt wurden, dann fällt die Statistik günstiger aus und enthält mehr Patienten, die noch nach Wochen oder Monaten eine „überraschende Heilung" zeigen.

Ein Patientengut dagegen mit einem größeren Anteil einseitiger *vollständiger* Ertaubungen oder mit Vestibularisbeteiligung läßt eine kleinere Zahl spontaner (oder auch therapeutischer) Besserungen erwarten, eben weil ihre Prognose insgesamt deutlich schlechter ist (Morgenstern et al. 1983, Friedrich u. Wolf 1984). Auch die sukzessive Hörverschlechterung des zweiten Ohres scheint prognostisch ungünstiger zu sein (Lehnhardt 1958), wenngleich Kumpf u. Wandhöfer (1972) meinten, diese Beobachtung nicht bestätigen zu können.

Die Wertung *therapeutischer Maßnahmen* ist um so schwieriger, je größer die Spontanheilungsrate ist. Läßt man aber überhaupt Heilerfolge gelten, dann doch vornehmlich für die auf eine günstigere Durchblutungssituation des Innenohres ausgerichteten Maßnahmen: Regulierung des Blutdrucks und Energiestoffwechsels, Ausschaltung möglicher vasospastischer Faktoren und Verbesserung der Fließeigenschaften des Blutes (Kellerhals 1977, Theisen et al. 1980, Zadory et al. 1982) – immer bezogen auf den *vaskulären* Hörsturz. Solange man als sein pathophysiologisches und anatomisches Korrelat den Endolymphhydrops sieht, sind therapeutische Bemühungen angezeigt, ja ärztlicherseits unerläßlich, weil die Sinneszellen noch regenerationsfähig sind oder sein können. Leider sind wir immer noch nicht in der Lage, konventionell-audiometrisch zwischen der passager funktionsuntüchtigen und der unwiederbringlich degenerierten Sinneszelle zu unterscheiden. Die Möglichkeiten, die sich diesbezüglich in der ECochG andeuten, wurden bereits erwähnt.

Die vielen *therapeutischen Vorschläge* hier lückenlos abzuhandeln, erscheint wenig sinnvoll; sie reichen von Nichtstun (Weinaug 1982) oder lediglich neurovegetativer Dämpfung (Sterkers u. Renau 1979) über die Medikation von Urografin (Morimitsu et al. 1975, Hirashima 1978, Emmett u. Shea 1979, Strohm 1980, Villar et al. 1981, Fiedler 1984) bis zur Empfehlung einer fibrinolytischen (Donaldson 1979, Altmann et al. 1980, Klemm u. Altmann 1983), einer fluidilitätssteigernden (Luetge 1979, Hörmann et al. 1980), einer thrombozytenaggregationshemmenden (Zajtchuk et al. 1979, Oudot u. Martin 1980, Bosatra et al. 1983) bzw. thrombolytischen Therapie (Russolo u. Poli 1980). Dabei überlappen sich die beabsichtigten Wirkungen zum Teil deutlich. Eingreifender sind die Behandlungsversuche mit intraarteriellen ATP-Infusionen (Mörl et al. 1971), mit O_2-Überdruckbeatmung (Jakobi et al. 1975, Kühl et al. 1979) oder gar mit Ligatur der A. carotis externa (Moser u. Winkler 1971), um nur einige – willkürlich herausgegriffen – zu nennen. Für viele Medikationen wie Rheomacrodex, Procain, Dusodril, Ronicol, Complamin und für Stellatumblockaden (Strauß u. Kunkel 1977) oder Histamin-Infusionen (Sheehy et al. 1980) haben sich untereinander keine Unterschiede finden lassen, alle seien in erster Näherung auf eine spontane Besserung des Gehörs zurückzuführen. Der vermeintlich günstige Effekt einer frühzeitigen Therapie sei durch Selektion der Spontanheilungen bedingt (Feldmann 1981).

Die Behandlung mit ATP-Infusionen wurde eingehend experimentell abzustützen versucht. Nachdem feststeht, daß ATP relativ langsam abgebaut wird (Thalmann, zit. nach Jakobi et al. 1979), darf man auch annehmen, mit der ATP das Innenohr tatsächlich zu erreichen. Im Tierversuch führt sie unmittelbar zu einer Amplitudensteigerung der zuvor durch O_2-Mangelbeatmung abgesenkten CM (Jakobi et al. 1979).

Über Versuche mit systematischer Hämodilution oder mit Calcium-Antagonisten (Allen et al. 1983) liegen größere Statistiken bislang nicht vor. Ein Bericht über 12 Patienten nennt eine Heilungsquote von 75% (9 Pat.). Die Besserungen seien jeweils unmittelbar im Anschluß an die Behandlung aufgetreten.

Als zu entnehmende Blutmenge empfehlen die Autoren (Dauman et al. 1983) 0,5 bis 1,3 Liter. Gleichzeitig wird Dextran 60 infundiert, für das allein schon Kellerhals (1972) eine verbesserte Mikrozirkulation in der terminalen kochleären Strombahn nachgewiesen hat. Die Hämatokritwerte sollen dann bei 30–35% liegen. Intensivüberwachung sei notwendig, allerdings nur für einen Tag, bei Koronarkranken sei die Hämodilution kontraindiziert.

Eine außergewöhnliche Besserungsrate sei von der Kurzzeitfibrinolyse mit Streptokinase zu erwarten, nämlich bei 92% ein Hörgewinn von fast 40 dB (n = 28; Klemm u. Altmann 1983, Klemm et al. 1983). Das Durchschnittsalter dieser Patienten lag allerdings mit 40 Jahren deutlich unter dem sonstiger Mitteilungen (ca. 50 Jahre; Mattox u. Simmons 1977, Weinaug 1982 u. v. a.).

Von diesen Maßnahmen erhofft man eine Verringerung der Blutviskosität mit einem Anstieg der Plasmaviskosität und damit eine bessere Verformbarkeit der Erythrozyten. Die regionale, insbesondere die zerebrale Oxygenisation werde gesteigert, auch in ischämischen Bereichen. Der PO_2 im zirkulierenden Blut werde zwar reduziert, der Transport aber verbessert. Für die Vorstellung, daß *hohe* Blutviskosität sich nachteilig auf die Innenohrfunktion auswirken kann, werden die Befunde von Davis u. Nilo (1964) und die von Hildesheimer et al. (1982) angeführt sowie diejenigen ausweislich des AP von Rubinstein et al. 1977.

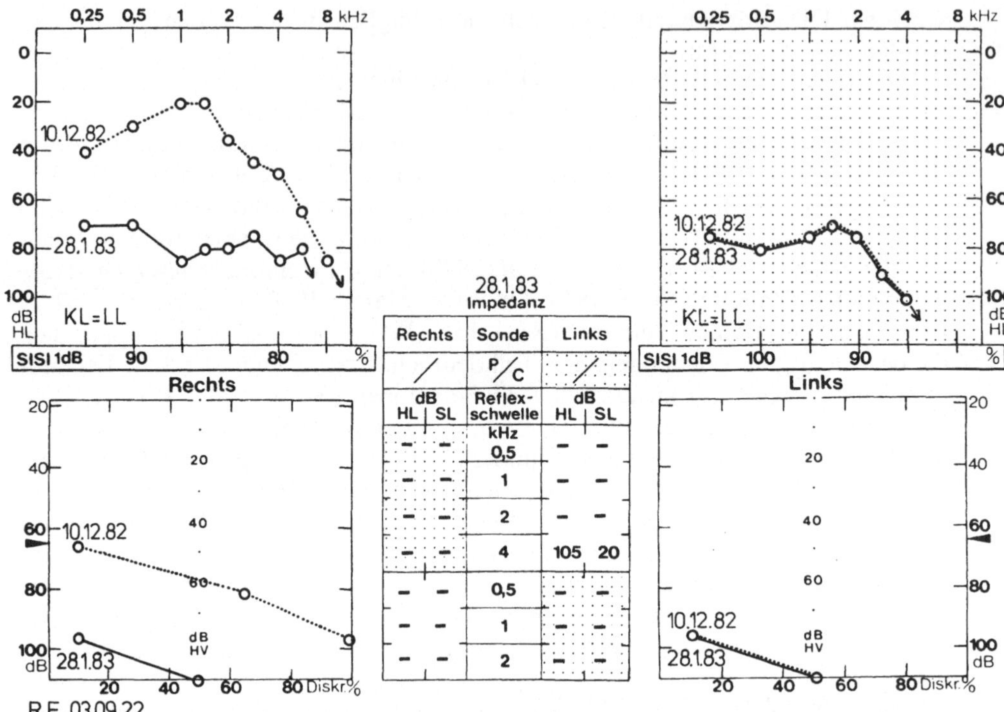

Abb. 39. Beispiel eines unbeeinflußbaren Hörverfalls auf dem zweiten (rechten) Ohr. Links vor 12 Jahren innerhalb von Monaten annähernd ertaubt. Rechts seit fünf Jahren mehrere akute Hörverschlechterungen, die letzte vor zwei Wochen. Trotz vielseitiger therapeutischer Maßnahmen fortschreitende Hörverschlechterung *während der stationären Behandlung*

Das Ziel, eine bessere Oxygenisation des Innenohres zu erreichen, liegt auch den Behandlungsversuchen mit hyperbarem O_2 zugrunde (Appaix u. Demard 1970, Lamm u. Klimpel 1971, Gorlina et al. 1980, Lamm 1980). Die Erfolge dieser Therapie sind ebenfalls unterschiedlich, wahrscheinlich vor allem, weil sie fast ausschließlich als ultima ratio angewendet wird, also relativ spät – ein Nachteil, der allen aufwendigen Maßnahmen anlastet.

Vor unkritischer Langzeitmedikation von Kortikosteroiden ist zu warnen (Hesch 1982). Gegen einen zeitlich begrenzten Therapieversuch jedoch ist kaum etwas einzuwenden, insbesondere nicht bei der Sukzessivertaubung des zweiten Ohres; hier könnte sie indiziert sein in der Vorstellung einer Auto-Antigen-Antikörperreaktion gegen das zugrundegegangene Innenohr der erstertaubten Seite (Lehnhardt 1958, Beickert 1961).

Dies gilt auch für die Patienten, die nach einem akuten Hörverlust nicht mit einer Besserung, sondern mit einer weiteren Hörverschlechterung reagieren – trotz vielseitiger diagnostischer und therapeutischer Maßnahmen (Abb. 39). Gegenüber einer zu frühen Kortikoidmedikation (Mattox 1980) allerdings ist auch bei ihnen gebührende Zurückhaltung angezeigt, jedenfalls solange nicht entzündliche (virale Labyrinthitis) oder infektionsgefährdende Gegebenheiten (Rundfensterruptur) ausgeschlossen sind (Kanzaki u. O-Uchi 1983). Zwar fanden Wilson et al. (1980) unter Dexamethason bzw. Methylprednisolon eine doppelt so hohe Erfolgsquote wie in der unbehandelten oder Plazebo-Kontrollgruppe, aber auch sie lag mit 61% nicht über der zu erwartenden spontanen Rückbildungsquote. Wenig überzeugend war außerdem die Indikation insofern, als die Autoren den Hörsturz als virale Störung sehen.

Für Nicergolin (Sermion), das wie Phentolamin über eine alpha-adrenerge Rezeptorblockade die Hirndurchblutung steigern soll (Moretti et al. 1979, Villar et al. 1981), haben Morgenstern et al. (1982) einen ganz andersartigen Wirkungsmechanismus darzustellen versucht, nämlich einen CO_2-Anstieg im Innenohr *als Folge der begleitenden Atemdepression*. Unter Nicergolin war ein Abfall des endokochleären DC-Potentials nachweisbar, der andererseits unter O_2-Beatmung ausblieb. In der Beweisführung gehen die Autoren allerdings von der Vorstellung als gegeben aus, daß die Innenohrgefäße funktionell wie die des Hirns reagieren.

Daß eine CO_2-Beatmung auf die Innenohrfunktion förderlich wirkt (Snow u. Suga 1973), darf nach den Versuchen von Hultcrantz et al. (1980) als bewiesen gelten; die Austauschrate der Perilymphe als Kriterium für die kochleäre Durchblutung und die metabolische Aktivität des Corti-Organs unter CO_2-Beatmung ist, wie die Befunde von Schnieder (1973) zeigten, deutlich gesteigert. Dies erklärt wohl auch die Beobachtung, daß nach vorheriger CO_2-O_2-Beatmung die lärmbedingte TTS geringer ausfällt (Witter et al. 1980). Frühwald et al. (1979) halten die Inhalation von CO_2:O_2 (10:90) deshalb für die zur Zeit einzige vertretbare Behandlung des vaskulären Hörsturzes. Die Autoren hatten darunter im Tierexperiment einen deutlichen O_2-Anstieg in der Schnecke gefunden – ebenso wie unter hyperbarer O_2-Beatmung (2 bar absolut). Andere hatten ein Verhältnis von 5% CO_2 zu 95% O_2 empfohlen (Shea u. Kitabachi 1973, Baghab u. Shenoid). Ob die geschilderten Reaktionen auch für geschädigte Innenohren gelten, muß vorerst dahingestellt bleiben (Hultcrantz et al. 1980).

Die Indikation der *Stellatumblockade* zur Behandlung des Hörsturzes ist immer noch strittig (Mattox 1980) – unabhängig von der Furcht vor eventuellen Nebenverletzungen. Dietzel et al. (1971) meinen im Experiment und in der Klinik eine zeitlich meßbare Funktionssteigerung nach der Blockade gesehen zu haben. Sie lassen bewußt die Frage offen, ob dieser Effekt durch eine vermehrte O_2-Zufuhr verursacht wird. Jedenfalls sei die Umsetzung des Sauerstoffs vom Gefäßsystem bis zur Atmungskette beschleunigt. Auch elektrophysiologische Ableitungen nach Sympathektomie lassen keinen Zweifel an dem Einfluß des Halssympathikus auf die Potentiale des Innenohres; die Wirkungsweise aber bleibt weiterhin unklar (Hultcrantz 1979; Hultcrantz et al. 1979, 1982).

Für die Wertung therapeutischer Maßnahmen haben Eichhorn u. Martin (1984) insbesondere die *Spätergebnisse* berücksichtigt. Von den anfänglich erfolglos Behandelten zeigten einige schließlich doch noch – eventuell nach Monaten – eine Erholung (Bailey et al. 1982; Bertram u. Luckhaupt 1983). 8,3% aller Hörsturzpatienten erlitten später ein Rezidiv. Auf die *langfristige* Entwicklung (ca. 6 Jahre) abgestellt, waren später Behandlungsbeginn, begleitendes Ohrensausen und Schwindel *ohne Einfluß*, desgleichen die Langzeitmedikation mit Vasodilatation. Innerhalb des Beobachtungszeitraumes verschlechterte sich die Tonschwelle der ehemaligen Hörsturzpatienten in den Frequenzen 0,5, 1, 2 und 3 kHz um durchschnittlich 1,15 dB/Jahr.

Selbst das so aktuelle Thema des Hörsturzes konnte hier nicht erschöpfend behandelt, die spezielle Literatur nur unvollständig wiedergegeben werden. Vielmehr wurde versucht, die Erkenntnisse zu referieren, die in den letzten Jahren dazu beigetragen haben, dem Begriff des Hörsturzes die Konturen wiederzugeben, die ihm ursprünglich zugedacht waren. Dem speziell Interessierten werden die immer noch lesenswerte Monographie von Neveling (1965), der Handbuchartikel von Stange u. Neveling (1980) sowie die Übersichtsarbeiten von Wandhöfer (1979), Feldmann (1981) und Weinaug (1982, 1984) empfohlen.

3.6.2 Chronische Innenohrschwerhörigkeiten

Der ursächliche Zusammenhang zwischen einem *Kreislauf- oder Stoffwechselleiden* und der Innenohrschwerhörigkeit ist in aller Regel wenig auffällig. Zum mindesten ist er ohne gründliche allgemeine und blutchemische Untersuchung nur selten beweiskräftig zu belegen. Trotzdem ist das Bemühen, einen Kausalbezug auf internistische Krankheitsbilder herzustellen, verlockend und auch immer wieder unternommen worden. Doch nur in wenigen Fällen scheint es erlaubt zu sein, die Störung im Innenohr als unmittelbare Folge einer Dysfunktion der Schilddrüse, der Nieren oder des Kreislaufs anzusprechen. Auch die Pendred- oder die Alport-Schwerhörigkeit sind ja nicht in dem Sinne zu verwenden, daß aus jeder Unterfunktion der Schilddrüse oder jedem Nierenleiden eine Innenohrschwerhörigkeit resultiere.

Gänzlich unabhängig von der allgemeinen Kreislauf- und Stoffwechselsituation aber werden die Störungen des Innenohres nicht entstehen. So können krankhafte Veränderungen der Gefäßwand auch das Innenohr treffen, ohne daß dies zwangsläufig geschehen müßte. Stoffwechselkrankheiten werden seltener unmittelbar, häufiger auf dem Umweg über das Gefäßsystem auf das Innenohr einwirken. Der Einzelanteil verschiedener Unregelmäßigkeiten kann subklinisch bleiben, *erst ihre Mehrzahl wird zum Risiko für das Innenohr.*

Vieles, was für den Hörsturz oder die symptomatische plötzliche Hörverschlechterung gilt, hat auch Gültigkeit für die chronisch-degenerativen Innenohrstörungen. Wer also dort einen bestimmten Hinweis vermißt, wird ihn hier wahrscheinlich finden oder umgekehrt.

Innerhalb der Gruppe kreislauf- oder stoffwechselbedingter Innenohrschwerhörigkeiten sei nach dem oben Gesagten die Aufteilung erlaubt in

– unmittelbar stoffwechselbedingte Fehlfunktionen des Innenohres
– stoffwechselbedingte vaskuläre Störungen und
– unmittelbar vaskuläre Dysregulationen.

Aus deduktiven Gründen seien die Stoffwechselstörungen vorangestellt, um dann zu den offensichtlich gewichtigeren und vielfältigen Ursachen chronischer Innenohrschwerhörigkeiten zu kommen, nämlich denjenigen, die sich aus Krankheiten der Gefäßwand und der Kreislaufregulation herleiten. Die stoffwechselbedingten vaskulären Störungen nehmen dabei eine Zwischenstellung ein.

3.6.2.1 Nierenfunktionsstörungen

Hier geht es um die Frage, ob die gestörte Nierenfunktion – außerhalb genetischer Syndrome und unabhängig vom Mitwirken ototoxischer oder nephrotoxischer

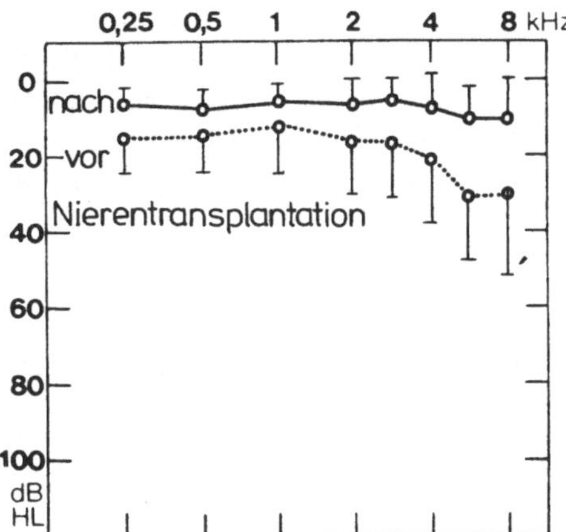

Abb. 40. Tonschwelle vor und 19–58 Monate nach Nierentransplantation (n = 14 Pat.). Mittelwert und Streuung des Hörverlustes für die einzelnen Frequenzen sind eingezeichnet. Insgesamt also leichte Besserung nach der Transplantation. (Aus Mitschke 1978)

Medikamente – von sich aus zu einer Beeinträchtigung des Hörens führen kann. Für die Beantwortung dieser Frage müssen also die Fälle ausgeschlossen werden, in denen die gleiche Noxe sowohl die Niere als auch das Innenohr geschädigt haben könnte. Oder anders gesagt: Es soll hier nur die Möglichkeit diskutiert werden, ob die Anhäufung von harnpflichtigen Substanzen bzw. von Metaboliten nachteiligen Einfluß auf die Innenohrfunktion nimmt.

Schon dieser Versuch einer strengen Definition läßt ahnen, wie schwierig die Antwort zu finden ist. Dementsprechend unterschiedlich sind die Aussagen des Schrifttums. Einerseits heißt es, 33% aller Nierenkranken (Mozzo et al. 1978, Sittoni et al. 1983) seien schwerhörig oder 50% (Mitschke 1978, von Ilberg 1980), ja 87,3% (n = 71; Yassin 1970). Diese Zahlen beziehen sich vornehmlich auf Patienten mit chronischer Urämie, mit regelmäßiger Hämodialyse oder auf den Zustand nach Nierentransplantation. Andererseits fanden Oda et al. (1974) nur 18% Schwerhörige nach Nierentransplantation (n = 290). Und auch hier waren kumulative Schädigungen durch Aminoglykosidantibiotika und Schleifendiuretika wohl kaum mit letzter Sicherheit auszuschließen. Immerhin überzeugt es, daß zwar nicht während regelmäßiger Dialyse wohl aber nach erfolgreicher Nierentransplantation eine Besserung des Hörens zu erreichen war, also durch „vollständige Eliminierung schwer dialysierbarer Urämietoxine" (Ferekidis et al. 1980, Mitschke 1980). Allerdings hielten sich die Hörverluste und dementsprechend auch der Hörgewinn in engen Grenzen (Abb. 40). Im Mitteltonbereich lag der Hörverlust durchschnittlich bei 15–20 dB und in den hohen Frequenzen bei 20–30 dB (Wigand et al. 1972).

Eine Korrelation zwischen der Höreinschränkung und dem Ausmaß der Hyponatrisämie oder anderen Blutwerten (Visencio u. Gerber 1979, Ferekidis et al. 1980) war nicht zu erkennen, obwohl Yassin (1970) die niedrigen Natriumspiegel im Serum für die Ursache der Hörbehinderung hielt und Hörverbesserungen nach Normalisierung der Natriumspiegel beschrieben hat. Nach den bei der renalen tubulären Azidose diskutierten pathogenetischen Möglichkeiten (s. Kap. 3.4.2.3) ist ein solcher ursächlicher Zusammenhang nicht unwahrscheinlich.

Der mittlere „alterskorrigierte" Hörverlust bei 58 Urämikern betrug selbst für 8 000 Hz weniger als 20 dB, für 4 000 Hz 15 dB, für 2 000 Hz und 1 000 Hz 10 dB (Wigand u. Heidland 1970). Diese Zahlen lassen also für Urämie-Patienten nicht regelmäßig eine Schwerhörigkeit erwarten, auch nicht unter Einbeziehung der Standardabweichungen. Für die Entstehung solcher Höreinbußen vermuten Wigand et al. (1972) Transportinhibitoren im Blut der Urämiker, z. B. Methylguanidin, die zugleich auch die Funktion des Innenohres beeinträchtigen. Die urämische Schwerhörigkeit entstehe deshalb durch Hemmung der zellulären Kaliumpumpe; daraus folge ein Anstieg der Na$^+$-Konzentration in der Endolymphe und damit eine Beeinträchtigung des Ionengleichgewichts.

Zu grundsätzlich gleichem Ergebnis führten Versuche an nephrektomierten Meerschweinchen; sie ließen auch in der Schnecke eine Hemmung der Na$^+$-K$^+$-stimulierten Transport-ATPase erkennen, wiesen also ebenfalls auf eine Störung des kochleären Ionengradienten bzw. generell der Striafunktion hin (Adler et al. 1980, Mozzo et al. 1978). Die bei Dialysepatienten in der Stria vascularis beobachteten Konkrementablagerungen korrelieren allerdings nicht mit dem Ausmaß des Hörverlustes; bestenfalls seien sie als Anzeichen einer drohenden Hörschädigung zu werten (Bergstrom et al. 1980).

Eine Erklärung ähnlich der von Feldmann (1981) für die *akute* Hörverschlechterung wird bei *fluktuierender* Schwerhörigkeit oder *fortschreitender* Ertaubung während und trotz wiederholter peritonealer und Hämo-Dialyse diskutiert (Bergstrom et al. 1973, Schmidt u. Stange 1976). In einem Fall war die Tonschwelle flach verlaufen um 60 dB (SISI 100%), 12 Tage später war der Patient beidseits taub. Ototoxische Medikamente hatte er nicht erhalten, offenbar auch früher nicht. Die histologische Aufbereitung zeigte einen vollständigen Kollaps des Endolymphraumes mit Schrumpfung der Deckmembran sowie ein Ödem der Stria vascularis und der Hensen-Zellen (Rizvi u. Holmes 1980). Die Autoren deuten diesen Befund als Folge von Flüssigkeitsverschiebungen auf Grund osmolarer Veränderungen. Die schnelle Eliminierung des Harnstoffs hinterlasse ein hyposmolares Serum. Dadurch entstehe ein osmotischer Gradient gegenüber zum Beispiel auch dem Liquor und dem Hirn; dies führe zum Flüssigkeitsaustritt in die Interzellular- und interstitiellen Räume und damit eventuell zur Enzephalopathie, dem „reverse urea syndrom". Ein ähnlicher Mechanismus könne parallel dazu im Innenohr ablaufen und zu den beobachteten Hörstörungen geführt haben.

Aber auch gänzlich anders kann·man plötzliche Hörverschlechterungen während oder unmittelbar nach der Dialyse zu erklären versuchen, nämlich als Blutung in das Labyrinth, insbesondere wenn das klinische Bild zugleich von Hämorrhagien aus der Nase und in die Konjunktiven beherrscht wird (Schmidt u. Stange 1976). Die Blutungen ihrerseits sollten durch die laufende Liqueminmedikation bedingt gewesen sein, wären also nur unmittelbar Folge des Nierenleidens. In solchen Fällen seien zur Behandlung des Hörverlustes niedermolekulare Dextrane *kontraindiziert,* weil sie die Blutviskosität herabsetzen und damit die Blutung noch unterhalten könnten.

Einen klärenden Beitrag zur Frage, inwieweit Nieren*leiden ohne* Nieren*versagen* verantwortlich sind für Funktionsstörungen des Innenohres, verdanken wir Kligerman et al. (1981). Die Autoren ziehen aus ihren sorgfältigen Untersuchungen den Schluß, daß klinisch relevante Hörverluste außerhalb hereditärer Bilder nicht Folge lediglich des Nierenleidens sind. Erst das Nierenversagen *und* seine medikamentöse Behandlung könnten zur Hochtonschwerhörigkeit führen (54%, n = 67). *Die Hämodialyse verursache von sich aus keine Hörverschlechterung.*

3.6.2.2 Diabetes mellitus

Die *diabetischen* Befunde im Auge sind immer wieder Anlaß gewesen zu der Annahme, daß ähnliche Veränderungen im *Innenohr* Ursache der Schwerhörigkeit bei Diabetikern sei.

Tatsächlich glaubten Kozlov et al. (1979), eine unmittelbare Beziehung zwischen der Dauer des Diabetes bzw. des Altersdiabetes[5] und den Befunden an den Gefäßen und Kapillaren des Innenohres gesehen zu haben. Bei jedem 10. Diabetiker hätte schon bald nach Beginn der Krankheit die Schwerhörigkeit ein Ausmaß erreicht wie beim Durchschnitt erst nach zwanzig Jahren.

---

5 Mit dem allgemein gebräuchlichen Begriff „Altersdiabetes" ist der Diabetes im Alter gemeint, im Sinne einer häufigen Alterskrankheit, nicht aber einer altersphysiologischen Regelmäßigkeit. Die gleiche Differenzierung sollte bei der „Altersschwerhörigkeit" berücksichtigt werden – siehe dort

Auch Makishima u. Tanaka (1971) hatten zuvor schon an den Felsenbeinpräparaten von vier Insulinpatienten atrophische Veränderungen im Spiralganglion und eine Demyelinisation an den Nervenfasern gefunden sowie Degenerationen in den zentralen Hörbahnen – nur, ihre Patienten waren nicht schwerhörig, aber zwischen 56 und 73 Jahre alt!

In einer Studie an 14 menschlichen Felsenbeinpaaren meinte Kovar (1973) Erklärungen sowohl für Rekruitmentschwerhörigkeit wie für ganglioneurale Höreinbußen gefunden zu haben. Die *akuten* Hörverluste bei Diabetikern seien durch Blutung in den Endolymphraum oder durch Gefäßverschlüsse in der Stria vascularis bedingt, die *chronischen* durch angiopathische Veränderungen in den Vasa nervorum des Hörnerven. Hörbefunde von diesen Patienten lagen nicht vor.

Nach anderen Beobachtungen waren die PAS-positiven Präzipitate in den verdickten Kapillarwänden der *Stria vascularis* gelegen; sie hätten eine feste Korrelation zu diabetischen Komplikationen erkennen lassen und zur Dauer des Diabetes, waren vom Lebensalter jedoch unabhängig (Jörgensen 1961).

Das Corti-Organ scheint nicht unmittelbar betroffen zu werden, weder beim menschlichen noch beim alloxaninduzierten Diabetes, selbst dann nicht, wenn die Befunde in der Stria vascularis dies erwarten ließen (Costa 1967). Dafür spräche auch die Rückbildungsfähigkeit des Gehörs unter erfolgreicher Behandlung, jedenfalls beim Diabetes der Kinder (Hasanov u. Khasanov 1982). Vielmehr sei das Spiralganglion Ausgangspunkt diabetischer Schwerhörigkeit; hier fände sich beim Alloxandiabetes ein pathologischer Glykogengehalt. Zugleich aber seien dann die freien Fettsäuren im Blut erheblich vermehrt und die Glykogen*verwertung* sei eingeschränkt (Khasanov u. Popov 1982).

ERA-Untersuchungen an Mäusen mit kongenitalem oder Alloxandiabetes sollen für Störungen vorwiegend in der zentralen Nervenleitung gesprochen haben. Durch die Medikation von Gangliosiden sei die Latenzverlängerung zu verhindern gewesen. Zerebrale Ganglioside seien deshalb bei Diabetikern zur Aufrechterhaltung der Nervenleitung und des Synapsenübergangs angezeigt (Savastano et al. 1982). Den Gangliosiden wird darüber hinaus ein Einfluß auf die Energiesteuerung *auch im Innenohr* zugeschrieben in der Weise, daß sie die (Na^+, K^+)ATPase-Aktivität steigern und deren Hemmung durch Ethakrynsäure oder Ouabain aufheben (Molinari 1978, Aporti et al. 1981).

Diese Orientierung auf *angiopathische* Veränderungen in den *neuralen* und *zentralen* Hörbahnanteilen war nicht verwunderlich, weil zwischenzeitlich elektrophysiologische Experimente bei streptozotozin-diabetischen Chinchillas eine Reduktion weder der CM noch des DC-Potentials hatten erkennen lassen (Marshak 1972). Experimente an Streptozotozin-Diabetes-Ratten sowie an kongenital zuckerkranken Mäusen haben zu dem gleichen Ergebnis geführt, d. h. zu keiner diabetischen *Innenohr*schwerhörigkeit (Strauß et al. 1982). Zwar hatte Strauß (1981) wahrscheinlich diabetisch bedingte Gefäßwandverdickungen im *Innen*ohr gefunden, aber sie korrelierten nicht mit dem Hörvermögen der Tiere.

In neueren *audiometrischen* Untersuchungen konnte – im Gegensatz zu denen der 50er und 60er Jahre – für die Diabetiker keine durchschnittliche Benachteiligung nachgewiesen werden (Axelsson et al. 1978, Gibbin u. Davis 1981, Strauß 1982) – weder für das Tongehör noch für das Sprachverstehen.

Während die schwedische Studie (n = 205) sowie Gladney u. Sheperd (1970) und Taylor u. Irwin (1978) für *einzelne* Diabetiker eine krankheitsspezifische Beteiligung des Innenohres gelten ließen, meinen Strauß et al. (1982) selbst durch Analyse einzelner oder gruppierter Faktoren Schlechter- von Besserhörenden nicht haben trennen zu können (n = 660); die Autoren verneinen deshalb – wie Osterhammel u. Christau (1980) auf Grund audiometrischer Vergleiche – jeglichen ursächlichen Zusammenhang zwischen der diabetischen Stoffwechsellage und einer Innenohrschwerhörigkeit. Zur gleichen Aussage hat die statistische Bearbeitung eines Kollektivs (n = 51) kindlicher Diabetiker geführt – selbst für die mit neurologischen oder vaskulären Komplikationen (Sieger et al. 1983).

Zu den wenigen als pathologisch herausragenden audiometrischen Befunden sollen außer dem Hochtonabfall ein erhöhter Schwellenschwund und eine abnorme Ermüdung des Stapediusreflexes ge-

hören (Strubiński u. Malicka 1966, Robin 1981). Gerade bei diesen Patienten seien der Diabetes und
die Mikroangiopathie der Retina besonders schwer ausgebildet gewesen.

Im frequenzgleitenden Békésy-Audiogramm hätten nur *die* Diabetiker um 3 dB größere Impuls-
und Dauertonamplituden gezeigt, die auch unter kardiovaskulären Störungen litten (Fiorini et al.
1983), nicht dagegen Zucker- *oder* Herzkreislaufkranke. Die Untersuchungen waren an *hörgesunden*
Zuckerpatienten angestellt worden (Roach 1973).

Aus den verschiedenen Untersuchungsergebnissen sollte man den Schluß ziehen, daß eine statistisch belegbare Korrelation zwischen der diabetischen Stoffwechsellage und dem Hörvermögen *nicht* besteht. Der Diabetes mellitus zieht also
nicht unmittelbar oder regelmäßig eine Innenohrschwerhörigkeit nach sich (Wilson et al. 1982). Er führt vielmehr zu Gefäßwandverdickungen auch im Innenohr
(Jörgensen 1961), ohne daß daraus allein eine Schwerhörigkeit entstehen muß.
Die Angiopathie stellt aber einen Risikofaktor dar (Taylor u. Irwin 1978), der in
der Summation mit weiteren Risiken oder Noxen Funktionsstörungen auslösen
kann.

Zur Wirkungsweise diabetischer Gefäßveränderungen muß man wissen, daß die erhöhte HbA_1-
Konzentration im Blut des Diabetikers die O_2-Abgabe an das Gewebe erschwert, auf die das Gefäß
mit einer adaptiven Dilatation zu reagieren versucht. Mit zunehmender Stoffwechselstörung allerdings
wird die Gefäßerweiterung insuffizient, die Gewebshypoxie schreitet fort. Zusätzlich nachteilig können
sich diabetische Mikrozirkulationsstörungen, eine gesteigerte Thrombozytenaggregation und eine verminderte Erythrozytenverformbarkeit auswirken (Gladney u. Shepherd 1970, Hesch 1982).

Die Diskussion möglicher Zuckerstoffwechselstörungen als Risikofaktoren
für die Entstehung einer Innenohrschwerhörigkeit läßt erkennen, daß es sich hierbei nicht um eine direkte Alteration etwa des Eiweiß- oder Elektrolytgleichge-
wichts im Innenohr handelt, sondern daß hier überwiegend der Umweg über das
Gefäßsystem bzw. die Mikrozirkulation führt. Insofern sind die daraus resultierenden Stoffwechselstörungen des Innenohres letztlich immer wieder vaskuläre
Krankheiten, nämlich Folge von Schädigungen der Gefäßwand, des Endothels,
der Mikrozirkulation sowie der Herzkreislaufregulation.

3.6.2.3 Fettstoffwechselstörungen

Der Einfluß auch von Fettstoffwechselstörungen auf das Innenohr ist wohl ausschließlich in ihrer atherogenen Wirkung zu sehen.

Als Parameter des Fettstoffwechsels bediente man sich lange Zeit des Serum-
cholesterins. Inzwischen aber hat sich eine differenziertere laborchemische Diagnostik durchgesetzt, d. h. man orientiert sich vorwiegend an den Lipoproteinen,
von denen die low-density-Lipoproteine (LDL) eine deutlich stärkere atherogene
Wirkung haben sollen als die high-density-Lipoproteine (HDL) (Schwandt 1980).

Tatsächlich haben sich weder für die Serum-Triglyzeride noch für das Ge-
samtcholesterin bei Hörgestörten höhere Werte finden lassen als im Vergleichs-
kollektiv. LDL-Cholesterin und der Quotient aus LDL-Cholesterin zu HDL-
Cholesterin aber soll für die Schwerhörigen signifikant höher gelegen haben
(Friedrich u. Pilger 1981). Die Autoren empfehlen deshalb den LDL-/HDL-Quo-
tienten als „sensibelsten Diskriminator eines eventuellen Arterioskleroserisikos".
Dabei haben sie *vorausgesetzt*, daß die Hörstörungen durch arteriosklerotische
Veränderungen entstanden waren.

Mit einem ganz anderen Ansatz haben Rosen u. Olin (1965) die Frage anzu-
gehen versucht, ob das Innenohr unter der Störung des Fettstoffwechsels leidet.

Sie untersuchten Insassen einer psychiatrischen Anstalt (n = 136), die fünf Jahre lang ausschließlich mit pflanzlichen Fetten ernährt worden waren. Es zeigte sich, daß das Gehör dieser Patienten sich gebessert hatte und jetzt dem einer 10 Jahre jüngeren Vergleichsgruppe entsprach. Nachdem diese Gruppe drei Jahre lang wieder wie üblich ernährt worden war, verschlechterte sich das Gehör erneut (Rosen et al. 1970).

Diese Befunde lassen eine Abhängigkeit vermuten generell zwischen einer „gesunden" Ernährung und dem Hören in vorgeschrittenem Lebensalter (Marshall 1981). Sie sind aber nicht für die Erklärung der „Presbyakusis" zu verwenden, sondern nur für die Deutung stoffwechselbedingter Innenohrschwerhörigkeiten (Baba et al. 1980, Carotti et al. 1983). Weniger aussagekräftig waren die Untersuchungen von Cunningham u. Goetzinger (1974). Sie verglichen 20 Hyperlipidämie-Patienten mit 20 Gesunden im Alter von 20 bis 50 Jahren bezüglich ihres *Höchst*tongehörs bei 10–18 kHz. Die Hörschärfe habe eine umgekehrte Proportionalität zum Serumlipidwert gezeigt, jedoch nur knapp signifikant. Warum gerade und nur im Höchsttonbereich gemessen wurde, bleibt unerfindlich.

Bei Kaninchen hat man Hörverschlechterungen nachweisen können, wenn zusätzlich zum renalen Hypertonus eine Hypercholesterinämie erzeugt wurde (Morizono u. Paparella 1978) – Befunde, die an Ratten mit genetischem Hypertonus nicht bestätigt werden konnten (Pillsbury 1981). Als Hinweis auf einen *direkten* Einfluß des Fettstoffwechsels könnten die Beobachtungen von Bichler u. Wieser (1983) gewertet werden. Sie beobachteten nach Verfütterung von Chlor*phentermin* eine Anhäufung von phospholipidhaltigen Lysosomen in den inneren Haarzellen, in den dunklen Zellen der Stria vascularis, den Ganglienzellen, manchen Stützzellen und den radiären Nervenfasern. Die Autoren erklären die Befunde mit einer lokalen Interaktion zwischen der Droge und den Phospholipiden; dadurch werde der Komplex resistent gegen Lipase. Die Bevorzugung der inneren Haarzellen spräche für einen besonders regen Fettstoffwechsel dort wie auch in den afferenten Nervenfasern. Elektrophysiologisch waren die Schwelle der CAP und die Latenz von N_1 angehoben; nach Absetzen des Chlorphentermins bildeten sich die Reaktionen weitgehend zurück, ohne die Norm wieder zu erreichen.

3.6.2.4 *Leberfunktionsstörungen*

Ein unmittelbarer Bezug von Funktionsstörungen des Innenohres auf solche der Leber ist kaum jemals ernsthaft diskutiert worden, es sei denn für die Situation des Leberkomas.

Indirekt aber hat man schon vor Jahrzehnten als Folge der Leberzirrhose oder des alkoholischen Leberschadens einen Vitamin-A-Mangel für Beeinträchtigungen des Hörens verantwortlich gemacht (Rüedi 1954, Nager 1954 u. a.).

War dies zunächst rein deduktiv in Analogie zur Retina geschehen, so glaubt man inzwischen, auch in der Stria vascularis des Meerschweinchens Vitamin A in der zu fordernden Konzentration nachgewiesen zu haben (Chole et al. 1978, Chole 1980). Vitamin-A-*Mangel* sollte bei jungen Ratten eine Auflockerung der Kutikularmembran der Sinneszellen bewirkt haben, später darüber hinaus Degenerationszeichen an den afferenten Nervenendigungen und im Ganglion spirale (Löhle 1980 a, b). Wegen der vermuteten Beteiligung von Vitamin A auch am Zusammenspiel von Osteoklasten und Osteoblasten reguliere dieses Vitamin, wie in der Retina „über einen Ca-Mechanismus die Kationenpermeabilität der Sinneszellmembran" (Kilian u. Schacht 1977, Löhle et al. 1982).

Da ein Vitamin-A-Mangel wohl nur ausnahmsweise wegen zu geringer Zufuhr gegeben ist, wurde er auf chronische Erkrankungen der Leber bezogen (Kramp u. Schwager 1978, Spitzer u. Ventry 1980, Löhle et al. 1982). Im Tierversuch war ein Absinken der CM um 3,4 dB (!) gegenüber lebergesunden Meerschweinchen mit der beeinträchtigten Leberfunktion erklärt worden, desgleichen ein gestörtes Adaptationsverhalten (Kramp u. Dahle 1978).

Der audiometrische Vergleich der Hörschwellen Gesunder mit denen von Leberkranken hatte einen altersabhängigen zusätzlichen Hochtonverlust erkennen lassen; er fällt jedoch wesentlich geringer aus, wenn nicht mit *ausgewählt* Gesunden, sondern mit der Normkurve z. B. nach Schmidt (1967) verglichen worden wäre. Die vermeintlich pathologische Adaptation bei 50% der alkoholisch Leberkranken überzeugt ebensowenig wie das Apostrophieren des erhaltenen Stapediusreflexes *für* einen Schaden im Hör*nerven* (Löhle et al. 1982). Deshalb ist es auch nicht notwendig, näher auf die Vermutung einzugehen, daß Schwerhörigkeiten selbst bei Schilddrüsen- und Nierenkrankheiten durch einen Vitamin-A-Mangel zu erklären seien.

Die Genese der vermeintlich Vitamin-A-bedingten Schwerhörigkeit deuten Löhle et al. (1982) übrigens nicht als Störung der Stria vascularis- oder Sinneszellfunktion sondern als Druckatrophie durch Knochenapposition im inneren Gehörgang bzw. im Rosenthalschen Kanal, also in gleicher Weise, wie sie Krmpotić-Nemanić (1971) für die Altersschwerhörigkeit postuliert hat.

So naheliegend die Parallelen für Vitamin A zwischen Auge und Ohr auch sein mögen, so wenig schlüssig sind doch die bisher vorliegenden Daten. Bei Kindern mit Hörschäden unterschiedlicher Ätiologie war eine signifikante Erniedrigung der Retinolwerte im Serum bzw. des retinolbindenden Proteins *nicht* zu beobachten (Biesalski et al. 1981).

Auch klinisch ist eine Abhängigkeit der Innenohrschwerhörigkeit weder vom Vitamin-A-Mangel noch von zirrhotischen oder alkoholischen Leberschäden zu erkennen. Sicher erschöpfen sich die biochemischen Auswirkungen mangelnder Leberfunktion nicht im Vitamin-A-Mangel, und Störungen des Vitamin-A-Transports finden sich nicht nur bei Krankheiten der Leber, sondern auch bei solchen der Schilddrüse oder der Nieren (Smith u. Goodman 1971, Smith et al. 1973). Und trotzdem ist die Schwerhörigkeit nicht eine regelmäßige oder auch nur häufige Folge von Funktionsstörungen der Leber, der Schilddrüse oder der Niere.

Die Annahme eines kausalen Zusammenhang zwischen *Vitamin-D-Defizit* und Innenohrschwerhörigkeit (Brookes u. Morrison 1981, Brookes 1983) bedarf ebenfalls einer kritischen Wertung; als mögliche Ursachen für den Vitamin-D-Mangel nennen die Autoren neben chronischen Leberleiden Nierenfunktionsstörungen, ungenügende intestinale Absorption, Antikonvulsiva sowie Diätfehler.

3.6.2.5 Schilddrüsenfunktionsstörungen

Bei etwa 30% bis 45% der Patienten mit erworbener chronischer Hypothyreose soll eine jodstoffwechselbedingte Innenohrschwerhörigkeit vorliegen (de Vos 1963, Haubrich 1975, Dokianakis et al. 1978, Fotin u. Ageva 1981), teils mit, zumeist ohne Rekruitment (de Vos 1963, Stephens 1970). In $^2/_3$ der Fälle ist zusätzlich die Schalleitung mitbetroffen (Dokianakis et al. 1978, Jahnke et al. 1979), auch die zentrale Reizleitung kann ausweislich der ERA gestört sein (Salami et al. 1983). Die Höreinbußen beschränkten sich auf den Hochtonbereich; ein charakteristischer Tonschwellenverlauf ist offenbar nicht gegeben. Nach Substitutionstherapie war ein Hörgewinn zu registrieren (Howarth u. Iloyd 1956, Dokianakis et al. 1978, Fotin u. Agewa 1981). Doch auch gegensätzliche Äußerungen sind lautgeworden in dem Sinne, daß die Schilddrüsenunterfunktion nicht Ursache gelegentlicher Hochtonschwerhörigkeiten sei (Parving et al. 1983).

Zur Reversibilität paßt das Ausbleiben morphologisch faßbarer Schäden im Innenohr, an den Ganglienzellen oder am Hörnerven. Lediglich histochemisch fand sich beim Meerschweinchen nach Thyreotomie eine Einlagerung von Mukopolysacchariden in die Scalen sowie von Gefäßbindegewebe um den Hörnerven. Auch die Konzentration einiger Fermente hatte insbesondere in den äußeren Haarzellen gegenüber der Norm abgenommen, ein Befund, der als Hinweis auf eine Störung des Stoffwechsels zu werten wäre, die aber entsprechend der morphologischen Intaktheit reversibel sein dürfte (Schätzle u. Haubrich 1967). Kohonen et al. (1971) hatten zwar auch einen Ausfall von Haarzellen beobachtet, allerdings in der Spitzenwindung beim Meerschweinchen und nicht korrelierbar mit den Beeinträchtigungen der CM.

Schilddrüsen*unter*funktion soll Lärmschäden geringer ausfallen lassen, *Über*funktion soll sie verstärken, entsprechend der reduzierten oder gesteigerten Stoffwechselrate (Berndt u. Wagner 1979). Bei der nach Propylthiourazilmedikation wegen einer Thyreotoxikose aufgetretenen Schwerhörigkeit beidseits handelt es sich bisher um eine Einzelbeobachtung. Nach Absetzen des Präparates (und nach Operation) normalisierte sich das Gehör (Smith 1972).

3.6.2.6 Vaskuläre Störungen

Für die so häufige Annahme einer vaskulären Störung im Innenohr ist es notwendig, zunächst die physiologischen Gegebenheiten und die pathophysiologischen Reaktions- und Regulationsmechanismen herauszustellen. Ihre Kenntnis ist von grundsätzlicher Bedeutung für die diagnostische Einschätzung erhobener Befunde und für therapeutische Überlegungen.

Lange Zeit hatte man aus Analogieschlüssen die Blutversorgung des Innenohres dem *zentralen* Regulationstyp zugeordnet (Schnieder 1973, Ritter 1974, 1978). Heute dürfen wir annehmen, daß die A. labyrinthi nicht zum Hirnkreislauf gehört (Maass et al. 1977, Maass 1982), sondern den Gesetzen der peripheren Regulation gehorcht. Allerdings ist zugleich die Trennung zwischen peripherem und zentralem Kreislauftyp weniger streng geworden insofern, als man davon ausgeht, daß auch die zerebrale Durchblutung bestimmten neurogenen, peripher-regulatorischen Einflüssen unterliegt (Edvinsson u. MacKenzie 1977, Paulson u. Strandgaard 1978). Innerhalb des Innenohres sind zwei *funktionell* unterschiedliche Gefäßareale zu unterscheiden:

- das *mit* adrenerger Innervation, zu dem die A. spiralis modioli, der Plexus cochlearis und die inneren Spiralgefäße gehören, und
- das *ohne* adrenerge Innervation, nämlich die äußeren Spiralgefäße, die radiären Arteriolen (Maass 1979) sowie die Gefäße des Ligamentum spirale und der Stria vascularis.

Im adrenergen, *prädistalen* Abschnitt – wie Hesch (1982) ihn genannt hat – gleichen die nervalen Regulationsmechanismen denen der peripheren Körperarterien, d. h. Gefäßwand-, Strömungs- und Blutfaktoren stehen in ständiger Wechselwirkung bei der Ausbildung einer arteriellen Durchblutungsstörung (Alexander 1977).

Die arteriellen Konvolute *im Modiolus* bilden den Beginn der jeweiligen Strombahneinheit; da sie muskularisiert sind, sind sie wahrscheinlich maßgebend an der Regulation der Durchblutung beteiligt.

Im nicht-adrenergen, *distalen* Gefäßanteil werden die terminalen miteinander anastomosierenden Segmenteinheiten der Endstrombahn durch die *Fließeigenschaften* des Blutes, durch lokale biochemische Regulatoren, durch Endothelzellen und durch Perizyten bewirkt – ein organspezifischer kochleärer Kapillarregulationstyp.

Die Gefäße mit adrenerger Innervation sind also diejenigen, die zusammen mit den Spiralgefäßen unterhalb der tympanalen Lippe der Lamina spiralis ossea für die Versorgung des Corti-Organs zuständig sind (Koburg u. Maass 1979, Uddman et al. 1982). Demgegenüber gibt es allerdings auch die Vorstellung, daß das Corti-Organ seinen Stoffwechsel ausschließlich oder weitgehend aus der Perilymphe deckt (Zechner 1974, Arnold u. Vosteen 1979). Unterbrechung der Modiolusgefäße zu den Kapillarschleifen unter der Lamina spiralis ossea führt trotz intakter Stria vascularis und Prominentia spiralis zu einem Verlust der Haarzellen, während ein Stop in der Blutzufuhr zum Ligamentum spirale und zur

Stria vascularis zwar die Degeneration der Stria aber nicht den Verlust der Haarzellen bewirkt (Lawrence 1966). In beiden Fällen ergeben sich Störungen in den jeweils ischämischen Arealen (Lawrence 1980). Nach Durchtrennung der A. labyrinthi – zum Beispiel im Verlauf einer Operation im inneren Gehörgang – kommt es zur Degeneration des gesamten Innenohres mit Ausnahme des Ductus und Saccus endolymphaticus (Belal 1979).

Vaskuläre Störungen stellen sich in den drei voneinander zu differenzierenden Gefäßanteilen bzw. -funktionen dar als
– Änderungen der Gefäß*wand,*
– Störungen der Gefäß*innervation,*
– Endothelläsionen,
– Störungen der Mikrozirkulation und
– Störungen des Herzzeitvolumens bzw. der Blutdruckregulation.

Vertebragene Alterationen der A. vertebralis rücken – zum mindesten für die Hörfunktion – immer mehr in den Hintergrund (s. auch Hesch 1982, Terrahe 1979).

Tatsächlich spricht wenig dafür, daß zervikovertebrale Gefäßeinengungen eine Hörstörung nach sich ziehen. So kommt es erst nach Ligatur beider Aa. vertebrales *und beider* Aa. carotes zu einem tiefgreifenden Verfall der Reizantworten des Hirnstamms – und das auch nur bei 4 von 10 Meerschweinchen. Die Unterbrechung beider Vertebrales und *einer* Carotis hatte nur eine Latenzverlängerung und Amplitudenverkleinerung der AEP zur Folge gehabt. Diese Reaktions- oder Kompensationsmöglichkeiten werden wahrscheinlich durch die Entwicklung von Kollateralen, von vasodilatatorischen Effekten und einem reaktiven Blutdruckanstieg gewährleistet (Suzuki 1982).

Das Aktionspotential des Hörnerven (CAP) wird durch die Ligatur der Aa. vertebrales und carotes *beidseits* in seiner Amplitude zwar kleiner, erlischt aber nicht. Erst wenn im Mediastinum Carotis *und Truncus brachiocephalicus beidseits* unterbunden wurden, hörte der Hörnerv auf zu feuern. Aber auch dies geschah immer nach Unterbindung jeweils erst des vierten Gefäßes (Steinert u. Mester 1982). Diese experimentellen Ergebnisse verdeutlichten zugleich die Widerstandsfähigkeit des Innenohres gegen *arterielle* Mangeldurchblutung, vor allem im Vergleich zum Hirn, das auf die Gefäßligaturen schon viel früher mit einem Atemstillstand reagierte. Einschränkend ist anzumerken, daß die Befunde am Meerschweinchen erhoben wurden, also nicht ohne weiteres auf den Menschen zu übertragen sind. Außerdem werden vertebrale Gefäßeinengungen immer auch mit Reizung des begleitenden sympathischen Nervengeflechts einhergehen.

Nachteiliger als arterielle Drosselung scheinen für das Innenohr das extreme Absinken des Blutdrucks und die Schockreaktionen im Sinne einer Zentralisation des Kreislaufs zu sein. So jedenfalls ist wohl der Zusammenbruch des Aktionspotentials gerade zu dem Zeitpunkt zu deuten, in dem der Blutdruck die kritische Marke von 40 mm Hg unterschreitet (Steinert u. Spath 1984).

Die Bedeutung arteriosklerotischer Wandveränderungen im Stromgebiet der A. labyrinthi liegt in dem arteriellen „preload" des Innenohres. Sie werden hämodynamisch umso wirksamer, als die Möglichkeiten vikariierender Perfusion über Kollateralen begrenzt sind. In solchen Situationen können zusätzliche Abfälle des Herzzeitvolumens und des systemischen Blutdrucks fatale Folgen für das Innenohr haben.

Der O_2-Transport in das Innenohr durch die Rundfenstermembran vom Mittelohr her reicht lediglich für 10–15% des Verbrauchs in der *Basalwindung* und auch dies nur bei hohem O_2-Partialdruck in der Paukenhöhle (400 mm Hg). Er hat also eine nur untergeordnete Bedeutung (Morgenstern u. Kessler 1978), und er kann in umgekehrter Richtung für das Innenohr nachteilig sein, wenn nämlich der PO_2 im Mittelohr unter 57 mm Hg absinkt (Morgenstern 1980).

Die *Innervation* der Gefäßwand über Sympathikus und Parasympathikus beeinflußt sowohl den kochleären Blutfluß (Hultcrantz et al. 1975) als auch den O_2-Partialdruck des Innenohres im Zusammenwirken mit dem systemischen Blutdruck (Maass et al. 1979).

Die *Endothelläsionen* werden heute vor allem paraspastisch, d. h. nicht primär organisch gedeutet – jedenfalls im Koronarkreislauf (Maserit et al. 1978). Ihnen folgt eine Interaktion zwischen dem in der Gefäßwand adrenerg gebildeten Prostazyklin und dem von den Thrombozyten freigesetzten Thromboxan A_2; innerhalb der daraus resultierenden Gefäßkonstriktion führen lokale Thrombozytenaggregate zu Einengungen der Lumina – auch in der A. labyrinthi (Ritter 1978).

Die kapilläre *Mikrozirkulation* wird weitgehend von den lokalen Stoffwechselprodukten geregelt sowie von den Eigenschaften der plasmatischen Viskosität und der korpuskulären Blutanteile (zum Beispiel bei der Polyzythämie). Bei den Fließeigenschaften des Blutes ist zu unterscheiden zwischen der Gesamtblutviskosität und der Plasmaviskosität. Ihr Zusammenwirken mit dem Blutdruckverhalten, der Gefäßelastizität und dem O_2-Transport (Ehrly 1981) läßt bezüglich eventueller Innenohr-Mangelversorgung einen komplexen Wirkungsangriff befürchten. Deshalb auch entbehren Untersuchungen über Antikonzeptiva und ihre Nebenwirkungen auf das Innenohr nicht einer gewissen Berechtigung (Kley 1978), zumal sie mit lokalen Gefäßschäden, Änderungen des Lipoproteinmusters, Thrombozytenfunktionsstörungen *und systemischen Blutdruckerhöhungen* in mehrfacher Weise die Voraussetzungen für eine vaskuläre Fehlreaktion bieten (vgl. Kap. 3.6.1.2). Die bisherigen Ergebnisse haben jedoch keine wesentliche Aussagekraft. Vielleicht erklärt eine ähnliche Summation nachteiliger Faktoren die durchschnittlich größeren Hochtonverluste *bei Rauchern* im Vergleich zu Nichtrauchern (Kothe u. Oeken 1983).

Mangelnder O_2-Transport bei chronischer oder akuter *Anämie* ist wahrscheinlich nur dann als Risikofaktor zu werten, wenn schon eine zusätzliche Gefäßkrankheit besteht. Entsprechendes ist für toxische Störungen des Sauerstoffaustausches z. B. im Koma diabeticum oder bei schweren Verbrennungen anzunehmen.

Zwischen Bluthochdruck und *koronaren* Herzkrankheiten besteht eine nahezu lineare Korrelation (Maserit et al. 1978). Schwieriger ist die Frage zu beantworten, ob dies auch für die Gefäße des *Innenohres* gilt. Wahrscheinlich ist dabei der *konstant* hohe Blutdruck weniger nachteilig als seine Variabilität unter physischen und psychischen Belastungen, unterschiedlicher Körperhaltung oder tageszeitlichen Einflüssen (Krönig u. Zschidrich 1979). Diese Blutdruckschwankungen sind bei Hypertonikern ausgeprägter als bei Blutdruckgesunden – und am wirksamsten zu erfassen an Hand von Selbstmessungen durch den Patienten. Besonders nachteilige Minderungen der Organperfusion drohen während des Druckabfalls beim *labilen Hyper*tonus. Auch *labile Hypo*tonien können für die peripheren Mikrozirkulationen deletäre Folgen haben, insbesondere wenn sie wegen schon bestehender Gefäßerkrankung von lokalen Regulationsmechanismen nicht mehr aufgefangen werden können. Die chronisch-*stabil* niedrigen Blutdruckwerte sind in ihrer klinischen Relevanz – und damit auch für das Innenohr – schwer zu definieren. Ungenügend behandelte Herzinsuffizienz oder Herzrhythmusstörungen, die die Peripherie zusätzlich belasten, können sich auch im Innenohr auswirken im Sinne *transitorisch-ischämischer Attacken.*

Das Innenohr ist also über das Herzkreislaufsystem von dem Zustand, den Reaktionen und den Regulationsmechanismen des Gesamtorganismus abhängig. Die vaskulären Erkrankungen des Innenohres sind in Analogie zu den Kreislauf-

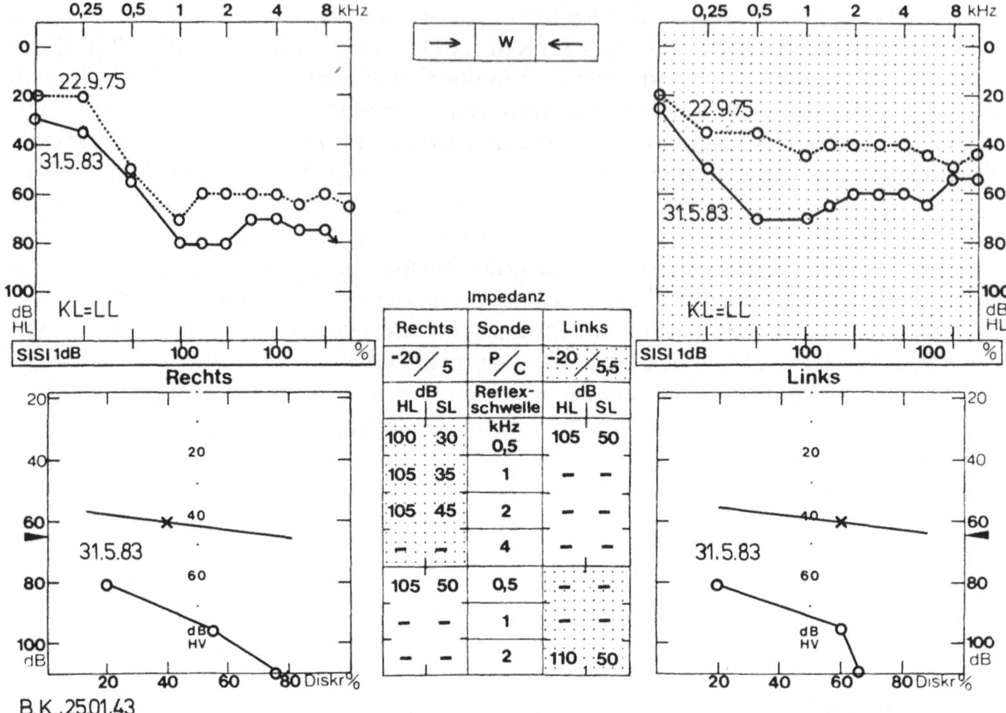

Abb. 41. Ursächlich ungeklärte Innenohrschwerhörigkeit beidseits ohne familiäre Schwerhörigkeitsbelastung. Internistisch unauffällig, abgesehen von einer Hypotonie. 1975 war der Stapediusreflex noch in allen Frequenzen auslösbar gewesen (80–105 B), auch das Sprachaudiogramm hat sich seit 1975 verschlechtert. (Damaliger Wert hier nicht wiedergegeben)

und Gefäßreaktionen der übrigen Organe und insbesondere des Herzens zu sehen. Hesch (1982) hat deshalb das klinische Schwerhörigkeitsbild bei arteriosklerotischen, vasospastischen, mikrozirkulatorischen oder Fludilitätsstörungen im Innenohr als *Otangina* bezeichnet.

Trotz dieser aus der allgemeinen Herz- und Kreislaufmedizin entlehnten und auf die spezielle Gefäßsituation des Innenohres angepaßten Vorstellungen fallen die klinischen Kriterien eines unmittelbaren kausalen Zusammenhangs oft mager aus, d. h. die Ursache der progredienten beidseitigen Innenohrschwerhörigkeit bleibt selbst nach umfassenden diagnostischen Bemühungen unklar (Abb. 41).

Dabei hatten doch Rosen u. Olin (1965) für das Tongehör eine unmittelbare Abhängigkeit von den allgemeinen athero- und den koronarsklerotischen Gegebenheiten gefunden, indem sie die Tonschwelle der Mabaans mit der einer Industriebevölkerung verglichen. Die jeweiligen Kollektive zeigten zugleich entsprechende Unterschiede im Blutdruckverhalten.

Die Aussagen wurden gestützt außerdem durch die Gegenüberstellung zweier 10- bis 29 jährigen Bevölkerungsgruppen, die eine aus Finnland mit hoher, die andere aus Jugoslawien mit geringer Inzidenz von Herzgefäßkrankheiten. Bei den hypercholesterinämischen Finnen hörten die Zehn- bis Neunzehnjährigen schlechter als die Zwanzig- bis Neunundzwanzigjährigen der herzkranzgefäßgesunden Jugoslawen, bezogen allerdings nur auf die Frequenzen 14 000 bis 18 000 Hz (!).

Demgegenüber hat der Vergleich von Patienten mit Koronarinsuffizienz – durch Herzkatheter bestätigt (n = 111) – mit einer gesunden Gruppe im Alter von 30–59 Jahren weder eine durchschnittlich ungünstigere Tonhörschwelle ergeben noch eine Häufung von Innenohrschwerhörigkeiten bei den Herzpatienten – 60% davon mit einem Herzinfarkt (Brusis et al. 1981).

Zum gleichen Ergebnis führte die Gegenüberstellung von Hypertonikern (n = 90) mit den Altersnormkurven von Schmidt (1967). Wieder zeigten die Patienten kein schlechteres Hörvermögen als es der „Norm" entspricht (Brusis et al. 1982). Erst wenn zusätzlich hypertensive Krisen oder eine Arteriosklerose vorliegen, bestehe eine größere Gefährdung des Innenohres (Carfi et al. 1980).

Nach koronaren oder kardiopulmonalen Bypass-Operationen kommt es gelegentlich zu einer Schwerhörigkeit. Einseitige akute werden als embolischer Hörsturz gewertet (vgl. Abb. 36), beidseitige protrahierte Hörverschlechterungen werden mit der Überlagerung mehrerer belastender Faktoren erklärt, wie kardiopulmonalen Komplikationen und einer Aminoglykosid-Antibiotika- oder Furosemid-Medikation. Systematische Kontrollen nach Bypass-Operationen ließen eine leichte beidseitige Hochtoneinschränkung gegenüber dem präoperativen Befund erkennen, jedoch zumeist nur von < 10 dB, und nur bei 9 der 68 Untersuchten von > 10 dB (Shapiro et al. 1981).

Die Auswirkungen arteriosklerotischer Veränderungen auf das Innenohr wurden in aller Regel als eine wesentliche Ursache der „Presbyakusis" angesehen, zumal Beziehungen zwischen der Lumeneinengung der A. auditiva interna, der Atrophie im Spiralganglion und dem prämortalen Hörverlust bestehen können. Gleiches Zusammentreffen findet sich jedoch auch zwischen der Schwerhörigkeit und der Arteriosklerose im Circulus Willisii sowie der Enzephalomalazie (Makishima 1978). Demnach wird es sich bei diesen Befunden um extreme Arterio- und Zerebralsklerosen gehandelt haben, die naturgemäß das Innenohr nicht aussparen, aber für die Klinik der *Innenohr*schwerhörigkeit von untergeordneter Bedeutung sind.

Zum Einfluß hämatologischer Krankheiten auf die Innenohrfunktion vgl. Kap. 3.6.1.

Jedenfalls ist die Abhängigkeit des Innenohrs vom Funktionieren der Gefäßversorgung und ihrer Regulation nicht isoliert und nicht monofaktoriell zu sehen. In aller Regel werden mehrere pathologische Befunde für die akute oder chronische Minderversorgung des Labyrinths verantwortlich sein. Gerade die notwendige Vielzahl solcher *Risikofaktoren* macht es schwer, im Einzelfall „Beweise" für die vaskuläre Genese der Innenohrschwerhörigkeit zu erbringen. Unter voller Ausschöpfung klinisch-internistischer Diagnostik kann die Inzidenz relevanter, singulärer oder assoziierter kardiovaskulärer Risikofaktoren etwa 80% betragen (Lehnhardt u. Hesch 1980). Die Häufung solcher Befunde bedarf jedoch langfristiger Beobachtungen und multifaktorieller statistischer Erhebungen, um sie als *ursächliche* Beziehungen werten zu dürfen. Zusammenstellungen vielfältiger, als abnorm gewerteter Laborbefunde allein genügen nicht für eine verläßliche Aussage, vor allem nicht, wenn schon die einzelnen Schwerhörigkeitsbilder unterschiedlich und nur vage definiert worden waren (Wilke et al. 1977).

Die *therapeutischen Konsequenzen* aus risikorelevanten internistischen bzw. laborchemischen Befunden fallen bei *chronischen* Funktionsstörungen in erster Linie in den *Aufgabenbereich des Internisten*. Sie sollen ausgerichtet sein auf die Vorsorge weiterer Hörverschlechterung; eine Besserung wird um so weniger zu erwarten sein, je langsamer sich die Schwerhörigkeit entwickelt hatte.

Verordnungen seitens des Otologen sollten auch hier von dem Primat des „nil nocere" bestimmt sein. Schadensrisiken sind gegeben, wenn durch die Medikation

– eine systemische Blutdrucksenkung eintritt und diese eine Perfusionsminderung des Innenohrs nach sich zieht,
– gesunde Gefäßgebiete weitergestellt werden und dadurch ein Steal-Effekt für das Innenohr eintritt und wenn

– seitens des Medikaments eine direkte Gefäßschädigung zu befürchten ist, z. B.
der Ergotismus bei Ergotaminpräparaten, oder die Gefäßwandveränderungen
während langanhaltender Kortikosteroidmedikation.

Von den „vasoaktiven" oder „enzephalotropen" Substanzen ist ein Vorteil
zumeist nicht erkennbar. Kritische Autoren raten deshalb von solchen
Behandlungsversuchen wegen des ungünstigen Benefit-Schaden-Verhältnisses ab
oder lassen sie nur bei sorgfältig abgewogener Indikation gelten (Hesch 1982).
Immer sollten die Blutdruckverhältnisse berücksichtigt werden. Vor und auch
während der Medikation ist deshalb der Blutdruck regelmäßig zu *kontrollieren
und aufzuzeichnen* – am besten durch den Patienten selbst.

3.7 „Alters"-Schwerhörigkeit

In der Definition des Begriffs *Altersschwerhörigkeit* beginnt sich seit einigen Jahren eine grundsätzliche
Wandlung durchzusetzen. Sie wird voraussichtlich dazu führen, daß man immer sparsamer mit der
Diagnose umgeht, schon weil die Presbyakusis im engeren Sinne in ihrem Ausmaß auf einen Bruchteil
dessen schrumpfen wird, was viele heute noch als „Altersschwerhörigkeit" ansprechen.

In den fünfziger und sechziger Jahren war das Interesse darauf gerichtet, *Normwerte* für die Presbyakusis zu erarbeiten. Dazu wurden unterschiedlich große Patientenkollektive untersucht, nachdem
sorgfältig all die Probanden aussortiert worden waren, die Hörschäden anderer Genese (familiäre
Schwerhörigkeitsbelastung, Traumen, Lärm, Mittelohrentzündungen, Otosklerose etc.) hatten erkennen lassen. Zugleich differenzierte man zwischen Männern und Frauen und ordnete die Befunde nach
dem Lebensalter in Dekaden oder Halbdekaden. Die Zahl derartiger *Altersnormen* ist groß, die Daten
mehrerer dieser Arbeiten wurden statistisch aufgearbeitet (Schmidt 1967, Spoor 1967) und sind als
Durchschnitts-Schwellenkurven seither vielfach Grundlage für die Bewertung des „Altersanteils" gewesen (Abb. 42). Auch danach noch sind weitere solcher Untersuchungen erschienen, zumeist zur Kontrolle oder zum Vergleich mit den schon vorhandenen Werten (Milne u. Lauder 1975, Pearson 1977,
Robinson u. Sutton 1979, Corso 1980 u. a.).

Nachdem so das ungefähre durchschnittliche Ausmaß der „Altersschwerhö-
rigkeit" festzustehen schien, bemühte man sich um die audiometrisch-klinische
Beschreibung des „altersbedingten" Schwerhörigkeits*bildes*. Das diesbezügliche
Schrifttum ist kaum noch zu übersehen. Eine – allerdings nicht erschöpfende –
Zusammenstellung findet sich bei Hülse u. Boll 1979, eine sehr gute Übersicht
über die schier unendlichen Testresultate bei Marshall (1981). Von den neueren

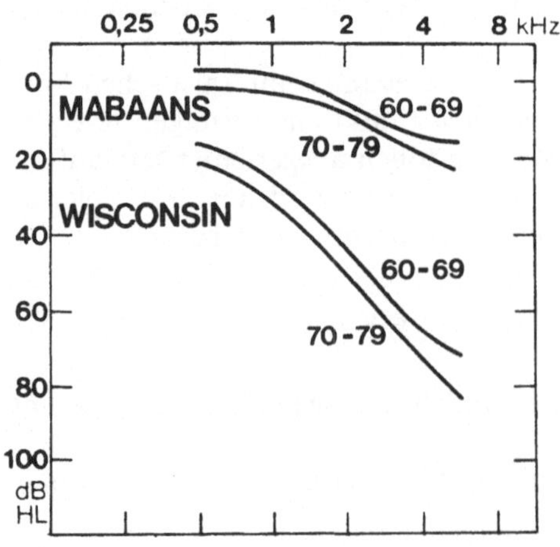

Abb. 42. Sogenannte Alters-Normkurven für das
7. und 8. Dezennium laut Wisconsin State Fair
1954. Demgegenüber betragen die Hörverluste
der Mabaan in den gleichen Dezennien für
2000 Hz nur ~ 5 dB, für 4000 Hz 15 bzw. 18 dB
und für 6000 Hz 18 bzw. 25 dB. (Aus Rosen u.
Olin 1965)

Untersuchungen seien die von v. Arentsschild (1972), Hallermann u. Plath (1972), Lehnhardt (1978), Hutchinson et al. (1979) und Krüger et al. (1981) erwähnt.

Mit speziellen Testanordnungen zur Prüfung der zentralen Sprachintegration arbeiteten in den letzten Jahren insbesondere Jokinen (1973), Granick et al. (1976) und v. Wedel u. Opitz (1980). Andere gingen der Frage nach, ob die Altersschwerhörigkeit ein typisches Hörermüdungs- oder Adaptations-verhalten erkennen lasse (Jerger 1960, Schindler 1962, Jokinen 1970, Bystrzanowka et al. 1971, Novotny 1975) oder ob sich Besonderheiten im Frequenzselektionsvermögen nachweisen ließen (Meurman 1954, Butler u. Albrite 1956, König 1957, Gusanti 1967, v. Wedel 1979, Margolis u. Goldberg 1980). Die Ergebnisse förderten – wohl auch wegen unterschiedlicher Zielsetzung, unterschiedlicher Testan-ordnungen etc. – eine beeindruckende Heterogenität der Testergebnisse zu Tage. Nur eines hatten alle gemeinsam – das Alter der Patienten (Marshall 1981)!

Die Heterogenität der Befunde konnte nicht überraschen, nachdem Schuknecht schon 1955 vier verschiedene Formen von Presbyakusis beschrieben hatte. Lange Zeit hatte man den Hochtonschrägabfall für das typische und ausschließ-liche Bild der sog. Altersschwerhörigkeit gehalten, Schuknecht dagegen war aus klinischen und morphologischen Untersuchungen zu folgender Einteilung ge-kommen:

- Hochtonabfall als Ausdruck eines Haarzellschwundes vor allem in der Basal-windung; sensorischer Typ;
- inkonstanter Tonschwellenverlauf als Folge einer überwiegenden Ganglienzell-degeneration – erst in hohem Lebensalter auftretend; neuraler Typ,
- flachverlaufende Tonschwelle als Zeichen der Stria-vascularis-Atrophie; meta-bolischer oder strialer Typ und
- Hochton-Diagonalabfall bei Versteifung der Basilarmembran und des Liga-mentum spirale; Innenohr-Schalleitungstyp.

Der neurale Typ würde dem von Fleischer (1956) beschriebenen Bild altersab-hängiger Degeneration im basalen Anteil des Ganglion spirale entsprechen. Sinn-voller wäre es sicherlich, dabei von einer *ganglionären* Schwerhörigkeit zu spre-chen, zumal sie sich klinisch-audiometrisch von der sensorischen nicht unterschei-det, während von einer neuralen Schwerhörigkeit negative Rekruitmentbefunde zu erwarten wären. Schuknecht hat für diesen Typ von Altersschwerhörigkeit das auffallend schlechte Sprachverstehen als spezifisches Kriterium herausgestellt.

Die Differenzierungsbemühungen Schuknechts haben dazu geführt, die Pres-byakusis mit all ihren Varianten gedanklich ins *Innenohr* einschließlich Ganglion spirale zu lokalisieren. Demgegenüber hatten frühere morphologische und audio-metrische Befunde vielerlei Hinweise auf einen altersabhängigen Abbau der *neu-ralen* und *zentralen* Hörbahnanteile einschließlich der höherrangigen Hörfunktio-nen erbracht.

Hierzu gehören
- die Störung der binauralen Summation zweikanalig getrennter Sprache (Matz-ker 1956, 1958),
- die Beeinträchtigung des dichotischen Sprachverstehens (Hennebert 1955, Feldmann 1956),
- die Reduktion des Richtungshörens, also des Auflösungsvermögens interaura-ler Laufzeit- und Intensitätsdifferenzen (Matzker 1957, Kirikae et al. 1964),
- das Schwerverstehen redundanzgeminderter, beschleunigter oder verzerrter Sprache (Bocca 1959).

E. Lehnhardt

Aus beiden grundsätzlich unterschiedlichen Befunden bei Altersschwerhörigkeit, nämlich einerseits den Störungen der Innenohrfunktion in ihren vielfachen Varianten und andererseits dem bunten Bild zentraler Handicaps wuchsen die Zweifel an der Homogenität des Begriffs Presbyakusis, dies um so mehr, als die überschwelligen audiometrischen Testergebnisse ganz überwiegend im Sinne einer Innenohrlokalisation zu verstehen waren (Lehnhardt 1978, Bernath et al. 1981, Krüger et al. 1981).

Immer häufiger und immer weitgehender versuchte man, die einzelnen peripheren und zentralen Komponenten getrennt zu definieren (v. Arentsschild 1972, Lowell u. Paparella 1977, Lehnhardt 1978, Brinkman 1979, Hülse u. Boll 1979, Gilad u. Glorig 1979, Krüger 1980, Hülse u. Irion 1982, Martin u. Martin 1982). Die Trennung sollte jedoch auch innerhalb der Innenohrkomponente strenger zu differenzieren versuchen. Denn mochten die zentralen Abbauerscheinungen auch größtenteils altersphysiologisch einzustufen sein, so trifft dies für die Störungen der Innenohrfunktion nur bedingt zu.

Schuknechts Einteilung hatte nur die Möglichkeiten aufgezeigt, mit welchen *krankhaften* Veränderungen das Innenohr reagieren kann und wie sie wahrscheinlich sich audiometrisch in unterschiedlicher Form darstellen. Welche von diesen Befunden und in welchem Ausmaß allein wirklich *altersphysiologisch* entstehen können, mußte vorerst dahingestellt bleiben. Die gleichen klinischen Bilder sind jedenfalls auch bei jüngeren Patienten zu beobachten, und umgekehrt bieten manche alten wesentlich diskretere Veränderungen. Deshalb darf man nicht ohne weiteres Schwerhörigkeitsformen, die beim Jüngeren als ätiologisch unklar gelten würden, im 7. oder 8. Dezennium nur deshalb als Altersschwerhörigkeit deklarieren, weil der Patient alt ist.

Zur Abgrenzung der alters*physiologischen* gegen die (alters-)pathologische Schwerhörigkeitskomponente hat Kumpf (1970) eine *primäre* (sui generis) von der *sekundären* Presbyakusis unterschieden (beide zusammen ergäben dann die *durchschnittliche* Presbyakusis). Sehr treffend sind diese Bezeichnungen schon deshalb nicht, weil die sekundäre „Altersschwerhörigkeit" ja gar nicht allein *alterns*bedingt (Fleischer 1972) sein muß.

Folgerichtiger ist es wahrscheinlich, den ausschließlich durch das Altern sich entwickelnden Innenohranteil als *eigentliche* Altersschwerhörigkeit zu bezeichnen – unter Einbeziehung des ebenfalls allein *alterns*bedingten neuralen oder zentralen Abbaus. Die darüber hinausgehenden peripheren und zentralen Störungen sind dann ursächlich weiter abzuklären (vgl. Kap. 3.6.2).

Vom Thema her interessieren hier weniger die zentralen Alterseinbußen des Gehörs bzw. des Verstehens. Man kann auch kaum annehmen, daß zentrale Alterationen Ursache des Hochtonabfalls sind; beide – die geringe periphere Einbuße für hohe Töne wie die Beeinträchtigung der zentralen Leistungen – entstehen unabhängig voneinander, aber aus gleicher Ursache, nämlich der fortschreitenden Alterung.

Die subjektive Behinderung durch höherrangige Funktionsausfälle wird aber durch zusätzliche Hochtonverluste verstärkt – und zwar im Sinne der schon peripher reduzierten Information, die wiederum noch deutlicher hervortreten kann, wenn Nebengeräusche zusätzlich auch den sonst noch funktionierenden Tieftonbereich blockieren (Schultz-Coulon 1972). Dieser Effekt trifft den hochtonschwerhörigen alten Menschen besonders empfindlich, weil ihm damit die stimmlosen Phoneme fehlen, d. h. die wesentlichen bedeutungstragenden Lautelemente der Sprache (Stevenson 1975), und weil er nicht mehr in der Lage ist, sie durch Aufmerksamkeit, Konzentration und Kombination auszugleichen – allerdings in individuell unterschiedlichem Ausmaß (Hallermann u. Plath 1971).

Doch dieses Handicap kommt bei den *ausschließlich* altersbedingt Hörbehinderten weit weniger zum Tragen als bei den zusätzlich kreislauf- oder stoffwechselbedingt Innenohrschwerhörigen. Plath (1974, 1982) meint, Schwerhörigkeit im Sinne eingeschränkten Sprachverstehens sei immer ein Zeichen der *Krankheit*. Die „normale Alterung" verursacht keinen nennenswerten Diskriminationsverlust (Townsend u. Bess 1980), das soziale Gehör bleibt erhalten (v. Wedel u. Tegtmeier 1980). Andererseits kann sich innerhalb dieser Grenzen trotz gleichbleibender Hörschwelle das Sprachverstehen mit zunehmendem Alter rückläufig entwikkeln (Jerger 1973, Plath 1974) – nennenswert allerdings erst jenseits des 80. Lebensjahres (Lehnhardt 1977, Krüger et al. 1981).

Soweit ein Hörverlust *auch* im Tieftonbereich vorliegt, resultiert aus dem Altersabbau ein annähernd flacher Tonschwellenverlauf; er wurde wie alle Eigenheiten der Tonschwelle bislang ausschließlich innenohrbedingt gedeutet. Da aber bei diesen – alten – Patienten der Synthetic Sentences Identification Test (SSI) ein besonders schlechtes Ergebnis bietet im Vergleich zum Phonemic Balance Test (PB), seien beide Befunde – der zusätzliche Tieftonverlust und das Defizit im SSI-Test – Ausdruck *zentraler* Alterung sein (Hayes u. Jerger 1979).

Die Größe des *eigentlichen, alterns*bedingten Innenohrhörverlustes kann man wohl am ehesten abschätzen, wenn man aus einer großen Gruppe alter Menschen ein Kollektiv herauszusuchen sich bemüht, das in keiner der Meßfrequenzen einen herausragenden Hörverlust von z. B. >40 dB oder gar >25 dB (Menegaux u. Pailler 1982) aufweist. Dann kann sich ein *altersnormaler* Kurventyp ergeben wie in Abb. 43 dargestellt. Dieser Hörverlust fällt im Vergleich zu den „Normwerten", also unter Einbeziehung alterspathologischer Innenohrschwerhörigkeiten, wesentlich geringer aus; er nimmt – zum mindesten vom 7. zum 8. Jahrzehnt – kaum noch zu (Lehnhardt 1977). Die diesen Werten zugrundeliegende Zahl von Untersuchten ist sicher zu gering, im Schrifttum fanden wir jedoch keine Vergleichswerte.

Für den alters*physiologischen* Anteil soll das sog. Sättigungsphänomen des Stapediusreflexes gelten, d. h. die Amplitude der Impedanzänderung nimmt nicht weiter zu trotz Steigerung der Reizlaut-

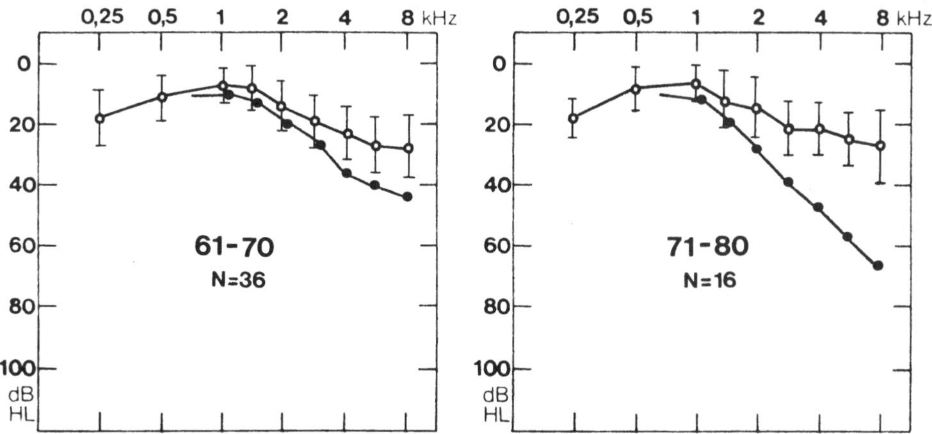

Abb. 43. Die jeweils obere Kurve in beiden Diagrammen gibt die mittlere Hörschwelle mit Standardabweichungen der „noch gut" Hörenden (Hörverlust auch im Hochtonbereich <40 dB) unter 252 Probanden wieder, zu Gruppen zusammengefaßt für die 61- bis 70- und für die 71- bis 80jährigen (aus Lehnhardt 1978). Demgegenüber liegen die Altersnormkurven von Schmidt (1967, ●———●) deutlich ungünstiger. Nur die obere Kurve verkörpert wahrscheinlich den peripher alters*physiologischen* Hörabbau, während die untere auch Hörverluste durch (alters-)krankhafte Innenohrstörungen enthält

stärke. Die Autoren erklären dieses Verhalten mit der veränderten Energieintegration im alternden Ohr (Silman u. Gelfand 1981) – ein Vorgang, der aber nicht nur ins Innenohr zu projizieren ist, sondern auch neuralen Ursprungs sein kann. Darüber hinaus soll die Abklingzeit des Reflexes altersphysiologisch ansteigen (Gersdorf 1978).

Die sonstigen im Schrifttum angegebenen Kriterien der sogenannten Altersschwerhörigkeit beziehen sich nicht auf den altersphysiologischen Hörverlust sondern auf krankhafte Funktionsstörungen des Innenohres im Umfang der bislang üblichen „Altersnormen". Sie können sich aus Folgen mehrerer Alterskrankheiten oder früherer Hörschäden (Lärm, Ototoxika etc.; Hawkins 1973) zusammensetzen, sie können Folgen einer Mangeldurchblutung des Innenohres, einer allgemeinen Stoffwechselstörung, eines lokalen Enzymdefekts oder eines genetisch determinierten vorzeitigen Hörverfalls sein. Kein Wunder deshalb, daß unterschiedliche Untersucher zu unterschiedlichen Befunden gekommen sind.

So soll das Rekruitment gefehlt haben oder nur partiell ausgebildet gewesen sein; oder das Einsilberverstehen sei im Vergleich zur Tonschwelle zu schlecht ausgefallen – phonemic regression (Jerger 1973, Bergholtz et al. 1977, Pearlman 1982). Altersentsprechend soll auch das Frequenzunterscheidungsvermögen abnehmen, insbesondere im Hochtonbereich, weniger für die tiefen Töne (Gryczynski 1981).

Glorig u. Davis (1961) beschrieben eine Knochenleitungs-Luftleitungs-Differenz im Hochtonbereich und deuteten sie als Ausdruck einer altersbedingten Versteifung der Basilarmembran bzw. des Ligamentum spirale. Diese *gap* müßte gerade beim Innenohr-Schalleitungstyp nach Schuknecht zu erwarten sein. Eher jedoch ist zu vermuten, daß sie meßtechnisch zustandegekommen ist – bei seitendifferentem Gehör durch Überhören oder – bei Hörsenken – durch den größeren Obertongehalt des Knochenleitungshörers im Gegensatz zum „sauberen" Luftleitungshörer.

Die Geschlechtsunterschiede im Altersabbau des Gehörs sind, soweit sie nur den eigentlichen alters*physiologischen* Anteil betreffen, wahrscheinlich zu vernachlässigen; auch für die zentralen Alterungsvorgänge fallen sie offenbar nicht ins Gewicht (Lowell u. Paparella 1977, Paparella 1978).

Der alters*pathologische* Innenohranteil dagegen ist bei Männern größer als bei Frauen. Außergewöhnlich groß zugunsten der Frau soll die Differenz bei Schwarzen sein, auch im Vergleich zu weißen Frauen (Eisdorfer u. Wilke 1972). Bei Naturvölkern ist dieser Anteil wesentlich kleiner als bei Nordamerikanern und bei Deutschen (Plester 1962, Rosen et al. 1967, Kaput u. Patt 1967). Dies erklärt sich vermutlich aus der günstigeren Kreislauf- und Stoffwechselsituation im Gegensatz zu der der Industriebevölkerung. Deshalb sind z. B. die bei den Mabaan erhobenen Befunde unseren alters*physiologischen* Höreinbußen annähernd gleichzusetzen (vgl. Abb. 42). Ein kardiovaskulärer Schwerhörigkeitsanteil ist aber auch in der Industriebevölkerung keineswegs in jedem Fall als zwangsläufig anzusehen. So haben Rubinstein et al. (1977) 23 Gesunde mit 23 chronisch kardiovaskulär Kranken verglichen und für die „Kranken" einen um 8,5 dB *geringeren* Hörverlust gefunden. Im Sprachaudiogramm stellte sich kein Unterschied dar.

Nach eigenen Beobachtungen ist das audiometrische Bild der Innenohrschwerhörigkeit im Alter weitgehend uniform, soweit es die überschwelligen Tests betrifft (Lehnhardt 1977, Bumm et al. 1980). Die diesbezüglichen Befunde sind unabhängig vom Tonschwellenverlauf, also davon, ob sich ein Hochtonsteilabfall (sensorisch nach Schuknecht), ein Hochtonschrägabfall (neural; ganglionär), ein Flachverlauf (metabolisch) oder ein Hochtondiagonalabfall (Innenohr-Schalleitung) darstellt. Mit großer Regelmäßigkeit ergeben sich auch bei diesen unterschiedlichen Erscheinungsformen Befunde im Sinne eines Rekruitments: SISI nahe 100%, ΔI (20 dB SL) < 1 dB, beim Langenbeck-Test Einmünden im Bezugspunkt, kein nennenswerter Schwellenschwund, im Békésy-Test keine Separation von > 20 dB, Stapediusreflexschwelle normal oder nur gering angehoben. Selbst die Beziehungen zwischen Ton- und Sprachaudiogramm entsprechen bis zum 8. Dezennium denjenigen, die auch für junge Innenohrschwerhörige gelten (Möller 1980, Stevenson 1975, Lehnhardt 1978). Sogar beim dichotischen Sprachtest ist oft noch ein „überraschend" gutes Verstehen zu beobachten (Lehnhardt 1977).

Was die subjektiv audiometrischen Tests einschließlich Stapediusreflexschwelle erfassen, scheint demnach immer nur die Funktionsstörung der Haarzellen zu sein. Selbst wenn Ganglienzzellen isoliert degeneriert gefunden werden, also nicht kombiniert mit einem entsprechenden Untergang von Haarzellen (Crowe et al. 1934, Saxen 1952, Fleischer 1956, Suga u. Lindsay 1976), schlägt sich diese „ganglionäre" Konstellation in den audiometrischen Tests offenbar nicht gesondert nieder.

Im ECochG wären spezifische Befunde eventuell vom Summationspotential (SP) zu erwarten, aber wohl auch nur beim Innenohr-Schalleitungstyp nach Schuknecht und zwar insofern, als die Versteifung der schwingungsfähigen Anteile des Innenohres eine zusätzliche (oder eine geringere?) Asymmetrie der CMs verursachen könnten. Bisherige ECochG-Befunde haben lediglich atypisch verbreiterte mehrgipfelige AP ergeben – generell aber nur für die „sensorineurale" Schwerhörigkeit, also ohne Spezifität für einen bestimmten Typ innerhalb der verschiedenen Innenohrschwerhörigkeiten (Bergholtz et al. 1977). Die Reizintensitäten lagen maximal bei 75 dB HL, so daß das SP schon deshalb kaum hatte miterfaßt werden können.

Als spezifischen Hinweis auf den *Innenohr-Schalleitungstyp* mit gesteigerter Rigidität der cochlear partition wurde die Abnahme des Remote-Masking-Effekts gesehen – und zwar in Abhängigkeit vom Lebensalter, wie auch beim Menière-Hydrops (Cervellera et al. 1978, 1980). Damit ist die Schwellenanhebung für tiefe Töne gemeint bei Verdeckung mit hochfrequentem Bandgeräusch großer Intensität (Bilger u. Hirsh 1956, Deatherage et al. 1957a, Bilger 1968, Burgeat u. Hirsch 1961). Dieser Effekt wird auf nichtlineare Verzerrungen der Basilarmembran bezogen, ausgelöst durch die Umhüllende eines uneinheitlichen Signals (Deatherage et al. 1957b). Der Test soll regelmäßig negativ ausfallen beim Akustikusneurinom, positiv vor allem offenbar beim Hydrops. Gezielte Untersuchungen darüber, ob der Remote-Masking-Effekt auch spezifisch für den Schuknechtschen diagonalen Schwellenverlauf ist, liegen bislang nicht vor.

Die hier so hartnäckig verfolgte Differenzierung unterschiedlicher Komponenten innerhalb des früheren Sammelbegriffs der Altersschwerhörigkeit hat auch den Zweck, therapeutischem Nihilismus vorzubeugen. Solange jede Innenohrschwerhörigkeit nach dem 60. Lebensjahr als schicksalshaft, endogen, altersbedingt gedeutet wurde, erschienen therapeutische Überlegungen unnütz. Gegenüber der *altersphysiologischen* Innenohrkomponente und dem neuralen oder zentralen Abbau sind wir machtlos, abgesehen davon, daß ihre Auswirkungen auf die Sprachdiskrimination gering sind.

Auch die *alterspathologische* Innenohrkomponente können wir kaum beeinflussen; wir müssen aber versuchen, ihre weitere Zunahme zu verhindern. Dies wird im allgemeinen nur in Absprache mit dem Internisten möglich sein; Einzelheiten siehe im Kap. 3.6.2. Übermäßige zentrale Verfallszeichen wird man medikamentös aufzuhalten versuchen (Stutgeron, Encephabol etc.). Mit der unkritischen Verordnung „gefäßerweiternder" Präparate aber sollte man gerade bei alten Menschen zurückhaltend sein.

Für die Hörgeräteversorgung gelten spezielle Richtlinien insofern, als hinfällige Patienten manuelle Schwierigkeiten beim Umgang mit dem Gerät haben und sich deshalb oft scheuen, sogar beidohrig versorgt zu werden (Corso 1977). Zumeist sollte man daher zunächst *nur ein* Gerät verordnen und die Reaktion des Patienten abwarten; gegebenenfalls kann die Versorgung später vervollständigt werden. Wegen der leichten Handhabung auch sollte man alten Menschen eher eine CROS-Hörbrille verordnen, soweit möglich, in offener Form (Schultz-Coulon 1983). Oder man versucht, mit einer Olive im Gehörgang zurechtzukommen, dies ist jedoch nur aussichtsreich, solange das Einsilberverstehen bei 65 dB ohne Gerät noch nicht gänzlich erloschen ist. Zusätzlich bedürfen Patienten vorgeschrittenen Alters oft eines Hörtrainings, insbesondere bei später Erstversorgung (Ventura 1978, Crammond u. Gabb 1980).

Ein spezieller Gesichtspunkt in der prothetischen Versorgung der „Altersschwerhörigen" ist der oben schon erwähnte – nämlich daß im hohen Lebensalter das Sprachverstehen sich verschlechtern kann, ohne daß die Tonschwelle dies vermuten läßt (Jerger 1973, Plath 1974). Für die Überprüfung des Gerätes reicht hier also die Kontrolle der *Ton*schwelle nicht aus, *sprach*audiometrische Wiederholungstests sind notwendig.

3.8 Tieftonschwerhörigkeit

Die isolierte Tieftonschwerhörigkeit verdient besondere Beachtung wegen ihres oft fluktuierenden Verlaufs und wegen ihrer Verwandtschaft oder Identität mit der Menière-Schwerhörigkeit.

Das audiometrische Bild stellt sich einheitlich dar insofern, als nur der Tiefton- und unterschiedlich ausgedehnt auch der Mitteltonbereich betroffen sind – zum mindesten zunächst. Das Übergreifen auf den Hochtonbereich bleibt lange aus. Wenn schon ein – beidseitiger – Hochtonhörverlust bestand, täuscht die akute Tieftonschwerhörigkeit einen pantonalen Hörverlust vor. Die einzelnen Komponenten ergeben sich zumeist aus dem Vergleich mit der Gegenseite (Abb. 44).

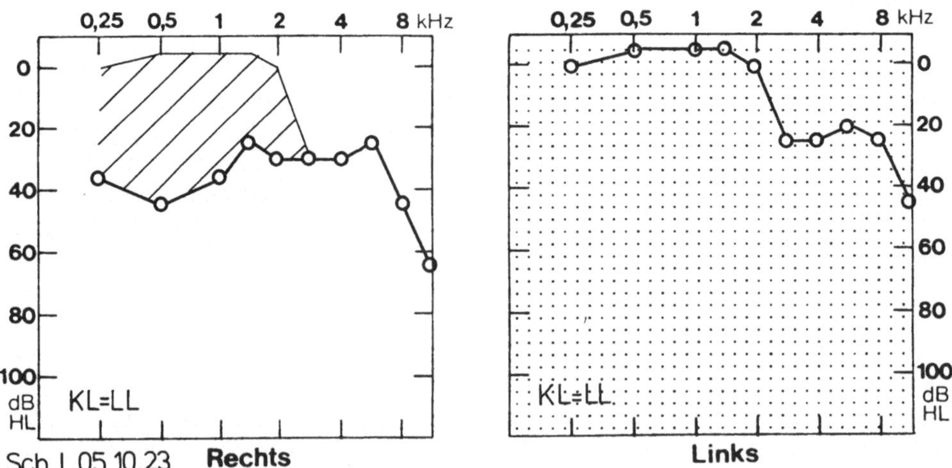

Abb. 44. Akuter Hörverlust im Tief- und Mitteltonbereich rechts *(schraffiert)*. Da zuvor schon ein geringer Hochtonabfall beiderseits bestand, stellt sich jetzt rechts das Bild einer annähernd flach verlaufenden Hörschwelle dar

Die Fluktuation kann lange Zeit anhalten, der Hörverlust kann sich konsolidieren nahe der Norm oder um den ungünstigsten Wert der Fluktuation (Megighian 1982).

Ätiogenetisch vermuten Paparella et al. (1979) eine stille oder *schleichende Mittelohrentzündung.* Die Autoren glauben, in einer großangelegten Studie an 560 Felsenbeinserien eine Beziehung zwischen Entzündungszeichen in den Fensternischen (ohne klinisch auffälligen Trommelfellbefund) und einem vornehmlich *apikalen* Hydrops nachgewiesen und statistisch belegt zu haben. In 75 Fällen hatten sie sowohl subklinische entzündliche Veränderungen an der Rundfenstermembran als auch den zumeist leichten Hydrops in der Spitzenwindung gefunden, größere Haarzellausfälle hätten sich nicht gezeigt. Diese klinisch unauffällige Entzündung würde sich eher nach innen auswirken als die seröse oder eitrige Form, die sich nach außen entwickle.

Noch „aggressiver" sind die Erklärungsversuche von P. H. Schmidt (1981). Er hat einen Tieftonhörverlust bei sechs Patienten mit einer postoperativen *Fistel im ovalen Fenster* gesehen und bei drei Patienten mit einem Leck im runden Fenster. Der operative Hörgewinn in Knochenleitung stellte sich dann ebenfalls im Tieftonbereich ein (Abb. 45). Beim anhaltenden Verlust von Perilymphe zum Beispiel

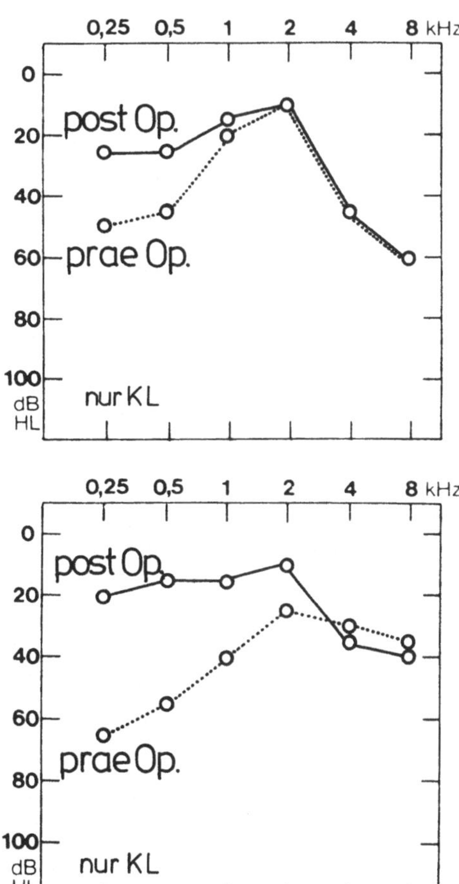

Abb. 45. *Oben:* Tieftonschwerhörigkeit nach Stapesplastik mit Fistel im ovalen Fenster; der Verschluß führte zur *Knochenleitungs*verbesserung im Tieftonbereich. *Unten:* Tieftonschwerhörigkeit nach Ruptur der Rundfenstermembran. Der operative Verschluß brachte deutlichen *Knochenleitungs*gewinn im Tiefton- und Mitteltonbereich. (Aus Schmidt 1981)

durch die Rundfenstermembran fließe zwar Liquor nach, aber mit einer leichten Verzögerung (Beentjes 1972). Die Folge sei eine chronische Absenkung des *peri-* lymphatischen Drucks und daraus resultierend eine Aufweitung des *Endo-* lymphschlauches.

Tierexperimentell war das morphologische Substrat einer *tiefton*bezogenen Sinneszellschädigung, also in den oberen Schneckenwindungen, durch Ligatur der A. labyrinthi (Kimura u. Perlman 1958, Bernstein u. Silverstein 1966) oder der A. cerebellaris anterior inferior (Afzelius u. Aursnes 1979) zu erreichen – jedoch ohne Endolymphhydrops.

Gosselin u. Janick (1975) hatten unter ihren 90 Patienten mit fluktuierenden Hörstörungen bei mehr als der Hälfte eine leichte (Hörverlust für 250 Hz im Mittel 20 dB) Tieftonschwerhörigkeit gefunden, bei mehr als einem Viertel eine pantonale Schwerhörigkeit und bei einem Sechstel einen Hochtonhörverlust. Bei diesen 90 Patienten habe regelmäßig eine *Stoffwechselstörung bestanden*: Hyperlipoproteinämie (33 ×), Hypoglykämie (58 ×), Hypothyreoidismus (13 ×). Die entsprechende Diät oder Medikation hätte eine Besserung gebracht, zum mindesten für subjektive Empfindungen wie Ohrensausen und Völlegefühl. Die Untersuchung erscheint jedoch zu einseitig audiologisch orientiert, als daß sie für die Tieftonschwerhörigkeit neue Aspekte eröffnen könnte.

Außerdem gibt es entgegengesetzte Aussagen aus umfangreichen, sorgfältigen Untersuchungen. Unter 204 Patienten mit einer Schwerhörigkeit im Rahmen des Menière (nicht ausschließlich Tieftonschwerhörigkeit) ließen nur 9 einen pathologischen Glukosemetabolismus und 4 von 208 eine Schilddrüsenunterfunktion erkennen. Bei 12 von ihnen fiel der FTA-Abs-Test positiv aus; ein Akustikusneurinom hatte sich regelmäßig ausschließen lassen (Meyerhoff et al. 1981). Keineswegs also bietet sich bei jeder Tiefton- oder pantonalen Schwerhörigkeit eine allgemeine Störung des Stoffwechsels an.

Die *hereditäre Form* der Tieftonschwerhörigkeit mit autosomal-dominantem Erbgang (vgl. Kap. 3.4.1) ist angeboren oder beginnt während der frühen Kindheit, schreitet rasch fort und erreicht schon im dritten Lebensjahrzehnt annähernde Taubheit (Leon et al. 1981, vgl. Abb. 20). Eine andere Form setzt ebenfalls in der Kindheit ein, ist aber wenig (Parving et al. 1978) oder gar nicht progredient (Vanderbilt Group 1968). Wieder andere beginnen erst mit 20 oder 30 Jahren, langsam fortschreitend, jedoch *nicht fluktuierend* (Konigsmark et al. 1971). Weder vom Tonschwellenverlauf noch von den überschwelligen Testergebnissen her unterscheiden sich diese hereditären Formen aussagekräftig von den nichtgenetischen. ECochG-Befunde liegen noch nicht vor, offenbar auch keine histologischen (Konigsmark u. Gorlin 1976), so daß über die Art des hereditären Hörverfalls nichts Näheres bekannt ist.

Alle Vorstellungen über die Tieftonschwerhörigkeit – mit Ausnahme der hereditären(?) – gehen davon aus, daß ihr ein Endolymphhydrops zugrundeliegt – ja, sie gilt als der Prototyp einer hydropischen Reaktion. Die Fluktuation und die häufige Rückbildungsfähigkeit sprechen dafür, daß die Funktion der betroffenen Haarzellen noch nicht erloschen, sondern nur passager beeinträchtigt ist. Trotzdem stellt sich das Rekruitmentphänomen in gleicher Form dar wie beispielsweise bei der unwiederbringlichen lärmbedingten oder der ototoxischen Haarzelldegeneration. Im Tierversuch ließ sich ein Endolymphhydrops durch Änderung der Perilymphanteile oder durch Zerstörung des Saccus endolymphaticus auslösen (Kimura et al. 1962, Schuknecht et al. 1962, Kimura 1967, Beal 1968, Zechner 1973, 1976, 1980, Schuknecht u. Richter 1980).

Die Frage, warum bei der hydropischen Schwerhörigkeit vorwiegend der Tieftonbereich betroffen ist, hat Tonndorf (1968, 1976) physikalisch zu erklären versucht (Abb. 46). Er hatte an Schneckenmodellen zeigen können, daß während *akuter* Hydropsepisoden die endo/perilymphatische Druckdiffe-

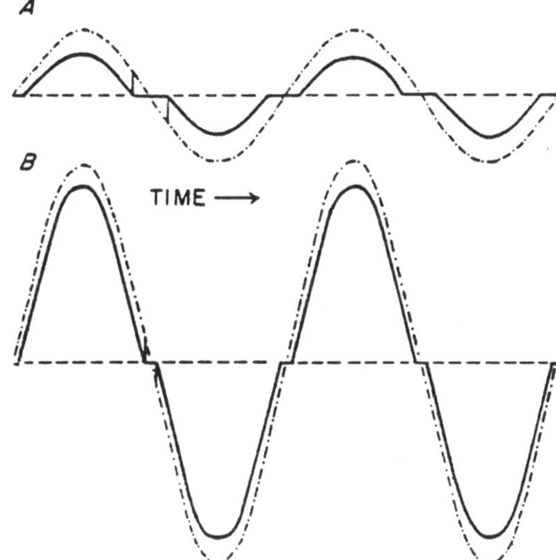

Abb. 46 A, B. Tonndorfs Vorstellungen von der Physik des Rekruitments bei Endolymphhydrops mit noch regenerationsfähigen Haarzellen. **A.** Gestrichelt die Wellenform des gesunden Ohres, durchgehend die *center-clipped* Wellenform; Amplitude deutlich verkleinert. **B.** Wie **A** mit dreifacher Amplitude. Das Plateau im Nulldurchgang wird zunehmend kleiner: Center clipping. (Aus Tonndorf 1980)

renz ausschlaggebend ist, unter *chronischen* Bedingungen jedoch die *Massenbelastung* durch Volumenzunahme des Ductus cochlearis. Bei Druckdifferenzen nimmt der Steifheitsgradient zur Schneckenspitze hin ab, es entsteht ein Tieftonhörverlust. Massenbelastungen dagegen führen zu einer Schwerhörigkeit in allen Frequenzen, also zum Flachverlauf. Beide Zustände gehen wahrscheinlich kontinuierlich ineinander über.

Auch das Rekruitment der Tieftonschwerhörigkeit lasse sich aus den *physikalischen* Eigenheiten des Endolymphhydrops ableiten; die Notwendigkeit hierzu ergibt sich vor allem, wenn die Ausfälle an den äußeren Haarzellen zu gering sind, um das Rekruitment in der gleichen Weise zu erklären wie zum Beispiel bei den degenerativen Haarzellschäden.

Als Folge des Hydrops darf man eine Störung im Kontakt der Stereozilien zur Deckmembran annehmen (Kimura et al. 1976). Dies kann durch Quellung der Deckmembran zustandekommen (Tumarkin 1957), durch eine vermehrte Ausbauchung der Basilarmembran (Boenninghaus et al. 1967) oder zum Beispiel durch Steifheitsverlust der Stereozilien (Tonndorf 1976). Zur Erklärung des Lautheitsausgleichs als Folge solcher Veränderungen hat Tonndorf (1981) auf das Phänomen des *center-clippings* hingewiesen. Aus der Entkoppelung ergäbe sich ein zentrales „Spiel", das mit zunehmender Amplitude kleiner und schließlich unwirksam werde, ein Verhalten, das dem Rekruitment entsprechen würde. Feldmann (persönl. Mitteilung) hat dieser Deutung entgegengehalten, daß die Entkoppelung von Deckmembran und Zilien der Haarzellen vielmehr zu einem *peak clipping* führe.

Es fragt sich, ob es überhaupt berechtigt ist, die Entstehung des Hydrops' und seiner Hörphänomene so ausschließlich mechanisch zu sehen. Möglicherweise gilt dies nur für den Endolymphhydrops durch andauernden Verlust von Perilymphe. Beim „schleichend entzündlichen" Hydrops schon dürfte es schnell auch zu bleibenden Schädigungen der Sinneszellen kommen. Nach der experimentellen Hydropsgenese ist die gestörte Resorption von Endolymphe im Saccus endolymphaticus Ursache des Hydrops. Dabei wird es sich jedoch kaum nur um eine Abflußbehinderung von Wasser zum Saccus endolymphaticus handeln (Arnold u. Vosteen 1979). Vielmehr ist anzunehmen, daß nach Obliteration des Ductus endolymphaticus der Hydrops durch eine Anreicherung osmotisch wirksamer Substanzen im Endolymphraum entsteht. Jedenfalls konnten Morgenstern et al. (1982) Hinweise dafür aufdecken, daß im Epithel des Saccus endolymphaticus nicht nur Wasser resorbiert wird, sondern daß hier ein *aktiver* Transportmechanismus existiert, der nach dem Verschluß des Ductus endolymphaticus ausfällt.

Audiometrisch ist die Tieftonschwerhörigkeit stets als innenohrbedingt einzuordnen: Das Rekruitment erweist sich bei einseitigem Betroffensein immer als positiv, der SISI-Test erreicht 100% allerdings nur, wenn – wie für die tiefen Töne typisch – der Hörverlust ≥ 50 dB beträgt, und auch das Geräuschaudiogramm entspricht einem Innenohrschaden (obwohl Langenbeck dies nicht gesehen hat-

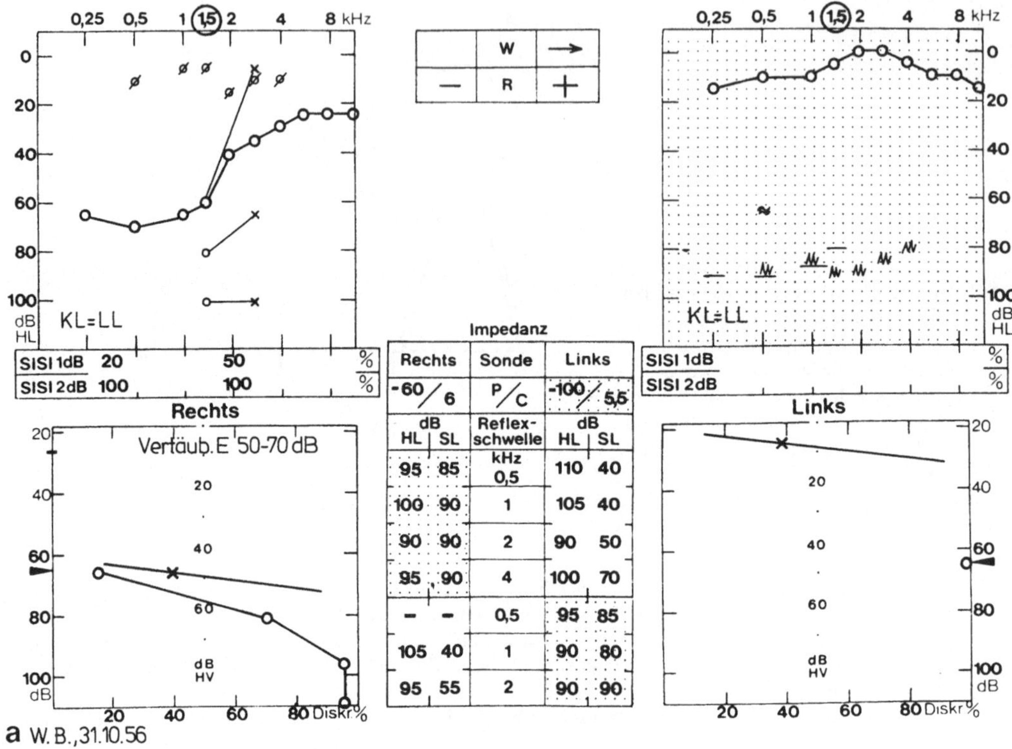

Impedanz

Rechts		Sonde	Links	
−60 / 6		P/C	−100 / 5,5	
dB HL	SL	Reflex-schwelle	dB HL	SL
		kHz		
95	85	0,5	110	40
100	90	1	105	40
90	90	2	90	50
95	90	4	100	70
—	—	0,5	95	85
105	40	1	90	80
95	55	2	90	90

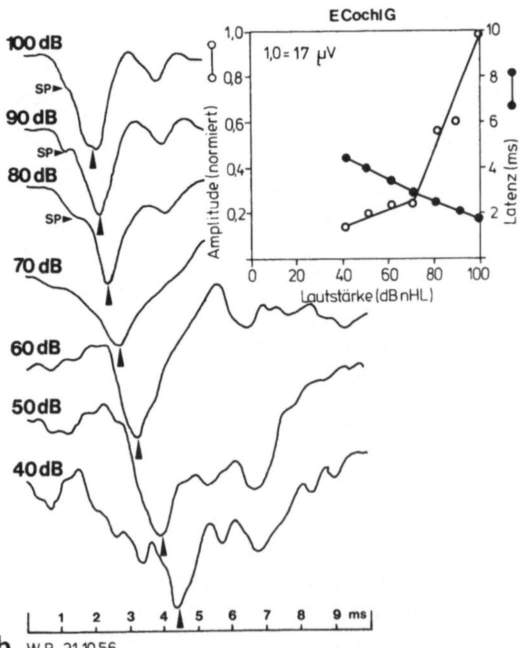

Abb. 47. a Tieftonschwerhörigkeit rechts, fluktuierend und progredient seit 12 Jahren. Fowler positiv. SISI im Tieftonbereich erst bei 2 dB 100%, Stapediusreflexschwelle leicht angehoben. **b** ECochG rechts, 4000 Hz-Click alternierend, 20/S Folgerate. Das AP ist ab 40 dB registrierbar, auffallend steile input-output-Funktion. N_2 stellt sich hier nicht dar, charakteristisch für die Tieftonschwerhörigkeit. Die Amplitudenfunktion verdeutlicht den charakteristischen Knick bei 70 dB

te). Die Stapediusreflexschwelle ist bei der fluktuierenden Tieftonschwerhörigkeit im schwerhörigen Frequenzanteil gelegentlich leicht angehoben; in aller Regel aber spiegelt auch sie das Bild des Rekruitments wider (Abb. 47).

Da es bei der Tieftonschwerhörigkeit um das Erfassen nicht nur des Rekruitments, sondern auch des Hydrops' geht, könnten hier psychoakustische Tuningkurven von Wert sein. Sie müßten sich verbreitert darstellen, weil die Basilarmembran durch den Hydrops „massenbelastet" ist und weil das Frequenzunterscheidungsvermögen, wie oben ausgeführt, schon von der Mikromechanik bestimmt wird (Morgenstern et al. 1983). Wirklich spezifisch verwertbare Befunde liegen allerdings noch nicht vor.

Im ECochG zeigt die Tieftonschwerhörigkeit das beschriebene Summationspotential (SP), es überlagert sich bei ≥80 dB mit dem Aktionspotential und weitet dieses auf (Schmidt 1976, Gibson et al. 1977, Hirasagi et al. 1979, Moffat 1979, Mangabeira-Albernaz et al. 1981, Coats u. Alford 1981). Der Befund soll sich als spezifisch für die Tiefton- oder die im Tieftonbereich beginnende Schwerhörigkeit erwiesen haben (Abb. 48). Damit stünde ein einfach zu erfassendes Kriterium zur Verfügung, weil nur bei *einer* großen Lautstärke gemessen zu werden brauchte und weil die Ableitung des AP zusammen mit dem Summationspotential den geringsten technischen und Zeitaufwand in der ECochG erfordert. Eine quantitative Beurteilung des SP ist jedoch kaum möglich (vgl. Kap. 2.2). Das nur im Tierversuch registrierbare endokochleäre *DC-Potential* hat sich während der experimentellen Entstehung des Hydrops' nicht verändert gezeigt (Morgenstern u. Miyamoto 1979).

Die elektrokochleographische input-output-Funktion für Amplitude und Latenz des Aktionspotentials verläuft beim Hydrops steiler als normal und steiler auch als beim „degenerativen" Rekruitment der lärmbedingten oder ototoxischen Schwerhörigkeit. In gleicher Weise ergibt die Regression der doppeltlogarithmischen Amplituden-Latenz-Funktion für die Tieftonschwerhörigkeit spezifische Befunde, zumindest im Anfangsstadium, d. h. sie entspricht der Norm – wieder im Gegensatz zur Haarzelldegeneration der Hochtonschwerhörigkeit (Schmidt 1976, Hoke u. Lütkenhöner 1981).

Die *Fluktuation* ist wohl die auffallendste Eigentümlichkeit der Tieftonschwerhörigkeit. Sicher gibt es gelegentlich auch Hochtonschwerhörigkeiten mit wechselnder Hörschwelle (Gosselin u. Yanick 1976), aber sie sind viel seltener anzutreffen und die „Fluktuation" hat dort andere Ursachen, so zum Beispiel bei der Schwerhörigkeit des Cogan-Syndroms. Die Fluktuation ist vor allem bei der einseitigen Tieftonschwerhörigkeit zu beobachten. Gelegentlich erstreckt sie sich auf beide Seiten in wechselndem Ausmaß, so daß mal die eine und dann wieder die andere Seite die schlechtere ist (Lehnhardt u. Hesch 1980).

Der Tieftonhörverlust kann sich ohne erkennbare Ursache innerhalb von Tagen oder auch Stunden bessern und wieder verschlechtern. Den Versuch, die verbliebene Möglichkeit der Hörverbesserung medikamentös zu provozieren, stellt der Glyceroltest dar (Klockhoff u. Lindblom 1966). Der Hörgewinn nach Glyocerol wird von einem Teil der Autoren gleichsam als conditio sine qua non für die Diagnose Tieftonschwerhörigkeit durch Hydrops gewertet (Morgenstern

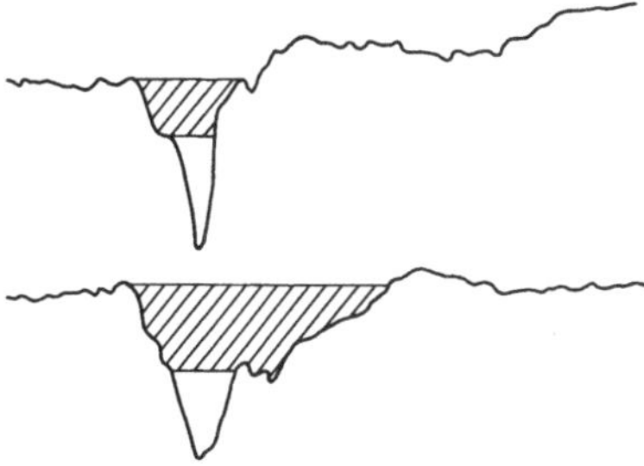

Abb. 48. *Oben:* Normale Reizantwort aus Aktionspotential (CAP) und Summationspotential (SP). *Unten:* „Aufgeweitete" Reizantwort durch übermäßigen Anteil des SP, angeblich charakteristisches Bild bei Endolymphhydrops. (Aus Morrison et al. 1980)

1983), andere wollen ein positives Ergebnis nur gelten lassen, wenn die Reaktion auf Glycerol einen Gewinn gegenüber der *besten* Schwelle innerhalb der letzten sechs Monate erkennen läßt (Sauer u. Kaemmerle 1981), und Kritiker meinen, auf den Test verzichten zu können, weil die *spontane* Fluktuation allein ein verläßlicheres Indiz für die Hydropsgenese der Schwerhörigkeit sei (Norre u. Jessurun 1980). Um günstigere Vorbedingungen für die Glycerolwirkung zu schaffen, haben Arenberg et al. (1974) empfohlen, vor dem Test den Patienten salzreich zu ernähren. Dieser Empfehlung gegenüber aber sollte man zurückhaltend sein, nachdem es dadurch auch zur Hör*verschlechterung* kommen kann (Bodo et al. 1983). Negative Resultate sind um so häufiger zu erwarten, je flacher die Tonschwelle verläuft (Soldatov u. Khrapp 1979), aber auch bei nur geringem Ausgangshörverlust, weil dann eine Rückkehr gänzlich zur Norm unter Glycerol nicht zu erwarten ist.

Harnstoff soll in gleicher Weise wie Glycerol über eine erhöhte Serumosmolarität auf den Hydrops regulierend einwirken können. Aethanol oder Mannitol, die beide ebenfalls zu einer erhöhten Serumosmolarität führen, würden dagegen keinen günstigen Effekt zeitigen, weil sie zu schnell auch ins Innenohr diffundieren (Juhn et al. 1979, Angelborg et al. 1979). Nach anderen Beobachtungen aber erhöhen Aethanol und Mannitol zugleich auch die Durchblutung von Innenohr und Hirn (Larsen et al. 1981, 1982).

So gegensätzlich die Äußerungen zum Klockhoff-Test im Schrifttum auch sind, es bleibt doch die Tatsache, daß durch Glycerol (2–3 Stunden nach Gabe von 1,5 g/kg Körpergewicht) Einfluß zu nehmen ist auf den Metabolismus des Innenohres, vornehmlich der Stria vascularis (Juhn 1977, Duvall et al. 1980). Unter Glycerol scheint sich nicht nur der Hydrops zu verringern, auch die Mikrozirkulation wird offenbar günstig beeinflußt, wie der Anstieg des endolymphatischen Sauerstoffdrucks am Meerschweinchen zeigt (Prazma 1981). Der hörverbessernde Effekt läßt sich an Hand des SP im ECochG gegebenenfalls auch objektivieren: seine Amplitude wird unter Glycerol *kleiner* (Abb. 49) (Coats u. Alford 1981). Der Glyceroltest ist deshalb für die Diagnostik des Hydrops geeignet; eine kritische Bewertung eventuell subjektiv beeinflußter Meßergebnisse (Thomsen u. Vesterhauge 1979) aber ist ratsam. Den Test unkritisch bei jeder nur entfernten Vermutung eines Hydrops anzustellen, kann ihn unberechtigterweise disqualifizieren.

Differentialdiagnostisch zu verwerten ist die Beobachtung, daß die Tiefton- und die pantonale Schwerhörigkeit offenbar nie als unmittelbare Folge einer

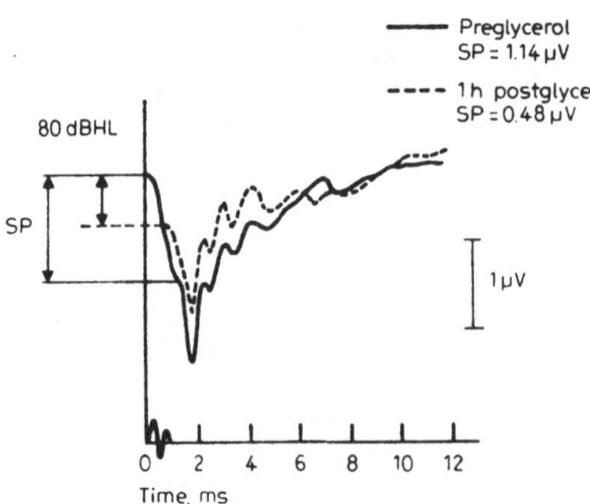

Abb. 49. Rückgang des SP nach Glycerolgabe (aus: Menière's Disorders by Extratympanic ECochG 1983). Die Darstellung verdeutlicht zugleich, wie schwierig die Beurteilung des SP ist, zumal in diesem Beispiel mit dem Schwinden des SP auch das CAP aufgeweitet und in der Amplitude kleiner geworden ist

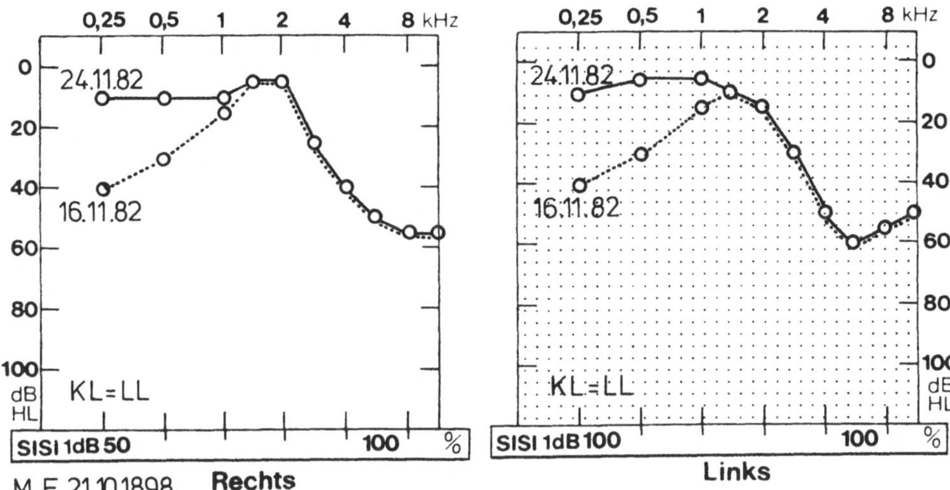

Abb. 50. Annähernd seitengleiche, akute Tieftonschwerhörigkeit beidseits, die sich innerhalb weniger Tage wieder zurückbildete. Vorbestehend ein Hochtonabfall beidseits

Lärm- oder Knallschädigung anzutreffen sind, auch nicht nach ototoxischer Medikation; nur Chung u. Gannon (1980) meinten, auch einmal eine Tieftonschwerhörigkeit und damit einen Hydrops auf die berufliche Lärmbelastung beziehen zu dürfen. Sonst aber wertet man den Flachverlauf der Tonschwelle bei einer *im* Lärm aufgetretenen Hörstörung – eventuell mit zusätzlicher HWS-Belastung (Boenninghaus 1959) – als Hinweis darauf, daß der Lärm hier nicht alleinige Ursache der Schwerhörigkeit gewesen sein kann (akustischer Unfall, Becker u. Matzker 1961).

Die *Tief*tonschwerhörigkeit scheint auch der einzige Tonschwellenverlauf zu sein, der *nicht* auf ein Akustikusneurinom oder einen Kleinhirnbrückenwinkel hinweist, obwohl dafür ja gerade die Regellosigkeit des Frequenzgangs typisch ist. Für die flachverlaufende Tonschwelle gilt dies schon nicht mehr.

Die Tieftonschwerhörigkeit beim M. Menière[6] läßt keine Eigenheiten erkennen, die nicht auch beim gleichen Bild ohne Schwindel – mit oder ohne Fluktuation – zu finden sind (Lehnhardt 1976). Ob die für die Menière-Krankheit als pathogenetisch bedeutsam gehaltenen Röntgenbefunde, insbesondere die Kürze und Enge des Aquaeductus cochleae (Stahle u. Wilbrand 1983), auch für die isolierte Tieftonschwerhörigkeit gelten, muß vorerst dahingestellt bleiben.

Die fluktuierende Tieftonschwerhörigkeit ist in ihrer Unstetigkeit für den Arzt oft ein so schwer einfühlbarer Befund, daß er geneigt ist, ihn ursächlich auf seelische Faktoren zu beziehen im Sinne einer psychosomatischen Fehlreaktion (Lehnhardt u. Hesch 1980), wie sie auch für den M. Menière erst kürzlich wieder auf Grund einer breiten Aufschlüsselung (n = 457) kausaler Faktoren angenommen wurde (Oosterfeld 1981). Unter psychosomatischer Schwerhörigkeit wäre

---

6 Auf die Einbeziehung des M. Menière in dieses Referat wurde verzichtet, weil dann das Thema zu weit gespannt wäre und zusätzlich die Differentialdiagnose des Schwindels verlangt hätte. Bewußt wurde deshalb auch der Tinnitus ausgespart

nur anfangs eine funktionelle, dann aber letztlich doch eine organische Schädigung zu verstehen, im Gegensatz zur ausschließlich funktionellen psychogenen Hörstörung.

Eine Tieftonschwerhörigkeit sahen wir gelegentlich auch nach der Spinalanästhesie urologischer Patienten (Panning et al. 1983). Diese Hörstörungen waren annähernd symmetrisch ausgebildet und passager (Abb. 50). Die überschwelligen Tests wiesen auf eine Funktionsstörung des Sinnesorgans hin. Überlegungen zur möglichen Genese dieser Höreinbußen führen zurück zum Stauungsohr oder Druckohr, wie Hommerich (1963) es genannt hat. Auch er beschrieb Hörverluste, die entweder nur die tiefen Töne oder alle Frequenzen betrafen, in seinen Fällen verursacht durch Steigerungen des Schädelinnendrucks. Möglicherweise treten solche oder analoge Gegebenheiten bei der Spinalanästhesie zum mindesten zeitweilig auf.

3.9 Mittelohrbedingte Innenohrschwerhörigkeiten

In diesem Zusammenhang braucht nicht auf die tympanogene Labyrinthitis eingegangen zu werden, zumal sich hier klinisch keine neuen Gesichtspunkte ergeben haben. Auch auf die Möglichkeit, daß der Mittelohrerguß eine Innenohrschwerhörigkeit (Luftleitung = Knochenleitung) vortäuschen kann, tatsächlich aber nur durch unmittelbaren Kontakt des Sekrets mit der Rundfenstermembran und eventuell gleichzeitig mit der Steigbügelfußplatte die Hydrodynamik im Innenohr behindert (Münker 1977, Plath 1983), sei lediglich noch einmal hingewiesen. Zu weit gegriffen erscheint der Versuch, die Absenkung der Knochenleitung hier mit einem gestörten O_2-Übertritt von der Mittelohrschleimhaut in das Innenohr zu erklären (Morgenstern 1980). Die Vorstellung von Paparella et al. (1979), daß subklinische Entzündungen in den Fensternischen Ursache einer Tiefton-Innenohrschwerhörigkeit sein könnten, wurde ausführlich besprochen (vgl. Kap. 3.8). Auch die Innenohrschädigung durch in die Pauke applizierte Ototoxika wurde an zugehöriger Stelle diskutiert (vgl. Kap. 3.2).

Die Auswirkungen einer Rundfensterruptur auf die Innenohrfunktion *bei bestehendem Mittelohrerguß* wurde von Fukaja u. Nomura (1983) untersucht (vgl. Kap. 3.1.3.1). Die Möglichkeit einer explosiven Ruptur sei besonders gegeben, wenn im Mittelohr ein Unterdruck herrsche. Die abfließende Perilymphe vermische sich dann gegebenenfalls mit dem Sekret des Paukenergusses und umgekehrt; eine Hochtonschädigung des Innenohres sei die Folge.

Arnold (1974) hat auf die engen Beziehungen der lymphatischen Abflußwege des Innenohres zu denen der Mittelohrschleimhaut im Bereich der Fenster hingewiesen. Wohl auf diesem Wege können z. B. Staphylokokken-Exotoxine vom Mittelohr her entzündliche Zellreaktionen zunächst in der Scala tympani und auch in Aquaeductus cochleae auslösen (Schachern et al. 1981). Wenn dieser Weg für extrem blande Mittelohrentzündungen und eine hydropische Innenohrreaktion gilt (Paparella et al. 1979), dann um so mehr für die klinisch auffällige Otitis media mit Schädigung des Hochtonbereichs (Moore u. Best 1980 u. v. a.).

Eine Beteiligung des Innenohres soll es selbst bei der bullösen Myringitis geben und zwar auch in den Fällen, in denen die Komplementbindungsreaktionen auf Virusantikörper negativ blieben (Stephen u. Abramson 1979). Bei positiven Reaktionen auf Varicella würde man eine Zoster-Infektion des Innenohres als Begleitbefund oder Ursache der Myringitis und der Otalgie vermuten. Feinmesser et al. (1980) glauben, in einem Fall mit Innenohrbeteiligung Mykoplasmen als Erreger nachgewiesen zu haben (Abb. 51).

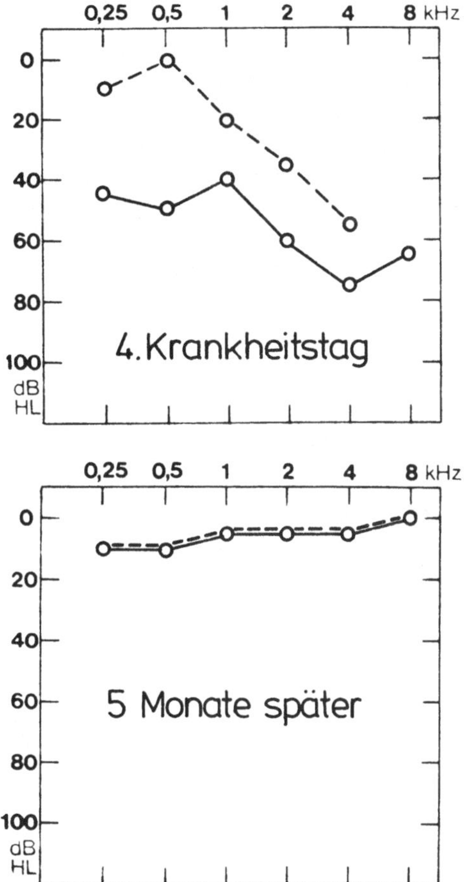

Abb. 51. *Oben:* Audiogramm einer bullösen Myringitis mit kombinierter Mittelohr-Innenohrschwerhörigkeit. *Unten:* Nach Abheilung des Trommelfellbefundes hat sich *auch die Knochenleitung* normalisiert. (Aus Wetmore u. Abramson 1979)

Bei der Otosklerose ist mit zunehmender Mittelohrblockade auch das Innenohr betroffen (Zechner 1977, Fikentscher et al. 1982). Unklar ist weiterhin, *wie* dieser Innenohranteil entsteht. Die Spätergebnisse nach der Stapesplastik lassen annehmen, daß die Knochenleitung sich gegenüber dem stabilisierten postoperativen Wert „altersbezogen" *nicht weiter verschlechtert* (Smyth u. Hassard 1978, Strauß u. Strahl 1976, Virolainen et al. 1980, Dieroff 1981) – ein Resultat, das aber von sich aus noch keine Rückschlüsse auf die Genese des Innenohranteils bei Mittelohrotosklerose erlaubt. Für die gelegentlichen Innenohr-Hochtonabfälle nach Stapesplastik sind verschiedene Ursachen angeschuldigt worden: Akustisches oder mechanisches Trauma, blande Infektion, Aktivierung otosklerotischer Herde (Beickert 1979). Bockmüller (1983) hält die Ursache überhaupt für ungeklärt, Cancura (1983) meint den Knochenleitungs-Hochtonverlust mit der Mechanik der bindegewebigen Prothese erklären zu können.

Zur Frage der „otosklerotischen" Innenohrschwerhörigkeit *ohne jegliche Mittelohrkomponente* hat sich Freeman (1979) positiv in dem Sinne geäußert, daß bei einem Großteil pogredienter Innenohrschwerhörigkeiten ursächlich die Otosklerose in Betracht komme und daß die entsprechenden Herde in der Labyrinthkapsel röntgenpolytomographisch zu erkennen seien (vgl. auch Thomas u. Cody 1981), unabhängig vom Tonschwellenverlauf – immer ohne Knochenleitungs-Luftleitungsdifferenz.

Angeregt durch die skeptischen Äußerungen von Applebaum u. Shambaugh (1978) gegen die Zuverlässigkeit solcher radiologischer Aussagen, äußerte sich Schuknecht (1979) in gerade gegensätzlichem Sinne. Er glaubt, an Hand seines großen histologischen Materials festgestellt zu haben, daß ein *ausschließlich* innenohrbedingter Hörverlust nicht otosklerotisch entstanden sein kann; wenn die otosklerotischen Veränderungen schwer genug seien, eine Innenohrschwerhörigkeit zu verursachen, dann hätten sie immer auch zur Stapesfixation geführt.

Vielleicht kann die kochleotympanale Knochenszintigraphie (Bornemann et al. 1982) zu diesem Disput einen Beitrag leisten; in bisherigen orientierenden Untersuchungen (n = 20) waren bei progredienter ausschließlich innenohrbedingter Schwerhörigkeit otosklerotische Herde nicht aufzudecken. Oder es gelingt, über Eigenarten des Stapediusreflexes bei bestimmten, scheinbar reinen Innenohrschwerhörigkeiten doch eine beginnende Stapesankylose nachzuweisen. Terkildsen et al. (1973) hatten für Patienten mit „minimaler" Knochenleitungs-Luftleitungsdifferenz die negativen On-Off-Reaktionen beschrieben, Forquer u. Sheehy (1981) wollen die gleiche Reaktion auch bei reiner Innenohrschwerhörigkeit, also ohne jede Mittelohrkomponente, gesehen haben. Wir konnten dies nicht bestätigen (Lehnhardt et al. 1976).

Die Hoffnung, eine charakteristische HLA-Assoziation für die Otosklerose zu finden, hat sich bislang nicht erfüllt (Chobaut et al. 1982). Auf welche Kriterien einer innenohrbedingten Otosklerose man sich auch stützen mag, von einer *breiten*, weitgehend indiskriminierten prophylaktischen Fluormedikation, wie sie Causse u. Causse (1980) empfehlen, sind wir noch weit entfernt.

Zu den mittelohrbedingten sind auch diejenigen Innenohrschwerhörigkeiten zu zählen, die sich bei der Osteogenesis imperfecta wohl regelmäßig (Bergstrom 1981) und mit zunehmendem Alter immer deutlicher einstellen; ihre Genese allerdings ist vollkommen unbekannt (Pedersen u. Elbrond 1979, Riedner et al. 1980).

3.10 Immunkrankheiten

Einen ordnenden Überblick über die den HNO-Arzt interessierenden Immunkrankheiten verdanken wir Stephens et al. (1982). Reduziert auf das Innenohr interessieren unter den auto-antikörpervermittelten Krankheiten nur

– das Vogt-Koyanagi-Harada-Syndrom
– die „Autoimmunschwerhörigkeit" und
– die generalisierten Vaskulitiden mit
  Poliarteriitis nodosa,
  Behçet-Syndrom,
  Panchondritis,
  Wegenerscher Granulomatose,
  Riesenzellarteriitis temporalis und
  Cogan-Syndrom

Eine solche Gliederung voranzustellen erscheint notwendig, um in diesen die Ohrenheilkunde bislang wenig tangierenden Krankheiten eine Differentialdiagnose aufzubauen.

Zum *Vogt-Koyanagi-Harada-Syndrom* gehören eine granulomatöse Uveitis mit allgemeinen Pigmentstörungen, meningitische Symptome und Innenohrschwerhörigkeit. Die Krankheit wird zwar fast ausschließlich in Japan beobachtet, hat aber pathophysiologische Bedeutung insofern, als bei ihr der

Nachweis von Antimelanin-Antikörpern gelungen ist (Hammer 1974). Deshalb wird auch die Schwerhörigkeit als Reaktion auf einen Pigmentverlust in der Schnecke bezogen. Der Hörverlust sei zumeist nur geringfügig, „fluktuierend", könne aber auch hochgradig sein (Maxwell 1963).

Die *„Auto-Immun-Innenohrschwerhörigkeit"* wurde von McCabe (1979) als ein eigenes Krankheitsbild beschrieben. Er berichtete über 18 Patienten mit Innenohrschwerhörigkeit, die zumeist plötzlich begonnen hätte, beidseitig sei und progredient – zum Teil mit Störungen der Gleichgewichtsfunktion oder auch mit Fazialisparese und Destruktion im Mittelohr bzw. Mastoid (!). Pathognomonisch sei der Zeitgang der Schwerhörigkeit insofern, als sie relativ rasch fortschreite in Wochen oder Monaten, aber langsamer entstehe als der Hörsturz. Gegen den M. Menière sei die Schwerhörigkeit abzugrenzen an Hand der fehlenden Fluktuation, gegen die Lues-Labyrinthitis durch die negativen serologischen Tests. Die Fazialisparese habe sich auch ohne chirurgische Maßnahmen immer wieder zurückgebildet. Nur bei einem über 10 Jahre beobachteten Patienten hatte er histologisch eine Vaskulitis nachweisen können und zwar in der Schleimhaut des Warzenfortsatzes. Sonst seien alle Laborbefunde negativ ausgefallen mit Ausnahme des Lymphozytenaggregation-Inhibitionsassay (LAIA) gegen Innenohrantigen, das bei labyrinthzerstörenden Eingriffen gewonnen worden war. Dieser Test war bei sechs Patienten angestellt worden und hatte immer ein positives Ergebnis gehabt. Allerdings betont der Autor, der Test sei grob und seine Spezifität sei noch nicht bewiesen. Außerdem waren im Liquor Eiweiß und IgM vermehrt. Eine Besserung des Gehörs war immer dann zu erreichen gewesen, wenn der Hörverlust nicht total war. Die Behandlung bestand in Cyclophosphamid plus Dexamethason. Da nach Absetzen der Medikation das Hören sich regelmäßig wieder verschlechterte, empfiehlt der Autor ein Fortsetzen mindestens über acht Monate, eventuell bis zu zwei Jahren.

Diese Mitteilung wurde zunächst von Kanzaki u. O-Uchi (1981) aufgegriffen, die in vier Fällen unter Kortikoiden ebenfalls eine Besserung des Gehörs gesehen hatten. Bei einigen Patienten konnten sie eine abnorm hohe Immunkomplexkonzentration (IC) nachweisen, wie sie von der Lupusnephritis her bekannt sei. Inzwischen haben die gleichen Autoren (1983) über erhöhte IC-Spiegel bei 53 Patienten mit beidseitiger Innenohrschwerhörigkeit berichtet. In 47 Fällen war die Ursache der Schwerhörigkeit unbekannt, bei 5 Patienten waren die Luesreaktionen positiv gewesen, einmal hatte eine Aortitis bestanden. Hohe IC-Werte hatten sich nur bei vier der ätiologisch unklaren Schwerhörigkeiten sowie bei der Arteriitis gefunden und nur diese vier Patienten sprachen auf die Steroidmedikation an – aber auch zwei Patienten *ohne* IC-Erhöhung reagierten in gleicher Weise; immer waren es Frauen.

Die hohen Werte einzelner Immunglobulinfraktionen und/oder des Gesamteiweißes im Liquor von Innenohrschwerhörigen meinten Elies et al. (1981) bestätigen und als „entzündliche Reaktion mit entsprechender Antigen-Antikörperbeteiligung" deuten zu können. In einem inzwischen von ihnen behandelten Falle seien mit Hilfe des indirekten Immunfluoreszenztests Gewebeantikörper gegen Gefäßendothelien nachweisbar gewesen, die als ätiologischer Marker für einen infektiösen oder virusinduzierten Prozeß zu werten seien. Auch der Nachweis von Antikörpern gegen die Basalmembran des Meerschweinchens sei gelungen. Die Behandlung mit Dexa-Methason habe innerhalb von 14 Tagen eine vollständige Rückbildung der beidseitigen Schwerhörigkeit gebracht (Elies 1983). In seiner Diktion beruft sich Elies vor allem auf Arnold et al. (1976), Quick (1973) und Weidauer et al. (1976, 1977), die Immunkomplexe an der Basalmembran sowie an den Stria-vascularis-Gefäßen wie bei der Masugi-Nephritis und beim Alport-Syndrom hätten nachweisen können.

Stephens et al. (1982) sind zurückhaltender und wollen die Ergebnisse weiterer Untersuchungen abwarten, um entscheiden zu können, ob es sich bei der Autoimmunschwerhörigkeit wirklich um eine eigenständige Krankheit handelt oder lediglich um eine im Innenohr lokalisierte Variante der generalisierten Vaskulitiden.

Die *Periarteriitis nodosa* betrifft das Innenohr kaum jemals unmittelbar, schon weil sie vornehmlich größere Gefäße befällt, sondern entweder unter dem Bild der *Wegenerschen Granulomatose* oder als *Cogan-Syndrom* (Zechner 1980). Auch die *Riesenzellarteriitis temporalis* manifestiert sich wohl nur ausnahmsweise im Innenohr (Pietersen u. Carlsen 1966). Aus einer Beschreibung der histologischen Veränderungen bei der Periarteriitis nodosa des Innenohres (Gussen 1977) ist von Interesse, daß u. a. ein Endolymphhydrops bestand, ein Befund, der nicht zu den Folgen eines Gefäßverschlusses gehört (Kimura u. Perlman 1858, Gussen 1976). Recht außergewöhnlich, aber offensichtlich bestätigt ist das Nebeneinander von Periarteriitis nodosa und *Otosklerose* (Druss u. Maybaum 1934, Stephens 1982). Auch beim Cogan-Syndrom gehört die Otosklerose angeblich zur histologischen Differentialdiagnose (Wolff et al. 1965).

Eine Sonderform der Periarteriitis ist die Takajasu-Arteriitis, eine Vaskulitis des Aortenbogens (Wada 1976). Die gelegentlich darauf bezogenen Schwerhörigkeiten sind kein Symptom dieser Krankheit (Currier et al. 1954, Wada 1976), jedenfalls war die von Nomura u. Kitamura (1979) bei einem Takajasu-Patienten beschriebene Schwerhörigkeit nicht gefäßbedingt.

Auch das Behçet-Syndrom mit Schleimhautläsionen vor allem im Mund sowie mit arthritischen Symptomen gehört zu den Vaskulitiden mit perivaskulären Infiltraten von mononukleären Leukozyten. In einer Einzelmitteilung hatten 10 von 16 Behçet-Patienten unter einer beidseitigen Innenohrschwerhörigkeit gelitten – wahrscheinlich als Spätkomplikation des Krankheitsbildes (Brama u. Faineru 1980). Die Kortikosteroid-Immunsuppressivtherapie kann hier – rechtzeitig eingesetzt – zur Besserung des Hörvermögens führen (Krauer u. Pfaltz 1981).

Schließlich sollen 25% der zu den Autoimmunkrankheiten zählenden Panchondritiden (relapsing polychondritis) einen fortgeschrittenen Hörverlust aufweisen (n = 40), von den einen als Folge der Arteriitis (Cody et al. 1971), von anderen als *virale* Endolabyrinthitis gedeutet, die sich ihrerseits aus der Anfälligkeit autoimmunkranker Patienten für Virusinfektionen ergebe (Hoshino et al. 1980).

Der *Wegenerschen Granulomatose* liegt eine nekrotisierende Vaskulitis zugrunde im Sinne einer Autoimmunkrankheit. Gerade weil sie heute als pneumogene Granulomatose bezeichnet wird (Wegener 1967), ist die Beteiligung des Mittelohres gut verständlich. Sehr bald ist dann auch das Innenohr betroffen, klinisch erkenntlich an einer besonderen, *subakut* sich entwickelnden *kombinierten* Mittelohr-Innenohrschwerhörigkeit. Der Trommelfellbefund ist blande, jedenfalls heute unter der Kortikosteroid- und Azathioprintherapie. Ja, dieser Befund gehört zu den otorhinologischen Leitsymptomen der Wegenerschen Granulomatose (Übersicht bei Lehnhardt 1977). Die zusätzlichen orbitalen, pulmonalen oder renalen Begleitbefunde können sehr unterschiedlich ausgebildet sein und werden um so diskreter bleiben, je früher die Therapie einsetzt. Mindestens einer von McCabes Fällen, nämlich der mit Mastoiditis und Fazialisparese, wäre wahrscheinlich als M. Wegener einzustufen – vielleicht wären es auch die übrigen vier Patienten mit einer Fazialisparese.

Das klinische Bild der Wegenerschen Granulomatose hat sich unter den modernen therapeutischen Möglichkeiten so sehr gewandelt, daß auch *vermeintlich isolierte* Ohrerkrankungen denkbar sind mit einer so blanden Otitis media, daß die Innenohrschwerhörigkeit ganz in den Vordergrund tritt.

Gut dokumentiert und wohl auch einheitlicher in der Symptomatik ist das *Cogan-Syndrom* aus nichtsyphilitischer interstitieller Keratitis und kochleovestibulären Symptomen (Cogan 1945). Es manifestiert sich zumeist im zweiten und dritten Dezennium (Haynes et al. 1980). Aber auch bei einem 12jährigen Jungen wurde es beobachtet (Kundell u. Ochs 1980). Die Schwerhörigkeit tritt relativ akut und eventuell auf beiden Seiten auf, sie ist progredient. Bei einseitigem Befund und Schmerzen um das Ohr ist differentialdiagnostisch ein Zoster oticus auszuschließen, zumal auch beim Cogan-Syndrom das Trommelfell gefäßinjiziert und verdickt erscheinen kann (Pausch et al. 1982). Oft ist auch die Vestibularisfunktion reduziert oder aufgehoben (Haynes et al. 1981, Feldmann, persönl. Mitt.). An der Zugehörigkeit dieses Leidens zu den generalisierten Vaskulitiden besteht kein Zweifel, wie gegebenenfalls multiple Verschlüsse der Fingerarterien (Pausch et al. 1982) oder histologische Befunde entsprechend der Periarteriitis nodosa (Aupy et al. 1980) verdeutlichen.

Die Schwerhörigkeit beim Cogan-Syndrom betrifft regelmäßig alle Frequenzen, bevorzugt den Hochtonbereich (Bornholdt et al. 1982, Wolff et al. 1965, Morgenstern u. Arnold 1981). Die überschwelligen Kriterien sprechen für einen Innenohrschaden, die eventuelle Reversibilität und die histologischen Befunde für einen Endolymphhydrops (Wolff et al. 1965, Zechner 1980). Die Aussichten auf eine erfolgreiche Behandlung der Innenohrschwerhörigkeit sind wohl vorwie-

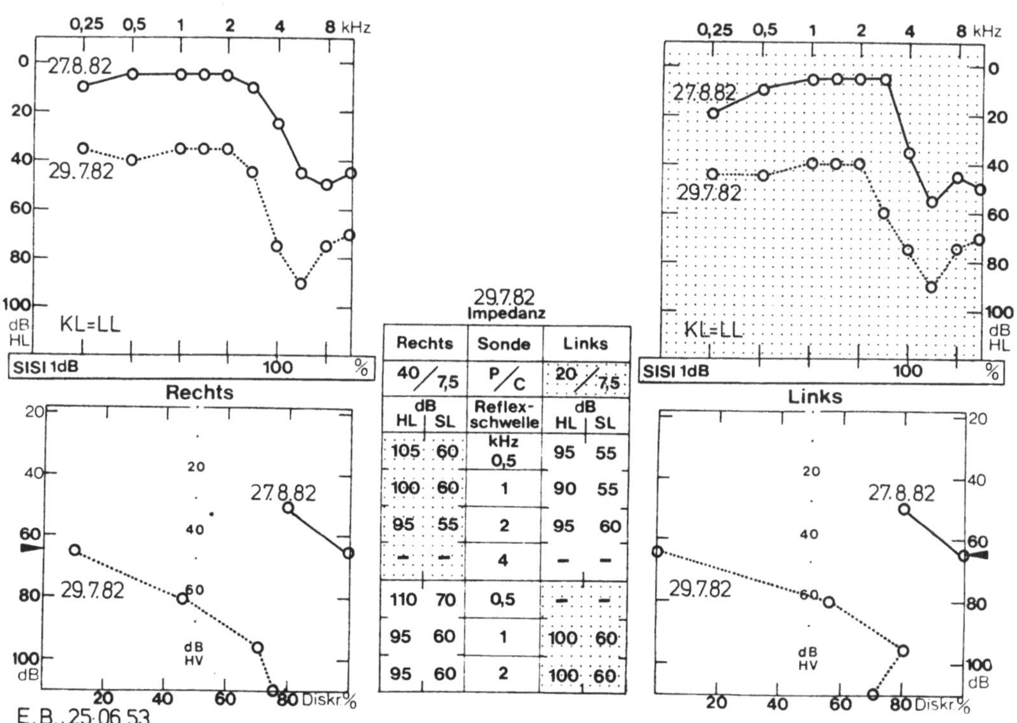

29.7.82 Impedanz

Rechts		Sonde	Links	
40 / 7,5		P / C	20 / 7,5	
dB HL	SL	Reflexschwelle	dB HL	SL
105	60	kHz 0,5	95	55
100	60	1	90	55
95	55	2	95	60
–	–	4	–	–
110	70	0,5	–	–
95	60	1	100	60
95	60	2	100	60

Abb. 52. Cogan-Syndrom. Besserung des Gehörs unter Decortin 50 mg/die und Amuno 3 × 50 mg/die. Gleichzeitig bildeten sich auch die ophthalmologischen Befunde zurück. Seit einem Jahr ist die Patientin jetzt symptomfrei, das Gehör ist konstant geblieben

gend abhängig vom Beginn der Medikation: Kortikosteroide und eventuell Azathioprin (Haynes et al. 1981, Krauer u. Pfaltz 1981) (Abb. 52). Doch auch Therapieresistenz trotz frühzeitigem Behandlungsbeginn wurde beobachtet, sogar mit dem Endresultat vollständiger Taubheit (Kantor 1981).

30 Jahre nach der Erstbeschreibung des nach ihm benannten Syndroms hat Cogan die Frage zu klären versucht, welche immunologischen Fehlreaktionen in der Pathophysiologie dieses Leidens eine Rolle spielen; Hinweise auf krankheits*unspezifische* zellgebundene oder humorale Immunveränderungen fanden sich nicht, wohl aber glaubte er bei drei von vier Patienten das HLA W-17 nachgewiesen zu haben, das in einem normalen Kollektiv nur zu 3–10% anzutreffen ist (Char et al. 1975). Dieser Befund schien sich zunächst zu bestätigen (Del Carpio et al. 1976), bewahrheitete sich an Hand einer Untersuchung von 11 Patienten schließlich aber doch nicht (Cheson 1977, Kaiser-Kupfer et al. 1978, Heinemann et al. 1980).

Die Assoziation des Cogan-Syndroms mit einem HL-Antigen wäre interessant gewesen im Hinblick darauf, daß ein solches auch bei manchen familiären und ätiogenetisch noch unklaren kindlichen Schwerhörigkeiten vermutet wird. Hier glauben Gross u. Arndt-Hanser (1982) bevorzugt die Antigene B_{18} und BW_{16} gefunden zu haben. Nach den Erfahrungen beim Cogan-Syndrom sollte man das Ergebnis großer Testreihen jedoch abwarten.

Der Innenohrerkrankung beim M. Wegener und beim Cogan-Syndrom liegt sicher eine Autoimmunreaktion an der *Gefäßwand* zugrunde. Über die daraus resultierenden Reaktionen im Einzelnen gibt es heute detaillierte, aber auch noch spekulative Vorstellungen. Die geschädigten Gefäßendothelien und die freiliegenden subendothelialen Kollagene könnten im Zusammenwirken mit den Prostazyklinen der Thrombozyten zu einem Dysäquilibrium zwischen Prostazyklin und Thromboxan führen und damit zu Mikrothromben. In diesen Prozeß greifen sowohl Acetylsalizylsäure und auch Indomethazin ein (Bomholt et al. 1982, Matthias 1983).

Demgegenüber deutet McCabe seine beidseitigen progredienten Innenohrschwerhörigkeiten als eine *unmittelbar* auf die *Innenohrstrukturen* gerichteten Autoimmunreaktion. Ein solches Krankheitsbild würde den Wunschvorstellungen des Otologen entgegenkommen, weil es die Chance therapeutischer Beeinflußbarkeit geben würde in der Hoffnung auf eine – jedenfalls partiell – rückbildungsfähige hydropische Funktionsstörung im Innenohr.

Um so verfehlter aber wäre es, auf Grund solcher Einzelbeobachtungen schon jetzt die Mehrzahl innenohrbedingter Hörstörungen als immunpathologisch zu erklären und sie unkritisch – vielleicht sogar über Jahre – mit Kortikoiden zu „behandeln". Sicher stehen wir im Zwist zwischen therapeutischer Ratlosigkeit und dem unerbittlichen Schicksal einer Ertaubung. Daraus aber das Recht ableiten zu wollen, Nebenwirkungen der Kortikosteroide in Kauf zu nehmen, die ihrerseits auch das Gefäßsystem treffen, bedarf in jedem Einzelfall des gründlichen Konsils mit einem kompetenten Internisten. Solange nicht überzeugende Indizien für ein Autoimmungeschehen bei den „McCabe-Schwerhörigkeiten" vorliegen, wird man sich öfter zur Zurückhaltung entschließen.

Dabei ist die *gedankliche* Konstruktion einer Autoimmunreaktion im Innenohr schon älteren Datums, bezogen allerdings nur auf die *Sukzessivertaubung des zweiten Ohrs* (Lehnhardt 1958). Bei dieser speziellen Konstellation könnte sich die Antikörperreaktion gegen das Antigen des ertaubten Innenohres richten (vgl. Abb. 39). Der Nachweis eines Antigens gegen zellige Bestandteile des Innenohres bei diesen Patienten ist allerdings nicht gelungen (Beickert 1961), auch im Tierversuch war eine solche Autoimmunreaktion bislang nicht reproduzierbar – vielleicht wegen des Zeitfaktors nicht, denn die Ertaubung des zweiten Ohres setzt beim Menschen zumeist erst nach einem 10- bis 15jährigen Intervall ein.

Den morphologischen Befund einer Ertaubung des zweiten Ohres 13 Jahre nach der des ersten haben Schuknecht et al. (1973) beschrieben. Danach wäre der weite Aquaeductus cochleae der Grund dafür gewesen, daß im Liquor zirkulierende Viren zunächst in das erste und später in das zweite Innenohr hätten gelangen können – kein Hinweis also auf ein Antigen-Antikörpergeschehen.

Hypothetisch könnte eine Autoimmunreaktion auch *beider Ohren* gegen Antikörper einer früheren ein- oder beidseitigen *partiellen* Schädigung der Innenohrstrukturen erfolgen, also zu dem Bild einer Immunschwerhörigkeit führen. An Ratten und Mäusen ist es inzwischen gelungen, einen solchen Autoimmun-Hörverlust zu erzeugen (Yoo et al. 1982). Die Hörreaktion wurde mittels Hirnstamm-AEP registriert, die perivaskuläre Reaktion immunfluoreszenzmikroskopisch beobachtet. Zusätzlich hätten sich „spongiotische Veränderungen" im Sinne einer Kapselotosklerose (!) dargestellt.

Die abwartende Haltung bezüglich der Postulate McCabes sollte sich also nicht gegen die mögliche Existenz einer Autoimmunschwerhörigkeit richten; Vorbehalte aber sind geboten wegen des bisherigen Fehlens von Grundlagenuntersuchungen sowie gegen eine indiskriminierte Steroidmedikation.

Literatur

Abramovich SJ, Gregory S, Slemick M, Stewart A (1979) Hearing loss in very low birth weight infants treated with neonatal intensive care. Arch Dis Child 54:421–426

Adams DA, Kerr AG, Smyth GDL et al. (1983) Congenital syphilitic deafness – a further review. J Laryngol Otol 97:399–404

Adler D, Fiehn W, Ritz E (1980) Inhibition of Na^+, K^+-stimulated ATPase in the cochlea of the guinea pig. A potential cause of disturbed inner ear function in terminal renal failure. Acta Otolaryngol (Stockh) 90:55–60

Afzelius LE, Aursnes J (1979) Structural changes in the organ of Corti of the guinea pig after obstruction of the arterial blood flow to the inner ear. Acta Otolaryngol (Stockh) 88:183–186

Alberti P, Symons F, Hyde ML (1979) Occupational hearing loss. The significance of asymmetrical hearing thresholds. Acta Otolaryngol (Stockh) 87:255–263

Albrecht W (1922) Über die Vererbung der konstitutionell sporadischen Taubstummheit, der hereditären Labyrinthschwerhörigkeit und der Otosclerose. Arch Ohr-Nas-Kehlk-Heilk 110:15–48

Albrecht W (1931) Über Konstitutionsprobleme in der Pathogenese der Hals-, Nasen- und Ohrenkrankheiten. Z Hals-Nas-Ohrenheilk 29:18

Alexander K (1977) Arterienerkrankungen. Fischer, Stuttgart New York

Allam F (1976) Ruptur der Membran des runden Fensters (Klinische Studie). Laryngol Rhinol Otol (Stuttg) 55:544–548

Allen GS, Ahn HS, Preziosi TJ et al. (1983) Cerebral arterial spasm – a controlled trial of nimodipine in patients with subarachnoid hemorrhage. N Engl J Med 308:619–624

Allen JB (1980) Cochlear micromechanics: a physical model of transduction. J Acoust Soc Am 68:1660–1670

Alström CH, Hallgren B, Nilsson LB, Åsander H (1959) Retinal degeneration combined with obesity, diabetes mellitus, and neurogenous deafness. Acta Psychiatr Scand [Suppl] 129:1–35

Althaus SR (1981) Perilymph fistulas. Laryngoscope 91:538–562

Altmann E, Klemm E, Brandt RH, Schmidt PKH (1980) Erste Ergebnisse der fibrinolytischen Behandlung des Hörsturzes und akuten Vestibularisausfalles. Dtsch Gesundh-Wesen 35:2038–2040

Anderson H, Wedenberg E (1970) Genetic aspects in hearing impairment in children. Acta Otolaryngol (Stockh) 69:77–88

Angelborg C, Hultcrantz E, Beausang-Linder M (1979) The cochlear blood flow in relation to noise and cervical sympathectomy. Adv Otorhinolaryngol 25:41–48

Angelborg C, Klockhoff J, Stahle J (1977) Urea and hearing in patients with Menière's disease. Scand Audiol 6:143–146

Anniko M (1976) Damage to Reissner's membrane in the guinea pig following acute atoxyl intoxication. Acta Otolaryngol (Stockh) 81:415–423

Anniko M, Wersäll J (1976) Damage to the stria vascularis in the guinea pig by acute atoxil intoxication. Acta Otolaryngol (Stockh) 80:415–423

Aporti F, Facci L, Pastorello A et al. (1981) Brain cortex gangliosides and $(Na^+, K^+)ATPase$ system of the stria vascularis in guinea pig. Acta Otolaryngol (Stockh) 92:433–437

Appaix A, Demard F (1970) Oxygénothérapie hyperbare et surdités brutales de perception. Rev Laryngol Otol Rhinol (Bord) 91:951–972

Applebaum EL, Shambaugh GE Jr (1978) Otospongiosis (otosclerosis): polytomographic and histologic correlation. Laryngoscope 88:1761–1768

Aran JM (1971) The electrocochleogram. Recent results in children and some pathological cases. Arch Klin Exp Ohr-Nas-Kehlk-Heilk 198:128

Aran JM, Charlet de Sauvage R (1976) Clinical value of cochlear microphonic recording. In: Ruben, Elberling, Salomon (eds) Electrocochleography. University Press, Baltimore, pp 55–56

Aran JM, Charlet de Sauvage R (1977) Evolution of CM, SP and AP during etacrynic acid intoxication in the guinea pig. Acta Otolaryngol (Stockh) 83:153–159

Aran JM, Erre JP, Guilhaume A, Aurousseau C (1982) The comparative ototoxicities of Gentamycin, Tobramycin and Dibekacin in the Guinea pig. A functional and morphological cochlear and vestibular study. Acta Otolaryngol [Suppl] (Stockh) 390

Arenberg IK, Dodson VN, Falls HF, Stern SD (1967) Alport's syndrome. Re-evaluation of the associated ocular abnormities and report of a family study. J Pediatr Ophthalmol 4:21–32

Arenberg IK, Goodfriend TL (1980) Indomethacin blocks acute audiologic effects of furosemide in Menière's disease. Arch Otolaryngol 106:383–386

Arenberg IK, Hermann LE, Swanson SN (1977) Prüfung der fluktuierenden Gehörverminderung mit der Glyzerinprobe und mit Kochsalzbelastung. Fül-Orr-Gége-Gyógyászat 23:249–253

Arenberg IK, May M, Stroud MH (1974) Perilymphatic fistula: an unusual cause of Menière's syndrome in a prepubertal child. Laryngoscope 84:243–246

Arentsschild O v (1972) Das alternde Ohr. Funktionelle Aspekte. HNO 20:108–112

Arnold W (1972) Ultrastrukturelle Untersuchungen zur Pathogenese des serösen Paukenergusses. Arch Klin Exp Ohr-Nas-Kehlk-Heilk 201:91

Arnold W (1974) Zur Frage der Produktion und Resorption der Perilymphe (Lymphabfluß des Innenohres). Laryngol Rhinol Otol (Stuttg) 53:774–790

Arnold W (1982) Ototoxizität durch Schleifen-Diuretika. Münch Med Wochenschr 124:271–274

Arnold W, Ilberg C (1972) Neue Aspekte zur Morphologie und Funktion des runden Fensters. Laryngol Rhinol Otol (Stuttg) 51:30–399

Arnold W, Morgenstern C, Thorn L, Schinko I (1978) Morphologische und funktionelle Veränderungen am Innenohr nach Vergiftung mit Ethacrynsäure und Atoxyl. Arch Otorhinolaryngol 218:179–190

Arnold W, Nadol JB Jr, Weidauer H (1981) Ultrastructural histopathology in a case of human ototoxicity due to loop diuretics. Acta Otolaryngol (Stockh) 91:399–414

Arnold W, Nadol JB, Weidauer H (1981) Temporal bone histopathology in human ototoxicity due to loop diuretics. Scand Audiol [Suppl] 14:201–213

Arnold W, Vosteen KH (1977) Akute Ertaubung als Folge der Ruptur eines Basilarisaneurysma. HNO 25:127–130

Arnold W, Vosteen KH (1979) Zur Physiologie von Perilymphe und Endolymphe. In: Berendes, Link, Zöllner (eds) Hals-Nasen-Ohrenheilkunde in Praxis und Klinik, 2. Aufl, Bd 5 Kap 4. Thieme, Stuttgart

Arnold W, Weidauer H, Seelig HP (1976) Experimenteller Beweis einer gemeinsamen Antigenität zwischen Innenohr und Niere. Arch Otorhinolaryngol 212:99–117

Asakuma S, Snow JB (1980) Effects of furosemide and ethacrynic acid on the endocochlear direct current potential in normal and kanamycin sulfate-treated guinea pigs. Otolaryngol Head Neck Surg 88:188–193

Asher DL, Sano I (1981) Perilymphatic communication routes in the auditory and vestibular system. Otolaryngol Head Neck Surg 89:822–830

Atzpodien W, Thuemler R, Kremer GJ (1979) Refsum-Syndrom (Heredopathia atactica polyneuritiformis). Therapiewoche 29:6389–6390

Aupy M, Orgogozo JM, Loisau P et al. (1980) Atteinte multiple des nerfs craniens relevant une periartrite noueuse. Relation avec le syndrome de Cogan. Rev Neurol (Paris) 136:59–65

Aursnes J (1982) Atotoxic effects of quaternary ammonium compounds. Acta Otolaryngol (Stockh) 93:421–433

Autio S, Norden NE, Öckermann PA, Riekkinen P, Rapola J, Louhimo T (1973) Mannosidosis: Clinical, fine-structural and biochemic findings in three cases. Acta Paediatr Scand 62:555–565

Axelsson A, Borg E, Hornstrand Ch (1983) Noise effects on the cochlear vasculature in normotensive and spontaneously hypertensive rats. Acta Otolaryngol (Stockh) 215:225

Axelsson A, Jerson T, Lindberg U et al. (1981) Das akustische Trauma bei halbwüchsigen Jugendlichen. Scand Audiol 10:91–96

Axelsson A, Jerson T, Lindgren F (1981) Noisy leisure time activities in teenage boys. Am Ind Hyg Assoc J 42:229–233

Axelsson A, Lindgren F (1977) Does pop music cause hearing damage? Audiology 16:432–437

Axelsson A, Sigroth K, Vertes D (1978) Hearing in diabetics. Acta Otolaryngol [Suppl] (Stockh) 356:1–23

Axelsson A, Vertes D (1982) Histological findings in cochlear vessels after noise. In: Hamernik, Henderson, Salvi (eds) New Perspectives on Noise-Induced Hearing Loss. Raven Press, New York

Baba K et al. (1980) Sugar and lipoid metabolism in patients with bilateral sensorineural hearing defects. Variation of blood FFA level with 50 g-OGTT. ORL Tokyo 23, Nr. 2, engl. Abstr. 6; ref Zentralbl HNO 124 (1980/81) Nr. 5021

Bagger-Sjöbeck D, Filipek CS, Schacht J (1980) Characteristics and drug responses of cochlear and vestibular adenylate cyclase. Arch Otorhinolaryngol 228:217–222

Bahgat MS, Shenoi PM (1982) Sudden sensori-neural hearing loss treated by carbon dioxide and oxygen inhalation. A preliminary study. J Laryngol Otol 96:73–81

Bailey CM, Graham MD, Lawrence M (1982) Recovery from prolonged sensorineural hearing loss. Am J Otol 4:1–8

Ballantyne CJ (1966) Perceptive deafness in subjects with renal failure treatment with heamodialysis and polybrene. Proc 8. Internat Congr ORL, Tokyo, 402–403

Ballantyne J (1970) Iatrogenic deafness. J Laryngol Otol 84:967–1010

Ballantyne J (1973) Ototoxicity: A clinical review. Audiology 12:325–336

Bardadin T (1965) The influence of salicylate on the organ of hearing. Otolaryngol Pol 18:509, 517; ref Zentralbl Hals-Nas-Ohrenheilk 87:91

Barolin GS, Hodkewitsch EE, Höfinger E, Scholz H, Bernheimer H, Molzer B (1979) Klinisch-biochemische Verlaufsuntersuchungen bei Heredopathia atactica polyneuritiformis (Morbus Refsum) Fortschr Neurol Psychiatr 47:53–66

Barr B (1960) Nonorganic hearing problems in school children. Acta Otolaryngol (Stockh) 52:337–346

Barr B, Andersen H, Wedenberg E (1973) Epidemiology of hearing loss in childhood. Audiology 12:426

Barr B, Wedenberg E (1965) Prognosis of perceptive hearing loss in children with respect to genesis and the use of hearing aid. Acta Otolaryngol (Stockh) 59:462–474

Barr DP, Reader GG, Wheeler CH (1950) Cryoglobulinemia. I. Report of two cases with discussion of clinical manifestations, incidence and significance. Ann Intern Med 32:6–29

Barsano CP, Groot LJ de (1979) Pendred's syndrome. In: Evered D, Hall WB (eds) Clinics in Endocrinology and Metabolism, Vol 8, No 1, Kap 10. Saunders, London

Batsakis JG, Nishiyama RH (1962) Deafness with sporadic goiter. Pendred's syndrome. Arch Otolaryngol 76:401–406

Battmer RD, Lehnhardt E (1984) Beziehungen zwischen der Dauertonschwelle und dem Einsilberverstehen bei Innenohrhochtonschwerhörigkeit. HNO 32:69–73

Bausch J (1983) Wirkung und Nebenwirkung hormonaler Antikonzeptiva im Bereich von Nase, Hals und Ohr. HNO 31:409–414

Beagley HA (1974) Can we use the cochlear microphonic in electrocochleography? Rev Laryngol
    Rhinol Otol (Bord) 95:531–536
Beagley HA, Gibson WPR (1978) Electrocochleography in adults. In: Naunton, Fernandes (eds)
    Evoked Electrical Activity in the Auditory Nervous System. Academic Press, New York pp 259,
    274
Beal DD (1968) Effect of endolymphatic sac ablation in the rabbit and cat. Acta Otolaryngol 66:333
Beal DB, Hemenway WG, Lindsay JR (1967) Inner ear pathology of sudden deafness. Arch Otolaryn-
    gol 85:591–598
Beaugard ME, Asakuma S, Snow JB (1981) Comparative ototoxicity of chloramphenicol and kanamy-
    cin with ethacrynic acid. Arch Otolaryngol 107:104–109
Beck Chl (1961) Das Pigment der Stria vascularis. Arch Ohr-Nas-Kehlk-Heilk 179:51–58
Becker W, Matzker J (1961) Akustischer Unfall. Laryngol Rhinol Otol (Stuttg) 40:49
Beckmann G (1962) Das hörgestörte Kind. Der gegenwärtige Stand der Pädoaudiologie aus oto-audio-
    logischer Sicht. Arch Ohr-Nas-Kehlk-Heilk 180:1
Beentjes BI Jr (1972) The cochlear aquaeduct and the pressure of cerebrospinal and endolabyrinthine
    fluids. Acta Otolaryngol (Stockh) 73:112–120
Behbehani A, Kastenbauer E (1978) Zur Ruptur und Läsion der Labyrinthfenster. Laryngol Rhinol
    Otol (Stuttg) 57:983–986
Beickert P (1956) Plötzlich auftretende einseitige Ertaubung und ihre Behandlung (psychoemotionelle
    und zervikale Genese). Laryngol Rhinol Otol 35:384–395
Beickert P (1961) Zur Frage der Empfindungsschwerhörigkeit durch Autoallergie. Laryngol Rhinol
    Otol (Stuttg) 40:837
Beickert P (1979) Otosklerose (Otospongiose). In: Berendes, Link, Zöllner (Hrsg) Hals-Nasen-Ohren-
    heilkunde in Praxis und Klinik, 2. Aufl, Bd 5, Ohr 1, Kap 19. G. Thieme, Stuttgart
Beickert P, Terayama Y (1965) Reaktionen am Corti-Organ auf Sympathicusinnervation. (Zur Wir-
    kung des Ephedrins.) Arch Klin Exp Ohr-Nas-Kehlk-Heilk 185:725–731
Beighton P, Hamersma H (1980) Frontometaphyseal dysplasia: Autosomal dominant or X-linked? J
    Med Genet 17:53–56
Békésy G v (1951) The coarse pattern of the electrical resistance of the cochlea of the guinea pig (elec-
    troanatomy of the cochlea). J Acoust Soc Am 23:18–28
Békésy G v (1951) DC potentials and energy balance of the cochlear partition. J Acoust Soc Am 23:576
Belal A (1979) The effects of vascular occlusion on the human inner ear. J Laryngol Otol 93:955–968
Bentzen O (1961) Skin anomalies in otosclerosis. 7. Congr Oto-Rhino-Laryngol Paris. Excerpta Med
    Int Congr Series 35:40–41
Bentzen O (1967) The otosclerotic syndrome. Acta Otolaryngol [Suppl] (Stockh) 224:124–132
Berg M, Pallasch H (1981) Sudden deafness and vertigo in children and juvenils. Adv Otorhinolaryngol
    27:70–82
Berger K (1965) Nonorganic hearing loss in children. Laryngoscope 75:447–457
Bergholtz LM, Hooper RE, Mehta DC (1977) Electrocochleographic response patterns in a group of
    patients mainly with presbyacusis. Scand Audiol 6:3–11
Bergmann K, Haupt H, Scheibe F, Rogge I (1979) Der Verschluß des Aquaeductus cochleae für Pe-
    rilymphuntersuchungen am Meerschweinchen. Arch Otorhinolaryngol 224:257–265
Bergsmark J, Djupesland G (1968) Heredopathia atactica polyneuritiformis (Refsum's disease). An
    audiological examination of two patients. Eur Neurol 1:122–130
Bergstrom L (1980) Pendred's syndrome with atypical features. Ann Otol Rhinol Laryngol 89:135–139
Bergstrom L (1981) Fragile bones and fragile ears. Clin Orthop 159:58–63
Bergstrom L, Thompson P, Sondo J et al. (1981) Renal disease. Its pathology, treatment, and effects
    on the ear. Arch Otolaryngol 106:567–572
Bergstrom L, Thompson P, Wood RP (1979) New patterns in genetic and congenital otonephropathies.
    Laryngoscope 89:177–194
Bernasconi A, Civardi F, Magri M (1983) Osservazioni sul comportamento della funzionalità uditiva
    in pazienti dializzati. Vortrag 2. Internat. Sympos. on Audiological Medicine, Sirmione 10–13
    April
Bernath, Kellerhals, Jannett (1981) Untersuchung über die sogenannte altersbedingte Innenohrschwer-
    hörigkeit. HNO 29:39
Berndt H, Wagner H (1979) Influence of thyroid state and improved hypoxia tolerance on noise-in-
    duced cochlea damage. Arch Otorhinolaryngol 224:125–128

Bernhard PA (1981) Freedom from ototoxicity in aminoglycoside treated neonates: a mistaken notion. Laryngoscope 91:1985–1994

Bernstein JM, Silverstein H (1966) Anterior cerebellar and labyrinthine arteries. A study in the cat. Arch Otorhinolaryngol 83:422–435

Berry RA (1975) Sickle cell anemia: audiological findings. J Am Audiol Soc 1:61–63

Bertram G, Luckhaupt H (1983) Ergebnisse unspezifisch durchblutungsfördernder Therapiemaßnahmen beim Hörsturz. Vortrag Westdtsch HNO-Ärzte Recklinghausen

Bess FH, Josey AF, Humes LF (1979) Performance intensity functions in cochlear and eighth nerve disorders. Am J Otol 1:27–31

Bichler E, Wieser M (1983) Experimental lipidosis of the inner ear. Morphological and functional results. Acta Otolaryngol (Stockh) 95:307–313

Biesalski HK, Gross M, Ehrenthal W, Harth H (1981) Bestimmung von Vitamin A (Retinol) und retinolbindendem Protein (RP) im Serum hörgestörter Kinder. Laryngol Rhinol Otol (Stuttg) 60:631–635

Bilger RC (1958) Intensive determinations of remote masking. J Acoust Soc Am 30:817–824

Bilger RC, Hirsh IJ (1956) Masking of tone by bands of noise. J Acoust Soc Am 28:623–630

Blumina MG, Moskovkina AG (1981) Frequency and types of genetic neurosensory hypoacusis inheritance in children. Vestn ORL (Mosk) Nr 3, 21–25; ref Zentralbl Hals-Has-Ohrenheilk 128 (1982) Nr 2251

Blumina MG, Moskovkina AG (1981) A new form of dominant-hereditary neurosenory amplyacousis. Vestn. ORL (Mosk) Nr 5, 12–14d; ref. Zentralbl Hals-Nas-Ohrenheilk 128 Nr 1733

Bocca E (1959) Le problème de la surdité sénile. J Fr Otorhinolaryngol 8:801

Bockmühl F (1983) Mögliche Ursachen des Hochtonverlustes nach Stapesplastik. Vortrag Österreich HNO-Kongr St. Pölten 28. 9.–1. 10. 83

Bodo G, Rozsa L, Shea JJ (1983) Temporary loss of hearing after salt loading in glycerol test. Am J Otol 5:16–19

Boenninghaus HG (1959) Ungewöhnliche Form einer Hörstörung nach Lärmeinwirkung und Fehlbelastung der Halswirbelsäule. Laryngol Rhinol Otol (Stuttg) 38:585

Boenninghaus HG, Feldmann H, Steimann 'G (1967) Ein Beitrag zur Entstehung von Schwindel und Hörstörung bei Menièrescher Krankheit und Lermoyezschem Syndrom. Laryngol Rhinol Otol (Stuttg) 46:709–727

Boenninghaus HG, Guelzow J (1981) Operationsindikation bei Fensterruptur und Hörsturz. Laryngol Rhinol Otol (Stuttg) 60:49–52

Bohne BA, Clark WW (1982) Growth of hearing loss and cochlear lesion with increasing duration of noise exposure. In: Hamernik, Henderson, Salvi (eds) New perspectives on noise induced hearing loss. Raven Press, New York, pp 283–302

Bonding P (1979) Critical bandwith in loudness summation in sensorineural hearing loss. Br J Audiol 13:23–30

Bonding P (1979) Critical bandwith in patients with a hearing loss induced by salicilates. Audiology 18:133–144

Booth CW, Chen K, Nadler HL (1975) Radiological and biochemical abnormalities in mannosidosis. Pediatr Res 9:312

Booth JB (1982) Medical management of sensorineural hearing loss. I. Late syphilis; cardiovascular system; endocrine system; renal system. J Laryngol Otol 96:673–684

Booth JB (1982) Medical management of sensorineural hearing loss. II. Musculo-skeletal system. J Laryngol Otol 96:773–795

Borg E (1979) Physiological aspects of the effects of sound on man and animals. Acta Otolaryngol [Suppl] (Stockh) 300:80–83

Borg E, Nilsson R, Engström B (1983) Effect of the acoustic reflex on inner ear damage induced by industrial noise. Acta Otolaryngol (Stockh) 96:361–369

Bornemann H, Bornemann C, Franke KD, Hundeshagen H (1982) Cochleomeatale Szintigraphie zur Darstellung von Tumoren des inneren Gehörgangs. Arch Otorhinolaryngol 235:501–502

Bosatra A, Poli P, Bianchi M, Calabrese S, Giansante C (1983) Platelet aggregation and coagulation-factors in cases of acute cochleo-vestibular syndromes. Vortrag 2. internat. Sympos. on Audiological Medicine, Sirmione 10–13 April

Bosher SK (1981) The nature of the ototoxic actions of ethacrynic acid upon the mammilian endolymph system. I. Functional aspects. Acta Otolaryngol (Stockh) 89:407–418

Bosher SK, Smith C, Warren RL (1973) The effects of ethacrynic acid upon the cochlear endolymph and stria vascularis. Acta Otolaryngol 75:184

Brama I, Fainaru M (1980) Inner ear involvement in Behcet's disease. Arch Otolaryngol 106:215–217

Brenner JR, Spring BD, Sebastian A, McSherry EM, Genant H, Palubinskas AJ, Morris RC (1982) Incidence of radiographically evident bone disease, nephrocalcinosis, and nephrolithiasis in various types of renal tubular acidosis. N Engl J Med 307:217–221

Brinkman WFB (1979) Does presbyacusis exist? Ned Tjidschr Gerontol 10:139–143

Brodehl J (1982) Hereditäre Nephropathie Alport. In: Losse, Renner (Hrsg) Klinische Nephrologie in zwei Bänden, Bd III, Kapitel 52. Thieme, Stuttgart

Brookes GB (1983) Vitamin D deficiency – a new cause of cochlear deafness. J Laryngol Otol 97:405–420

Brown JJ, Brummett RE, Fox KE et al. (1980) Combined effects of noise and kanamycin. Cochlear pathology and pharmacology. Arch Otolaryngol 106:744–750

Brown JJ, Vernon JA, Fenwick JA (1982) Reduction of acoustically-induced auditory impairment by inhalation of carbogen gas. I.Permanent noise-induced cochlear damage. Acta Otolaryngol (Stockh) 93:319–328

Brummett RE (1980) Drug-induced ototoxicity. Drugs 19:412–428

Brummett RE (1983) Ototoxicity resulting from the combined administration of potent diuretics and other agents. Scand Audiol [Suppl] 14:215–224

Brummett R, Smith CA, Ueno Y, Cameron S, Richter R (1977) The delayed effects of ethacrynic acid on the stria vascularis of guinea pigs. Acta Otolaryngol (Stockh) 83:98–112

Brunell PA, Brickmann A, O'Hare D (1968) Ineffectiveness of isolation of patients as a method of preventing the spread to mumps: Failure to the mumps-skin-test to predict immune status. N Engl J Med 279:1357–1361

Brusis T, Kesternich P, Lang R (1982) Das Gehör von Hypertonikern. Arch Otorhinolaryngol 235:637–639

Brusis T, Busmann R, Carstens V (1981) Das Gehör bei Koronarkranken. Arch Otorhinolaryngol 231:672–674

Buch NH, Tygstrup J, Jörgensen MB (1966) Erythroblastosis fetalis and the hearing organ. Acta Otolaryngol (Stockh) 61:387–397

Bujara K, Bruck U, Dreyer M et al. (1982) Optikusatrophie, Typ I-Diabetes mellitus und Schallempfindungsstörung. Ein familiäres Syndrom. Klin Monatsbl Augenheilkd 180:559–562

Bumm P, Krüger B, Lang E (1980) Überschwellige Befunde des Ton- und Sprachgehörs bei Presbyakusis. Arch Otorhinolaryngol 223:397–399

Burdick ChK (1981) Hearing loss from low-frequency noise. In: Hamernik, Henderson, Salvi (eds) New perspectives on noise-induced hearing loss. Raven Press, New York, pp 321–329

Burdick ChK, Patterson JH, Mozo BT, Camp RT Jr (1977) Threshold shifts in chinchillas exposed to low-frequency noise. J Acoust Soc Am 61:78A

Burgeat M, Hirsh IJ (1961) Shifts in masking with time. J Acoust Soc Am 33:963–965

Butt H, Berghorn K (1980) Familiäres Auftreten eines QT-Syndroms mit und ohne Schwerhörigkeit. Herz Kreisl 12:89–92

Buttler RA, Albrite JP (1956) The pitch-discriminate function of the pathological ear. Arch Otolaryngol 63:411

Byl F (1974) Thirty-two cases of sudden profound hearing loss (SPHL) occurring in 1973; incidence and prognostic findings. Talk presented at 79th Annual Meeting American of Ophthalmology and Otolaryngology, Dallas, Oct 6–10, 1974

Byl FM (1977) Seventy-six cases of presumed sudden hearing loss occuring in 1973; prognosis and incidence. Laryngoscope 87:817

Bystrzanowska T, Fitowski Z, Swiesiulska H (1971) The effect of age on the auditory fatigue. Otolaryngol Pol 25:17–24; ref Zentralbl Hals-Nas-Ohrenheilk 104 (1971/72) 499

Cancura W (1983) Diskussion zum Vortrag Bockmühl. Österreich HNO-Kongr St. Pölten 28.9.–1.10. 1983

Carfi F, Siclari S, Liuzzo A et al. (1980) L'incidenza della ipertensione arteriora essenziale nella determinazione di turbe funzionali dell' orecchio interno. Nuova Clin ORL 32:135–137; ref Zentralbl Hals-Nas-Ohrenheilk 126 (1981) Nr 3402

Carlborg B (1981) On physiological and experimental variation on the perilymphatic pressure in the cat. Acta Otolaryngol (Stockh) 91:19–28

Carlborg B, Densert B, Densert O (1982) Functional patency of the cochlear aqueduct. Ann Otol Rhinol Laryngol 91:209–215

Carlier E, Pujol R (1980) Supra-normal sensitivity to ototoxic antibiotic of the developing rat cochlea. Arch Otorhinolaryngol 226:129–133

Carotti A, Mitri T de, Novello G, Anibaldi G (1983) The dislipidemic disease as risk factor in auditory function damage. Vortrag 2. Internat. Sympos. on Audiological Medicine, Sirmione, 10–13 April

Carter NL (1980) Eye colour and susceptibility to noise-induced permanent threshold shift. Audiology 19:86–93

Caruso VG, Winkelmann P, Correia MJ, Miltenberger GE, Love JT (1977) Otologic and neurologic injuries in divers: Clinical study on nine commercial and two sport divers. Laryngoscope 87:508

Cassidy B, Brown K, Cohen M, De Maria W (1965) Hereditary renal dysfunction and deafness. Pediatrics 35:967–979

Causse JB (1980) Etiology and therapy of cochlear drops following stapedectomy. Am J Otol 1:221–224

Causse J, Causse JB (1980) Note thérapeutique concernant l'utilisation du fluorure de sodium dans l'otospongiose. Cah ORL Chir Cervicofac 15:427–428, 430–432, ref Zentralbl Hals-Nas-Ohrenheilk 125 (1981) Nr 1915

Causse JR, Cause JB (1980) L'otospongiose, maladie familiale. Sa detection precoce. Son traitement medical. Ann Otolaryngol Chir Cervicofac 97:325–351

Caussé R (1949) Action toxique vestibulaire et cochléaire de la streptomycine au point de vue expérimental. Ann Otolaryngol Chir Cervicofac 10/11:518

Cervellera G, Quaranta A, Amoroso C (1980) Clinical experience with remote masking. Audiology 19:404–410

Cervellera G, Quaranta A, Cassano P (1978) Le „remote masking": un test de surdité de transmission cochléaire. Audiology 17:317–323

Chan V, Wang C, Yeung RTT (1979) Dissociated thyroxine, triiodothyronine and reverse triiodothyronine levels in patients with familial goiter due to iodide organification defects. Clin Endocrinol (Oxf) 11:257–265

Char DH, Cogan DG, Sullivan WR (1975) Immunological study of non-syphilitic interstitial keratitis with vestibuloauditoy symptoms. Am J Ophthalmol 80:491

Cheson BD, Jarevoy MR (1977) Cogan's syndrome and BW17 revisited. N Engl J Med 297:62

Chiricosta A, Jindal SL, Metuzals J, Koch B (1970) Nephropathia with hematuria (Alport's syndrome). Can Med Assoc J 102:396–401

Chobaut JC, Bertrand D, Raffoux C et al. (1982) HLA antigens in otosclerosis. Am J Otol 3:241–242

Chole R (1978) Experimental studies on the role of vitamin A in the guinea pig cochlea. Otolaryngol Head Neck Surg 86:595

Chole RA (1980) Autoradiographic localization of vitamin A in the stria vascularis of the rat cochlea. Acta Otolaryngol (Stockh) 106:745

Chou JTY, Hellenbrecht D (1979) Further studies of the membrane potential of the stria cells of the guinea pig in vitro. Acta Otolaryngol (Stockh) 88:187–197

Chüden HG (1979) Ruptur der runden Fenstermembran. HNO 27:227–231

Chüden HG (1983) Hearing disorders in renal diseases. Vortrag 2. Internat. Sympos. on Audiological Medicine, Sirmione, 10–13 April

Chüden HG, Mickte W, Stehr K (1978) Hörstörungen bei endemischer Mumpserkrankung. Laryng Rhinol Otol (Stuttg) 57:745–750

Chung DY (1980) Meanings of a double-notch audiogram. Scand Audiol 9:29–32

Chung DY, Gannon PR, Wilson GN, Mason K (1981) Shooting, sensorineural hearing loss, and worker's compensation. J Occupat Med 23:480–484

Chung DY, Wilson GN, Gannon RP (1983) Lateral differences in susceptibily to noise damage. Audiology 22:199–205

Churg J, Sherman RL (1973) Pathologic characteristics of hereditary nephritis. Arch Pathol Lab Med 95:374–379

Clare NM, Montiel MM, Lifschitz MD, Bannayan GA (1979) Alport's syndrome associated with macrothromboipathic thrombocytopenia. Am J Clin Pathol 72:111–117

Clark SK, Rees TS (1977) Posttraumatic endolymphatic hydrops. Arch Otolaryngol 103:725–726

Clark WW, Bohne BA (1978) Animal model for the 4-kHz tonal dip. Ann Otol Rhinol Laryngol [Suppl] 51:1–16

Claux J, Coll J (1979) La place des abiotrophies dans l'etiologie des surdités de l'enfant. J Fr Otorhinolaryngol 28:55

Coats AC, Alford BR (1981) Meniére's disease and the summating potential. Arch Otolaryngol 107:469–473

Cody DT, Sones DA (1971) relapsing polychondritis: audiovestibular manifestations. Laryngoscope 81:1208–1222

Cogan DG (1945) Syndrome of nonsyphilitic interstitial keratitis and vestibuloauditory symptoms. Arch Ophthalmol Otolaryngol 33:145

Cohen T, Brand-Auraban A, Karshai C, Jacobi A, Gay J, Tsitsianov J, Shapiro T, Jatziv S, Ashkenazi A (1973) Familial infantile renale tubular acidosis and congenital nerve deafness: an autosomal recessive syndrome. Clin Genet 4:275–278

Colclasure JB, Graham SS (1981) Intracranial aneurysm occurring as sensorineural hearing loss. Otolaryngol Head Neck Surg 89:283–287

Coles RRA (1976) Cochleo-vestibular disturbances in diving. Audiology 15:273–278

Comis SD, Leng G, Pratt SR (1981) The effects of furosemid, bumetanide and piretanide on the guinea pig cochlea and auditory nerve. Scand Audiol Suppl 14:85–94

Conrad ME Jr, Crosby WH (1960) Massive nitrogen Mustard therapy in Hodgkin's disease with protection of bone marrow by tourniquets. Blood 16:1089–1103

Corso JF (1977) Presbyacusis, hearing aids and aging. Audiology 16:146–163

Corso JF (1980) Age correction factor in noise-induced hearing loss: a quantitative model. Audiology 19:221–232

Costa OA (1967) Inner ear pathology in experimental diabetes. Laryngoscope 77:68–75

Cram DL, Resneck JS, Jackson WB (1979) A congenital ichthyosiform syndrome with deafness and keratitis. Arch Dermatol 115:467–471

Crammond GW, Gabb P (1980) Impaired hearing in the elderly. Br Med J 280:612

Cremers CWRJ (1979) Autosomal recessive non-syndromal progressive sensorineural deafness in childhood. A separate clinical and genetic entity. Int J Pediatr Otorhinolaryngol 1:193–199

Cremers CWRJ, Monnens LAH, Marres EHMA (1980) Renal tubular acidosis and sensorineural deafness. Arch Otolaryngol 106:287–289

Crifo S, Antonelli M, Gagliardi M et al. (1980) Ototoxicity of aminoglycoside antibiotics in long-term treatment for cystic fibrosis. Int J Pediatr Otorhinolaryngol 2:251–253

Crowe SJ, Guild SR, Polvogt LM (1934) Observations on the pathology of high-tone deafness. Bull John Hopkins Hosp 54:315

Cummings ChW (1968) Experimental observations on the ototoxicity of nitrogen mustard. Laryngoscope 78:530–538

Cunningham DR, Goetzinger CP (1974) Extra-high frequency hearing loss and hyperlipidemia. Audiology 13:470–484

Dahle AJ, McCollister FP, Stagno S et al. (1979) Progressive hearing impairment in children with congenital cytomegalovirus. J Speech Hear Disord 44:220–229

Dallos P, Santos-Sacchi JS, Flock Å (1982) Intracellular recordings from cochlear outer hair cells. Science 218:582–584

Dallos P, Wang ChY (1974) Bioelectric correlates of kanamycin intoxication. Audiology 13:277–289

Dauman R, Cros AM, Mehsen M, Cazals Y (1983) Hemodilution in sudden deafness: first results. Arch Otorhinolaryngol 238:97–102

Davey PG, Jabeen FJ, Harpur ES, Shenoi PM, Geddes AM (1983) A controlled study of the reliability of pure tone audiometry for the detection of gentamicin auditory toxicity. J Laryngol Otol 97:27–36

Davies MG, Marks R, Dykes PJ, Reynolds D (1977) Epidermal abnormalities in Refsum's disease. Br J Dermatol 97:401–406

Davis EC, Nilo ER (1964) Hearing improvement induced by phlebotomy in polycythemia. Laryngoscope 75:1847–1852

Davis GL (1979) Congenital cytomegalovirus and hearing loss: Clinical and experimental observations. Laryngoscope 89:1681–1688

Davis GL (1981) In vitro models of viral-induced congenital deafness. Am J Otol 3:156–160

Davis H (1957) Biophysics and physiology of the inner ear. Physiol Rev 37:1

Davis RR, Brummett RE, Bendrick TW et al. (1982) The ototoxic interaction of viomycin, capreomycin and polymycin B with ethacrynic acid. Acta Otolaryngol (Stockh) 93:211–217

Dawes JDK, Watson RT (1979) Perilymph fistula. Clin Otolaryngol 4:291–302

Deatherage BH, Bilger RC, Eldredge DH (1957a) Remote masking in selected frequency regions. J Acoust Soc Am 29:512–514

Deatherage BH, Davis H, Eldredge DH (1957b) Physiological evidence of the masking of low frequencies. J Acoust Soc Am 29:132–137

Debruyne F, Vaderschueren-Lodeweyckx M, Bastijns P (1983) Hearing in congenital hypothyreoidism. Audiology 22:404–409

Deer BC, Hunter-Duvar J (1982) Salicylate ototoxicity in the chinchilla: a behavioral and electron microscopic study. J Otolaryngol 11:260–264

Del Carpio J, Espinoza LR, Osterland CK (1976) Cogan's syndrome and HLA BW 17. N Engl J Med 295:1262

Demaertelaere L, van Opstal M (1981) Behandlung von akustischen Traumen mit hyperbarem Sauerstoff. Acta Otorhinolaryngol Belg 3:303–314; ref Zentralbl Hals-Nas-Ohrenheilk 128 (1982) Nr 3841

Dencker L, Lindqvist NG, Ullberg S (1973) Mechanism of drug-induced chronic lesions role of drug accumulation on the melanin of the inner ear. Experientia 29:1362–1367

Densert O, Carlborg B, Stagg J (1978) Pressure-regulating mechanisms in the inner ear. ORL 40:319–324

Densert O, Carlborg B, Stagg J (1981) Transmission of low frequency steps to the perilymphatic fluid. Acta Otolaryngol (Stockh) 91:55–64

Deol MS (1970) The relationship between abnormalities of pigmentation and of the inner ear. Proc Roy Soc Lond A 175:201–217

Desjardins R, Guerguergian AJ, Dube J et al. (1982) Meningitis and congenital fistula of the internal ear. J Otolaryngol 11:97–100

Desrochers CS, Schacht J (1982) Neomycin concentrations in inner ear tissues and other organs of the guinea pig after chronic drug administration. Acta Otolaryngol (Stockh) 93:233–236

Dey FL (1970) Auditory fatigue and predicted permanent hearing defects from rock-and-roll music. N Engl J Med 282:467–470

Diamant H (1958) The toxic action of some compounds on the inner ear and its vestibular connections. An experimental investigation with reference to nitrogen mustards and sodium arsanilate (atoxyl). Arch Otolaryngol 67:546

Dieroff HG (1973) Zum Wert der Richtungsaudiometrie für die Abgrenzung zentraler Hörschadensanteile bei der Lärmschwerhörigkeit. Laryngol Rhinol Otol (Stuttg) 52:681–686

Dieroff HG (1975) Lärmschwerhörigkeit. Leitfaden der Lärmhörschadenverhütung in der Industrie. Urban & Schwarzenberg, München-Berlin-Wien

Dieroff HG (1976) Erfahrungen mit der Hochfrequenzaudiometrie und ihre Einsatzmöglichkeit. Laryngol Rhinol Otol (Stuttg) 55:739–743

Dieroff HG (1976) Possibilities of improving the diagnosis of noise-induced hearing damage by means of directional audiometry, the dichotic speech discrimination test, and the EEG. Audiology 15:152–162

Dieroff HG (1976) Der Nachweis der aufsteigenden Degeneration des Hörnerven bei der Lärmschädigung durch audiometrische Methoden. Z Gesamte Hyg 22:360–363

Dieroff HG (1979) Der unterschiedliche Schadmechanismus bei Dauer- und Impulslärmbelastung in der Industrie und seine Bedeutung für die Praxis. Z Gesamte Hyg 25:143–147

Dieroff HG (1979) Unterschied im Hörschadenmechanismus bei Dauer- und Impulslärm. OAL-Fachtagung 1979 „Lärmbekämpfung Medizin, Technik, Recht", pp 4–11

Dieroff HG (1982) Zum derzeitigen Entwicklungsstand der Hochfrequenzaudiometrie und deren Anwendungsmöglichkeit. HNO-Praxis 7:1–8

Dieroff HG (1982) Behavior of high-frequency hearing in noise. Audiology 21:83–92

Dieroff HG (1982) Zum Problem der Frühveränderung im Innenohr durch Lärmexposition und das Verhalten der Schwelle im Normalhörbereich. XII. AICB-Kongreß „Erfolge und Prognosen der Lärmbekämpfung", pp 61–64

Dietzel K, Kleinfeldt D, Dahl D (1971) Klinische und tierexperimentelle Untersuchungen über die Leistungssteigerung des Innenohrs nach Stellatum-Blockade. Wiss Z Univ Halle 20:34–37

Dilling JM, Makishim T, Snow JB (1973) Effect of ethacrynic acid on endolymphatic DC potential. Arch Otolaryngol 98:183

Dishoeck HAE van, Biermann TA (1957) Sudden perceptive deafness ad viral infection (report of the first hundred patients). Ann Otol Rhinol Laryngol 66:963–980

Djupesland G, Flottorp G, Degré M, Stien R, Skrede S (1979) Cochlear hearing loss and viral infection. Acta Otolaryngol (Stockh) 87:247–254

Dodson HC, Banister LH (1982) The effects of combined gentamycin and white noise on the spiral organ of young guinea pigs. A structural study. Acta Otolaryngol 94:193, 202

Dokianakis G, Ferekidis E, Pantazopoulos P (1978) Hypothyreose und Schwerhörigkeit. Arch Otorhinolaryngol 219:351–353

Donaldson JA (1979) Heparin therapy for sudden sensorineural hearing loss. Arch Otolaryngol 105:351–352

Donckerwolcke RA, Bierrliet JP van, Koorevaar G, Kuijten RH, Stekelenburg GJ van (1976) The syndrome of renal tubular acidosis and nerve deafness. Acta Paediatr Scand 65:100–104

Druss JG, Maybaum JL (1934) Periarteritis nodosa of the temporal bone. Arch Otolaryngol 19:502, 507

D'Souza SW, McCartney E, Nolan M, Taylor IG (1981) Hearing, speech, and language in survivors of severe perinatal asphyxia. Arch Dis Child 56:245–252

Duclos JC, Dubreuil C (1979) Les aspects actuels de la surdité professionnelle. Bull Audiophonol Besancon 9:129–155

Dunger DP, Brenton DP, Cain AR (1980) Renal tubular acidosis and nerve deafness. Arch Dis Child 55:221–225

Durska-Zarzewska A, Zarzewski A (1971) Hörprüfungs-Spätergebnisse bei Patienten nach Therapie mit hohen Streptomycindosen. Wiss Z Univ Halle 20:164–167

Duvall AJ, Sanit PA, Hukee MJ (1980) Cochlear fluid balance. A clinical research overview. Ann Otol Rhinol Laryngol 89:335–341

Eeckhaut J van den, Mangen R, Depover R, Freund M, Meyer R de (1983) Genetic inheritance of perceptive deafness associated with hypertension and hyperlipidemia in a family of ten adults and seventeen adults. Vortrag 2. Internat. Sympos. on Audiological Medicine. Sirmione 10–13 April

Eggemann G, Bruchmüller W (1968) Die Kohlensäureanhydrase im Innenohr des Meerschweinchens und ihre Hemmung. Arch Klin Exp Ohr-Nas-Kehlk-Heilk 190:450–456

Eggermont JJ (1974) The temperature dependency of cochlear adaptation and masking in guinea pig. Audiology 13:147–161

Eggermont JJ (1976) Electrocochleography. In: Keidel, Neff (eds) Handbook of sensory physiology, vol V, part 3. Springer, Berlin Heidelberg New York, pp 625–705

Eggermont JJ (1976a) Electrophysiological study of the normal and pathological human cochlea. I. Presynaptic potential. Rev Laryngol Rhinol Otol [Suppl] (Bord) 99:487–495

Eggermont JJ (1976b) Electrophysiological study of the normal and pathological human cochlea. III. Neural responses. Rev Laryngol Rhinol Otol [Suppl] (Bord) 99:497–506

Eggermont JJ (1976c) Summating potentials in electrocochleography: Relation to hearing disorders. In: Ruben, Elberling, Salomon (eds) Electrocochleography. University Park Press, Baltimore, pp 67–87

Eggermont JJ (1977a) Electrocochleography and recruitment. Ann Otol Rhinol Laryngol 86:138–149

Eggermont JJ (1977b) Summating potential in Menière's disease. Arch Otorhinolaryngol 222:63–75

Eggermont JJ, Odenthal DM (1974) Action potentials and summating potentials in the normal human cochlea. Acta Otolaryngol [Suppl] (Stockh) 316:39

Eggermont JJ, Odenthal DW, Spoor A (1973) Frequency selective masking in electrocochleography. Presented at X. World Congr. of ORL, Venice, Italy. Excerpta Medica Congr. Series 276:132

Ehrly AM (1981) Gesamtblutviskosität, Erythrocytenverformbarkeit und Erythrocytenaggregation. Dtsch Med Wochenschr 106:35

Eibach H, Börger U (1980) Therapeutic results in acute acoustic trauma. Arch Otorhinolaryngol 226:177–186

Eichhorn M, Martin G (1984) Verlauf und Prognose beim Hörsturz. HNO 32: (im Druck)

Eisdorfer C, Wilkie F (1972) Auditory changes in the aged: A followup study. J Am Geriatr Soc 20:377–382

Eiseman ML, Sharma GK (1979) The Wildervanck syndrome: Cervico-oculoacoustic dysplasia. Otolaryngol Head Neck Surg 87:892–897

Elberling C, Salomon G (1973) Cochlear microphonics recorded from the ear canal in man. Acta Otolaryngol (Stockh) 75:489–495

Elies W (1978) Differentialdiagnostische Erwägungen zum Morbus Menière: Die basiläre Impression. Arch Otorhinolaryngol 219:358–359

Elies W (1983) Beiträge zu Ätiologie und Pathogenese ein- und doppelseitiger cochleo-vestibulärer Störungen. Habilitationsschrift Aachen

Elies W (1983) Ein Fall von erfolgreicher Dexa-Methasonbehandlung bei beidseitiger, chronisch-progredienter Innenohrschwerhörigkeit. HNO 31:443–444

Elies W, Mitzkat K, Bosch T (1980) Cochleo-vestibuläre Befunde bei „HWS-Syndrom" und idiopathischer Skoliose. Arch Otorhinolaryngol 227:496–499

Elies W, Plester D (1980) Basilar impression. A differential diagnosis of Menière's disease. Arch Otolaryngol 106:232–233

Elies W, Wolff G, Seuffer R (1981) Liquoreiweißbefunde bei Hörsturz und chronisch progredienter Innenohrschwerhörigkeit. Arch Otorhinolaryngol 231:679

Elverland H, Mair IWS (1983) Recurrent meningitis, congenital anacusis and Mondini anomaly. Acta Otolaryngol (Stockh) 95:147–151

Emmett JR, Shea JJ (1979) Diatrizoate meglumine (hypaque) treatment for sudden hearing loss. Laryngoscope 89:1229–1238

Emmett JR, Shea JJ (1980) Traumatic perilymph fistula. Laryngoscope 90:1513–1520

Epstein CJ, Sahud MA, Piel CF, Goodman JR, Bernfield MR, Kushnev JH, Albin AR (1972) Hereditary macrothrombozythopathia and deafness. Am J Med 52:299–310

Evans EF (1972) Does frequency sharpening occur in the cochlea? Sympos. on Hearing Theory, IPO Eindhoven, pp 27–34

Evans EF (1974) The effects of hypoxia on the tuning of single fibres in the cochlear nerve. J Physiol (Lond) 238:65–67

Evans EF (1975) The sharpening of cochlear frequency selectivity in the normal and abnormal cochlea. Audiology 14:419–442

Evans EF (1978) Peripheral auditory processing in normal and abnormal ears: Physiological considerations for attempts to compensate for auditory deficits by acoustic and electrical prosthesis. Scand Audiol [Suppl] 1978:9–47

Eviatar L, Eviatar A (1981) Aminoglycoside ototoxicity in the neonatal period: Possible etiologic factor in delayed postural control. Otolaryngol Head Neck Surg 89:818–821

Falbe-Hansen J (1941) Clinical studies on the effect of salicylate acid and quinine on the human ear. Acta Otolaryngol [Suppl] (Stockh) 44:50–74

Falser N (1981) Experimental infection of the guinea pig inner ear with Toxoplasma gondii. Arch Otorhinolaryngol 233:219–225

Farmer JC, Thomas WG, Youngblood DG, Bennett PB (1976) Inner ear decompression sickness. Laryngoscope 86:1315–1327

Farrior B (1966, 1967, 1968) zit nach Farrior und Endicott (1971)

Farrior B, Endicott JN (1971) Congenital mixed deafness: Cerebrospinal fluid otorrhea. Ablation of the aquaeduct of the cochlea. Laryngoscope 81:684–699

Fastl H, Schorn K (1981) Discrimination of level differences by hearing-impaired patients. Audiology 20:488–502

Federspil P (1972) Über das Haarzellschädigungsmuster nach parenteraler Gentamycin-Applikation beim Meerschweinchen. Laryngol Rhinol Otol (Stuttg) 51:845–866

Federspil P (1979) Antibiotikaschäden des Ohres, dargestellt am Beispiel des Gentamyzins. JA Barth, Leipzig

Federspil P (1981) Experimentelle Untersuchungen zur Ototoxizität der Aminoglykosid-Antibiotika und ihre klinische Bedeutung. Laryngol Rhinol Otol (Stuttg) 60:553–557

Federspil P (1982) Ototoxizität von Antibiotika unter besonderer Berücksichtigung der Lokalbehandlung. In: Ganz H, Schätzle W (Hrsg) HNO Praxis Heute, Nr 2. Springer, Berlin Heidelberg New York, S 1–33

Federspil P, Schätzle W, Kayser M, Sack K (1980) Zur Minderung der Ototoxizität und Nephrotoxizität des Tobramycins. Arch Otorhinolaryngol 223:238–240

Fee GA (1968) Traumatic perilymphatic fistulas. Arch Otolaryngol 88:477–480

Feinmesser M, Sohmer H (1965) Influence of streptomycin and dihydrostreptomycin on the cochlear potentials of the guinea pig. Ann Otol Rhinol Laryngol 74:48–58

Feinmesser M, Weisser MJ, Levi H, Weiss S (1980) Bullous myringitis: Its relation to sensorineural hearing loss. J Laryngol Otol 94:643–647

Feldmann H (1960) Untersuchungen zur Diskrimination differenter Schallbilder bei simultaner, monauraler und binauraler Darbietung. Arch Ohr-Nas-Kehlk-Heilk 176:601–605

Feldmann H (1980) Das Refsum-Syndrom, klinische und audiologische Befunde einer eigenen Beobachtung. Arch Otorhinolaryngol 227:379–382

Feldmann H (1981) Refsum-Syndrom. Heredopathia atactica polyneuritiformis in der Sicht des HNO-Arztes. Laryngol Rhinol Otol (Stuttg) 60:235–240

Feldmann H (1981) Sudden hearing loss: A clinical survey. Adv Otorhinolaryngol 27:40–69

Feldmann H (1981) Der symptomatische Hörsturz. Vortrag/Tagung 60. Geburtstag von Prof. Boenninghaus 30. 4. 81 (unveröff)

Ferekidis E, Papafrangos K, Symvoulidis A, Candiloros D, Pantazopoulos P (1980) Über die urämische Hörstörung. Arch Otorhinolaryngol 223:235–237

Ferguson AC, Rance CP (1972) Hereditary nephropathy with nerve deafness (Alport's syndrome) Am J Dis Child 124:84–88

Fiebach A, Plath P (1983) Differentialdiagnostische Überlegungen zum Hörsturz: Ruptur der runden Fenstermembran. HNO 32:132–135

Fiedler H (1984) Klinische Studie über die Verwendung von Urografin in der Behandlung des Hörsturzes: Notwendige Voruntersuchungen, Resultate und Kritik. HNO 32 (im Druck)

Fikentscher R, Albrecht R, Jakobi H (1982) Beziehungen zwischen Innenohrfunktion und verschiedenen klinischen Merkmalen bei Otosklerose. HNO-Praxis 7:109–113

Finitzo-Hieber T, McCracken GH, Roeser RJ, Allen DA, Chrane DF, Morrow J (1979) Ototoxicity in neonates treated with gentamicin and kanamycin: Results of a four-year controlled follow-up study. Pediatrics 63:443–450

Fiorino FG, Bonani G, Coletti V, Facchinetti R, Sittoni V (1983) Hearing abnormalities in diabetes mellitus. Vortrag 2. Internat. Sympos. on Audiological Medicine, Sirmione 10–13 April

Fisch L (1959) Deafness as part of an hereditary syndrome. J Laryngol Otol 73:355

Flach M, Uhlemann B, Knothe J, Steinert R (1969) Elektrophysiologische Untersuchungen zur Frage einer Innenohrschädigung durch örtliche Anwendung proteolytischer Fermente (a-Chymotrypsin). Arch Klin Exp Ohr-Nas-Kehlk-Heilk 195:17–24

Fleischer K (1956) Histologische und audiometrische Studie über altersnsbedingten Struktur- und Funktionswandel des Innenohres. Arch Ohr-Nas-Kehlk-Heilk 170:142–167

Fleischer K (1972) Das alternde Ohr: Morphologische Aspekte. HNO 20:103–107

Flint EF (1983) Severe childhood deafness in Glasgow, 1965–1979. J Laryngol Otol 97:421–425

Flottorp G, Foss I (1979) Development of hearing in hereditarily deaf white mink (Hedlund) and normal mink (standard) and the subsequent deterioration of the auditory response in Hedlund mink. Acta Otolaryngol (Stockh) 87:16–27

Forman-Franco B, Karayalcin G, Mandel DD, Abramsom AL (1982) The evaluation of auditory function in homozygous sickle cell disease. Otolaryngol Head Neck Surg 90:850–856

Forquer BD (1979) The stability of and the relation between the acoustic reflex and uncomfortable loudness levels. J Am Audiol Soc 5:55–59

Fotin AG, Ageeva SA (1981) Audition damage aspects in hypothyrosis. Vestn ORL (Mosk) Nr 3:18–21; ref Zentralbl Hals-Nas-Ohrenheilk 128 (1982) Nr 2250

Fowler EP (1950) Sudden deafness. Ann Otol Rhinol Otol 66:980–987

Fox KE, Brummett RE, Brown R, Himes D (1980) A comparative study of the ototoxicity of gentamicin and gentamicin C_1. Arch Otolaryngol 106:44–49

Francois J (1979) Albinism. Ophthalmologica 178:19–31

Franke K (1978) The structure of the round window membrane studied by thin-section-freeze-fracture and scanning electron microscopic techniques. Arch Otorhinolaryngol 219:362–363

Franke K (1979) Fine structure of tissue lining the cochlear perilymphatic space against the bony labyrinthine capsule. Arch Otorhinolaryngol 222:161

Fraser GR (1964) Profound childhood deafness. J Med Genet 1:118

Fraser GR (1965) Association of congenital deafness with goiter (Pendred's syndrome). A study of 207 families. Ann Hum Genet 28:201–249

Fraser GR (1971) The role of genetic factors in the causation of human deafness. Audiology 10:212–221

Fraser GR (1974) Epidemiology of profound childhood deafness. Audiology 13:335–341

Fraser JG, Harborow PC (1975) Labyrinthine window rupture. J Laryngol Otol 89:1–7

Freeman J (1979) Progressive sensorineural hearing loss and cochlear otosclerosis: A prospective study. Laryngoscope 89:1487–1521

Freeman P (1975) Rupture of the round window membrane. Acta Otorhinolaryngol Belg 29:783–794

Freeman P (1978) Rupture of the round window membrane. Otolaryngol Clin North Am 11:81–93

Frei J (1980) Gehörschäden durch elektroverstärkte Musik. 7. Audio-Symposium 1980. Bommer-INTL AG Rexton, Zürich, pp 143–151

Friedman EM, Luban NLC, Herer GL, Williams I (1980) Sickle cell anemia and hearing. Ann Otol Rhinol Laryngol 89:342–347

Friedrich G, Pilger E (1981) Lipoproteinmuster bei cochleovestibulären Störungen. Arch Otorhinolaryngol 232:101–105

Friedrich G, Wolf G (1984) Prognostisch relevante Faktoren beim Hörsturz. HNO 32:74–80

Fritz W, Hörmann K, Brassow W, Koehn W (1980) Zur Ätiologie des Hörsturzes. Arch Otorhinolaryngol 227:370–372

Fritze W (1981) Eine Methode zur Prognose des chronischen Lärmschadens. Laryngol Rhinol Otol (Stuttg) 60:512–516

Fritze W, Gedlicka W (1982) Ein Verfahren zur Prognose des chronischen Lärmschadens. Österreich HNO-Kongr 1981:226–228

Frühwald H, Köllner W, Prohaska O (1979) Lokale pO_2-Messungen in der Perilymphe der Meer-schweinchenkochlea bei Sauerstoff- und Sauerstoff-/Kohlendioxyd-Inhalationen. Laryngol Rhinol Otol (Stuttg) 58:731–736

Fues CP, Heumann H, Steinbach E (1983) Schädigung des Innenohres beim Kaninchen durch Anwendung von 2-Cyanoacryl im Mittelohr. Arch Otorhinolaryngol Suppl II/1983:183–186

Fujita S, Fujiwara N, Ohba N (1980) Norrie's disease: Report of cases in two Japanese families. Jap J Ophthalmol 24:22–28

Fujita S, Hayden RC Jr (1969) Alport's syndrome. Arch Otolaryngol 90:75–88

Fukaya T, Nomura Y (1983) Experimental round window rupture with middle ear effusion. Acta Otolaryngol [Suppl] (Stockh) 393:20–24

Galetti G, Mattiolo R, Bergamini G et al. (1931) Revisione critica della istomorfologia della malattia di Menière e ipotesi sulla sede e sui meccanismi del fenomeno del recruitment. Otorinolaringologia (Torino) 31:89, 94; ref Zentralbl Hals-Nas-Ohrenheilk 128 (1982) Nr 929

Galle E, Siegel G (1979) The permeability of ^{51}Cr between cerebrospinal fluid and internal ear. Arch Otorhinolaryngol 224:85–88

Ganguin G, Rempt E (1970) Streptomycinbehandlung in der Schwangerschaft und ihre Auswirkung auf das Gehör des Kindes. Laryngol Rhinol Otol (Stuttg) 49:496–503

Gedda L, Gruno G (1974) Aspetti genetici della presbyacusia. Acta Genet Med Gemellol 23:303–305

Gersdorf MCH (1978) Modifications du réflexe acoustico-facial chez l'homme en fonction de l'age, par étude impédancemetrique. Audiology 17:260–270

Gerwin JM, LaCoste P (1981) The acoustic stapedial reflex as a prognostic indicator in sudden onset sensorineural hearing loss. Otolaryngol Head Neck Surg 90:857–861

Gibberd FB (1980) Heredopathia atactica polyneuritiformis (Refsum's disease) and its management with plasma exchange. Plasma Ther 1:17–26

Gibberd FB, Billimoria NGR, Page NGR, Retsas S (1979) Heredopathia atactica polyneuritiformis (Refsum's disease) treated by diet and plasma-exchange. Lancet 1:575–578

Gibbin KP, Davis CG (1981) A hearing survey in diabetes mellitus. Clin Otolaryngol 6:345–350

Gibson WPR, Moffat DA, Ramsden RT (1977) Clinical electrocochleography in the diagnosis and management of Menière's disorder. Audiology 16:389–401

Giebel W (1982) Das dynamische Verhalten der Innenohrflüssigkeiten. Laryngol Rhinol Otol (Stuttg) 61:481–488

Gignoux M, Martin H, Cajfinger H (1966) Troubles cochleo-vestibulaires après tentative de suicide a l'aspirine. J Fr Otorhinolaryngol 15:631–635

Gilad O, Glorig A (1979) Presbyacusis: The aging ear. J Am Audiol Soc 4:195–206

Gladney JH, Shepherd DJC (1970) Labyrinthine dysfunction in latent and early manifest diabetes. Ann Otol Rhinol Laryngol 79:984–991

Glorig A (1973) Clinical manifestations of ototoxicity and noise. Adv Otorhinolaryngol 20:213

Glorig A, Davis H (1961) Age, noise and hearing loss. Ann Otol Rhinol Laryngol 70:556–571

Glorig A, Roberts J (1965) Hearing levels of adults by age and sex. United States 1960, 1962 National Center for Health Statistics HEW Series 11, No 11, US Government Printing Office, Washington

Gofman L, Bátsi I (1980) Hereditary nephritis and impaired hearing. Fül-Orr-Gége-Gyógyászat 26:142–147; ref Zentralbl Hals-Nas-Ohrenheilk 125 (1981) Nr 1893

Goldstein JL, Fialkow PJ (1973) The Alström syndrome. Medicine 52:53–71

Goodhill V (1971) Sudden deafness and round window rupture. Laryngoscope 81:1462

Goodhill V (1980) Traumatic fistulae. J Laryngol Otol 94:123–128

Goodhill V (1981) Intranasal forces and labyrinthine deformations and fistulae. Rhinology 19:187–193

Goodhill V, Harris I, Brockmann SJ, Hants O (1973) Sudden deafness and labyrinthine window ruptures. Ann Otol Rhinol Laryngol 82:2–12

Gorlin RJ, Tisner TJ, Feinstein S, Duvall AJ (1979) Usher's syndrome type III. Arch Otolaryngol 105:353–354

Gorlina AA, Kuminov OD, Chupyi LV (1980) Hyperbaric oxygenation in multiple modality treatment of neurosensory amblyacusis of vascular genesis. Vestn ORL (Mos) Nr 5:12–14; ref Zentralbl Hals-Nas-Ohrenheilk 126 (1981) Nr 2594

Gosselin EJ, Yanick P Jr (1976) Audiologic and metabolic findings in 90 patients with fluctuant hearing loss. J Am Audiol Soc 2:15–18

Goulon M, Gajdos PU, Chesneau AM, Raphael JC (1977) Maladie de Refsum, Thiebaut, Klenk et Kahlke. Etude anatomo-clinique d'un cas. Ann Med Interne (Paris) 128:869–876

Goyer RA, Reynold J Jr, Burke J, Burkholder P (1968) Hereditary renal disease with neurosensory hearing loss, prolinuria, and ichthyosis. Am J Med Sci 256:166–179

Granitz DW, Byers VW (1976) Typing of Békésy audiograms. Audiology 15:215–221

Gray HW, Hooper LA, Greig WR (1973) An evaluation of the twenty-minute perchlorate discharge test. J Clin Endocrinol 37:351–355

Gray RF, Barton RPE (1981) Round window rupture. J Laryngol Otol 95:165–177

Gregg JB, Shaeffer JH (1964) Unilateral inner ear deafness complicating infectious mononucleosis. South Dakota J Med Pharm 17:22–23

Grisanti G (1967) Presbiacusia, memoria tonale e capacità discriminative di frequenza. Atti Clin ORL Univ Palermo 12; ref Zentralbl Hals-Nas-Ohrenheilk 98 (1969) 507

Groot LJ de, Stamburry JB (1959) The syndrom of genital goiter with Butanol insoluble serum. Am J Med 27:586

Gross I, Hahn K, Biesalski HK (1981) Die Diagnose des Pendred-Syndroms bei Kindern mit Hilfe des Depletions-Testes mit ^{123}-Jod. HNO 29:95–97

Gross M (1981) Differentialdiagnose der Syndrome mit Schwerhörigkeit und Retinopathia pigmentosa. Laryngol Rhinol Otol (Stuttg) 60:446–449

Gross M, Arndt-Hauser Ä (1982) HLA-Antigene und Schallempfindungsschwerhörigkeit. Laryngol Rhinol Otol (Stuttg) 61:316–318

Großenbacher R (1976) Pathologie des runden Fensters bei akuter Ertaubung. HNO 24:227–232

Grundfast KM, Bluestone CD (1978) Sudden or fluctuating hearing loss and vertigo in children due to perilymph fistula. Ann Otol Rhinol Laryngol 87:761–771

Gryczynski M (1981) Age effect on differentiation of small changes in tone frequency. Otolaryngol Pol 35:35–41; ref Zentralbl Hals-Nas-Ohrenheilk 128 (1982) Nr 1785

Gstaltner H (1961) Forme fruste einer Parotitis epidemica mit plötzlicher Ertaubung. Mschr Ohrenheilk 95:425–428

Gülzow J (1980) Die Ruptur der runden Fenstermembran. Arch Otorhinolaryngol 227:365–367

Guibaud P, Parchioux B, Langue J et al. (1979) Acidose renale tubulaire distale avec surdité. A propos de 3 observations. Bordeaux Med 12:865–869

Guindi GM (1981) Congenital labyrintho-tympanic fistula: A recently recognized entity in children. J Otolaryngol 10:67–71; ref Zentralbl Hals-Nas-Ohrenheilk 12 (1982) Nr 1735

Gussen R (1976) Sudden deafness of vascular origin: A human temporal bone study. Ann Otol Rhinol Laryngol 85:94–100

Gussen R (1977) Polyarteritis nodosa and deafness: A human temporal bone study. Arch Otorhinolaryngol 217:263–271

Gussen R (1981) Sudden hearing loss associated with cochlear membrane rupture. Two human temporal bone reports. Arch Otolaryngol 107:598–600

Habu K, Kuroda T, Hirayama H (1979) Correlation between the changes of neuro-otological and neurological findings of the patients with organic mercury compounds poisoning during long term process. Otol Fukuoka 25:1363–1370; ref Zentralbl Hals-Nas-Ohrenheilk 123 (1980) Nr 3293

Hallermann W, Plath P (1971) Der Einfluß des Alters auf die Diskriminationsfähigkeit des Hörorgans. HNO 19:26–32

Hallpike CS (1967) Observations on the structural basis of two rare varieties of hereditary deafness in myotactic, kinesthetic and vestibular mechanisms. Ciba Foundation Symposium p 285, hrsg AVS de Reuch, J. Knight Churchill, London

Hamann KF (1981) Mögliche virale Genese von Innenohrerkrankungen. Laryngol Rhinol Otol 60:591–592

Hamernik RP, Henderson D, Coling D, Salvi R (1981) Influence of vibration on asymptotic threshold shift produced by impulse noise. Audiology 20:250–269

Hamet P, Kuchel O, Nowaczynski W, Rojo-Ortega JM, Saski C, Genest J (1973) Hypertension with adrenal, genital, and renal defects. Arch Int Med 131:563–569

Hammer H (1974) Cellular hypersensitivity to ureal pigment confirmed by leucocyte migration tests in sympathetic ophthalmia and the Vogt-Koyanagy-Harada-syndrome. Br J Ophthalmol 58:773–776

Handrock M (1978) Die Reaktionsform der Kochlea beim experimentell induzierten Hörsturz. Laryngol Rhinol Otol (Stuttg) 57:881–891

Handrock M (1982) Ototoxische Medikamente. Vortrag 16. Fortbildungsveranstaltung für HNO-Ärzte, Essen 30. 10. 1982

Handrock M, Fischer RL (1979) Die Bedeutung des Sympathikotonus auf den temporären und bleibenden Hörverlust nach Beschallung. Z Hörgeräte-Akustik; Sonderheft 1979, 18:45–52

Handrock M, Fisher R, Ising H, Dombrowski M (1981) Die Bedeutung des Magnesiumstoffwechsels für die Entstehung der Lärmschwerhörigkeit. Arch Otorhinolaryngol 231:707–710

Handrock M, Matthias R (1982) Nikotin, eine ototoxische Substanz? Arch Otorhinolaryngol 235:659–662

Hannley M, Jerger J (1981) PB rollover and the acoustic reflex. Audiology 20:251–258

Hansen E, Bachen NI, Flage T (1979) Refsum's disease. Eye manifestations in a patient treated with low phytol acid diet. Acta Ophthalmol 57:899–913

Hanzelik E, Pepperkorn M (1969) Deafness after ethacrynic acid. Lancet 1:416

Harada T, Sando I, Myers EN (1979) Temporal bone histopathology in deafness due to cryptococcal meningitis. Ann Otol Rhinol Laryngol 88:630–636

Harada T, Sando I, Stool SE, Myers EN (1980) Temporal bone histopathologic features in Fanconi's anemia syndrome. Arch Otolaryngol 106:275–279

Harnack GA v, Horst W, Lenz W (1961) Das erbliche Syndrom: Innenohrschwerhörigkeit und Jodfehlverwertung mit Kropf. Dtsch Med Wochenschr 88:2421, 2428

Harrison RV, Evans EF (1979) Some aspects of temporal coding by single cochlear fibres from regions of cochlear hair cell degeneration in the guinea pig. Arch Otorhinolaryngol 224:71–78

Haubrich J (1975) Tierexperimentelle histologisch-histochemische Untersuchungen zur Formalgenese der hypothyreotisch bedingten Schwerhörigkeit. Acta Otolaryngol [Suppl] (Stockh) 332:1–56

Haug HP, Giebel W, Breuninger H (1978) Die Ausbreitung von Tetrazyklin im Innenohr nach unterschiedlicher Applikation im Mittelohr. Arch Otorhinolaryngol 218:229–238

Hauser J (1974) Néphropathie chronique héréditaire avec surdité et atteinte oculaire. Schweiz Med Wochenschr 104:762–772

Hawkins JE Jr (1973) Comparative otopathology: Aging, noise, and ototoxic drugs. Adv. Otorhinolaryngol 20:125–141

Hawkins JE, Johnson LG, Aran JM (1969) Comparative test of gentamycin ototoxicity. J Infect Dis 119:417–426

Hawkins JE, Marques DM, Clark CS, Preston RE (1975) Ototoxic potentation between ethacrynic and aminoglycoside antibiotics in guinea pigs. J Acoust Soc Am [Suppl] 1:60

Hayes D, Jerger J (1979) Aging and the use of hearing aids. Scand Audiol 8:33–40

Hayes E, Babin R, Platz C (1980) The otologic manifestation of mucopolysaccharidoses. Am J Otol 2:65–69

Haynes BF, Kaiser-Kupfer MI, Mason P, Fauci AS (1980) Cogan's syndrome: Studies in thirteen patients, long-term follow up, and a review of the literature. Medicine (Baltimore) 59:426–441

Haynes BF, Pikus A, Kaiser-Kupfer M, Fauci AS (1981) Successful treatment of sudden hearing loss in Cogan's syndrome with corticosteroids. Arthrit Rheumat 24:501–503

Heermann J, Dammad H, Sperna H (1976) Perilymphschwall aus Perforation des runden Fensters nach leichtem Schädeltrauma bei vermutlich weitem Aquaeductus cochleae. Laryngol Rhinol Otol (Stuttg) 55:549–550

Heidland A, Wigand ME (1970) Deafness from furosemid. Ann Intern Med 73:858

Heidland A, Wigand ME (1976) Einfluß hoher Furosemiddosen auf die Gehörfunktion bei Urämie. Klin Wochenschr 48:1052–1056

Heinemann MH, Soloway SM, Lesser RL (1980) Cogan's syndrome. Ann Ophthalmol 12:667–674

Helle R (1983) Bestimmung der psychoakustischen Tuningkurven – ein Verfahren zur Messung des Frequenz-Selektions-Vermögens des Gehörs. Audiol Akust 22:30–50

Helson L, Okoukws E, Aubon L, Cvitkovic E (1978) Cis-platinum ototoxicity. Clin Toxicol 13:469–478

Henderson D, Hamernik RP (1982) Asymptotic threshold shift from impulse noise. In: Hamernik, Henderson, Salvi (eds) New Perspectives on Noise-Induced Hearing Loss. Raven Press, New York, pp 265–281

Hennebert D (1955) L'integration de la preception auditive et l'audition alternante. Acta Otorhinolaryngol Belg 9:344

Henry KR, Guess MB, Chole RA (1983) Hyperthermia increases aminoglycoside ototoxicity. Acta Otolaryngol (Stockh) 95:323–327

Hesch RFD (1982) Therapeutische Überlegungen zu vaskulären Innenohrerkrankungen. HNO 30:365–374

Heyden HW v, Schröder M, Scherpe A et al. (1984) Ergebnisse der primären Chemotherapie bei 44 Patienten mit fortgeschrittenen Plattenepithelkarzinomen des Kopf-Hals-Bereiches. HNO 32 (im Druck)

Hildesheimer M, Rubinstein M, Nuttal AM et al. (1982) Influence of blood viscosity on cochlear action potentials and oxygenation. Hearing Res 8:187–198

Himelfarb M, Kroin J, Strelioff D (1979) Evidence for intracochlear impedance changes following ethacrynic acid administration. Otolaryngol Head Neck Surg 87:880, 887

Hirashima N (1978) Treatment of sudden deafness with sodium salts of triiodobenzoic acid derivates. Ann Otol Rhinol Laryngol 87:29–31

Hirasugi Y, Yatomi T, Yagi M et al. (1979) A case of fluctuating hearing loss. Audiol Jap 22:239–242

Höft J (1969) Die Permeabilität und die Beeinflussung der Permeabilität der Membran des runden Fensters durch Pantocain (Tetracain). Arch Ohr-Nas-Kehlk-Heilk 193:128–137

Hörmann K, Held KR (1980) Zur Abklärung genetisch bedingter Schwerhörigkeit. 5 Fälle von Pendred-Syndrom. HNO 28:206–208

Hörmann K, Fritz W, Lemke Th (1980) Viskosität des Blutes unter Hörsturztherapie. Arch Otorhinolaryngol 277:383, 385

Hoke M (1973) Über den Nachweis der Mikrofonpotentiale beim Menschen. Habilitationsschrift Münster

Hoke M (1976) Cochlear microphonics in man and its probable importance in objective audiometry. In: Ruben, Elberling, Salomon (eds) Electrocochleography. University Park Press, Balitmore, pp 41–54

Hoke M, Lütkenhöner B (1981) Electrophysiological finding in patient with sudden deafness: A survey. Adv Otorhinolaryngol 27:83–99

Hommerich K, Intracranieller Druck und Cochlearfunktion. In: Schaefer H (Hrsg) Einzeldarstellungen aus der theoretischen und klinischen Medizin. A. Hüthig Verlag, Heidelberg, Bd 17

Hood JD, Poole JP, Freedman L (1976) The influence of eye colour upon temporary threshold shift. Audiology 15:449–464

Hoshino T, Ishii T, Kodama A, Kato I (1980) Temporal bone findings in a case of sudden deafness and relapsing polychondritis. Acta Otolaryngol 90:257–261

House HP (1967) The fistula problem in otosclerotic surgery. Laryngoscope 77:1410–1426

Howarth AE, Lloyd HED (1966) Perceptive deafness in hypothyreodism. Brit Med J II, 431–433

Hudspeth AJ (1983) Die Haarzellen des Innenohres. Spektrum der Wissenschaft, pp 108–109

Hülse M, Boll B (1979) Literatur-Dokumentation zur Presbyacusis. Forschungsbericht Nr. 222 der Bundesanstalt für Arbeitsschutz und Unfallforschung Dortmund

Hülse M, Irion H (1982) La presbyacousie, une maladie bien définie? Audiophonol (Besancon) 15:225–237

Hülse M, Meyer JH (1981) Psychogene Taubheit, ein differentialdiagnostisches Problem des Hörsturzes. Laryngol Rhinol Otol (Stuttg) 60:53–58

Huizing EH, Wijngaart WSIM van den, Verschuure J (1983) A follow-up study in a family with dominant progressive inner ear deafness. Acta Otolaryngol (Stockh) 95:620–626

Hultcrantz E (1979) The effect of noise on cochlear blood flow in the conscious rabbit. Acta Physiol Scand 106:29–37

Hultcrantz E, Angelborg C, Beausang-Linder M (1979) Noise and cochlear blood flow. Arch Oto-
rhinolaryngol 224:103–106
Hultcrantz E, Larsen HC, Angelborg C (1980) The effects of CO_2-breathing on cochlear blood flow.
Arch Otorhinolaryngol 228:211–215
Hultcrantz E, Larsen HC, Angelborg C (1980) Effects of CO_2 inhalation on cochlear blood circulation.
ORL 42:304–312
Hultcrantz E, Nuttall AL, Brown MCh, Lawrence M (1982) The effect of cervical sympathectomy on
cochlear electrophysiology. Acta Otolaryngol (Stockh) 94:439–444
Humphries KN, Ashcroft PB, Douek EE (1977) Extra-tympanic electrocochleography. Acta oto-
rhinolaryngol 83:303–309
Hutchinson JH, Howell RA (1953) Cryoglobulinemia: Report of a Case associated with gangrene of
the digits. Ann Intern Med 39:350–357
Hvidberg-Hansen J, Balslev-Jørgensen M (1968) The inner ear in Pendred's syndrome. Acta Otolaryngol (Stockh) 66:129–135
Hyde ML, Alberti PW, Morgan PP, Symons F, Cummings F (1980) Puretone thresholds estimation
from acoustic reflex thresholds – a myth? Acta Otolaryngol (Stockh) 89:345–357
Igarashi H (1982) An aspect of treatment of sensorineural hearing defect. Otorhinolaryngol (Tokyo)
25:42–47; ref Zentralbl Hals-Nas-Ohrenheilk 129 (1983) Nr 2077
Igarashi M, Macrae D, O-Uchi T et al. (1981) Cochleo-saccular degeneration in one of three sisters with
hereditary deafness, absent gastric motility, small bowel diverticulitis and progressive sensory
neuropathy. ORL 43:4–16
Igarashi M, Weber SC, Alford BR, Coats AC, Jerger J (1975) Temporal bone findings in cryotococcal
meningitis. Arch Otolaryngol 101:577–583
Ijaiya K, Roth B, Gladtke E, Puyn U (1979) Diabetes insipidus, Diabetes mellitus, Optikusatrophie
und Schwerhörigkeit: DIDMOAD-Syndrom. Klin Pädiatr 191:572–577
Ilberg C v (1968) Elektronenmikroskopische Untersuchungen über Diffusion und Resorption von Tho-
riumdioxyd an der Meerschweinchenschnecke. Arch Klin Exp Ohr-Nas-Kehlk-Heilk 190:425, 426;
192:16, 384
Ilberg C v (1968) Elektronenmikroskopische Überprüfung der Zugangswege zum Cortischen Organ.
Arch Klin Exp Ohr-Nas-Kehlk-Heilk 191:540
Illum P (1972) The Mondini type of cochlear malformation. A survey of the literature. Arch Otolaryn-
gol 96:305–311
Illum P, Kiaer HW, Hvidberg-Hansen J, Sondergaard G (1972) Fifteen cases of Pendred's syndrome:
Congenital deafness and sporadic goiter. Arch Otolaryngol 96:297–304
Insley J, Astley R (1974) A bone dysplasie with deafness. Br J Radiol 47:241–251
Ising H, Günther T, Handrock M et al. (1981) Magnesium und Lärmwirkungen. Magnesium-Bulletin
Vol. 3/1 a:155–164
Ising H, Handrock M, Günther T, Fischer R, Dombrowski M (1982) Increased noise trauma in guinea
pig through Magnesium deficiency. Arch Otorhinolaryngol 236:139–146
Jacklin HN (1980) Falciform fold, retinal detachment, and Norrie's disease. Am J Ophthalmol 90:76–80
Jackson GG (1977) Present status of aminoglycoside antibiotics and their safe, effective use. Clin Ther
1:371
Jacobson JT, Mencher GT (1981) Intensive care nursery noise and its influence on newborn hearing
screening. Int J Pediat ORL 3:45–54
Jaffe BF (1967) Sudden deafness – an otologic emergency. Arch Otolaryngol 86:55–60
Jaffe BF (1970) Sudden deafness, a local manifestation of systemic disorders: Fat emboli, hypercoagu-
lation and infections. Laryngoscope 80:788–801
Jaffe BF (1978) Viral causes of inner ear deafness. Otolaryngol Clin North Am 11:63–69
Jahn AF, Noyek AM (1981) Hereditary hearing losses with delayed onset: Mechanism of expression.
Otolaryngol Clin North Am 14:69–64
Jahnke K, Gorgas K (1974) The permeability of blood vessels in the guinea pig: I. Vessels of the
modiolus and spiral vessel. Anat Embryol 146:21
Jahnke V (1979) Pränatale Ursachen kindlicher Innenohrschwerhörigkeit. Laryngol Rhinol Otol
58:811–816
Jahnke V, Maas B, Mödder G (1979) Hypakusis bei erworbener Hypothyreose. HNO 27:1–6
Jakobi H, Kuhl KD, Haberland EJ (1979) Verbesserung der Innenohrfunktion nach ATP-Infusion bei
Tieren. HNO-Praxis 4:182–187

Jakobi H, Spinar H, Stawinski St, Kleszcz A (1975) Erste Beobachtungen bei kombinierter ATP-Sauerstoff-Überdruckbehandlung von Hörstürzen. Laryngol Rhinol Otol 54:891–895

Jankowski W, Birecki W, Ziemski Z (1971) Einige lokal angewandte Pharmaka und biochemische Störungen des Stoffwechsels der Corti-Zellen. Wiss Z Univ Halle 20:191–198

Jarvis JF (1966) A case of bilateral permanent deafness following acetylsalicylate acid. J Laryngol Otol 80:318–320

Jatho K, Hellmann H (1972) Zur Frage des Lärm- und Klangtraumas des Orchestermusikers. HNO 20:21–29

Jenkins HA, Pollak AM, Fisch U (1981) Polyarteritis nodosa as a cause of sudden deafness. A human temporal bone study. Am J Otolaryngol 2

Jensen JH, Bentzen O, Groes P (1982) Hearing loss in children with abnormal corneal thickness. Audiology 21:177–183

Jensma H (1979) Acute labyrinth-window rupture. Clin Otolaryngol 4:474

Jerger J (1960) Békésy-audiometry in analysis of auditory disorders. J Speech Res 3:275–287

Jerger J (1973) Modern Development in Audiology. 2. Aufl. Academic Press, New York

Jerger J (1973) Audiological findings in aging. Adv Otorhinolaryngol 20:115–124

Jerger J, Alford B, Coats AM, French B (1966) Effects of very low frequency tones on auditory thresholds. J Speech Hear Res 9:150–160

Jerger S, Jerger J (1983) Evaluation of diagnostic audiometric tests. Audiology 22:144–161

Jin KH, Handa T, Ishihara T, Yoshii F (1979) Cockayne syndrome: Report of two siblings and review of the literature in Japan. Brain Develop 1:305–312

Joachims HZ, Eliachar J (1982) Cochlear hearing loss following rubella in an adult. Scand Audiol 11:89–90

Joachims Z, Babisch W, Ising H, Günther T, Handrock M (1983) Dependence of noise-induced hearing loss upon perilymph magnesium concentration. J Acoust Soc Am 74:104–108

Johanson A, Blizzard R (1971) A syndrome of congenital aplasia of the alae nasi, deafness, hypothyreoidism, dwarfism, absent permanent teeth, and malabsorption. J Pediatr 79:982–987

Johnson KR (1970) Audiological manifestations in juvenile-onset diabetes. Thesis for PH D, Michigan State University USA. Zit. n. Strauß (1982)

Johnson RL, Spoendlin HH (1966) Structural evidence of secretion in the stria vascularis. Ann Otol Rhinol Laryngol 75:127–138

Johnsson LG, Hawkins JE Jr (1976) Degeneration patterns in human ears exposed to noise. Ann Otol Rhinol Laryngol 85:725–739

Johnsson LG, Arenberg IK (1981) Cochlear abnormalities in Alport's syndrome. Arch Otolaryngol 107:304–349

Jokinen K (1979) Presbyacusis. III. Perstimulatory threshold adaptation. Acta Otolaryngol (Stockh) 69:324

Jokinen K (1980) Presbyacusis. VI. Masking of speech. Acta Otolaryngol 76:426–430

Juhn SK (1977) Experimental alterations of physiological state of inner ear fluids. Ann Otol Rhinol Laryngol 86:689–697

Juhn SK, Prado S, Rybak L (1979) Effect of urae on osmolality of perilymph. Arch Otolaryngol 105:538–541

Jung WK, Schön FJ (1983) Methoden und Ergebnisse zur Kontrolle der Diuretikawirkung am Innenohr. Arch Otorhinolaryngol. (Kongr. Ber. im Druck)

Kaaijk CHJ (1977) Longitudinal study of hearing loss in childhood. Relationship between hearing impairment, poor learning and family background. Audiology 16:132–145

Kacker SK, Bajaj JS (1973) Audiometric profile in an Indian family with Alport's syndrome. Audiology 12:28–33

Kaiser-Kupfer MI, Mittal KK, Del Valle LA, Haynes BF (1978) The HLA antigens in Cogan's syndrome. Am J Ophthalmol 86:314–316

Kamei T et al. (1980) Unilateral congenital anomalies of the inner ear. Otolaryngol (Tokyo) 53:7–13; ref Zentralbl Hals-Nas-Ohrenheilk 125 (1981) Nr 1901

Kaneko Y, Nakagawa T, Tanaka K (1970) Reissner's membranes after kanamycin administration. Arch Otolaryngol 92:457–462

Kankkunen A (1982) Pre-school children with impaired hearing in Göteborg 1964–1980. Acta Otolaryngol [Suppl] (Stockh) 391

Kantor TG (1981) Corticosteroids in Cogan's syndrome. Arthrit Rheumat 24:1588

Kanzaki J, O-Uchi T (1981) Bilateral progressive sensorineural hearing loss of unknown etiology. ORL 43:195–203

Kanzaki J, O-Uchi T (1981) Steroid-responsive bilateral sensorineural hearing loss and immune complexes. Arch Otorhinolaryngol 230:5–9

Kanzaki J, O-Uchi T (1983) The progression of hearing loss in the early stages of sudden deafness. Arch Otolaryngol 238:149–156

Kapur YP (1965) Ototoxicity of acetylsalicylic acid. Arch Otolaryngol 81:134–138

Kapur YP, Patt AJ (1967) Hearing in Todas of South India. Arch Otolaryngol 85:400

Kaupp H, Giebel W (1980) Distribution of marked perilymph to the subarachnoidal space. Arch Otorhinolaryngol 229:245–253

Kecht B (1974) Toxoplasmose und Hörstörungen. Laryngol Rhinol Otol (Stuttg) 53:415–421

Kelemen G (1956) Erythroblastosis fetalis: Pathologic report on the hearing organ of newborn infant. Arch Otolaryngol 63:392–398

Kelemen G (1966) Hurler's syndrome and the hearing organ. J Laryngol Otol 80:791–803

Kellerhals B (1972) Acoustic trauma and cochlear microcirculation. Adv ORL 18:91–168

Kellerhals B (1977) Die Behandlung der akuten Innenohrschwerhörigkeit (Hörsturz und akustisches Trauma). Laryngol Rhinol Otol (Stuttg) 56:357–363

Kemp DT (1978) Stimulated acoustic emission from within the human auditory system. J Acoust Soc Am 64:1386–1391

Kemp DT (1979) Evidence of mechanical nonlinearity and frequency selective wave amplication in the cochlea. Arch Otorhinolaryngol 224:37–45

Kemp DT (1982) Cochlear echoes: Implications for noise-induced hearing loss. In: Hamernik, Henderson, Salvi (eds) New perspectives on noise-induced hearing loss, Raven Press, New York, pp 189–207

Kemper J (1977) Der Hörsturz bei gesundem und vorgeschädigtem Ohr der Gegenseite. Inauguraldissertation Münster; zit n Feldmann 1981

Kerr AG (1980) The effects of blast on the ear. J Laryngol Otol 94:107–110

Kerr AG, Adams DA (1983) Congenital syphilitic deafness – a long term follow up. Adv ORL 31:247–252

Kerr A, Schuknecht HF (1968) The spiral ganglion in profound deafness. Acta Otolaryngol (Stockh) 65:586–598

Kessler L (1968) Akuter Hörsturz im Kindesalter. HNO 16:148–149

Kessler L, Rolfs B, Kessler M, Juntke Ch (1969) Hör- und Sprachstörungen nach Neugeborenen-Bilirubinämie. Laryngol Rhinol Otol (Stuttg) 48:581–590

Kessler L, Tymnik G, Braun HSt (1977) Hereditäre Hörstörungen. JA Barth, Leipzig

Kessler L, Tymnik G, Haferland Chr (1981) Aktuelle Ergebnisse bei der Untersuchung genetisch determinierter Hörstörungen. HNO-Praxis 6:260–264

Khanna SM, Leonard DGB (1982) Basilar membrane tuning in the cat cochlea. Science 215:305–306

Khasanov SA (1982) Hearing function in children with diabetes mellitus. Z Usn Nos Gorlov Bolezn Nr 5, 34–37; ref Zentralbl Hals-Nas-Ohrenheilk 129 (1983) Nr 978

Khasanov SA, Popov IA (1982) Glycogen contents in the organ of Corti in experimental diabetes mellitus. Z Usn Nos Gorlov Bolezn Nr 4, 40–43; ref Zentralbl Hals-Nas-Ohrenheilk 129 (1983) Nr 943

Khasanov SA, Tikhonova IA, Konstantinova NP (1982) Carbohydrate and lipid metabolism in patients with acute neurosensory amblycusis. Vestn ORL (Mosk) Nr 4, 27–29; ref Zentralbl Hals-Nas-Ohrenheilk 129 (1983) Nr 941

Kiang NY-S, Moxon EC, Levine RA (1970) Auditory-nerve findings in cats with normal and abnormal cochleas. In: Wolstenholme, Knight (eds) Sensorineural hearing loss. Churchill, London, pp 241–273

Kile JE, Wurzbach WF (1980) Temporary threshold shifts induced by vibratory stimulation. Sound Vibr 14:26–29

Kilian PL, Schacht J (1977) Phospholipid labling in the noctuid moth ear: a model for biochemical studies of transduction. Les Collques de l'Institut National de la Santé et de la Recherche Medicale. In: Portmann M, Aran JM (eds) InSERM 5–7 Sept 1977, 68:167

Kimura RS (1967) Experimental production of endolymphatic hydrops. Internat Sympos Menière's Disease, Mayo Clin Rochester, Minn

Kimura RS, Ota CY, Schuknecht HF, Takahashi T (1976) Electron microscopic cochlear observation in bilateral Menière's disease. Ann Otol Rhinol Laryngol 85:791–801

Kimura RS, Perlman HB (1958) Arterial obstruction of the labyrinth. Part I: Cochlear changes. Ann Otol Rhinol Laryngol 67:5–24

Kimura RS, Schuknecht HF (1965) Membranous hydrops in the inner ear of the guinea pig after obliteration of the endolymphatic sac. Pract Otorhinolaryngol 27:343–354

Kimura RS, Schuknecht HF, Ota CY, Jones DD (1980) Obliteration of the ductus reuniens. Acta otolaryngol (Stochk) 89:295–309

King PF (1976) Otic barotrauma. Audiology 15:279–286

Kirikae J, Nomura Y, Shitara T, Kobayashi T (1962) Sudden deafness due to Buerger's disease. Arch Otolaryngol 75:502–505

Kirikae I, Sato T, Shitara T (1964) A study of hearing in advanced age. Laryngoscope 74:205–220

Kitsera AE, Lyubinets YV (1982) Acoustic vestibular olfactory and gustatory analysers in patient with lung tuberculosis during streptomycin and kanamycin treatment. Z Usn Nos Gorlov Bolezn Nr 5:37–40; ref Zbl Hals-Nas-Ohrenheilk 129 (1983) Nr 979

Kittel G (1963) Pfaundler-Hurlersche Krankheit oder Gargoylismus unter HNO-ärztlicher Sicht. Laryngol Rhinol Otol 42:206–217

Kleinfeldt D (1968) Der doppelseitige Hörverlust unklarer Genese. HNO 16:78–81

Kleinfeldt D, Dahl D (1979) Zur Druckbelastung der runden Fenstermembran im Tierversuch. HNO-Praxis 4:193–195

Klemm E, Altmann E (1983) Die Streptokinase-Behandlung des Hörsturzes. HNO-Praxis 8:209–211

Klemm E, Altmann E, Lange O (1983) Rheologische Probleme der Mikrozirkulation und Konsequenzen medikamentöser Hörsturztherapie. Laryngol Rhinol Otol 62:62–64

Kley E (1951) Zur Herkunft der Perilymphe. Laryngol Rhinol Otol (Stuttg) 30:486–502

Kley HA (1978) Auswirkungen von steroidaler Kontrazeption auf Organe im HNO-Bereich. Arch Otorhinolaryngol 219:474

Kley HA, Werner D (1980) Akute beiderseitige Ertaubung als Folge einer Basilaristhrombose. Arch Otorhinolaryngol 227:376–378

Kligerman AB, Solangi KB, Ventry IM et al. (1981) Hearing impairment associated with chronic renale failure. Laryngoscope 91:583–592

Klinke R, Galley N (1974) Efferent innervation of vestibular and auditory receptors. Physiol Rev 54:316–374

Klinke R, Göttl KH, Roesch A (1981) Testing strategy for ototoxic side effects. Scand Audiol [Suppl] 14:95–101

Klockhoff I, Lindblom U (1966) Endolymphatic hydrops revealed by glycerol test. Preliminary report. Acta Otolaryngol (Stockh) 61:459–462

Klockhoff I, Lyttkens L (1982) Hearing defects of noise trauma type with lack of noise exposure. Scand Audiol 11:257–260

Knight NJ (1977) Severe sensorineural deafness in children due to perforation of the round window membrane. Lancet II:1003–1005

Knight NJ, Phillips MJ (1980) Round window membrane rupture and acquired sensorineural hearing loss in children. Clin Otolaryngol 5:117–128

Knothe J, Flach M, Seidel P (1968) Die Wirkung von Kokain und Tetracain auf die elektrische Aktivität der Meerschweinchencochlea. Laryngol Rhinol Otol (Stuttg) 47:434–341

Knothe J, Flach M, Seidel P (1971) Zur Problematik der Cochlearisschädigung durch lokale Anästhetikumapplikation. Wiss Z Univ Halle 20:199–202

Koburg E, Maass B (1979) Durchblutung des Innenohres. In: Berendes, Link, Zöllner (Hrsg) Hals-Nasen-Ohrenheilkunde in Praxis und Klinik, 2. Aufl, Bd 5, Kap 5. G Thieme, Stuttgart

Koehn W, Nickol HJ (1983) Zum Hörsturz von über 60 Jahre alten Patienten. Vortrag Vereinig Westdeutsche HNO-Ärzte Recklinghausen

Koehn W, Nickol HJ (1983) Hörsturz – zur Altersabhängigkeit der Therapieergebnisse unter Berücksichtigung von Naftidrofuryl (Dusodril®). Vortrag 66. Jahrestg Nordwestdtsch Vereinigg HNO-Ärzte 14.–16. 10. 1983 in Bremen

König E (1957) Pitch discrimination and age. Acta Otolaryngol (Stockh) 48:475

Kohonen A, Jauhiainen T, Liewendahl K, Tarkkanen J, Kaimio M (1971) Deafness in experimental hypo- and hyperthyreoidism. Laryngoscope 81:947–956

Kohonen A, Jauhiainen T, Tarkkanen J (1970) Experimental deafness caused by etacrynic acid. Acta Otolaryngol (Stuttg) 70:187–189

Koide Y, Hata A, Hando R (1966) Vulnerability of the organ of Corti in poisoning. Acta Otolaryngol (Stockh) 61:332–344

Koitchev K, Guilhaume A, Cazals Y, Aran JM (1982) Spiral ganglion changes after massive aminoglycoside treatment in the guinea pig. Acta Otolaryngol (Stockh) 94:431–438

Koizumi S et al. (1980) High frequency sensorineural hearing impairment among senior high-school students. Otolaryngol (Tokyo) 53:27–32; ref Zentralbl Hals-Nas-Ohrenheilk 125 (1981) Nr 1917

Komune S, Snow JB (1981) Ototoxicity of kanamycin sulfate and the barriers in the inner ear. Otolaryngol Head Neck Surg 89:1013

Konigsmark BW (1966) Unpublished data: zit n Konigsmark und Gorlin 1976, S 292

Konigsmark BW, Gorlin RJ (1976) Genetic and metabolic deafness. Saunders, Philadelphia

Konigsmark BW, Mengel MC, Berlin CI (1971) Familial low frequency hearing loss. Laryngoscope 81:759–771

Konishi T (1979) Effects of local application of ototoxic antibiotics on cochlear potentials in guinea pigs. Acta Otolaryngol (Stockh) 88:41–46

Kothe B, Oeken FW (1983) Hörschäden durch Rauchen? HNO-Praxis 8:189–192

Kovar M (1973) The inner ear in diabetes mellitus. ORL 35:42–51

Kozlov MY, Onegova RF, Petrov VS, Sokoloverova M (1976) Diabetes mellitus and hearing impairment. Vestn ORL (Mosk) Nr 5, 21–25; ref Zentralbl Hals-Nas-Ohrenheilk 118 (1979) Nr 3417

Kramer MB, Wood D (1982) Noise-induced hearing loss in rural schoolchildren. Scand Audiol 11:279–280

Kramp B, Dahl D (1978) Das Verhalten der Mikrofonpotentiale bei experimentell lebergeschädigten Meerschweinchen. Arch Otorhinolaryngol 22:153

Kramp B, Schwager A (1978) Zum Einfluß chronischer Lebererkrankungen auf das Innenohr. Dtsch Z Verdau Stoffwechselkr 38:161

Krauer, Pfaltz (1981) Zur Pathogenese des rezidivierenden Hörsturzes. HNO 29:38 (Tagungsbericht)

Krmpotić-Nemanić J (1971) A new concept of the pathogenesis of presbyacusis. Arch Otolaryngol 93:161

Krönig B, Zschiedrich H (1979) Variabilität des Bludrucks: Bedeutung für Diagnostik und Therapie Hochdruckkranker. Nieren-Hochdruckkrankh 4:131

Krüger B (1980) Das Sprachgehör im Alter. Z Gerontol 13:120–148

Krüger B, Bumm P, Lang E (1981) Sprachaudiometrie im Alter. Versuch einer Trennung von primärer und sekundärer Presbyakusis. Laryngol Rhinol Otol (Stuttg) 60:130–134

Kryter KD (1970) The effects of noise on man. Academic Press, New York London

Kubo M, Shida S (1973) Effects of some antibiotics on the acoustic susceptibility of peripheral of peripheral auditory organ. Internat Congr on Noise as a Public Health Problem Zagreb/Jugoslawien

Kuhl KD, Lotz P, Haberland EJ (1979) Kritische Betrachtungen zur Innenohrtherapie nach tierexperimenteller Überprüfung. HNO-Praxis 4:187–192

Kumagami H, Miyazaki M (1983) Chronological changes of electrocochleogram in experimental endolymphatic hydrops. Special reference with AP outout potential and hair cell cilia. ORL 45:143–153

Kumpf W (1970) Aspekte der Altersschwerhörigkeit. Z Allgemeinmed/Landarzt 16:821

Kumpf W, Wandhöfer A (1972) Zum Hörsturz bei vorgeschädigtem Innenohr der Gegenseite. Laryngol Rhinol Otol (Stuttg) 51:838, 841

Kundell SP, Ochs HD (1980) Cogan syndrome in childhood. J Pediatr 97:96–98

Kusakari J, Kambayashi J, Ise I, Kawamoto K (1978) Reduction of the endocochlear potential by the new "loop" diuretic, Bumetanide. Acta Otolaryngol (Stockh) 86:336–341

Lamm H (1980) Die Wirkung von hyperbarem Sauerstoff auf das Innenohr. Experimentelle Untersuchungen am Meerschweinchen und deren klinische Aspekte. In: Gerstenbrand, Lorenzoni, Seemann (Hrsg) Tauchmedizin. Schlütersche Verlagsanstalt, Hannover

Lamm H, Klimpel L (1971) Hyperbare Sauerstofftherapie bei Innenohr- und Vestibularisstörungen, HNO 19:263

Lamm H, Lehnhardt E, Alm W (1978) Die Wirkung von hyperbarem Sauerstoff (OHP) auf die normale Innenohrfunktion des Meerschweinchens. Simultane Ableitungen von Mikrofonpotentialen und Nervenaktionspotentialen. Arch Otorhinolaryngol 219:397

Lamm H, Lehnhardt E, Lamm K (1984) Instrumental perforation of the round window. Animal experiments using cochleography and ERA. Arch Otorhinolaryngol (im Druck)

Lamore PJJ, Rodenburg N (1980) Significance of the SISI test and its relation to recruitment. Audiology 19:75–85

Lang HP (1970) Das Verhalten der chronischen Lärmschwerhörigkeit nach beendeter Lärmexposition. Inaugural-Dissertation Frankfurt/Main

Larsen HC, Angelborg C, Hultcrantz E (1981) Effect of ethanol and cochlear blood flow. Arch Otorhinolaryngol 233:19–23

Larsen HC, Angelborg C, Hultcrantz E (1982) The effect of uraea and mannitol on cochlear blood flow. Acta Otolaryngol (Stockh) 94:249–252

Lawrence M (1966) Effects of interference with terminal blood supply on organ of Corti. Laryngoscope 76:1318–1337

Lawrence M (1970) Circulation of the capillaries of the basilar membrane. Laryngoscope 80:1364–1375

Lawrence M (1974) Direct visualization of living organg of Corti and studies of its extracellular fluids. Laryngoscope 84:1767

Lawrence M (1980) The flow of endolymph – An unified concept. Otolaryngol Clin North Am 13:577–583

Lawrence M, Nuttall AL, Clapper MP (1974) Electrical potentials and fluid boundaries within the organ of Corti. J Acoust Soc Am 55:122–138

Lawrence W Jr, Kuehn P, Masle ET (1961) An abdominal tourniquet for regional chemotherapy. J Surg Res 1:142–151

Lehnhardt E (1958) Plötzliche Hörstörungen, auf beiden Seiten gleichzeitig oder nacheinander aufgetreten. Laryngol Rhinol Otol (Stuttg) 37:1

Lehnhardt E (1962) Zur einseitigen Taubheit im Kindesalter. Arch Ohr-Nas-Kehlk-Heilk 180:230

Lehnhardt E (1965) Berufsschäden des Ohres. Arch Ohr-Nas-Kehlk-Heilk 185:11, 465

Lehnhardt E (1966) Die c^5-Senke; ihre Deutung auf Grund allgemeingültiger physiologischer Vorstellungen. HNO 14:45

Lehnhardt E (1967) Familiär-progrediente Schwerhörigkeit und subklinische Jodstoffwechselstörung. Laryngol Rhinol Otol 46:260

Lehnhardt E (1970) Zur Ototoxizität der Antibiotika. HNO 18:97–101

Lehnhardt E (1973) Das audiologische Bild der psychogenen Schwerhörigkeit. Arch Klin Exp Ohr-Nas-Kehlk-Heilk 205:226

Lehnhardt E (1974) Zur Abgrenzung der psychogenen Hörstörung von der aggravierten Schwerhörigkeit. HNO 22:134–138

Lehnhardt E (1975) Hörstörungen bei Multipler Sklerose. HNO 23:101–108

Lehnhardt E (1976) Das untere Dynamikplateau der Stapediusreflexschwelle; ein Beitrag zur Duplizitätstheorie der Haarzellen. Arch Klin Exp Ohr-Nas-Kehlk-Heilk 213:471–473

Lehnhardt E (1976) Menière-Krankheit und Hörsturz. Arch Ohr-Nas-Kehlk-Heilk 212:51–362

Lehnhardt E (1977) Granuloma gangraenescens und Wegenersche Granulomatose. In: Berendes, Link, Zöllner (Hrsg) Hals-Nasen-Ohrenheilkunde in Praxis und Klinik, 2. Aufl, Bd 1, Kap 18. Thieme, Stuttgart

Lehnhardt E (1977) Audiometrische Abgrenzung der Altersschwerhörigkeit von der Lärmschädigung des Gehörs. Forschungsbericht Süddeutsche Eisen- und Stahl-Berufsgenossenschaft Mainz

Lehnhardt E (1978) Zur Fragwürdigkeit des Begriffs „Altersschwerhörigkeit". HNO 26:406–413

Lehnhardt E (1978) Praktische Audiometrie. Lehrbuch und synaptischer Atlas, 5. Aufl. Thieme, Stuttgart

Lehnhardt E (1979) Pathophysiologie der Schalleitung einschließlich Ohrtrompete. In: Berendes, Link, Zöllner (Hrsg) HNO-Heilkunde in Praxis und Klinik, 2. Aufl, Bd 6, Kap 1. Thieme, Stuttgart

Lehnhardt E (1981) The sound-intensity related behaviour of the brain stem response P_6 in different forms of hearing disorders. Arch Otorhinolaryngol 232:203–213

Lehnhardt, E, Battmer RD, Becker D (1977) Zum diagnostischen Wert der ipsilateral ausgelösten Impedanzänderung des Trommelfells. Laryngol Rhinol Otol (Stuttg) 56:683–693

Lehnhardt E, Hesch RD (1980) Über verschiedene Typen der Innenohrschwerhörigkeit. Kritisches zur Therapie. HNO 28:73–79

Lehnhardt E, Schmidt W, Franke KD (1982) Aspekts in diagnostics of central neural hearing disorders. Arch Otorhinolaryngol 234:73–95

Leiber B, Olbrich G (1966) Die klinischen Syndrome, 4. Aufl. Urban & Schwarzenberg, München Berlin Wien

Lemieux G, Neemeh JA (1967) Charcot-Marie-Tooth disease and nephritis. Can Med Assoc J 97:1193–1198

Lenarz Th, Gülzow J (1983) Akustisches Innenohrtrauma bei Impedanzmessung. Akutes Schalltrauma? Laryngol Rhinol Otol (Stuttg) 62:58–61

Lenz H, Sluga E, Bernheimner H et al. (1979) Refsum-Krankheit und ihr Verlauf bei diätetischer Behandlung durch 2,5 Jahre. Klinik, biochemische und neuropathologische Daten. Nervenarzt 50:52–60

Leon P, Bonilla JA, Sanchez JR et al (1981) Low frequency hereditary deafness in man with childhood onset. Am J Hum Genet 33:209–214

Lerner SA, Matz GJ (1979) Suggestions for monitoring during treatment with aminoglykoside antibiotics. Otolaryngol Head Neck Surg 87:222–228

Levine MA, Downs RW, Moses AM et al. (1983) Resistance to multiple hormones in patients with pseudohypoparathyroidism. Association with deficient activity of guanine nucleotide regulatory protein. Am J Med 74:545–556

Liberfarb RM, Hirose T, Holmes LB (1981) The Wagner-Stickler syndrome: a study of 22 families. J Petiatr 99:394–399

Likourinas M, Dacou-Voutetakis C, Morfis G et al. (1980) Complexe syndrome in a young girl: Wolfram's syndrome? Eur Urol 6:124–125

Lindquist NG (1973) Accumulation of drugs on melanin. Acta Radiol [Suppl] (Stockh) 321

Lindsay JR (1968) Histopathology of Menière's disease as observed by light microscopy. Otolaryngol Clin North Am 1:319–329

Lindsay J (1973) Histopathology of deafness due to postnatal virus disease. Arch Otolaryngol 98:258–264

Lindsay JR (1973) Profound childhood deafness. Inner ear pathology. Ann Otol Rhinol Laryngol [Suppl] 82:5–121

Livan M (1961) Contributo alla conoscenza delle sordità erediarie. Arch Ital Otol 72:331–339

Lloyd-Mosty RH, Lord IJ (1971) Ototoxicity of intravenous furosemid. Lancet II:1156

Loeb H, Tondeur M, Toppet M, Cremer N (1969) Clinical, biochemical, and ultrastructural studies of an untypical form of mucopolisaccharidosis. Acta paediatr Scand 58:220–228

Löhle E (1980) The influence of a chronic vitamin A deficiency on the acoustic sensory cells and the ganglion spirale cochleae of the rat. An electron microscopic study. Arch Otorhinolaryngol 229:45–53

Löhle E, Schölmerich J, Vuilleumier JP, Köttgen E (1982) Vitamin A-Konzentration im Plasma und das Hörvermögen bei Patienten mit chronischer alkoholischer Leberschädigung. HNO 30:375–380

Logan ThB, Prazma J, Thomas WG, Fischer ND (1974) Tobramycin-ototoxicity. Arch Otolaryngol 99:190–193

Longuebray A, Legros M, Bonnenfant JC (1982) Surdités infantiles post-rubéolique. J Fr Otorhinolaryngol 31:115–120

Lowell SH, Paparella MM (1977) Presbycusis: What is it? Laryngoscope 87:1710–1717

Lucente FE (1971) Aspirin and the otolaryngologist. Arch Otolarnygol 94:443–446

Luetje CM (1979) The CT scan: Pitfalls and posterior fossa cisternography. Otolaryngol Head Neck Surg 87:266–267

Lyons GD, Dodson ML, Casey DA, Melancon BB (1978) Round window rupture secondary to acoustic trauma. South Med J 71:1–73

Lyttkens L, Larsson B, Göller H, Englesson S, Stahle J (1979) Melanin capacity to accumulate drugs in the internal ear. A study on lidocaine, bupivacaine and chlorpromazine. Acta Otolaryngol (Stockh) 88:61–73

Maass B (1982) Innenohrdurchblutung. Anatomisch-funktionelle Betrachtungen. HNO 30:355–364

Maass B, Baumgärtl H, Lübbers DW (1977) Wirkung einer oberen zervikalen Sympathektomie auf den cochleären Sauerstoffpartialdruck (pO_2) unter den Bedingungen einer hämorrhagischen Hypotension. Arch Otorhinolaryngol 216:519–520

Maass B, Baumgärtl H, Lübbers DW (1979) Wirkung einer Sympathektomie auf den Sauerstoffpartialdruck (pO_2) in der Cochlea unter hämorrhagischer Hypotension. Laryngol Rhinol Otol (Stuttg) 58:665–670

Maass B, Ludwig D (1983) Wasserstoff-Clearance-Messungen an der Cochlea-Basis unter akuter Schallbelastung. Arch Otorhinolaryngol Suppl II/1983:163–166

Märtensson B (1960) Dominant hereditary nerve deafness. Acta Otolaryngol (Stockh) 52:270

Mahajan SL, Ikeda Y, Myers TJ, Baldini G (1981) Acute acoustic nerve palsy associated with vincristine therapy. Cancer 47:2404–2406

Maher JF, Schreiner GE (1965) Studies on ethacrynic acid in patients with refractory edema. Ann Intern Med 62:15

Makishima K (1978) Arteriolar sclerosis as a cause of presbycusis. Arch Otolaryngol 98:322–326

Makishima K, Tanaka K (1971) Pathological changes of the inner ear and central auditory pathway in diabetics. Ann Otol Rhinol Laryngol 80:218, 228

Mangabeira-Albernaz PL, Fukuda Y, Chammas F (1981) The Mondini dysplasia. A clinical study. ORL 43:131–152

Mangabeira-Albernaz PL, Fukuda A, Malaasi-Gananca M (1980) Menières disease. ORL 42:91–100

Marangoni F, Barbara M, Fabiani M, Filippo R (1983) Valutazione della funzione uditiva dell'ipotireodismo congenito. Vortrag 2. Internat. Sympos. on Audiological Medicine 10.–13. April 1983

Marco J, Lasala FE (1964) Toxicos laberinticos mucopolisacaridos cocleovestibulares. Acta Oto-Rino-Laring Ibero-Amer 15:240–248

Marcus RE, Small H, Emnuel P (1963) Ototoxic medication in premature children. Arch Otolaryngol 77:198–204

Marget W (1977) Infektionskrankheiten. In: Wiskott, Betke, Künzer (eds) Lehrbuch der Kinderheilkunde. G. Thieme, Stuttgart, pp 17.–17.106

Margolis RH, Goldberg SM (1980) Auditory frequency selectivity in normal and presbyacusis subjects. J Speech Hear Res 23:603–613

Marks SC, Schacht J (1981) Effect of ototoxic diuretics on cochlear Na^+/Ka^+ ATPase and adenylate cyclase. Scand Audiol [Suppl] 14:131–138

Marshak G (1972) The inner ear in experimental diabetes mellitus. Acta Otolaryngol [Suppl] (Stockh) 300:7–17

Marshak G, Anderson CV (1968) Békésy audiometry with juvenile onset diabetics. J Audit Res 8:323–330

Marshall L (1980) Auditory processing in aging listeners. J Speech Hear Disord 46:226–240

Martin FN, Brunette GW (1980) Loudness and the acoustic reflex. Ear Hear 1:106–108

Martin H, Martin C (1980) Ototoxicité des gouttes auriculaires. J Fr Otorhinolaryngol 29:19–32, 35–37

Martin H, Martin C (1982) Presbyacousie et presbyacousie acélerée. Bull Audiophonol (Besancon) 15:247–253

Maserit A, Severis S, Nes M de (1978) "Variant" angina: one aspect of a continous spectrum of vasospastic myocardial ischemia: pathogenic mechanism estimated incidence and clinics and coronary arteriographic findings in 138 patients. Am J Cardiol 42:1019

Matsumoto I, Morizono T, Paparella MM (1980) Hearing loss following potassium cromate: Two case reports. Otolaryngol Head Neck Surg 88:625–629

Matthias R (1983) Mikrozirkulationsmodulatoren in der Cochlea des Meerschweinchens. Arch Otorhinolaryngol Suppl II/1983:361–362

Matthias R, Handrock M (1980) Zu Wirkung ototoxischer Substanzen bei intratympanaler Applikation. Arch Otorhinolaryngol 227:417–420

Mattox DE (1980) Medical management of sudden hearing loss. Otolaryngol Head Neck Surg 88:111–113

Mattox DE, Simmons SB (1977) Natural history of sudden sensorineural hearing loss. Ann Otol Rhinol Laryngol 86:463–480

Matz GJ (1976) The ototoxic effects of ethacrynic acid in man and animals. Laryngoscope 86:1065–1086

Matz GJ, Beal DD, Krames L (1969) Ototoxicity of ethacrynic acid. Arch Otolaryngol 90:60

Matz GJ, Naunton RF (1968) Ototoxicity of chloroquine. Arch Otolaryngol 88:370–378

Matzker J (1957) Beruht die Altersschwerhörigkeit auf peripheren oder zentralen Veränderungen? Arch Ohr-Nas-Kehlk-Heilk 171:371–373

Matzker J (1958) Ein binauraler Hörsynthesetest zum Nachweis zerebraler Hörstörungen. G. Thieme, Stuttgart

Matzker J (1959) Two new methods for the assessment of central auditory functions in cases of brain diseases. Ann Otol Rhinol Laryngol 68:1185

Matzker J, Ruckes J (1957) Die Diagnostik morphologisch nachweisbarer Hirnstammerkrankungen durch einen neuartigen Test. Dtsch Med Wochenschr 82:2187

Maxwell ON (1963) Hearing loss in uveitis. Arch Otorhinolaryngol 78:138–142

McCabe BF (1979) Autoimmune sensorineural hearing loss. Ann Otol Rhinol Laryngol 88:585–589

McClure JA, Lycett P (1980) Effect of round window removal on auditory tresholds in cats. J Otolaryngol 9:215–221

McGill TJ (1978) Infection of the temporal bone. Arch Otolaryngol 104:140–144

McKusik VA (1978) Mendelian Inheritance in Man, 5. Aufl. John Hopkins Univ Press, Baltimore

Mees K (1983) Ultrastructural localization of K$^+$-dependent Ouabain-sensitive NPPase (Na-K-ATPase) in the guinea pig inner ear. Acta Otolaryngol (Stockh) 95:277–289

Mees K (1983) Ultrastrukturelle Lokalisation der Adenylzyklase in der lateralen Schneckenwand. Arch Otorhinolaryngol Suppl II/1983:167–168

Megighian D (1982) Flucturant hearing loss: Pathogenic and clinical considerations. Arch Otorhinolaryngol 236:81–86

Meinecke P (1982) Das Waardenburg-Syndrom Typ I. Autosomal dominant erbliche Kombination multipler fazialer Anomalien mit Innenohrschwerhörigkeit. Klin Paediatr 194:112–116

Mendelsohn M, Katzenberg J (1972) The effect of kanamycin on the cation content of the endolymph. Laryngoscope 82:397–403

Ménégaux A, Pailler JP (1981) Estimation des troubles de l'audition dans la sénescence. Bull Audiophonol (Besancon) 13:29–36

Mengel MC, Konigsmark BW, Berlin CI, McKusik VA (1967) Recessive early onset neural deafness. Acta Otolaryngol (Stockh) 64:313

Menser MA, Forrest JM (1974) Rubella – high incidence of defects in children considered normal at birth. Med J Aust 1:123–126

Mercke U, Nordenfeldt E, Sjöholm A (1980) Die Rolle einer Virusinfektion beim Hörsturz. HNO 28:125–127

Meriwether WD, Mangi RJ, Serpick AA (1971) Deafness following standard intravenous dose of ethacrynic acid. JAMA 216:795

Meurman OH (1953) Studies on the difference limen of intensity and frequence in presbyacusis. Proc 1st Internat Congr Audiol Leiden, pp 59–63

Meyer C, Biedermann M (1980) Immediate alterations in the impulse noise exposed organ of Corti of the guinea pig. Acta Otolaryngol (Stockh) 90:250–256

Meyer zum Gottesberge A (1948) Zur Physiologie der Haarzellen. Arch Ohr-Nas-Kehlk-Heilk 155:308

Meyer zum Gottesberge A (1960) Die Pathologie der C^5-Senke. Acta Otolaryngol (Stockh) 51:250

Meyer zum Gottesberge A, Stupp HF (1969) Streptomycinspiegel in der Perilymphe des Menschen. Acta Otolaryngol (Stockh) 67:171–176

Meyer zum Gottesberge A, Stupp HF (1972) Akute beiderseitige Ertaubung bei Insuffizienz der A. basilaris. Arch Klin Exp Ohr-Nas-Kehlk-Heilk 202:578–581

Meyerhoff WL (1979) "How I do it." Otology and neurology: A specific issue and its solution. The management of sudden deafness. Laryngoscope 89:1867–1868

Meyerhoff WL, Paparella MM, Gudbrandsson FK (1981) Clinical evaluation of Menière's disease. Laryngoscope 91:1663–1668

Meyerhoff WL, Paparella MM, Oda M, Shea D (1979) Myotic infections of the inner ear. Laryngoscope 89:1725–1734

Miayamoto T (1931) Experimentelle Untersuchungen über die Schädigung des Gehörorgans durch Gifteinwirkung. Arb Med Univ Okayama 2:3

Miller GW, Joseph DJ, Cozad RL, McCabe BF (1970) Alport's syndrome. Arch Otolaryngol 92:418–432

Miller MH, Doyle TJ, Geier SR (1981) Acoustic neuroma in a population of noise exposed workers. Laryngoscope 91:363–371

Milne JS (1977) A longitudinal study of hearing loss in older people. Brit J Audiol 11:7–14

Milne JS, Lauder IJ (1975) Pure tone audiometry in older people. Brit J Audiol 9:50–58

Milutinovic PS, Stanbury JB, Wicken JV, Jones EW (1969) Thyroid function in a family with the Pendred syndrome. J Clin Endocrinol Metab 29:962–969

Miriszlai E (1981) Experimental round window membrane ruptures. Acta Paediatr Acad Sci Hung 22:77–81

Misawa T (1981) Two cases of sudden deafness in diabetics. Otorhinolaryngol (Tokyo) 24, Nr. 5; ref Zentralbl Ohr-Nas-Kehlk-Heilk 28 Nr. 2680

Mitschke H (1978) Der Hörsturz, eine mögliche zentrale Manifestation der Zytomegalievirus-Infektion Erwachsener. Laryngol Rhinol Otol (Stuttg) 57:876–881

Mitschke H (1978) Oto-rhino-laryngologische Aspekte der fortgeschrittenen Niereninsuffizienz. Wien Klin Wochenschr 90 [Suppl] 8:1–14

Mitschke H, Schmidt P, Zazgornik J, Kopsa H, Pils P (1977) Effect of renal transplantation on uremic deafness: a long-term study. Audiology 16:530–534

Miyamoto H, Morgenstern C (1979) Potassium level in endolymphatic sac of guinea pigs in vivo. Arch Otorhinolaryngol 222:77–78

Miyamoto H, Morgenstern C (1980) Role of electrolytes in different parts of the endolymphatic sac. Internat Menière-Symposium 12.–14. 5. Düsseldorf

Miyamoto RT, House WF, Brackmann DE (1980) Neurootolotic manifestations of the osteopetroses. Arch Otolaryngol 106:210–214

Møller MB (1981) Hearing in 70 and 75 year old people: Results from a cross sectional and longitudinal population study. Am J Audiol 2:22–29

Mörl Ch, Martusch M, Mörl H (1971) Die Therapie des akuten Hörsturzes mit intraarteriellen Dauerinfusionen. Vorläufige Mitteilung. Laryngol Rhinol Otol (Stuttg) 50:723–729

Moffat DA (1979) Transtympanic electrocochleography in Menière's disease: Variation in the amplitude of the summating potential related to clinical status. Brit J Audiol 13:149–152

Moffat DA, Gibson WPR, Ramsden RT, Morrison AW, Booth JB (1978) Transtympanic electrocochleography during glycerol dehydration. Acta Otolaryngol (Stockh) 85:158–166

Mohr J, Mageroy K (1962) Sex-linked deafness of a possibly new type. Acta Genet (Basel) 10:54–62

Molinari G (1978) Effetto dei gangliosidi di corteccia cerebrale sull'attività elettrica della coclea di cavia trattata con ouabaina. Nuovo Arch Ital Otol 6:293–298

Molvaer OI, Natrud E, Eidsvik S (1978) Diving injuries to the inner ear. Arch Otolaryngol 221:285–288

Moore DC, Best GF (1980) A sensorineural component in chronic otitis media. Laryngoscope 90:1360–1366

Moreira-Filho CA, Neustein I (1979) A presumptive new variant of Norrie's disease. J Med Genet 16:125–128

Moretti A, Arcari G, Pegrassi L (1979) Übersicht über pharmakologische Studien mit Nicerogolin. Arzneim Forsch 29:1223–1227

Moretto G (1958) Ricerche sperimentali sulla possibilità di prevenire l'effetto tossico dell'andride. Minerva Otorinolaring 8:190

Morgans ME, Trotter WR (1958) Association of congenital deafness with goitre; the nature of thyreoid defect. Lancet I:607–609

Morgenstein KM, Manance ED (1969) Temporal bone histopathology in sickle cells disease. Laryngoscope 79:2172–2180

Morgenstern C (1980) Oxygen supply of the middle ear mucosa under normal conditions and after Eustachian tube occlusion. Ann Otol Rhinol Laryngol [Suppl] 89:68–76

Morgenstern C, Amano H, Orsuslakova A (1982) Ion transport in the endolymphatic space. Am J. Otolaryngol 13:323–327

Morgenstern C, Arnold W (1981) Fluktuierendes Gehör – Eine Analyse wechselnder Schallempfindungsschwerhörigkeiten. Laryngol Rhinol Otol (Stuttg) 60:592–596

Morgenstern C, Kessler M (1978) Oxygen consumption and oxygen distribution in the inner ear. Arch Otorhinolaryngol 220:159–162

Morgenstern C, Lamprecht C, Otterbach J (1983) Das Frequenz-Unterscheidungsvermögen des menschlichen Ohres bei akuten Änderungen des Endolymphraumes. Arch Otorhinolaryngol Suppl II/1983:227–228

Morgenstern C, Laskawi R, Juhn SK (1982) Die Wirkung einer alpha-adrenergen Rezeptorblockade auf die Funktionen des Innenohres. Arch Otorhinolaryngol 234:313–320

Morgenstern C, Lemp C, Lamprecht J (1983) Die Bedeutung des Glyceroltests für die Diagnose unklarer Schallempfindungsstörungen. Tagungsbericht Vereinigung Westdeutscher HNO-Ärzte 1983. HNO 32 (1984) (im Druck)

Morgenstern C, Lessmann FJ, Amano H, Orsulakova A, Juhn SK (1981) Inner ear effects of a new loop diuretic (Ozolinon). Scand Audiol Suppl 14:111–118

Morgenstern C, Miyamoto H (1979) DC potential and K^+ activity in experimental endolymphatic hydrops. Arch Otorhinolaryngol 222:273–274

Morgenstern C, Seetz J, Jesdinsky J, Vosteen K-H (1983) Zur Therapie des akuten Hörverlustes. HNO 31:128–131

Mori N, Matsunaga T, Asai H (1980) Clinical application of non invasive electrocochleography. Auris Nasus Larynx 7:111–123

Morimitsu T, Hirashima N, Yasuda K (1975) Amidotrizoate therapy for sudden deafness. J Oto-Rhino-Laryngol Soc Jap 78:591

Morizono T, Paparella M (1978) Hypercholesterolemia and auditory dysfunction. Ann Otol 87:804

Morris TMO (1969) Deafness following acute carbon monoxide poisoning. J Laryngol Otol 83:1219–1225

Morrissey-Walsh E, Barry RGG (1980) Familial diabetes mellitus and optic atrophy. I Med J 73:211–212

Morrison A, Moffat DA, O'Connor AF (1980) Clinical usefulness of electrocochleography in Menière's disease: An analysis of dehydrating agents. Otolaryngol Clin North Am 13:703–721

Morse MJ, Lirenman DS, Johnson HW et al. (1981) The association of renal pelviocaliceal dysmorphism and sensorineural deafness: A new syndrome. J Urol 125:625–627

Moser F, Winkler U (1971) Unterbindung der A. carotis externa bei akutem Hörsturz. Wiss Z Univ Halle 20:38–41

Moser HW, Braine H, Pyeritz RE et al. (1980) Therapeutic trial of plasmaphereses in Refsum disease and in fabry disease. Birth Defects 16:491–497

Mozzo W, Santoni P, Calvelli C (1978) La nefrosi cronica come causa di perdità auditiva neurosensorale. Studio clinico sperimentale. Nuovo Arch Ital Otol 6:307–335

Muckle TJ, Wells M (1962) Urticaria, deafness, and amyloidosis: A new heredo-familial syndrome. Q J Med 31:235–248

Müller O (1937) Die feinsten Blutgefäße des Menschen. Enke, Stuttgart

Münker G (1977) Knochenleitungsveränderungen beim Sero-Mukotympanon. Laryngol Rhinol Otol (Stuttg) 56:591–594

Mulch G, Handrock M (1979) „Hörsturz beidseits" nach akuter Heroinintoxikation. Laryngol Rhinol Otol (Stuttg) 58:435–437

Murakami Y (1979) Routes of viral infection into the inner ear. ORL Tokyo 22 Nr 6, Abst 2–3; ref Zentralbl Hals-Nas-Ohrenheilk 124 (980/81) Nr 5451

Myers EN, Stool S (1968) Cytomegalic inclusion disease of the inner ear. Laryngoscope 78;1904–1915

Myers RM, Bernstein JM (1965) Salicylate ototoxicity. A clinical and experimental study. Arch Otolaryngol 82:483–493

Nadol JB, Burgess B (1982) Cochleosaccular degeneration of the inner ear and progressive cataracts inherited as an autosomal dominant trait. Laryngoscope 92:1028–1037

Nagahara K, Fisch U, Yagi N (1983) Perilymph oxygenation in sudden and progressive hearing loss. Acta Otolaryngol (Stockh) 96:57–68

Nagi NA (1979) Diabetes insipidus, diabetes mellitus, optic atrophy and deafness. A clinical and genetic study. Postgrad Med J 55:377–380

Nakai Y (1971) Electronmicroscopic study of the inner ear after ethacrynic acid intoxication. Pract Oto-Rhino-Laryngolog (Basel) 33:366–376

Nakai Y (1977) Combined effect of 3'4'dideoxykanamycin B and potent diuretics on cochlea. (A scanning and transmission electron microscopic evaluation.) Laryngoscope 87:1548

Nakai Y, Chang KC, Onashi K, Marisako N (1983) Ototoxic effect of an aminoglycoside drug on an immature ear. Acta Otolaryngol [Suppl] (Stockh) 393:1–5

Nakai Y, Konishi K, Chang KC et al. (1982) Ototoxicity of the anticancer drug cisplatin. An experimental study. Acta Otolaryngol (Stockh) 93:227–232

Nakai Y, Morimoto A, Chang KC et al. (1980) Inner ear damage induced by bacterial endotoxin. Arch Otorhinolaryngol 229:209–220

Nakai Y, Yamane H, Minowa K et al. (1982) Application of loop diuretics for treatment of sensorineural hearing impairment. Acta Otolaryngol (Stockh) 94:37–43

Nakai Y, Zushi K, Chang KC et al. (1981) An experimental study on the progressiveness of cochlear damage by aminoglykoside drug. Acta Otorhinolaryngol (Stockh) 91:199–206

Nance WE (1971) Genetic counseling for the hearing impaired. Audiology 10:222–233

Nance WE (1980) The genetic analysis of profound prelingual deafness. Birth Defects 16:263–269

Nance WE, Setleff R, McLeod A et al. (1971) X-linked mixed deafness with congenital fixation of the stapedial footplate and perilymph gusher. Birth Defects 7:64–69

Nance WE, Sweeney A (1971) Evidence for autosomal recessive inheritance of the syndrome of renal tubular acidosis and deafness. Birth Defects 7:(4) 70–72

Nassuphis P (1951) Die Wirkung des Atoxyls auf das Innenohr. Arch Ohr-Nas-Kehlk-Heilk 157:594

Natali R, Puyat PM, Rachinel J et al. (1980) Rupture de la fenétre ronde d'origine traumatique au de-
cours d'une plongée en apnee. Ann Oto-Laryngol (Paris) 97:883–887
National Center for Vital Health Statistics 1967, 1968; zit n Konigsmark u Gorlin (1976)
Nedzelski JM, Barber HO (1976) Round window fistula. J Otolaryngol 5:379–385
Neveling R (1967) Die akute Ertaubung. Kölner Universitäts-Verlag
Niemeyer W (1971) Relations between the discomfort level and the reflex threshold of the middle ear
muscles. Audiology 10:172–176
Niemeyer W, Sesterhenn G (1974) Calculating the hearing threshold from the stapedius reflex threshold
for different sound stimuli. Audiology 13:421
Nilsson LR, Borgfors N, Gamstorp J, Holst H, Lidén G (1964) Nonendemic goitre and deafness. Acta
Paediatr Scand 53:117–131
Nishida HJ (1977) Electrocochleographic study of sudden deafness. Otolaryngol (Tokyo) 49:93–104
Nomura Y (1982) A study of the round window. Univ of Tokyo Press
Nomura Y, Kitamura K (1979) Abrupt (sharp cut) type sensorineural hearing loss. A human temporal
bone study. Auris Nasus Larynx 6:13–21
Nomura Y, Okuno T, Kawataba I (1983) The round window membrane. Adv Oto-Rhino-Laryngol
31:50–58
Nomura Y, Tsuchida M, Mori S, Sakurai T (1982) Deafness in cryoglobulinemia. Ann Otol Rhinol
Laryngol 91:250–255
Norre ME, Jessurun EL (1980) Glycerol test and fluctuating sensorineural hearing loss. Acta oto-
rhinolaryngol Belg 34:262–269
Novotny GM (1980) "Cochlear bends". J Laryngol Rhinol Otol 9:395–398
Novotny O (1975) Altersfaktor bei Gehörmüdigkeit bei professioneller Schwerhörigkeit durch Lärm.
Cesk Otolaryngol 24:5
Nowinski GJ (1977) Presbyacusis among the population of the Tenere desert. Centr Afr Med 23:124–
126
Nutall L, Lawrence M (1979) Intracellular potential changes of Corti's organ with anoxia. Arch Oto-
laryngol 105:574–578
Oda M, Preciado MC, Quick CA et al. (1974) Labyrinthine pathology of chronic renal failure patients
treated with hemodialysis and kidney transplantation. Laryngoscope 84:1489–1506
Öckermann PA (1967) A generalized storage disorder resembling Hurler's syndrome. Lancet II:239–
241
Ödkvist LM, Bergholtz LM, Ählfeldct H, Andersson B, Edling CH, Strand E (1982) Otoneurological
and audiological findings in workers exposed to industrial solvents. Acta Otolaryngol [Suppl]
(Stockh) 386:249–251
Ohlsson L (1963) Congenital renal disease, deafness and myopia in one family. Acta Med Scand 174:77
Ohtani I, Ohtsuki K, Aikawa T, Omata T, O-Uchi J, Saito T (1982a) Individual variation and mecha-
nism of kanamycin ototoxicity in rabbits. Acta Otolaryngol (Stockh) 94:413–419
Ohtani I, Ohtsuki K, Aikawa T, Sato Y, O-Uchi J, Saito T (1982b) Evalution of ototoxicity of
aminoglycoside antibiotics in rabbits. Auris Nasus Larynx 9:67–74
Oosterveld WJ (1981) Ziekte van Ménière: een oderzoek bij 457 patienten. Ned Tijdschr Geneeskd
125:582–585
Opitz H, Schmidt F (1967) Handbuch der Kinderheilkunde, Bd VI, S 309 ff. Springer, Berlin Heidel-
berg New York
Orchik DJ, Dunn JS (1977) Sickle cell anemia and sudden deafness. Arch Otolaryngol 103:369–370
Orsulakova A, Schacht J (1982) A biochemical mechanism of the ototoxic interaction between neomy-
cin and ethacryn acid. Acta Otolaryngol 93:43–48
Osterhammel D (1979) High-frequency audiometry and noise-induced hearing loss. Scand Audiol
8:85–90
Osterhammel D (1980) High frequency audiometry. Clinical aspects. Scand Audiol 9:249–256
Osterhammel D, Christau B (1982) High frequency audiometry and stapedius muscle reflex thresholds
in juvenile diabetics. Scand Audiol 9:13–18
Osterhammel D, Osterhammel P (1979) High frequency audiometry. Age and sex variations. Scand
Audiol 8:73–81
Ott, Felten v (1981) Therapieresultate der Oxycarboninhalation beim Knalltrauma. HNO 29:39–39
(Tagungsbericht)
Oudot J, Martin H (1979) Approches d' une étude plus aprofondie de la micro-angiopathie. J Franc
ORL 28:303–306

Oudot J, Martin H (1980) Rôle des plaquettes dans la pathologie de l'audition. J Fr Otorhinolaryngol 29:315–320

Qudot J, Pignat JC, Martin H (1979) Intoxication aigue à l'aspirine et surdité. A propos de 1 cas. J Fr Otorhinolaryngol 28:687–693

Pagani JJ, Thomson JW, Hanafee WN (1980) Pitfalls in the radiographic diagnosis of the internal auditory canal. Laryngoscope 90:322–325

Paloheimo S, Thalmann R (1977) Influence of „loop" diuretics upon Na$^+$K$^+$-ATPase and adenylate cyclase of the stria vascularis. Arch Otorhinolaryngol (NY) 217:347–359

Palva T, Dammert K (1969) Human cochlear aquaeduct. Acta Otolaryngol [Suppl] (Stockh) 246:1–58

Palva T, Raunio P, Karma P, Ylikoski J (1979) Fluid pathways in temporal bones. Acta Otolaryngol (Stockh) 87:210–316

Pang LQ (1974) Sudden sensorineural loss following diving and treatment by recompression: Report of two cases. Trans Am Acad Ophthalmol Otolaryngol 436–443. Zit. n. Novotny (1980)

Panning B, Mehler D, Lehnhardt E (1983) Transient low-frequency hypoacousia after spinal anaesthesia. Lancet I:582

Paparella MM (1978) Differential diagnosis of hearing loss. Laryngoscope 88:1710–1717

Paparella MM (1980) Mondini's deafness. A review of histopathology. Ann Otol Rhinol Laryngol [Suppl] 67, Nr 2, Part 3, 1–10

Paparella MM, Goycoolea MV, Meyerhoff WL, Shea D (1979) Endolymphatic hydrops and otitis media. Laryngoscope 89:43–58

Pappas DG, Mundy MR (1982) Sensorineural hearing loss: infectious agents. Laryngoscope 92:752–754

Parker FI, James GWL (1978) The effect of various topical antibiotic and antibacterial agents on the middle and inner ear of guinea pigs. J Pharmacol 30:236

Parker A, Elberling C, Warburg M (1978) Electrophysiological study of Norrie's disease. An X-linked recessive trait with hearing loss. Audiology 17:293–298

Parving A, Johnsen NJ, Holm-Jensen S (1978) Dominantly inherited low-frequency hearing loss. Audiology 17:165–172

Parving A, Parving HH, Lyngsøe J (1983) Hearing sensitivity in patients with myxoedema before and after treatment with L-thyroxine. Acta Otolaryngol (Stockh) 95:315–321

Parving A, Warburg M (1977) Audiological findings in Norrie's disease. Audiology 16:124–131

Passwell JH, David R, Boichis H, Herzfeld S (1981) Hereditary nephritis with associated defects in proximal renal tubular function. J Pediatr 98:85–87

Patterson JH, Burdick CK, Mozo BT, Camp RT Jr (1977) Temporary threshold shift in man resulting from four-hour exposure to octave bands of noise centered at 63 and 1,000 Hz. J Acoust Soc Am 62:595(A)

Paulsen K, Hundhausen Th (1971) Hörschäden durch Boxen. Laryngol Rhinol Otol (Stuttg) 50:297–324

Paulson OB, Strandgaard S (1978) Physiologie und Pathophysiologie der Hirndurchblutung. Pharmakotherapie 1:121–128

Pausch J, Jäckle B, Schmidt D, Mann W (1982) Systemerkrankung mit enger Beziehung zum Cogan-I-Syndrom. Dtsch Med Wochenschr 107:1143–1147

Pearlman RC (1982) Presbycusis: The need for a clinical definition. Am J Otol 3:183–186

Pearson JCG (1977) Prediction of presbyacusis. J Soc Occup Med 27:125–133

Peckham CS (1972) Clinical and laboratory study of children exposed in utero to maternal rubella. Arch Dis Childh 47:571–577

Peckham CS, Martin JAM, Marshall WS, Dudgeon JA (1979) Congenital rubella deafness: a preventable disease. Lancet I/8110:258–261

Pedersen CB (1974) Brief-tone audiometry in persons treated with salicylate. Audiology 13:311–319

Pedersen U, Elbrond O (1979) Surgical findings and results of stapedectomy in patients with osteogenesis imperfecta. J Laryngol Otol 93:1229–1233

Pellegrini A (1966) Aetiology of deafness in children. Proc 8. Internat Congr Tokyo, pp 410–411

Pendred V (1896) Deafmutism and goitre. Lancet II:532

Pérez-Garrigues H, Garcia-Ibanez JL, Fernández-Moscoso A (1982) Malfomaciones de oido interno tipo Mondini. A propósito de un caso. Acta ORL esp 33:315–321; ref Zentralbl Hals-Nas-Ohrenheilk 129 (1983) Nr 1549

Perin D, Jungers P, Grunfeld JP (1980) Perimacular changes in Alport's syndrome. Clin Nephrol 13:163–167

Petmezakis J, Anagnostakis D, Georgopoulos G, Matsaniotis N (1980) Lärmschädigungsaspekte bei Frühgeborenen. Arch Otorhinolaryngol 223:477

Peytral C, Henin JM, Vacher SA et al. (1981) Ototoxicité du cisplatinum. Ann Oto-Laryngol (Paris) 98:85–88

Pfalz R (1983) Efferentes, auditorisches System: Evidenz für seine Mitwirkung bei Adaptation, Habituation, Ermüdung? Vortrag Arbeitstagung 1983 der Arbeitsgemeinschaft Deutscher Audiologen und Neurootologen, 17.–19. 3. 1983 in Münster

Pfander F (1975) Das Knalltrauma. Analyse, Vorbeugung, Diagnose, Behandlung, Prognose und Begutachtung. Springer, Berlin Heidelberg New York

Pfander F (1978) Wird die lärmbedingte Hörgefährdung bei gleichzeitiger Vibration im Infraschallgebiet verstärkt? Arch Otorhinolaryngol 219:411–412

Pfeiffer RA, Jünemann G, Polster J, Bauer H (1973) Epiphysal dysplasia of the femoral head, severe myopia, and perceptive hearing loss in three brothers. Clin Genet 4:141–144

Pietersen E, Carlsen BH (1966) Hearing impairment as the initial sign of polyarteritis nodosa. Acta Otolaryngol (Stockh) 61:189–195

Pillsbury HC (1981) Metabolic causes of hearing loss and vertigo. Otolaryngol Clin North Am 14:347–354

Pillsbury HC, Shea JJ (1979) Luetic hydrops: Diagnosis and therapy. Laryngoscope 89:1135–1144

Pirsig W, Rollin H (1969) Akute Ertaubung nach Gentamycinbehandlung bei Anurie. HNO 17:274–278

Plasse HM, Spencer FC, Mittleman M et al. (1980) Unilateral sudden loss of hearing. An unusual complication of cardiac operation. J Thorac Cardiovasc Surg 79:822–826

Plath P (1974) Differentialdiagnose zur Abgrenzung der Lärmschwerhörigkeit von anderen Hörfunktionsstörungen. Arbeitsmed Tgg über die berufliche Lärmschwerhörigkeit Bad Reichenhall 30./31. 5.; Schriftenreihe des Hauptverbandes der gewerblichen Berufsgenossenschaften eV

Plath P (1975) Hörschäden als Symptom von Funktionsstörungen des Kreislaufs. Therapiewoche, pp 4748–4753

Plath P (1980) Passagere Taubheit bei Enzephalomyelitis disseminata. HNO 27:348–350

Plath P (1982) Beziehungen zwischen Gehör und Sprachverständnis im Alter. Audiophonol (Besancon) 15:261–265

Plath P (1983) Sensorineurale Schwerhörigkeit bei Funktionsstörungen des Mittelohres. Arch Otorhinolaryngol Suppl II/1984:222–224

Plester D (1962) Audiometrische Untersuchungen bei einem Naturvolk. Arch Ohr-Nas-Kehlk-Heilk 180:765–771

Plester D (1978) Die einseitige Hörstörung. Arch Otorhinolaryngol (NY) 219:451–464

Plochl E, Tasser C (1980) Untersuchungen an 104 Kindern eines Institutes für Hörbehinderte. Pädiatr Padol 15:375–384

Podvinec S, Stefanovic P (1966) Surdité par la streptomycine et prédisposition familiale. J Fr Otorhinolaryngol 15:61–67

Pollard TJ, Smith CA, Brummett R (1981) The effects of low dose ethacrynic acid on the guinea pig with special reference to normal variations in the stria vascularis. Acta Otolaryngol (Stockh) 92:249–258

Praml GJ, Sonnabend E (1980) Lärmschwerhörigkeit durch Dentalturbinen. Dtsch Zahnärztl Z 35:400–406

Pratt H, Sohmer H, Barazani N (1978) Surface-recorded cochlear microphonic potentials during temporary threshold shifts in man. Audiology 17:204–212

Prazić M, Salaj H (1975) Ototoxicity in children caused by streptomycin. Audiology 14:173–176

Prazić M, Salaj B, Subotić R (1964) Familial sensitivity to streptomycin. J Laryngol Otol 78:1037–1043

Prazma J (1981) Effect of glycerol on cochlea microcirculation. Acta Otolaryngol (Stockh) 92:459–461

Prazma J, Thomas WG, Fischer ND, Preslar MJ (1972) Ototoxicity of ethacrynic acid. Arch Otolaryngol 16:448

Precerutti G (1968) Considerazioni di genetica su alcune di ipoacusia ereditaria semplice. Minerva Otorinolaringol (Torino) 18:176

Probst R (1983) Otoneurologische Befunde bei Wernicke-Korsakoff-Syndrom. HNO 31:123–127

Pruszewicz A, Kruk-Zagajewska A, Szyfter W, Smolińska K (1983) Lipid levels in patients with sudden deafness of unknown aetiology. Audiology 22:63–72

Pruszewicz A, Obrebowski A, Swindziński P et al. (1980) Cochleare Gehörbeschädigungen bei Kindern mit serologischer Unverträglichkeit. Folia Phoniatr (Basel) 32:274–284

Pullen FW (1972) Round window membrane rupture: A cause of sudden deaf ness. Trans Am Acad
    Ophthalmol Otolaryngol 76:1444
Pullen FW, Rosenberg GJ, Cazeba CH (1979) Sudden hearing loss in divers and fliers. Laryngoscope
    89:1373–1377
Purriel B, Drets M, Pascale E et al. (1973) Familial hereditary nephropathy (Alport's syndrome). Ann
    J Med Assoc 49:1469–1482
Pyykkö J, Stark J (1982) Vibration syndrome in the etiology of occupational hearing loss. Acta Oto-
    laryngol [Suppl] (Stockh) 386:296–300
Quante M (1973) Die Wirkung von Lärm und ototoxischen Substanzen auf vorgeschädigte Ohren.
    Arch Klin Exp Ohr-Nas-Kehlk-Heilk 205:266–269
Quaranta A, Amoroso C, Violante F (1980) Studio eziopatogenetico delle sordità improvvise idiopa-
    tiche. Minerva Otorinolaringol 39:157–160
Quick CA, Duvall AJ (1970) Early changes in the cochlear duct from ethacrynic acid: An electronmi-
    croscopic evaluation. Laryngoscope 80:954
Quick CA, Fish A, Brown C (1973) The relationship between cochlea and kidney. Laryngoscope
    83:1469–1482
Radecke H (1984) Klinische und biochemische Befunde beim Pseudohypoparathyreoidismus. Disser-
    tation Hannover (in Vorbereitung)
Radü HJ (1980) Hörsturz bei Kindern. Arch Otorhinolaryngol 227:373–376
Rahm WE, Strother WF, Crump JF, Parker DeE (1962) The effects of anaesthetics upon the ear. IV.
    Lidocain hydrochloride. Ann Otol Rhinol Laryngol 71:116–123
Rake M, Saunders M (1966) Refsum's disease. A disorder of lipid metabolism. J Neurol Neurosurg
    Psychiatr 29:417–422
Ramsden RT, Wilson P, Gibson WPR (1980) Immediate effects of intravenous tobramycin and genta-
    mycin on human cochlear function. J Laryng Otol 94:521–531
Ranke OF (1953) Das Wesen des Rekruitment. Vortrag. 1. Deutscher Audiologenkursus, Freiburg 5.–
    9. 10., p 37
Ransome J, Ballantyne JC, Shaldon S, Bosher SK, Hallpike CS (1966) Perceptive deafness in subject
    with renale failure treated with haemodialysis and polybrene. J Laryng Otol 80:651–677
Rauch S (1964) Biochemie des Hörorgans. Thieme, Stuttgart, pp 224–226, 278–386
Redell RC, Lebo CP (1972) Ototraumatic effects of hard rock music. Calif Med 116:1–4
Refetoff A, DeWind LT, DeGroot LJ (1967) Familial syndrome combining deaf-mutism, stippled epi-
    physes, goyter and abnormally high PBI: Possible target organ refractoriness to thyroid hormone.
    J Clin Endocrinol 27:279–294
Refsum S (1945) Heredoataxia hemerologia polyneuriformis – et tidligere ikke beskrevet familiaert syn-
    drom? Nord Med 28:2682–2685
Refsum S (1946) Heredopathia atactica polyneuritiformis: A familial syndrome not hitherto described.
    A contribution to the clinical study of the hereditary disease of the nervous system. Acta Psychiatr
    Scand [Suppl] 38
Refsum S (1977) Heredopathia atactica polyneuritiformis phytanic acid storage disease (Refsum's dis-
    ease) with particular reference to ophthalmological disturbances. Metab Ophthalmol 22:73–79
Reiter D, Konkle DF, Myers AR et al. (1980) Middle ear immittance in rheumatoid arthritis. Arch
    Otolaryngol 106:114–177
Rejtö K, Pálfalvi L, Komora V (1982) Pure-tone and speech intelligibility disturbances in patients with
    ototoxic disorders. Audiology 2:159–176
Rempt E (1970) Gehörschäden bei Kanamycinlangzeittherapie. Laryngol Rhinol Otol (Stuttg) 49:504–
    509
Renou G, Sénéchal G, Sterks JM (1978) Surdité bilatérale due à la Framycétine utilisée par voie locale.
    Ann Otolaryngol (Paris) 95:691–694
Reynier JP de (1964) Les surdités brusques chez l'enfant. Pract Oto-Rhino-Laryngol 26:63–70
Reynier JP de (1979) La surdité de l'enfant. Cah ORL Chir Cervico-Fac 14:25–37
Riedner ED, Leven LS, Holliday MJ (1980) Hearing patterns in dominant osteogenesis imperfecta.
    Arch Otolaryngol 106:737–740
Rietema SJ (1979) The clinical significance of electrocochleography. Thesis, Leiden 1979. Zit n. Hoke
    u. Lütkenhöner (1981)
Ristow W (1968) Zur Behandlung der Meniére-Krankheit mittels temporärer Labyrinthanästhesie. La-
    ryngol Rhinol Otol (Stuttg) 47:441–447
Ristow W (1980) Innenohr-Funktionsstörungen durch Tauchen. Arch Otorhinolaryngol 223:258

Ristow W, Röser D, Juraske P (1978) Zur Behandlung und Prognose der akuten Innenohrstörungen. Arch Otorhinolaryngol 219:336–367

Ritter K (1975) Angioarchitektur der Gefäßstrombahn der Cochlea. Arch Otorhinolaryngol 210:266

Ritter K (1978) Die Gefäße des Innenohres. Arch Otorhinolaryngol 219:155–177; 309–310

Rizvi SS, Gibbin KP (1979) Effect of transverse temporal bone fracture on the fluid compartment of the inner ear. Ann Otol Laryngol 88:741–748

Rizvi SS, Holmes RA (1980) Hearing loss from hemodialysis. Arch Otolaryngol 106:751–756

Roach RE (1973) Response of the diabetic to Békésy audiometry. Arch Otolaryngol 98:349–353

Robertson D (1974) Cochlear neurons frequency selectivity altered by perilymph removal. Science 186:153–155

Robin PE (1981) Deafness and diabetes. Clin Otolaryngol 6:309

Robinson DW (ed) (1971) Occupational Hearing Loss. Academic Press, London New York

Robinson DW, Sutton GJ (1979) Age effect in hearing – a comparative analysis of published threshold data. Audiology 18:320–334

Rösler G, Anderson H (1978) Maximum steepness of slopes in hearing threshold courves. Audiology 17:299–316

Ronis ML, Roser CL, Ronis BJ (1966) Otologic manifestations of Waldenström's macroglobulinemia. Laryngoscope 76:513–523

Rosen S, Bergmann M, Plester D, El-Mofty A, Satti MH (1962) Presbycusis study of a relatively noise-free population in the Sudan. Ann Otol Laryngol 71:727–743

Rosen S, Olin P (1965) Hearing loss and coronary heart disease. Arch Otolaryngol 82:236–243

Rosen S, Olin P, Rosen H (1970) Dietary prevention in hearing loss. Acta Otolaryngol (Stockh) 70:242

Rosenhall U, Kankkunen A (1981) Hearing alterations following meningitis. 2. Variable hearing. Ear Hear 2:170–176

Rossi M, Ferlito A, Polidoro F (1980) Maternal rubella and hearing impairment in children: Considerations in 66 cases. J Laryng Otol 94: 281–289

Rowson KHK, Hinchcliffe R, Gable DR (1975) A virological and epidemiological study of patient with acute hearing loss. Lancet 471–473

Rubinstein M, Muchnik C, Hildesheimer M, Shartov W (1977) In: Inner Ear Biology. INSERM, Bordeaux

Rüedi L (1954) Actions of vitamin A on the human and animal ear. Acta Otolaryngol (Stockh) 44:502

Rüedi L, Furrer W (1946) Das akustische Trauma. Pract Oto-Rhinol-Laryngol (Basel) 8:177

Rumpelt HJ, Langer KH, Schärer K, Straub E, Thoenes W (1974) Split et extremely thin glomerular basement membranes in hereditary nephropathy (Alport's syndrome). Virchows Arch Path Anat 364:225

Russell NJ, Fox KE, Brummett RE (1979) Ototoxic effects of the interaction between kanamycin and ethacrine acid. Cochlear ultrastructure correlated with cochlear potentials and kanamycin levels. Acta Otolaryngol (Stockh) 88:369–381

Russell IJ, Sellick PM (1978) Intracellular studies of hair cells in the mammalian cochlea. J Physiol 284:261–290

Russolo M, Poli P (1980) Acute idiopathic auditory failure: Prognosis. A review of 65 cases. Audiology 19:422–433

Ryan A, Dallos P (1975) Effect of absence of cochlear outer hair cells on behavorial auditory threshold. Nature 253:44–45

Ryan AF, Wicham MG, Bone RC (1979) Element content of intracochlear fluids, outer hair cells, and stria vascularis as determined by energydispersive roentgen ray analysis. Otolaryngol Head Neck Surg 87:659–665

Rybak LP (1981) Cis-platinum associated hearing loss. J Laryngol Otol 95:745–747

Rybak LP (1982) Pathophysiology of furosemide ototoxicity. J Otolaryngol 11:127–133

Rybak LP, Green TP, Juhn SK, Morizono T, Mirkin BL (1979) Elimination kinetics of furosemide in perilymph and serum of chinchilla. Acta Otolaryngol (Stockh) 88:382–387

Saigal S, Lunyk O, Larke RPB, Chernesky MA (1982) The outcome in children with congenital cytomegalovirus infection. Am J Dis Child 135:896–901

Saito HR, Daly JF (1971) Quantitative analysis of acid mucopolysaccharides in the normal and kanamycin intoxicated cochlea. Acta Otolaryngol (Stockh) 71:22–26

Salami A, Mora E, Brera S, Stura M (1983) Influenza delle turbe del metabolismo tireoideo sulla via acustica. Vortrag 2. Internat. Sympos on Audiological Medicine, Sirmione 10–13 April

Salt AN, Stopp PE (1979) The effect of cerebrospinal fluid pressure on perilymphatic flow in the opened cochlea. Acta Otolaryngol (Stockh) 88:198–202

Sanders JW, Bess FH (1981) Special auditory testing: Review and update. Am J Otol 3:172–176

Sando I, Egami T (1977) Inner ear hemorrhage and endolymphatic hydrops in a leukemic patient with sudden hearing loss. Ann Otol Rhinol Laryngol 86:518–524

Sando I, Harada T, Loehr A, Sobel JH (1977) Sudden deafness: Histopathological correlation in temporal bone. Ann Otol Rhinol Laryngol 86:269–279

Sato K (1983) Ototoxicity of aminoglycoside antibiotics in animal study. Adv Otorhinolaryngol 29:145–150

Sauer RC, Kammerle A (1981) Reporting results in Menière's disease. The prospective of the clinical audiologist. Am J Otol 2:211–215

Savastano M, Molinari G, Aporti F et al. (1982) ERA in congenital and alloxan induced diabetic mice. Effect of gangliosides treatment. Riv Ital ORL Audiol Foniat 2:115–121; ref Zentralbl Hals-Nas-Ohrenheilk 129 (198) No 408

Saxén A (1952) Inner ear in presbyacusis. Acta Otolaryngol (Stockh) 41:213–227

Schachern PA, Paparella MM, Goycoolea M, Goldenberg B, Schlievert P (1981) The round window membrane following application of staphylococcal exotoxin: An electron microscopic study. Laryngoscope 91:2007–2017

Schacht J (1979) Isolation of an aminoglycoside receptor from guinea pig inner ear tissues and kidney: Arch Otorhinolaryngol 224:129–134

Schätzle W (1971) Histochemie des Innenohres. Urban & Schwarzenberg, München Berlin Wien

Schätzle W, Haubrich J (1967) Histochemische Veränderungen der Meerschweinchencochlea bei experimenteller Hypothyreose. Arch Klin Exp Ohr-Nas-Kehlk-Heilk 188:224–231

Schätzle B, Schnieder EA (1979) Stoffwechsel der Kochlea. In: Berendes, Link, Zöllner (Hrsg) Hals-Nasen-Ohrenheilkunde in Praxis und Klinik, 2. Aufl Bd 5, Kap 6. G. Thieme, Stuttgart

Schätzle W, Westernhagen B v (1970) Experimentelle Untersuchungen zum Einfluß des Endotoxinschocks auf das Innenohr. Arch Ohr-Nas-Kehlk-Heilk 196:172–177

Scheie HG, Hambrick GW Jr, Barness LA (1962) A newly recognized forme fruste of Hurler's disease (Gargoylism). Am J Ophthalmol 53:753–769

Schindler O (1962) L'addattamento uditivo nell'età senile. Minerva Otorinolaringol (Torino) 12:532

Schmidt CL, Stange G (1976) Die Aktivität motorischer Einheiten des M. splenicus capitis bei peripheren vestibulären Läsionen. Arch Otorhinolaryngol 214:175–180

Schmidt CL, Stange G (1977) Akuter Hörsturz nach Dialyse. Arch Otorhinolaryngol 216:645–646

Schmidt PH (1967) Presbyacusis. Audiology [Suppl] 1

Schmidt PH (1976) Electrocochleographic diagnosis. Arch Otorhinolaryngol 212:315–320

Schmidt PH (1981) Low-tone perceptive hearing loss. Acta Otolaryngol (Stockh) 91:463–468

Schneider WJ, Becker EL (1966) Acute tansient hearing loss after ethacrynic acid therap. Arch Intern Med 117:715–717

Schnieder EA (1973) Innenohr- und Hirndurchblutung. Über die Wirkung gefäßerweiternder Mittel auf die Hirndurchblutung. Laryngol Rhinol Otol (Stuttg) 52:186–195

Schönenberger U, Streit CH, Hoigne R (1981) Nephro- und Ototoxizität von Aminoglykosid-Antibiotika unter besonderer Berücksichtigung von Genatmycin. Schweiz Rundsch Med (Praxis) 70:169

Scholtz H, Barolin GS (1981) Abnormales Zellbild bei normaler Zellzahl im Liquor cerebrospinalis. Wien Klin Wochenschr 93:398–400

Schorn K (1981) Difference limen for intensity in patients with sudden deafness and other inner ear disorders. Adv Otorhinolaryngol 27:100–109

Schreiber K (1979) Renale tubuläre Azidose. In: Schreiber K (Hrsg) Die angeborenen Stoffwechselanomalien, 2. Aufl, S 271 ff. Thieme, Stuttgart

Schüssler U, Handrock M, Matthias R (1982) Die Ruptur der runden Fenstermembran – eine Ursache des akuten Hörsturzes. Laryngol Rhinol Otol (Stuttg) 61:207–210

Schuknecht HF (1964) The pathology of several disorders of the inner ear which cause vertigo. Sth med J 57:1161–1167

Schuknecht HF (1968) Pathology of Menière's disease. Otolaryngol Clin North Am 1:331–337

Schuknecht HF (1974) Pathology of the Ear. Harvard Univ Press, Cambridge

Schuknecht HF (1979) Cochlear otosclerosis. A continuing fantasy. Arch Otorhinolaryngol 222:79–84

Schuknecht HF (1982) Cochleosacculotomy for Menière's disease: Theory, technique and results. Laryngoscope 92:854–858

Schuknecht HF, Benitez JT, Beekhuis J (1962) Further observations on the pathology of Menière's disease. Ann Otol Rhinol Laryngol 71:1039

Schuknecht HF, Churchill JA, Doran R (1959) The localization of acetylcholine in the cochlea. Arch Otolaryngol 69:549–559

Schuknecht HF, Igarashi M, Chasin WD (1965) Inner ear hemorrhage in leukemia. A case report. Laryngoscope 75:662–668

Schuknecht HF, Kimura RS, Naufal PM (1973) The pathology of sudden deafness. Acta Otolaryngol (Stockh) 76:75–97

Schuknecht HF, Northrop C, Igarashi M (1968) Cochlear pathology after destruction of the endolymphatic sac in the cat. Acta Otorhinolaryngol (Stockh) 65:479–487

Schuknecht HF, Richter E (1980) Apical lesions of the cochlea in idiopathic hydrops and other disorders: pathophysiological implications. ORL (Basel) 42:46–76

Schuknecht HF, Woellner RC (1955) Experimental and clinical study of deafness from lesions of cochlear nerve. J Laryngol Otol 69:75–97

Schultz-Coulon HJ (1973) Über die Bedeutung des Umweltgeräusches für den Hochtonschwerhörigen. HNO 21:26–32

Schultz-Coulon HJ (1983) Das Hören in fortgeschrittenem Alter. Vortrag Jahrestagung 1983 der Vereinigung Westdtsch HNO-Ärzte Recklinghausen

Schwandt P (1980) Hyperlipoproteinämien, Diät und Medikamente. In: Schwandt P (Hrsg) Fettstoffwechselstörungen. MMW Medizin Verlag München, S 7 ff

Schwetz F, Doppler U, Schewczik R, Welleschick B (1980) The critical intensity for occupational noise. Acta Otolaryngol (Stockh) 89:358–361

Seinsch W, Matthias R, Handrock M (1982) Haben Hyper- oder Hypovitaminosen (A und D) einen Einfluß auf die Funktion des Innenohres? Arch Otorhinolaryngol 235:590–592

Sekula J, Wlodyka J (1979) Perilymphatic fistulas. J Otolaryngol 33:469–474; ref Zentralbl Hals-Nas-Ohrenheilk 124 (1980) Nr 4620

Sekula J, Wlodyka J (1982) The round window in acute hearing loss. Audiology 21:55–60

Sellick PM, Johnstone BM (1975) Production and role of inner ear fluid. Neurobiol 5:337–362

Sellick PM, Russell IJ (1980) The response of inner hair cells to basilar membrane velocity during low frequency auditory stimulation in the guinea pig cochlea. Hearing Res 2:439–445

Serjeant GR, Norman W, Todd GB (1975) The internal auditory canal and sensorineural hearing loss in homozygous sickle cell disease. J Laryngol Otol 89:453–455

Shaia FT, Sheehy JL (1976) Sudden sensori-neural hearing impairment: a report of 1.220 cases. Laryngoscope 86:389–397

Shapiro MJ, Purn JM, Rakin C (1981) A study of the effects of cardiopulmonary bypass surgery on auditory function. Laryngoscope 91:2046–2052

Sharp M, Orchik DJ (1978) Auditory function in sickle cell anemia. Arch Otolaryngol 104:322–324

Shea J (1979) Eversion of the lining of the vestibule. Laryngoscope 84:1122–1134

Shea JJ, Kitabchi AE (1973) Management of fluctuant hearing loss. Arch Otolaryngol 97:118–124

Sheehy JL (1976) Treatable sensori-neural hearing impairment. J Otolaryngol Soc Aust 4:3–7

Sheehy JL, Robinson JV, Bush JE (1980) Intravenous histamine in otologic practice. Side effects in 2,347 administrations. Arch Otolaryngol 106:159–160

Shneerson JM, Chattopadhyay B, Murphy MFG, Fawcett IM (1980) Permanent perceptive deafness due to streptococcus suis type II infection. J Laryngol Otol 94:425–427

Sieger A, White NH, Skinner MW, Spector GJ (1983) Auditory function in children with diabetes mellitus. Ann Otol Rhinol Laryngol 92:237–241

Silman F, Gelfand SA (1979) Prediction of hearing levels from acoustic reflex thresholds in persons with high-frequency hearing losses. J Speech Hear Res 22:697–707

Silverstein H, Bernstein JM, Davies D (1967) Salicylate ototoxicity; a biochemical and electrophysiological study. Ann Otol Rhinol Laryngol 76:118–128

Silverstein H, Yules RB (1971) The effect of diuretics on cochlear potentials and inner ear fluids. Laryngoscope 83:873

Simmons FB (1968) Theory of membrane breaks in sudden hearing loss. Arch Otolaryngol 88:541–548

Simmons FB (1980) Patterns of deafness in newborn. Laryngoscope 90:448–453

Simmons FB, Burton RD, Beatty D (1962) Round window injury: auditory behavioural and electrophysiological consequences in the cat. Trans Am Acad Ophthalmol Otolaryngol 66:715–722

Simon H, Orive B, Zamora I, Medizabal S (1979) The acidification defect in the syndrome of renal tubular acidoses with nerve deafness. Acta Pädiatr Scand 68:291–295

Sittoni V, Bonanni C, Crosara C, Colletti V, Maschio G, Lupo A (1983) Audiometric evaluation in patients with severe renal disease before and after haemodialysis. Vortrag 2. Internat Sympos on Audiological Medicine, Sirmione 10–14 April

Skinner BA, Greist MC, Norins AL (1981) The keratitis, ichthyosis, and deafness (KID) syndrome. Arch Dermatol 117:285–289

Smith BM, Myers MG (1979) The penetration of gentamicin and neomycin into perilymph across the round window membrane. Otolaryngol Head Neck Surg 87:888–891

Smith CA (1957) Capillary areas of the membranous labyrinth. Ann Otol Rhinol Laryngol 66:521

Smith FR, Goodman DS (1971) The effects of diseases of the liver, thyroid, and kidneys on the transport of vitamin A in human plasma. J Clin Invest 50:2426–2436

Smith FR, Goodman SD, Zaklama MS, Gabr MK, El Magaghy S, Patwardhan VN (1973) Serum vitamin A, retinol-binding protein, and prealbumin concentrations in protein-calorie malnutrition. I. A functional defect in hepatic retinol release. Am J Clin Nutr 26:973–981

Smith KE, Spaulding JS (1972) Ototoxic reaction to propylthiouracil. Arch Otolaryngol 96:369–370

Smyth GDL, Hassard TH (1976) Eighteen years of experiences in stapedectomy. Ann Otol Rhinol Laryngol 49 [Suppl] 1–36

Snow JB, Komune S (1981) Ototoxicity of kanamycin sulfate and the barriers in the inner ear. Otolaryngol Head Neck Surg 89:1013–1018

Snow JB Jr, Suga F (1973) Labyrinthine vasodilatators. Arch Otolaryngol 97:365–370

Sohar E (1956) Renal disease, inner ear deafness, and ocular changes; new heredofamilial syndrome. Arch Int Med 97:627–630

Soldatov JB, Khrappo NS (1979) Fluctuating hypoacusis. Z usn os vorlev boezn Nr 2, 1–6; ref Zentralbl Hals-Nas-Ohrenheilk 122 (1980) Nr 1290

Speaks CH, Nelson D, Ward WD (1970) Hearing loss in rock-and-roll musicians. J Occup Med 12:216–219

Spears GS, Whitworth JM, Konigsmark BW (1970) Hereditary nephritis with nerve deafness. Am J Med 49:52–63

Spiter B, Ventry JM (1980) Central auditory dysfunction among alcoholics. Arch Otolaryngol 106:224

Spoendlin H (1975) Neuroanatomical basis of cochlear coding mechanisms. Audiology 14:383–407

Spoendlin H (1979) Anatomisch-pathologische Aspekte der Elektrostimulation des ertaubten Innenohres. Arch Otorhinolaryngol 223:1–75

Spoendlin H (1980) Akustisches Trauma. In: Berendes, Link, Zöllner (Hrsg) HNO-Heilkunde in Praxis und Klinik, 2. Aufl, Bd 6, Kap 42. Thieme, Stuttgart

Spoor A (1967) Presbycusis values in relation to noise induced hearing loss. Audiology 6:48–57

Spranger J, Gehler J, Cantz M (1976) The radiographic features of mannosidosis. Radiology 119:401–407

Spreng M (1982) Auswirkungen des Lärms auf das Hören. Audiolog Akustik 21:66–75, 94–113

Stagno S, Reynolds DW, Amos CS, Dahle AJ, McCollister FP, Mohindra I, Ermicilla R, Alford CA (1977) Auditory and visual defects resulting from symptomatic and subclinical congenital cytomegalovirus and toxoplasma infections. Pediatrics 59:669–678

Stahle J, Wilbrand HF (1983) The temporal bone in patients with Menière's disease. Acta Otolaryngol 95:81–94

Stange F, Neveling R (1980) Hörsturz. In: Berendes, Link, Zöllner (Hrsg) Hals-Nasen-Ohren-Heilkunde in Praxis und Klinik, 2. Aufl, Bd 6, Kap 45. Thieme, Stuttgart

Stebbins WC, Hawkins JE, Johnsson LG, Moody DB (1979) Hearing thresholds with outer and inner hair cell loss. Am J Otolaryngol 1, Fall 1, 15–27

Steele MW (1981) Genetics of congenital deafness. Pediatr Clin North Am 28:973–980

Stehr K, Epp C, Spiess H (1975) Erste Ergebnisse mit einer kombinierten Lebendimpfung gegen Masern, Mumps und Röteln. Monatschr Kinderheilk 123:410–412

Steinert R, Spath JA jr. (1984) Kochleapotentiale und Mangeldurchblutung. HNO 32 (im Druck, Heft 4)

Steinert R, Mester W (1982) Welchen Einfluß hat die Unterbindung der großen Halsschlagader auf die Kochleapotentiale? Laryngol Rhinol Otol 61:477–480

Stephens SDG (1970) Temporary threshold shift in myxoedema. J Laryngol Otol 84:317

Stephens SDG, Luxon L, Hinchcliffe R (1982) Immunological disorders and auditory lesions. Audiology 21:128–148

Sterkers JM, Renou CG (1979) Neurotonie et troubles otologiques. Ann Otolaryngol (Paris) 96:281–290

Sterkes JM, Vignaud J, Ponsot G et al. (1980) Syndrome de Mondini. Mèningites récidivantes. Cure chirurgicale. Ann Otolaryngol (Paris) 97:559–568

Stevenson PW (1975) Responses to speech audiometry and phonemic discrimination patterns in the elderly. Audiology 14:185–231

Strauss M, Davis GL (1973) Viral disease of the labyrinth. Ann Otol Rhinol Laryngol 82:577–594

Strauß P, Chüden H (1974) Ist das Gehör Jugendlicher durch Diskolärm gefährdet? Klinikarzt 3:77–82

Strauß P, Herrig M, Rick W, Faßbender-Balg S (1982) Der Einfluß des Diabetes mellitus auf das Hörorgan. A. Experimenteller Streptozotocin-Diabetes bei der Ratte. Laryngol Rhinol Otol (Stuttg) 61:319–324

Strauß P, Kunkel A (1977) Grenzstrang- und Infusionsbehandlung beim Hörsturz. Laryngol Rhinol Otol (Stuttg) 56:366–371

Strauß P, Schmittner S (1982) Innenohr und Diabetes mellitus vom Erwachsenentyp. Vergleich eines Tiermodells mit klinischen Beobachtungen. HNO 30:116 (Tagungsbericht)

Strauß P, Schmittner S, Rick W, Faßbender-Balg S (1982) Der Einfluß des Diabetes mellitus auf das Hörorgan. B. Spontaner Diabetes bei der Maus. Laryngol Rhinol Otol (Stuttg) 61:325–330

Strauß P, Schneider K, Terriulo V, Sachsse B (1982) Der Einfluß des Diabetes mellitus auf das Hörorgan. C. Juveniler Diabetes und Diabetes mellitus vom Erwachsenentyp beim Menschen. Laryngol Rhinol Otol (Stuttg) 61:331–338

Strauß P, Strahl M (1976) Spätergebnisse nach über 15 Jahren Stapedektomie. Laryngol Rhinol Otol (Stuttg) 55:761–764

Strohm M (1980) Erfahrungen mit der Gabe von Urografin bei Innenohrschwerhörigkeit. Laryngol Rhinol Otol (Stuttg) 59:159–162

Strohm M (1982) Verletzungen der Membran des runden Fensters. Laryngol Rhinol Otol (Stuttg) 61:297–301

Strother WS, Parker DE, Rahm W, Crump JF (1964) The effect of anaesthetics upon the ear. V. Cochlear potentials and behaviour thresholds. Ann Otol Rhinol Laryngol 73:141–152

Stroud MH, Calcaterra TC (1970) Spontaneous perilymph fistulas. Laryngoscope 80:479–487

Strubinski A, Malicka K (1966) Localization of changes in the organ of hearing in diabetics. Otolaryngol Pol 20:443–448; ref Zentralbl Hals-Nas-Ohrenheilk 93:374 (1967)

Stupp HF (1970) Untersuchung der Antibiotikaspiegel in den Innenohrflüssigkeiten und ihre Bedeutung für die spezifische Ototoxizität der Aminoglykosidantibiotika. Acta Otolaryngol [Suppl] (Stockh) 262:5–78

Stupp H, Küpper K, Lagler F, Sous H, Quante M (1973) Inner ear concentrations and ototoxicity of different antibiotics in local and systemic application. Audiology 12:350–363

Subotić R (1976) Histopathological findings in the inner ear caused by measles. J Laryngol Otol 90:174–181

Suga F, Lindsay JR (1976) Histopathological observations of presbycusis. Ann Otol Rhinol Laryngol 85:169–184

Sulkowsky WJ (1980) Industrial Noise Pollution and Hearing Impairment. Problems of Prevention, Diagnosis, and Certification Criteria. Available from the U.S. Department of Commerce, National Technical Information Service, Springfield, Virginia 22161; Copyrigth 1980 by WJ Sulkowski

Sutherland HC, Gasaway DC (1978) Current hearing treshold levels for noise-exposed US Air Force personnel: one year's reportings. SAM-Tr 78–39, Dec 1978; zit n Chung et al. 1983

Suzuki M (1982) The effect of artery ligation and asphyxia on auditory evoked brain stem response. Auris Nasus Larynx (Tokyo) 9:119–131

Svatkoc LG, Kovgalyuk (1979) Audiometric studies in widened frequency range in patients with tuberculosis treated with antibiotics of the aminoglycoside group. Vestn ORL (Mosk) Nr. 5, 29–31; ref Zentralbl Hals-Nas-Ohrenheilk 123: (1980) Nr 2941

Sweeney PJ, Douglas JF, McCavert M (1979) Muckle-Wells syndrome – first Irish case. J Ir Coll Physicians Surg 9:68

Sykora GF, Kaufman B, Katz RL (1980) Congenital defects of the inner ear in association with meningitis. Radiology 135:379–382

Tanaka K et al. (1983) A case of the traumatic inner ear damage. Otolaryngol (Tokyo) 55:121–125; ref Zentralbl Hals-Nas-Ohrenheilk 129:Nr 3221

Tanaka K, Motomura S (1981) Permeability of the labyrinthine windows in guinea pigs. Arch Otorhinolaryngol 233:67–75

Tato JM, Rainville MJ (1976) Utilisation du réflexe stapédien pour l'adaptation des prothèses auditives. Audiology 15:428–432

Taylor IG (1980) The prevention of sensori-neural deafness. J Laryngol Otol 94:1327–1343

Taylor IG, Irwin J (1978) Some audiological aspects of diabetes mellitus. J Laryngol Otol 92:99–113

Terkildsen K, Osterhammel P, Bretlau B (1973) Acoustic middle ear muscle reflexes in patients with otosclerosis. Arch Otolaryngol 98:152

Terrahe K (1979) Schwindel und Gleichgewichtsstörungen beim oberen Zervikalsyndrom. Therapiewoche 1392

Thalmann I, Kobayashi T, Thalmann R (1982) Arguments against a mediating role of the adenylate cyclase: Cyclic AMP system in the ototoxic action of loop diuretics. Laryngoscope 92:589–593

Thalmann R (1981) Effects of loop diuretics, mercurials, and other diuretic substances upon the physiological chemistry of the cochlea. Scand Audiol [Suppl] 14:119–129

Thalmann R, Ise I, Bohne BA, Thalmann I (1977) Action of "loop" diuretics and mercurials upon the cochlea. Acta Otolaryngol (Stockh) 83:221–232

Thalmann R, Miyoshi T, Kusukari J, Thalmann I (1973) Quantitative approaches to the ototoxicity problem. Audiology 12:364–382

Theisen JM, Mann W, Ino T et al. (1980) Anmerkung zur Infusiontherapie beim akuten Hörsturz. Arch Otorhinolaryngol 223:241–243

Thomas JE, Cody DTR (1981) Neurologic perspectives of otosclerosis. Mayo Clin Proc 56:17–21

Thompson P, Wood RP, Bergstrom L (1980) Erythromycin ototoxicity. J Otolaryngol 9:60–62

Thomsen J, Vesterhauge S (1979) A critical evaluation of the glycerol test in Menière's disease. Adv Otorhinolaryngol 25:49–53

Thomson AJ, Searles M, Russell G (1977) Quality of survival after severe birth asphyxia. Arch Dis Child 52:620–626

Thould AK, Scowen EF (1964) The syndrome of congenital deafness and simple goiter. J Endocrinol 30:69–77

Thuemler R, Atzpodien W, Kremer GJ, Haferkamp G (1977) Refsum-Syndrom (Heredopathia atactica polyneuritisformis). Klinik, Diagnostik und diätetische Behandlung. Dtsch Med Wochenschr 102:1454–1457

Tiedemann R (1978) Totaler beidseitiger Innenohrverschluß nach Gentamycin. Arch Otorhinolaryngol 219:434–435

Tjernström Ö, Denneberg T, Harris S, Nordström L, Toremalm NG (1982) Ototoxicity of Netilmycin. Acta Otolaryngol (Stockh) 94:421–429

Todd GB, Serjeant GR, Larson MR (1973) Sensori-neural hearing loss in Jamaicans with SS disease. Acta Otolaryngol (Stockh) 76:268–272

Tonkin JP, Fagan P (1975) Rupture of the round window membrane. J Laryngol Otol 89:733–756

Tonndorf J (1968) Pathophysiology of hearing loss in Menière's disease. Otolaryngol Clin North Am 1:375–388

Tonndorf J (1976) Endolymphatic hydrops: Mechanical causes of hearing loss. Arch Otorhinolaryngol 212:293–299

Tonndorf J (1979) A rational approach to the traveling wave phenomen. Am J Otolaryngol 1:83–93

Tonndorf J (1981) Stereociliary dysfunction, a cause of sensory hearing loss, recruitment, poor speech discrimination and tinnitus. Acta Otolaryngol (Stockh) 91:469–479

Townsend TH, Bes FH (1980) Effects of age and sensorineural hearing loss on word recognition. Scand Audiol 9:245–248

Tran Ba Huy P, Manuel C, Meulemans A (1979) Pharmacokinetics of gentamicin in perilymph and endolymph studied in the rat by radioimmunassay. Arch Otorhinolaryngol (NY) 224:135–136

Tran Ba Huy P, Meulemans A, Manuel Ch et al. (1981) Critical appraisal of the experimental studies on the ototoxic interaction between ethacrynic acid and aminoglycoside antibiotics. A pharmacokinetical study. Scand Audiol [Suppl] 14:225–232

Tsuiki T, Murai S (1971) Familian incidence of streptomycin hearing loss and hereditary weakness of the cochlea. Audiology 10:315–322

Tumarkin A (1957) On Menière's syndrome. Proc Roy Soc Med 54:907

Turner G (1970) A second family with renal, vaginal, and middle ear anormalities. J Pediatr 76:641

Turner JS Jr (1970) Hereditary hearing loss with nephropathy (Alport's syndrome). Acta Otolaryngol 271:7–33

Uddman R, Ninoyu O, Sundler F (1982) Adrenergic and peptidergic innervation of cochlear blood vessels. Arch Otorhinolaryngol 236:7–14

Ulehlová L (1982) Stria vascularis in acoustic trauma. Arch Otorhinolaryngol 237:133–138
Ulrich K (1926) Verletzungen des Gehörorgans bei Schädelbasisfrakturen. Acta Otolaryngol [Suppl] (Stockh) 6:1–50
Upfold LJ (1970) Deafness following rubella in pregnancy. Med J Aust 1:420–424
Urban GE (1973) Reversible sensori-neural hearing loss associated with sickle cell crises. Laryngoscope 83:633–638
Vanderbilt University Hereditary Deafness Study Group (1968) Dominantly inherited low-frequency hearing loss. Arch Otolaryngol 88:242–250
Veltri RW, Wilson WR, Sprinkle PM et al. (1981) The implication of viruses in idiopathic sudden hearing loss: primary infection of reactivation of latent viruses? Otolaryngol 89:137–141
Venkateswaren PS (1971) Transient deafness from high doses of furosemid. Brit Med J 4:113
Ventura FP (1978) Counselling the hearing-impaired geriatric patient. Patient Couns Health Educ 1:22–25
Vertes D, Axelsson A, Miller J, Lidén G (1979) Some vascular effects of noise exposure in the chinchilla cochlea. Acta Otolaryngol (Stockh) 88:47–55
Vick HP (1981) Beitrag zur Koinzidenz von pathologischen Augenhintergrundspigmentierungen und Taubheit. HNO-Praxis 6:282–288
Vick HP, Eichler J, Vick U (1979) Beitrag zu Befunden und Ätiologie der Makuladystrophie bei hochgradig hörgeschädigten Kindern (Syndrom nach Diallinas-Amalric). Folia Ophthalmol (Jena) 4:105–108
Villar J, Garza C, Bosch J (1981) Resultados en el tratamiento de la sordera brusca. Acta ORL Esp 32:329–331
Virgiliis S de, Argiolu F, Sanna G et al. (1979) Auditory involvement in thalassemia major. Acta Haematol 61:209–215
Virolainen E, Puhakka H, Rahko T (1980) The cochlear component in operated otosclerosis after a mean period of 16 years. A follow-up study. Audiology 19:101–104
Visencio LH, Gerber SE (1979) Effect of hemodialysis on pure-tone thresholds and blood chemistry. J Speech Res 22:756–764
Vogt K, Bödefeld R (1982) Untersuchungen zur Druckfestigkeit der Innenohrfenster. HNO-Praxis (Leipzig) 7:187–190
Vos JA de (1963) Deafness in hypothyreoidism. J Laryngol Otol 77:390–414
Vosteen KH (1976) Die Produktion von Endo- und Perilymphe und die Durchlässigkeit der Innenohrmembranen. Arch Otorhinolaryngol 212:219
Walter B, Blegvad B (1981) Identification of wave I by means of atraumatic ear canal electrode. Scand Audiol [Suppl] 13:63–64
Waltzman SB, Cooper JS (1981) Nature and incidence of misonidazoleproduced ototoxicity. Arch Otolaryngol 107:52–54
Wandhöfer A (1971) Der einseitige akute Hörverlust im Vergleich mit dem konsekutiven Hörverlust des zweiten Ohres. Inauguraldiss. Münster 1971; zit n Feldmann 1981
Wandhöfer A (1979) Der Hörsturz. Akt Neurol 6:13–26
Ward PH, Honrubia V (1969) The effects of local anesthetics on the cochlea of the guinea pig. Laryngoscope 79:1605–1617
Watanabe Y (1963) Influence of diamox upon inner ear and histochemical study of carbonic anhydrase. J Oto-Rhino-Laryngol Soc Japan 66:657–670
Watanuki K, Kashiwazaki H, Kawamoto K, Katagiti S (1968) The effects of kanamycin intoxication on the RNA metabolism in the cells of Reissners membrane. Arch Ohr-Nas-Kehlk-Heilk 192:369–375
Weber I (1960) Ein Beitrag zu den kryptogenen Hörstörungen des Innenohres. Laryngol Rhinol Otol (Stuttg) 39:589–595
Wedel H v (1979) Untersuchungen zum zeitlichen Auflösungsvermögen beim dichotischen Hören. Arch Otorhinolaryngol 222:133–144
Wedel H v, Opitz HJ (1980) The time resolution of changes in short duration signal changes – psychoacoustical and electrophysiological studies. Hear Res 2:387–395
Wedel H v, Tegtmeier W (1980) Der Einfluß der Presbyakusis auf das soziale Hörvermögen. Arch Otorhinolaryngol 223:399–402
Wegener F (1967) Die pneumogene allgemeine Granulomatose – sog. Wegenersche Granulomatose. In: Staemmler, Kaufmann (Hrsg) Lehrbuch der speziellen pathologischen Anatomie. de Gryuter, Berlin, Ergänzungsband I/1, S 225–299

Weidauer H (1971) Fermenthistochemische Untersuchungen am Innenohr des Meerschweinchens nach Applikation von Aminobenzol. Arch Klin Exp Ohr-Nas-Kehlk-Heilk 199:590–595

Weidauer H (1972) Fermenthistochemische Veränderungen am Innenohr des Meerschweinchens nach Nitrobenzol. Arch Klin Exp Ohr-Nas-Kehlk-Heilk 202:681–686

Weidauer H (1974) Histochemische Veränderungen am Innenohr des Meerschweinchens nach Schwefelkohlenstoffexposition. Arch Klin Exp Ohr-Nas-Kehlk-Heilk 207:462

Weidauer H (1975) Hör- und Gleichgewichtsstörungen durch gewerbliche Intoxikationen. Dtsch Ärztebl 72:747–749

Weidauer H, Arnold W (1976) Strukturelle Veränderungen am Hörorgan beim Alport-Syndrom. Laryngol Rhinol Otol (Stuttg) 55:6–16

Weidauer H, Arnold W, Seelig HP (1977) Nachweis von Basalmembran-Antikörpern im Innenohr bei experimenteller Masugi-Nephritis. Laryng Rhinol Otol (Stuttg) 56:500–507

Weidauer H, Bröker HJ, Grusendorf M et al. (1981) Ein unbekanntes hereditäres Syndrom: Innenohrschwerhörigkeit, Hypokalzämie, Vitiligo. Arch Otorhinolaryngol 231:677–679

Weidauer H, Lenarz Th (1982) Verhalten des Stapediusreflexes bei akustischer Langzeitstimulation. Laryngol Rhinol Otol (Stuttg) 61:674–677

Weidauer H, Lenarz Th (1984) Das Kearns-Sayre-Syndrom aus hals-nasen-ohrenärztlicher Sicht. Laryngol Rhinol Otol (Stuttg) 62 (im Druck)

Weidauer H, Tenner A (1973) Hörsturz beiderseits in Verbindung mit doppelseitigem transitorischen Astarterienverschluß des Auges. Laryngol Rhinol Otol (Stuttg) 52:121–128

Weinaug P (1982) Untersuchungen zur Spontanremission beim akuten Hörsturz. HNO-Praxis (Leipzig) 7:86–93

Weinaug P (1984) Die Spontanremission beim Hörsturz. HNO 32 (im Druck)

Welleschik B, Körpert K (1980) Ist das Lärmschwerhörigkeitsrisiko für Männer größer als für Frauen? Laryngol Rhinol Otol (Stuttg) 59:681–689

Westernhagen B v (1968) Histochemische Untersuchungen zur Wirkung der Salicylsäure auf das Innenohr. Arch Klin Exp Ohr-Nas-Kehlk-Heilk 190:86

Westmore GA, Everdsen ID (1981) Noise-induced hearing loss and orchestral musicians. Arch Otolaryngol 107:761–764

Wetmore SJ, Abramson M (1979) Bullous myringitis with sensorineural hearing loss. Otolaryngol Head Neck Surg 87:66–70

Wigand ME, Heidland A (1970) Akute, reversible Hörverlust durch rasche, hochdosierte Furosemidinfusionen bei terminaler Niereninsuffizienz. Arch Otorhinolaryngol 196:314–319

Wigand ME, Meents O, Hennemann H, Heidland A (1982) Kochleo-vestibuläre Störungen bei Urämie in Beziehung zum Elektrolytstoffwechsel und Glomeruluminfiltrat. Schweiz Med Wochenschr 102:477–482

Wilke H, Großgerge H, Haubold E et al. (1977) Häufigkeit und Verteilung von Risikofaktoren beim Hörsturz. Fortschr Med 95:1757–1764

Willemse C (1952) Protection contre la surdité professionelle – Role de la vitamine A. Acta Med Belg 6:319

Wilmes E, Deinhardt F (1983) Virale Krankheiten im HNO-Bereich. Arch Otorhinolaryngol [Suppl] 1:1–112

Wilmes EH, Roggendorf M (1979) Zur Virusätiologie des Hörsturzes. (Serologische Untersuchungen.) Laryngol Rhinol Otol (Stuttg) 58:817–821

Wilson KS, Juhn SK (1970) The effect of ethacrynic acid on perilymph Na$^+$ and K$^+$ (preliminary report). Pract Oto-Rhino-Laryng (Basel) 32:279–287

Wilson WR, Byl FM, Laird N et al. (1980) The efficacy of steroids in the treatment of idiopathic sudden hearing loss. A double-blind clinical study. Arch Otolaryngol 106:772–776

Wilson WR, Laird N, Moo-Young G et al. (1982) The relationship of idiopathic sudden hearing loss to diabetes mellitus. Laryngoscope 92:155–160

Windle-Taylor PC, Emery PJ, Phelps PD (1981) Ear deformities associated with the Klippel-Feil syndrome. Ann Otol Rhinol Laryngol 90:210–216

Witter HL, Deka RC, Lipscomb DM et al. (1980) Effects of prestimulatory carbogen inhalation on noise-induced temporary threshold shift in humans and chinchilla. Am J Otol 1:227–232

Wittmaack K (1936) Betrachtungen über die Erkrankungen des Innenohres auf der Grundlage der Tonuslehre. Arch Ohr-Nas-Kehlk-Heilk 141:25

Wittmaack K (1903) Der Angriffspunkt des Chinins im Nervensystem des Gehörorganes. Arch Ges Physiol 95:234

Wittmaack K (1956) Die Ortho- und Pathobiologie des Labyrinths. Thieme, Stuttgart
Wlodyka J (1978) Studies on cochlear aquaeduct patency. Ann Otol Rhinol Laryngol 87:22–28
Wolff D, Bernhard WG, Tsutsumi S, Ross IS, Nussbaum HE (1965) The pathology of Cogan's syndrome causing profound deafness. Ann Otol Rhinol Laryngol 74:507–520
Wolfowitz B (1979) Spontaneous CSF otorrhea simulating serous otitis. Arch Otolaryngol 105:496–499
Wolfram DJ, Wagene HP (1938) Diabetes mellitus and simple optic atrophy among siblings: Report of four cases. Proc Mayo Clin 13:715–718
Wright ChG, Schaefer StD (1982) Inner ear histopathology in patients treated with cis-platinum. Laryngoscope 92:1408–1413
Wurtle P (1981) Traumatic rupture of the eardrum with round window fistula. J Otolaryng 10:309–312
Yamada O, Kodra K, Yagi T (1979) Cochlear processes affecting wave V latency of the auditory evoked brain stem response. A study of patients with sensory hearing loss. Scand Audiol 8:67–70
Yamakawa K (1929) Die Wirkung der arsenigen Säure auf das Ohr. Arch Klin Exp Ohr-Nas-Kehlk-Heilk 123:238–296
Yassin A, Badry A, Fatt-Hi A (1970) The relationship between electrolyte balance and cochlear balances in cases of renal failure. J Laryngol Otol 84:429–436
Yoo TJ, Stuart J, Kang AH, Cremer M, Townes A (1982) Collagen-induced autoimmune sensorineural hearing loss, vestibular dysfunction and otosclerosis in rodents. In: Abstracts of the fifth midwinter research meeting, January 18–21. St. Petersburg Beach, Florida
Yoshie N (1968) Auditory nerve action potential responses to clicks in man. Laryngoscope 78:198–215
Young NJA, Hitchings RA, Sehmi K, Bird AC (1979) Stickler's syndrome and neovascular glaucoma. Br J Ophthalmol 63:826–831
Young WG Jr, Lesage AM, Dillon ME, Lee JM, Collaway HA Jr, Reeves JW (1961) Chemotherapy of intrathoracic neoplasms employing different pelvic perfusion hypothermia. Ann Surg 154:372–381
Zadory K, Palfalvi L, Bacsa L et al. (1982) Computer evaluation of acute hearing impairment. Fül-Orr-Gége-Gyóyászat 28:92–97; ref Zentralbl Hals-Nas-Ohrenheilk 129 (1983) Nr 399
Zajtchuk JT, Falor WH, Rhodes MF (1979) Hypercoagulability as a cause of sudden neurosensory hearing loss. Otolaryngol Head Neck Surg 87:268–273
Zangemeister HE (1953) In: Kietz H, Zangemeister HE (Hrsg) Einführung in die Audiometrie. Verlag angewandte Wissenschaften, Wiesbaden
Zechner G (1973) Zur Pathohistologie des Ductus und Saccus endolymphaticus. Acta Otolaryngol (Stockh) 75:232–238
Zechner G (1974) Die Innenohrflüssigkeiten und ihre Bedeutung für die Funktion der Sinnesorgane. Arch Otorhinolaryngol 207:539–542
Zechner G (1976) Pathohistologie des Ductus und Saccus endolymphaticus beim Innenohrhydrops. Arch Otorhinolaryngol 212:277–286
Zechner G (1977) Kapselotosklerose und Innenohrstrukturen (Morphologische Befunde). Laryngol Rhinol Otol (Stuttg) 56:57–63
Zechner G (1980) Zum Cogan-Syndrom. Acta Otolaryngol (Stockh) 89:310–316
Zechner G (1980) Innenohrhydrops als Folge gestörter Endolymphzirkulation. Laryngol Rhinol Otol (Stuttg) 59:829–833
Zechner G (1980) Pathohistology by endolymphatic hydrops in man: Morphological details on disturbed longitudinal endolymph circulation. In: Menière's disease. Pathogenesis, diagnosis, and treatment. Internat. Sympos. Düsseldorf Mai 1980, Verlag G. Thieme, Stuttgart
Zechner G, Altmann (1968) The temporal bone in Hunter's syndrome (gargoylism) Arch Klin Exp Ohr-Nas-Kehlk-Heilk 192:137–144
Zenner HP, Zenner B (1979) Vasopressin and isoproterenol activate adenylate cyclase in the guinea pig inner ear. Arch Otorhinolaryngol 222:275–283
Ziemski Z, Jankowski V (1972) Ototoxicity of sodium salicylate. Otolaryngol Pol 26:391–392; ref. Zentralbl Hals-Nas-Ohrenheilk 107 (1973) Nr 1886
Zwicker E, Schorn K (1978) Psychoacoustical tuning curves in audiology. Audiology 127:120–140
Zwislocki JJ (1975) Phase opposition between inner and outer hair cells and auditory sound analysis. Audiology 14:443–455

Sachverzeichnis

H. J. Denecke, W. Ey

Die Operationen an der Nase und im Nasopharynx

mit Berücksichtigung der transsphenoidalen Operationen an der Hypophyse und der Eingriffe am vegetativen Nervensystem des Kopfes

1984. 153 überwiegend farbige Abbildungen.
Etwa 330 Seiten. (Allgemeine und spezielle Operationslehre, Band V, Teil 1
3., völlig neubearbeitete Auflage)
ISBN 3-540-12946-4

Inhaltsübersicht: Chirurgie der äußeren Nase. – Operationen an der inneren Nase. – Eingriffe bei Verletzungen der Nase. – Eingriffe bei Mißbildungen der Nase. – Transsphenoidale Eingriffe an der Hypophyse. – Chirurgie des Nasopharynx. – Operative Eingriffe am N. petrosus major, am N. Vidianus und Ganglion pterygopalatinum. – Literatur. – Sachverzeichnis.

Die Operationen an der Nase und im Nasopharynx haben seit Erscheinen der letzten Auflage 1953 im Rahmen der Kirschnerschen Operationslehre erheblich zugenommen und eine wesentliche Verfeinerung erfahren. Mit der Neuauflage dieses Teilbandes werden dem Leser sowohl die alt bewährten wie auch die modernen Operationsverfahren dieser Regionen dargelegt.
Der klar und übersichtlich geordnete Text wird durch zahlreiche, größtenteils farbige Abbildungen ergänzt, die die wesentlichen Operationsverfahren veranschaulichen.
Die korrigierende und rekonstruktive Rhinoplastik wird dem modernsten Stand entsprechend ausführlich dargestellt, ebenso die Kapitel über Nasenseptum und Nasenmuscheln. Dabei wird die Septumplastik ausführlich in Wort und Bild abgehandelt. Auch die operativen Möglichkeiten bei verschiedenen andernen Erkrankungen der Nasenhöhle wie Synechien, Tumoren, Rhinolithen und Ozaena werden berücksichtigt. Breiter Raum ist dem Vorgehen beim Nasenbluten, seinen Ursachen sowie dem Aufsuchen und Versorgen der Blutungsquelle gewidmet. Traumatologie und Mißbildungschirurgie der Nase finden entsprechende Würdigung. Ergänzt wird der Teil über die Chirurgie der Nase durch eine ausführliche Darstellung der transsphenoidalen Eingriffe an der Hypophyse.
Chirurgische Eingriffe bei den Tumoren, den nasopharyngealen Stenosen und den velopharyngealen Insuffizienzen werden ausführlich beschrieben. Mit dem Kapitel über Eingriffe am vegetativen Nervensystem des Kopfes wird dieser Band abgeschlossen.
HNO-Ärzte, Plastische Chirurgen, Kieferchirurgen und Neurochirurgen erhalten mit diesem Band ein bewährtes und aktuelles Nachschlagewerk über die Operationstechniken und Komplikationsmöglichkeiten.

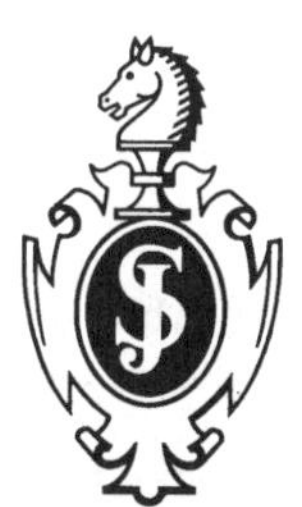

Springer-Verlag
Berlin
Heidelberg
New York
Tokyo

H. J. Denecke

Die oto-rhino-laryngologischen Operationen im Mund- und Halsbereich

Unter Mitarbeit von M. U. Denecke

1980. 473 überwiegend farbige Abbildungen in 833 Teilbildern. XVII, 805 Seiten. (Allgemeine und spezielle Operationslehre Band V, Teil 3 3., völlig neubearbeitete Auflage) ISBN 3-540-09572-1

Aus den Besprechungen
Es ist unentbehrlich für Fachärzte aller Disziplinen, die sich mit der Chirurgie des Kopfes und des Halses befassen."
Prof. Becker: in Laryngologie-Rhinologie-Otologie

„... Kaum ein anderer als der Autor kann mit einem so profunden Wissen aufwarten. ... Man kann dem gelungenen Werk nur die weite Verbreitung wünschen, die ihm gebührt."
Zentralblatt für Hals-, Nasen- und Ohrenheilkunde

K. Schwemmle

Die allgemein-chirurgischen Operationen am Halse

Unter Mitarbeit von V. Schlosser, W. Wolfart

1980. 160 überwiegend farbige Abbildungen in 179 Teilbildern. XIV, 386 Seiten (Allgemeine und spezielle Operationslehre Band V, Teil 4 3., völlig neubearbeitete Auflage) ISBN 3-540-09573-X

Aus den Besprechungen
„Das Buch ist mit exzellenten, vorwiegend farbigen Abbildungen versehen. Weder in den anatomischen Einzelheiten noch in der textlichen und pädagogischen Gestaltung ebenso wenig in der Erörterung der Indikationen zu den hier dargestellten Halsoperationen kann man einen Ansatz zur Kritik finden. Vielmehr als dies: diese Darstellung ist für jeden Halsoperateur durch seine Qualität unentbehrlich und uneingeschränkt zu empfehlen."
Zeitschrift für Laryngologie, Rhinologie, Otologie

„Dieses Buch empfielt sich als Grundlektüre für chirurgische Assistenten und HNO-Ärzte." *Hamburger Ärzteblatt*

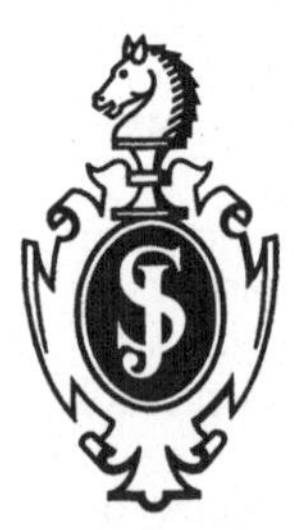

Springer-Verlag
Berlin
Heidelberg
New York
Tokyo